Anatomie van de beweging

Dit boek is opgedragen aan Marie, Patrick, Jacques, François, Laurent...

Ook wil ik diegenen bedanken die mij door hun raad, hulp, of steun in staat hebben gesteld te werken aan dit boek: Elisabeth Apsit, dr. Marie-Hélène Barrèrre, Philippe Benoit, Micheline Bier, dr. Jean Briend, Lise Cazaentre, Anne Climent-Sarrion, Jean-Claude Courtot, Isabelle Detrez, Régine Guillemot, Evelyne Guilmâtre, François Grimal, Roger-Pierre Jouannot, René Jourdain, Marie-Hélène Labat, Hélène Lagouanelle, Pascal en Ursula Meyniel, Jean-François Midoux, Marie-Pierre Rostain, dr. Jacques Samuel, François Sebben, Yvonne Ténenbaum, Troyen Tinena, Patrick Tomatis, Nuria Vives, Antoine en Henriette Vogels, Gisèle Wolff, dr. Jean Zammitt

Voor de nieuwste druk: Brigitte Hap, Joséphine Contreras, Jacqueline Hauquier, Bernard Coignard

Anatomie van de beweging

Inleiding in de bouw
van het bewegingsapparaat

Blandine Calais-Germain

Vertaald door Ad Zuidgeest en Susan Voogd

© 2005 Bohn Stafleu van Loghum, Houten
Alle rechten voorbehouden. Niets uit deze uitgave mag worden verveelvoudigd, opgeslagen in een geautomatiseerd gegevensbestand, of openbaar gemaakt, in enige vorm of op enige wijze, hetzij elektronisch, mechanisch, door fotokopieën, opnamen, of enig andere manier, zonder voorafgaande schriftelijke toestemming van de uitgever.
Voor zover het maken van kopieën uit deze uitgave is toegestaan op grond van artikel 16b Auteurswet 1912 j° het Besluit van 20 juni 1974, Stb. 351, zoals gewijzigd bij Besluit van 23 augustus 1985, Stb. 471 en artikel 17 Auteurswet 1912, dient men de daarvoor wettelijk verschuldigde vergoedingen te voldoen aan de Stichting Reprorecht (Postbus 3060, 2130 KB Hoofddorp). Voor het overnemen van (een) gedeelte(n) uit deze uitgave in bloemlezingen, readers en andere compilatiewerken (artikel 16 Auteurswet 1912) dient men zich tot de uitgever te wenden.

ISBN 90 313 4508 3
NUR 890

Eerste druk, 2005

Oorspronkelijke titel: *Anatomie pour le mouvement*
© 1984 B. Calais-Germain – ISBN 2-9500608-0-3
© 1989 Éditions DesIris
© 1991 Éditions DesIris (voor de tweede druk)
© 1999 Éditions DesIris (voor de derde druk)
Vertaling: A. Zuidgeest en S. Voogd
Redactie: A. Zuidgeest

Ontwerp omslag en binnenwerk TEFF Typography, Hurwenen

Bohn Stafleu van Loghum
Het Spoor 2
Postbus 246
3990 GA Houten

Distributeur in België:
Standaard Uitgeverij
Belgiëlei 147a
2018 Antwerpen

www.bsl.nl

www.standaarduitgeverij.be

Voorwoord

In het verleden hebben anatomen zich bijna uitsluitend beziggehouden met het zo nauwkeurig mogelijk beschrijven van delen van het lichaam. Bij het beschrijven van het bewegingsapparaat hanteerden ze dezelfde methode als bij de inwendige organen. De functies waren onbekend of werden onafhankelijk van de betrokken structuren besproken.

Aan het begin van de 20ste eeuw kwamen de functies van de spieren en de gewrichten beter in beeld. Aanvankelijk oversteeg de beschrijvingen van deze functies het basale niveau niet. Later besteedde men aandacht aan de biomechanische eigenschappen van het bewegingsapparaat, bijvoorbeeld elasticiteit en belasting. Het ging hierbij echter om geïsoleerde structuren die in het laboratorium werden bestudeerd en niet om de functie van spieren en gewrichten in het dagelijks leven. Functionele aspecten werden vaak bekeken vanuit het oogpunt van efficiëntie. Men was vooral geïnteresseerd in de werking van het lichaam bij verschillende activiteiten.

In de fysiotherapie worden lichaamsbewegingen geanalyseerd op grond van neurofysiologische en mechanische standpunten. Op die manier kunnen bewegingen en therapeutische effecten beter begrepen worden. Veel beoefenaars van dans, mime, yoga en ontspanningstherapie hebben methoden uit de fysiotherapie gebruikt om bewegingsvormen kwantitatief en kwalitatief te analyseren. Zo is Blandine Calais-Germain begonnen in de danswereld en geëindigd met de studie fysiotherapie. Inzichten vanuit de danswereld en de fysiotherapie leveren een waardevolle combinatie.

Calais-Germain realiseerde zich snel dat dansers er voordeel van kunnen hebben als ze de werking van hun lichaam beter kennen. Voor dit doel ontwikkelde zij een nieuwe lesmethode. Hierbij liet ze tegelijkertijd de anatomische structuur en de bijpassende bewegingen zien. De danser zou op die manier de beweging beter kunnen uitvoeren. Maar niet alleen dansers, ook professionals uit andere bewegingsdisciplines bezochten in toenemende mate haar lessen. In deze lessen (en in dit boek) is de anatomie geen doel op zichzelf, maar dient die tot een beter begrip van lichaamsbewegingen.

Met groot genoegen ben ik getuige geweest van de ontwikkeling van dit concept, de eerste lessen en de publicatie van dit boek. Hierin komt de grote ervaring van Blandine Calais-Germain als danser en docent tot uiting. Het is geweldig dat ook anderen nu kennis kunnen nemen van haar ideeën. Ik heb nauw samengewerkt met Blandine in de tijd dat ze nog student fysiotherapie was. Ze is een vaardig en intelligent therapeut en een gedreven docent.

De tekeningen in dit boek zijn origineel. De nadruk ligt op het beschrijven en begrijpen van natuurlijke houdingen en bewegingen. Het boek is bij uitstek geschikt voor personen die beroepsmatig te maken hebben met lichaamsbewegingen. Voor hen die op de een of andere manier te maken hebben met de anatomie is het een zeer nuttig boek en een bron van inspiratie. Ik wens dit boek het succes dat het verdient.

Dr. Jacques Samuel
Directeur van de École Française d'orthopédie et de massage
118 bis, rue de Javel
75015 Parijs

Ten geleide

Dit boek is bedoeld als kennismaking met de studie van de anatomie van het bewegingsapparaat. Dat betekent dat de botten, gewrichten en spieren het centrale thema vormen. Daarbij wordt geen aandacht besteed aan de schedel, de ingewanden, het zenuwstelsel en de bloedsomloop.

De opzet van de hoofdstukken is niet overal gelijk. Geprobeerd is om het boek zo compact mogelijk te houden en herhaling te vermijden. Daarom worden verschillende delen van het lichaam soms tegelijkertijd besproken, omdat ze door dezelfde spier worden bewogen. Als herhaling niet te vermijden is, gebeurt dat zo bondig mogelijk en wordt verwezen naar de bladzijde waar het onderwerp uitgebreider besproken wordt.

Noot van de vertaler:
We gaan ervan uit dat de lezer voor het eerst geconfronteerd wordt met anatomische termen. Het gebruik van de terminologie is daarom geleidelijk opgebouwd. Veel termen zullen in eerste instantie in het Nederlands worden vermeld en later met de Latijnse term worden aangeduid. Uiteindelijk gebruiken we een mengvorm van beide termen, zoals die naar ons oordeel meestal gebruikt wordt in de communicatie tussen paramedici. Zo zullen we al snel de term trochanter major gebruiken, maar spreken we over het bekken en niet over de pelvis, hoewel we die laatste term wel vermelden. Bij de Latijnse termen is uitgegaan van de *Terminologia Anatomica* van 1998.

In figuren die een zijaanzicht tonen is meestal de rechterzijde te zien. Deze keuze is gemaakt om de oriëntatie te vergemakkelijken. Dikwijls zijn de botten van een gewricht wat 'uit elkaar getrokken' afgebeeld om de gewrichtsvlakken goed te kunnen zien.

Alle spieren zijn zonder de omliggende spieren afgebeeld, waardoor de functie van de spier beter kan worden begrepen. Achter 'Innervatie' wordt naast de innervatie ook het segmentale niveau weergegeven.

Het eerste hoofdstuk is een inleiding in de meest basale begrippen en terminologie die in de daaropvolgende hoofdstukken gebruikt worden. Het is noodzakelijk om met dit hoofdstuk te beginnen. Het wordt de lezer aangeraden om daarna de volgorde van de hoofdstukken aan te houden, maar hiervan kunt u afwijken.

De index achter in het boek is een goede hulp voor de lezer om snel de bladzijde te vinden waarop een bepaald onderwerp in detail wordt beschreven.

Dit boek is een inleiding in de anatomie van het bewegingsapparaat. Voor de lezer die zich, na het lezen van dit boek, in dit onderwerp wil verdiepen is achterin een lijst met aanbevolen literatuur opgenomen.

Inhoudsopgave

1	**Inleiding** 1	2.25.2	De hoog-cervicale wervelkolom 67
1.1	De anatomische houding 1	2.25.3	De art. atlantoaxialis 69
1.2	De bewegingsvlakken 2	2.26	Aanhechtingen van de rompspieren 71
1.2.1	Het sagittale vlak 2	2.27	De nekspieren en de dorsale rompspieren (1) 72
1.2.2	Het frontale vlak 3		
1.2.3	Het transversale vlak 5	2.28	De keten van wervelkolomstrekkers 73
1.3	Andere veelgebruikte termen in dit boek 6	2.29	De diepe nekspieren 74
		2.30	De nekspieren en de dorsale rompspieren (2) 76
1.4	Het skelet 8		
1.5	De botten 9	2.31	De spieren van de hals 81
1.6	De gewrichten 10	2.32	De spieren van de thorax 84
1.7	Het kraakbeen 13	2.33	Het diafragma 85
1.8	Het gewrichtskapsel 14	2.34	De laterale rompspieren 86
1.9	De ligamenten 16	2.35	De buikspieren 88
1.10	De spieren 17	2.36	Het diafragma pelvis 91
1.11	Contractievormen 25	2.37	De rol van het diafragma en de buikspieren tijdens de ademhaling 92
2	**De romp** 28		
2.1	Zichtbare en palpabele oriëntatiepunten van de romp 28	3	**De schoudergordel** 94
		3.1	Zichtbare en palpabele oriëntatiepunten van de schoudergordel 94
2.2	De bewegingen van de romp 29		
2.3	De wervelkolom 32	3.2	De bewegingen van het schouderblad 96
2.4	De wervels 34	3.3	De bewegingen in de art. humeri 97
2.5	De wervelgewrichten 35	3.4	De bewegingen van de schoudergordel 98
2.6	De ligamenten van de wervelkolom 36	3.5	De schoudergordel 99
2.7	De bewegingen van de wervels 38	3.5.1	De clavicula 99
2.8	De discus intervertebralis 40	3.5.2	De art. sternoclavicularis 100
2.9	Het bekken 42	3.5.3	De scapula 101
2.10	Het os coxae 43	3.5.4	De art. acromioclavicularis 102
2.11	Oriëntatiepunten van het os coxae 44	3.5.5	De bewegingen van de scapula 103
2.12	De vorm van het bekken 47	3.5.6	Bewegingen van de scapula en de art. humeri samen 104
2.13	Schoudergordel en bekkengordel 48		
2.14	Het os sacrum 49	3.5.7	De humerus 105
2.15	Het os coccygis 51	3.5.8	De art. humeri 106
2.16	De art. sacroiliaca 51	3.5.9	Kapsel en ligamenten van de art. humeri 107
2.17	De ligamenten van de art. sacroiliaca 53		
2.18	De lumbale wervelkolom 53	3.6	Aanhechtingen van de schouderspieren 108
2.19	De art. lumbosacralis 56		
2.20	De thoracale wervelkolom 58	3.7	De spieren van de romp naar de schoudergordel 109
2.21	Vertebra thoracica 58		
2.22	De thorax 60	3.8	De bewegingen van de scapula met bijbehorende spieren 113
2.23	De bewegingen van een rib 62		
2.24	De thoracolumbale overgang 64	3.9	De spieren van de schoudergordel naar de arm (1) 114
2.25	De cervicale wervelkolom 65		
2.25.1	De cervicale wervel 65	3.10	De spieren van de romp naar de arm 117

3.11	De spieren van de schoudergordel naar de arm (2) 119	5.17	De intrinsieke spieren van de pink 161
3.12	De bewegingen in de art. humeri met bijbehorende spieren 120	5.18	De duim 162
		5.18.1	De lange spieren van de duim 164
		5.18.2	De intrinsieke spieren van de duim 166

4	**De elleboog 122**	**6**	**Het heupgewricht en de knie 168**
4.1	Zichtbare en palpabele oriëntatiepunten van de art. cubiti 122	6.1	Zichtbare en palpabele oriëntatiepunten van de art. coxae en de art. genus 168
4.2	De bewegingen in de art. cubiti: flexie en extensie 123	6.2	De bewegingen van de art. coxae 170
4.3	De radius en de ulna 124	6.3	Het femur 176
4.4	De botpunten en de gewrichtsvlakken in de art. cubiti 125	6.4	De gewrichtsvlakken van de art. coxae 177
4.5	Het kapsel en de ligamenten van de art. cubiti 127	6.5	De congruentie van de kop en de kom van het heupgewricht 179
4.6	De bewegingen in de art. cubiti: flexie en extensie 128	6.6	Verschillende heupgewrichten 180
4.7	Aanhechtingen van de flexoren en extensoren in de art. cubiti 129	6.7	Het kapsel en de ligamenten van de art. coxae 181
4.8	De flexoren van de art. cubiti 130	6.8	De ventraal gelegen ligamenten 182
4.9	De extensoren van de art. cubiti 132	6.9	De bewegingen van de art. genus 183
4.10	De bewegingen in de art. cubiti: pronatie en supinatie 133	6.10	De art. genus, de botten 185
		6.11	De art. genus, de gewrichtsvlakken op het femur 186
4.10.1	De artt. radio-ulnares proximalis en distalis 134	6.12	De art. genus, de gewrichtsvlakken op de tibia 187
4.10.2	Pronatie en supinatie en de vorm van radius en ulna 136	6.13	De verplaatsing van de condylen tijdens de bewegingen van de art. genus 188
4.11	Aanhechtingen van de pronatoren van de onderarm 137	6.14	De lengte-assen van het been 189
		6.15	De menisci 190
4.12	Aanhechtingen van de supinatoren van de onderarm 138	6.16	Het gewrichtskapsel van de art. genus 191
		6.17	De ligg. cruciata 192
		6.18	De ligg. collateralia 193
		6.19	De passieve stabiliteit van de knie 195
5	**De pols en de hand 140**	6.20	De gedwongen rotaties van de knie 196
5.1	Zichtbare en palpabele oriëntatiepunten van de pols en de vingers 140	6.21	De patella 197
5.2	Het skelet van de hand 141	6.22	Aanhechtingen van de spieren van de art. coxae en de art. genus 200
5.3	De bewegingen van de pols (1) 142	6.23	De pelvitrochantere spieren 201
5.4	De carpus 144	6.24	De stabilisering van het heupgewricht door de mm. obturatorii en de mm. gemelli 204
5.5	Het polsgewricht 146		
5.5.1	De gewrichtsvlakken van de art. radiocarpalis 146	6.25	De overige diepe spieren van de art. coxae 205
5.5.2	De gewrichtsvlakken van de art. mediocarpalis 146	6.26	De spieren van de art. coxae en de art. genus (1) 208
5.5.3	De kapsels van de art. radiocarpalis 147	6.27	De overige spieren van de art. coxae 213
5.5.4	De ligamenten van de art. radiocarpalis 147	6.28	De spieren van de art. coxae en de art. genus (2) 215
5.6	De bewegingen van de pols (2) 148	6.29	De spieren van de art. genus 218
5.7	De metacarpus en de phalanges 149	6.30	De bewegingen in de art. coxae met bijbehorende spieren 219
5.8	De art. carpometacarpalis 150		
5.9	De art. metacarpophalangea 151	6.31	De bewegingen in de art. genus met bijbehorende spieren 221
5.10	De artt. interphalangeae manus 152		
5.11	Aanhechtingen van de spieren die over de pols lopen 153	6.32	Spieractiviteit rondom de art. coxae en de art. genus tijdens het gaan 222
5.12	De flexoren van de pols 154		
5.13	De extensoren van de pols 155	**7**	**De enkel en de voet 223**
5.14	De lange flexoren van de vingers 156	7.1	Zichtbare en palpabele oriëntatiepunten van de enkel en de voet 223
5.15	De lange extensoren van de vingers 158		
5.16	De intrinsieke spieren van de hand 159	7.2	De botten van de voet 225

7.3	De bewegingen van de voet 225	
7.4	De tibia en de fibula 227	
7.5	De art. talocruralis 228	
7.6	De bewegingen in de art. talocruralis 229	
7.7	Kapsels en ligamenten van de art. talocruralis 230	
7.7.1	Stabiliteit van de enkel 230	
7.8	De calcaneus en de talus 231	
7.8.1	Het onderste spronggewricht 234	
7.8.2	De bewegingen in het onderste spronggewricht 234	
7.8.3	Kapsel en ligamenten van de art. subtalaris 237	
7.9	De botten van het distale deel van de voetwortel 237	
7.10	De gewrichtslijn van Chopart 238	
7.10.1	Bewegingsmogelijkheden in de gewrichtslijn van Chopart 238	
7.10.2	Kapsel en ligamenten van de gewrichtslijn van Chopart 238	
7.11	De middenvoet en de voorvoet 240	
7.12	De gewrichtslijn van Lisfranc 241	
7.13	De art. metatarsophalangea 242	
7.14	De artt. interphalangeae 242	
7.15	Bijzonderheden van straal 1 en 5 243	
7.16	Kapsel en ligamenten van de MTP- en IP-gewrichten 243	
7.17	Aanhechtingen van de spieren die over de enkel naar de voet lopen 244	
7.18	De intrinsieke voetspieren 245	
7.18.1	De dorsale intrinsieke voetspieren 245	
7.18.2	De plantaire intrinsieke voetspieren 245	
7.19	De spieren van het onderbeen 250	
7.19.1	De ventrale onderbeenspieren 250	
7.19.2	De laterale onderbeenspieren 252	
7.19.3	De dorsale onderbeenspieren 253	
7.20	De bewegingen van de enkel met bijbehorende spieren 257	
7.21	De actieve stabiliteit van de enkel 258	
7.22	Het voetgewelf 259	
7.22.1	De mediale voetboog 259	
7.22.2	De laterale voetboog 260	
7.22.3	De transversale voetboog 260	
7.23	Spieractiviteit in het onderbeen en de voet bij het gaan 261	

Register 262

Literatuur 270

1 Inleiding

1.1 De anatomische houding

Drie belangrijke anatomische structuren zijn betrokken bij bewegingen van het menselijk lichaam:
- de *botten*: deze vormen een onderdeel van het skelet;
- de *gewrichten*: deze verbinden de botten;
- de *spieren*: deze brengen de botten in beweging.

Het is moeilijk om bewegingen te beschrijven, omdat er in velerlei richtingen bewogen kan worden en omdat er bij een beweging vaak meer dan één gewricht betrokken is.
Ter vereenvoudiging bestuderen we elk gewricht apart en beschrijven we de bewegingsmogelijkheden van een gewricht in drie loodrechte vlakken (zie de volgende bladzijde). De bewegingen worden beschreven ten opzichte van een standaardpositie, die de 'anatomische houding' genoemd wordt.

Dit is niet de houding waarin men gewoonlijk staat, maar het is een referentiehouding waaruit de bewegingen worden beschreven.

Palmairflexie in het polsgewricht is een voorbeeld van een beweging waarbij de hand vanuit de anatomische houding naar voren wordt gebracht.

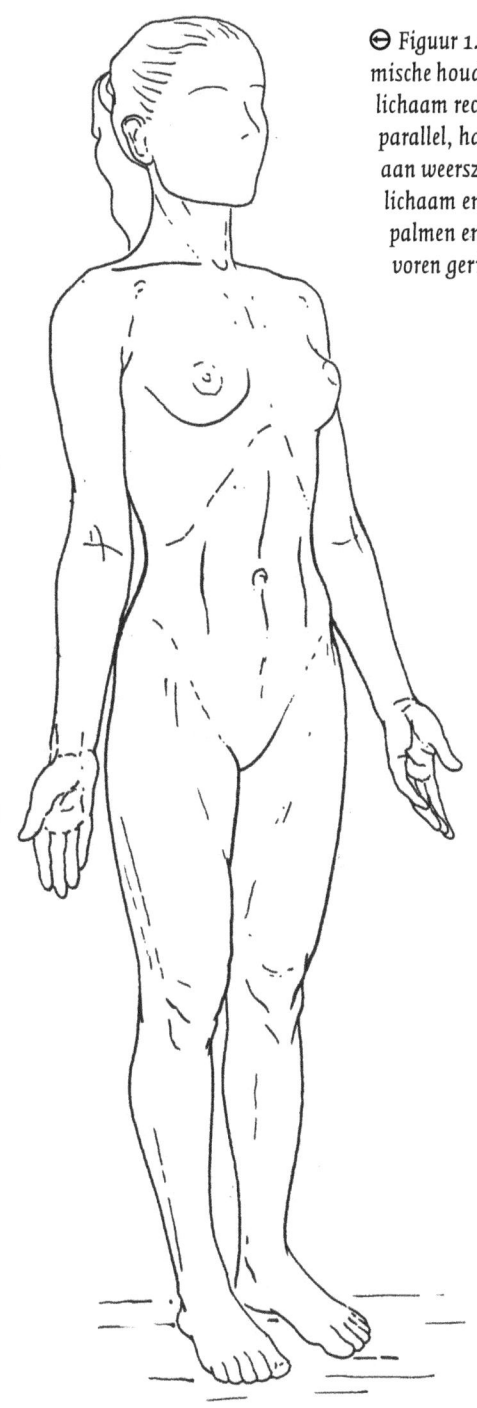

Figuur 1.1 In de anatomische houding staat het lichaam rechtop, de voeten parallel, hangen de armen aan weerszijde van het lichaam en zijn de handpalmen en het gezicht naar voren gericht.

1.2 De bewegingsvlakken

Men kan in drie vlakken bewegingen uitvoeren:
- het sagittale vlak;
- het frontale vlak;
- het transversale vlak.

1.2.1 Het sagittale vlak

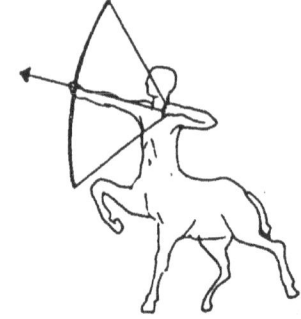

⊖ Figuur 1.2 Het sagittale vlak is het vlak dat het lichaam in een linker en een rechter helft deelt. Elk vlak dat parallel aan dit sagittale vlak loopt wordt ook een sagittaal vlak genoemd.

① Figuur 1.3 Bewegingen in het sagittale vlak zijn goed zichtbaar vanaf de zijkant (vanaf lateraal). Sagitta betekent pijl.

Men kan in het sagittale vlak een lichaamsdeel twee kanten op bewegen. Deze beweging vindt plaats om de *transversale as*. De beweging naar voren (ventraal) noemen we:
- ventraalflexie: in de wervelkolom;
- anteflexie: in de schouder en de heup;
- flexie: in de elleboog;
- palmairflexie: in de pols;
- dorsaalflexie: in de enkel.

⊖ Figuur 1.4 Anteflexie in de heup.

① Figuur 1.5 Anteflexie in de schouder.

⊖ Figuur 1.6 Dorsaalflexie in de enkel.

De beweging naar achteren (dorsaal) noemen we:
- dorsaalflexie: in de wervelkolom;
- retroflexie: in de schouder en de heup;
- flexie: in de knie;
- dorsaalflexie: in de pols;
- plantairflexie: in de enkel.

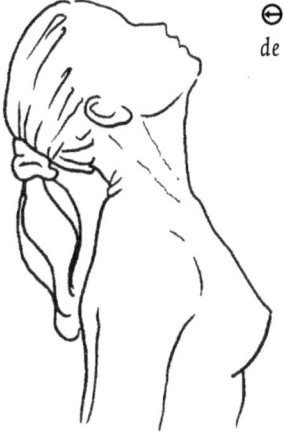

⊖ Figuur 1.7 Dorsaalflexie van de nek.

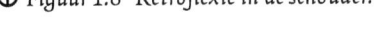

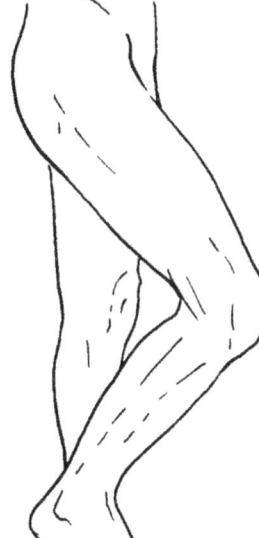

① Figuur 1.8 Retroflexie in de schouder.

1.2.2 Het frontale vlak

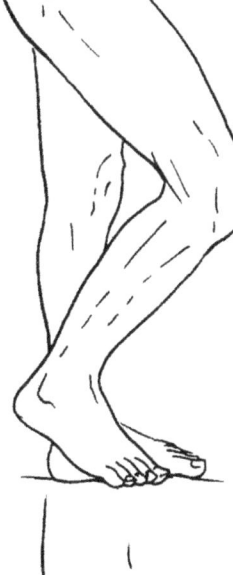

⊖ Figuur 1.9 Flexie in de knie.

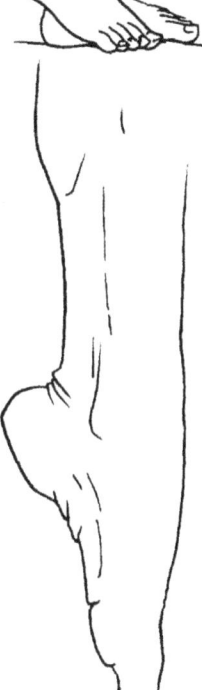

⊖ Figuur 1.10 Plantairflexie in de enkel.

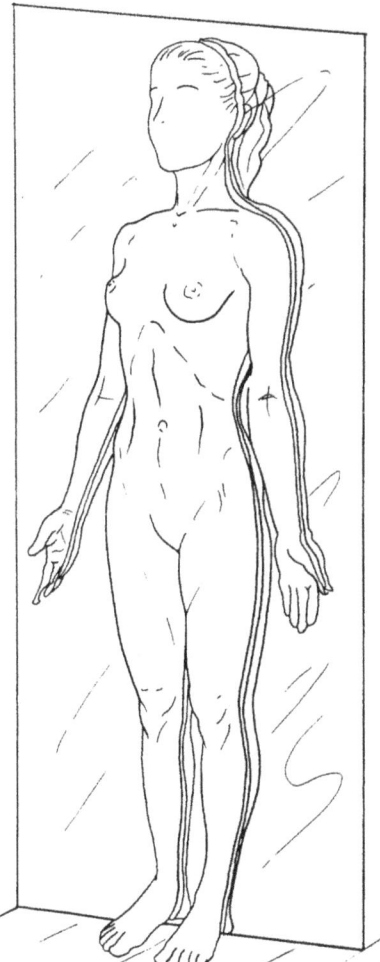

① Figuur 1.11 Het frontale vlak is het vlak dat het lichaam in een voorste (ventrale) en een achterste (dorsale) helft deelt.

Een beweging in het frontale vlak waarbij een lichaamsdeel naar het midden van het lichaam (mediaal) wordt bewogen wordt *adductie* genoemd. Deze beweging vindt plaats om de *sagittale as*.

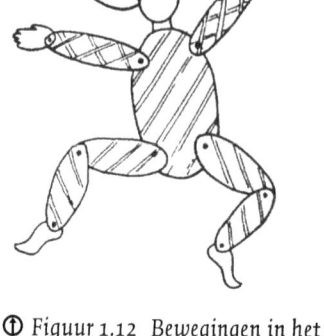

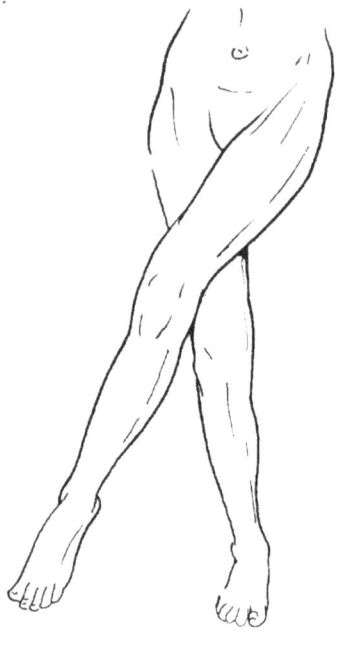

⊖ Figuur 1.13 Adductie in de heup.

① Figuur 1.12 Bewegingen in het frontale vlak zijn goed zichtbaar vanaf de voor- of achterkant (vanaf ventraal of dorsaal).

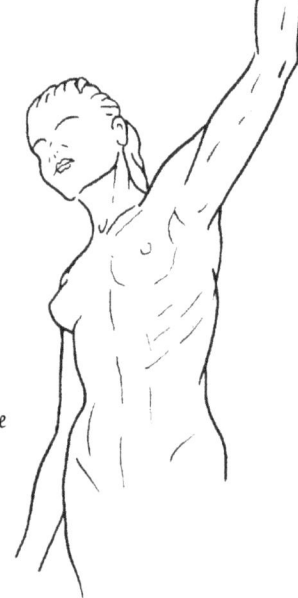

De omgekeerde beweging naar de zijkant (lateraal) heet *abductie*.
Een beweging van de rug of nek in het frontale vlak heet *lateroflexie*.

⊖ Figuur 1.14 Abductie in de schouder.

① Figuur 1.15 Lateroflexie van de rug naar rechts.

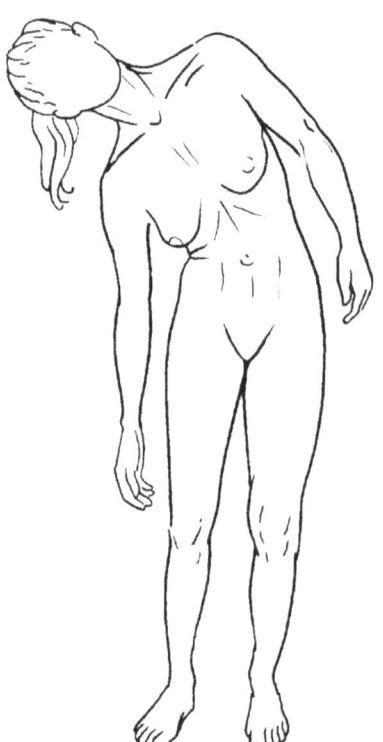

Voor het benoemen van abductie en adductie van de vingers en tenen ligt de referentielijn respectievelijk in de middelvinger en de tweede teen.

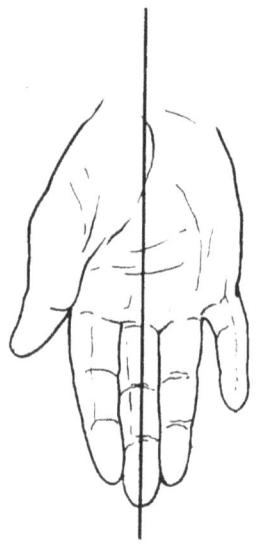

⊖ Figuur 1.16 Abductie van de duim en de pink vindt plaats ten opzichte van een lijn door de middelvinger en niet ten opzichte van het midden van het lichaam.

1.2.3 Het transversale vlak

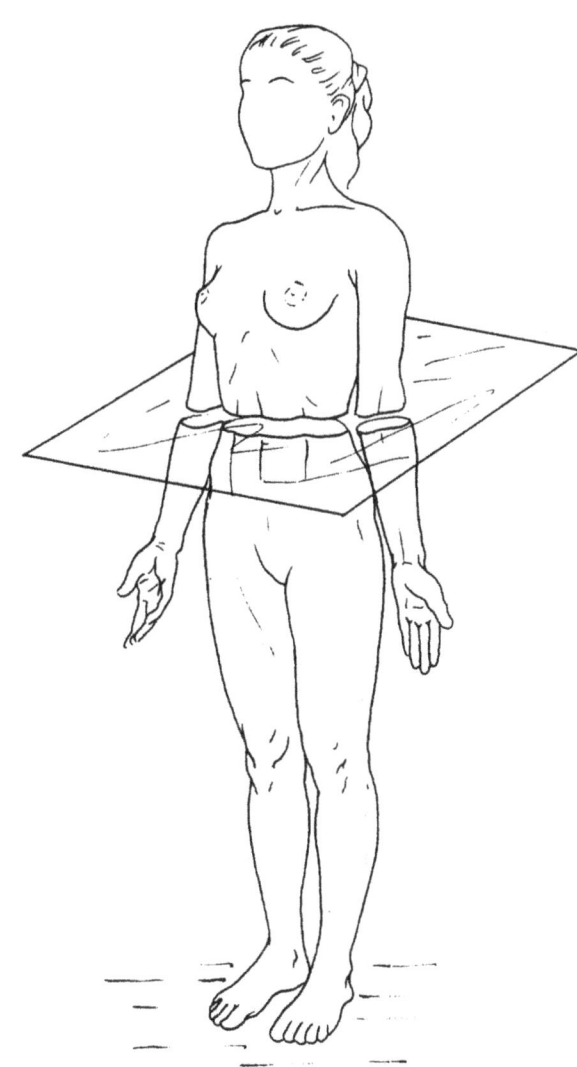

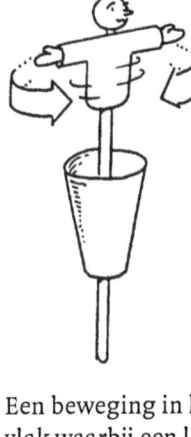

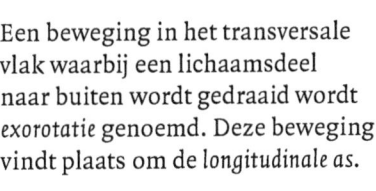

⊖ Figuur 1.18 Bewegingen in het transversale vlak zijn goed zichtbaar vanaf de boven- of onderkant (vanaf craniaal of caudaal).

Een beweging in het transversale vlak waarbij een lichaamsdeel naar buiten wordt gedraaid wordt *exorotatie* genoemd. Deze beweging vindt plaats om de longitudinale as.

De omgekeerde beweging wordt *endorotatie* genoemd.

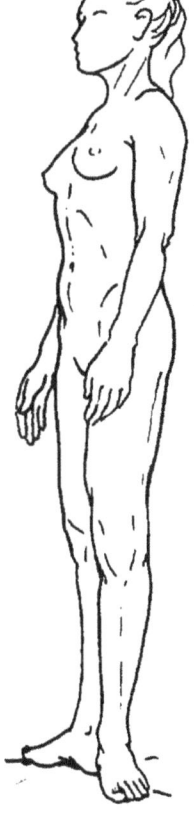

⊖ Figuur 1.19 Bij exorotatie in de heup wordt de voorzijde van het bovenbeen naar buiten bewogen.

① Figuur 1.17 Het transversale vlak deelt het lichaam in een bovenste (craniale) en een onderste (caudale) helft.

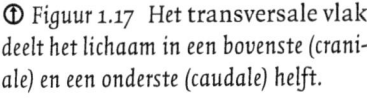

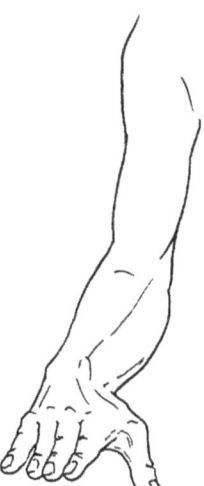

⊖ Figuur 1.20 Bij endorotatie in de schouder wordt de voorzijde van de bovenarm naar binnen bewogen.

① Figuur 1.21 Het naar buiten draaien van de onderarm in de elleboog heet *supinatie*.

① Figuur 1.22 Het naar binnen draaien van de onderarm in de elleboog wordt *pronatie* genoemd.

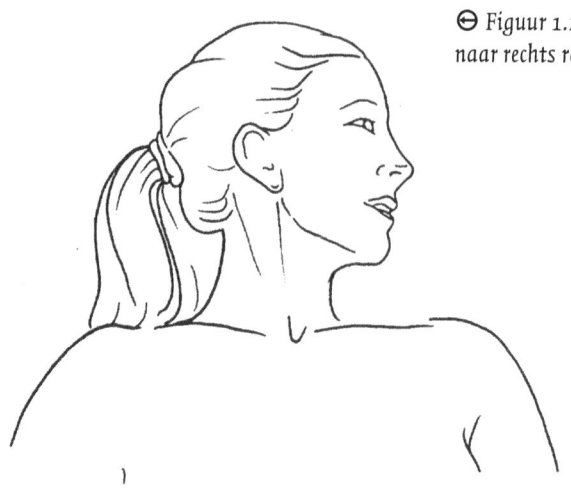

⊖ Figuur 1.23 De romp en het hoofd kunnen naar links en naar rechts roteren.

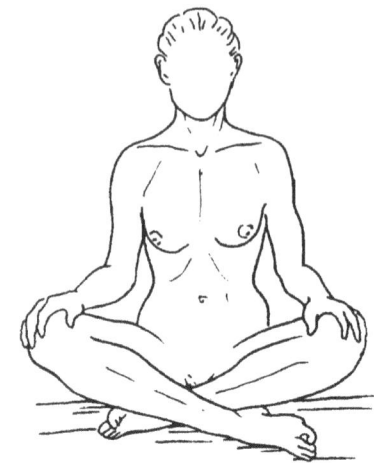

In het dagelijks leven is er meestal sprake van combinatie van bewegingen in de drie vlakken. De drie vlakken dienen alleen als referentie om bewegingen te kunnen beschrijven.

① Figuur 1.24 Bij de 'kleermakerszit' is er sprake van anteflexie, abductie en exorotatie in beide heupen.

1.3 Andere veelgebruikte termen in dit boek

Mediaan: dit is de lijn die in de lengterichting midden door het lichaam loopt (zie stippellijn in figuur 1.25).
Mediaal: dichtbij de mediaan gelegen.
Lateraal: verder van de mediaan vandaan gelegen.
Ventraal: naar voren gericht of aan de voorkant gelegen.
Dorsaal: naar achteren gericht of aan de achterkant gelegen.

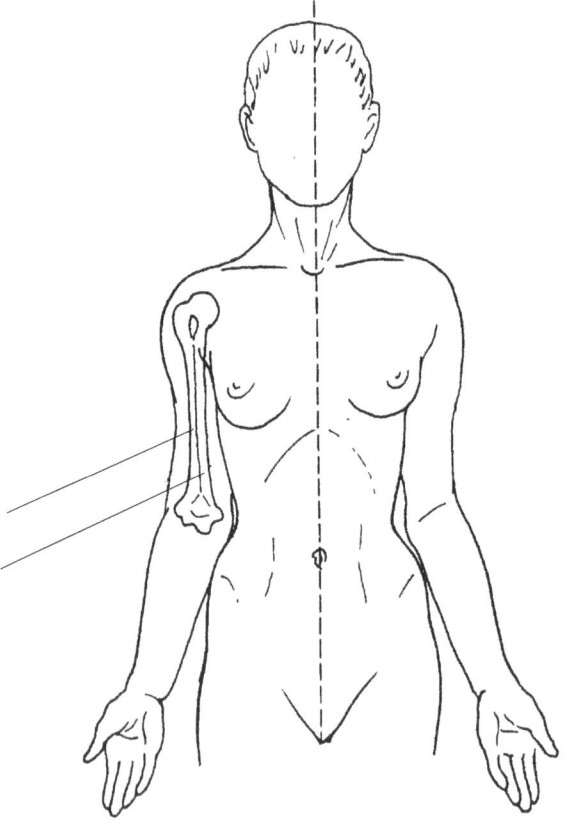

⊖ Figuur 1.25 Laterale zijde van de humerus (opperarmbeen).

Mediale zijde van de humerus.

De termen *anterior* (voor) en *posterior* (achter) worden gebruikt om de relatieve positie van een bepaald punt aan te geven (bijvoorbeeld twee botpunten ten opzichte van elkaar).

Craniaal: dichter bij het hoofd gelegen.
Caudaal: dichter bij de 'staart' gelegen (verder van het hoofd vandaan).
De termen craniaal en caudaal worden alleen gebruikt bij de romp.

Proximaal: dichterbij de romp gelegen.
Distaal: verder van de romp vandaan gelegen.
De termen proximaal en distaal worden alleen gebruikt bij de armen en de benen.

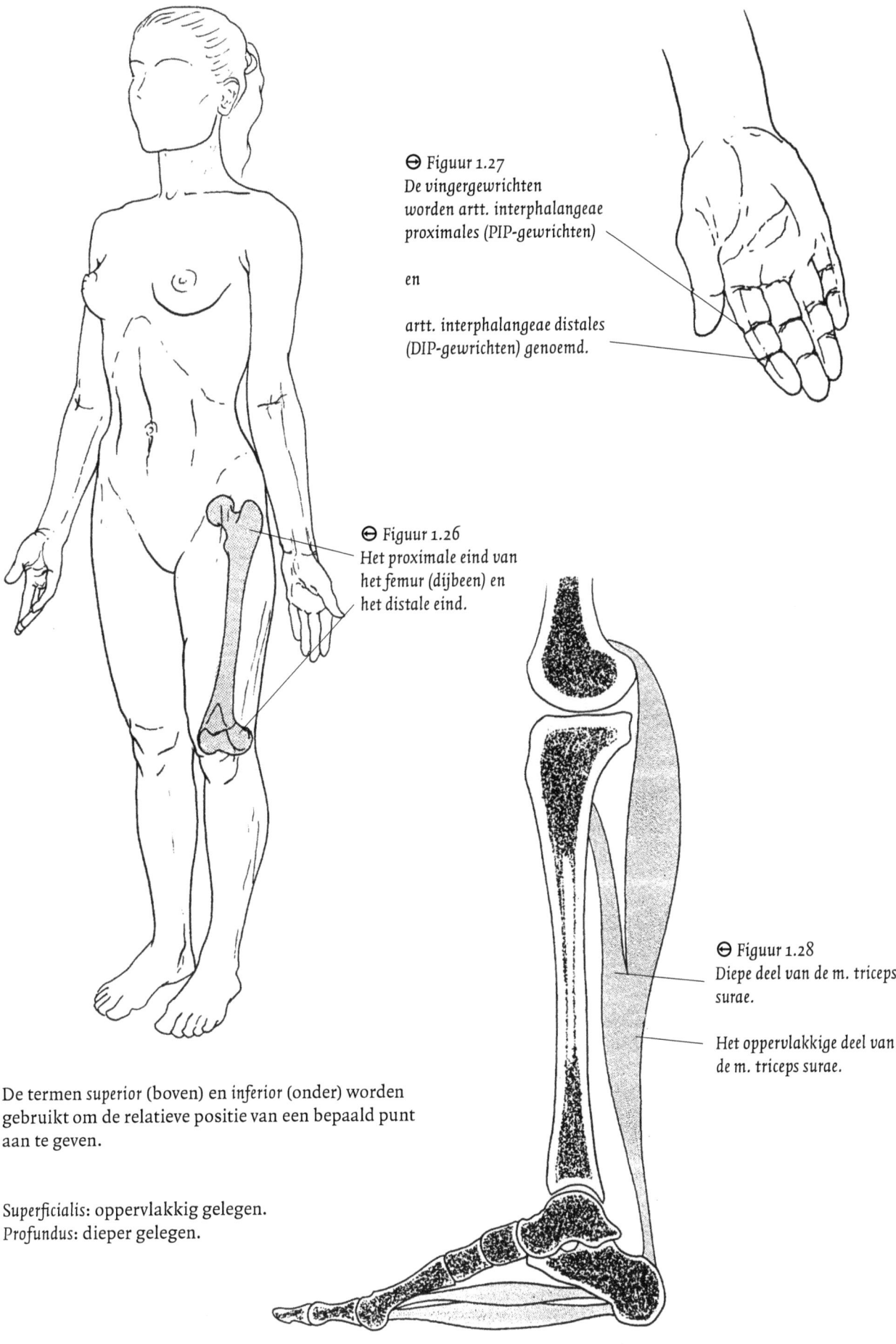

⊖ Figuur 1.27
De vingergewrichten worden artt. interphalangeae proximales (PIP-gewrichten)

en

artt. interphalangeae distales (DIP-gewrichten) genoemd.

⊖ Figuur 1.26
Het proximale eind van het femur (dijbeen) en het distale eind.

⊖ Figuur 1.28
Diepe deel van de m. triceps surae.

Het oppervlakkige deel van de m. triceps surae.

De termen *superior* (boven) en *inferior* (onder) worden gebruikt om de relatieve positie van een bepaald punt aan te geven.

Superficialis: oppervlakkig gelegen.
Profundus: dieper gelegen.

1.4 Het skelet

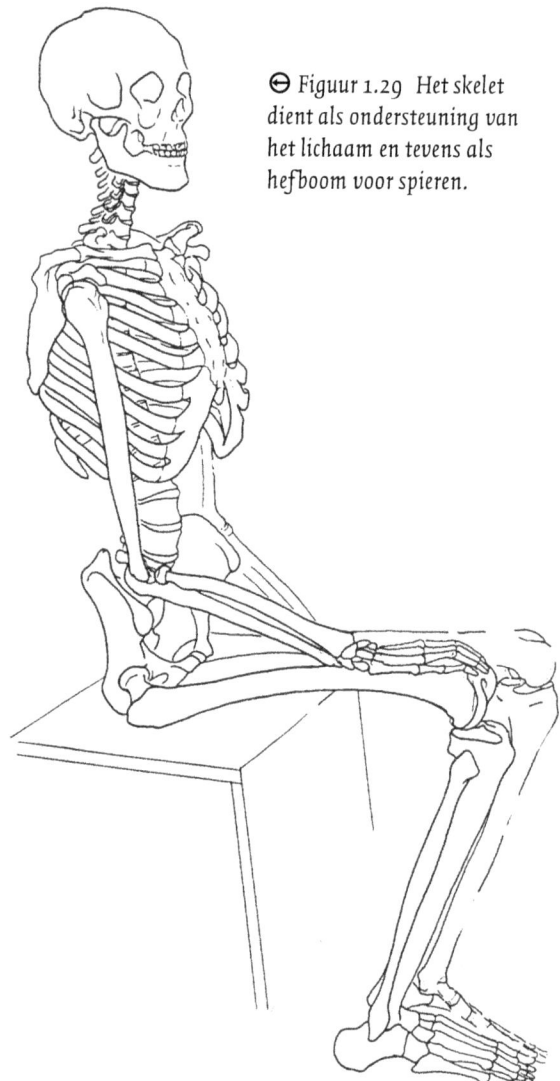

Figuur 1.29 Het skelet dient als ondersteuning van het lichaam en tevens als hefboom voor spieren.

Er zijn, op grond van de vorm, vier soorten botten te onderscheiden:
- lange pijpbeenderen;
- korte pijpbeenderen;
- onregelmatige beenderen;
- platte beenderen.

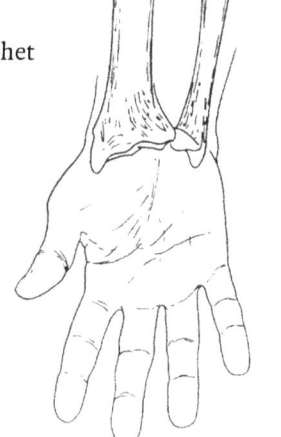

Figuur 1.30 De lange pijpbeenderen. Hierbij valt de lengte van het bot op. Voorbeelden zijn de radius (het spaakbeen) en de ulna (de ellepijp).

De onregelmatige beenderen. Een voorbeeld is de talus (het sprongbeen in de enkel).

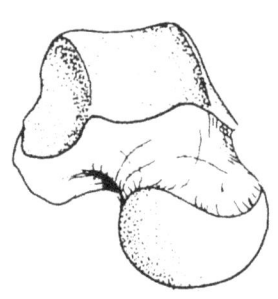

Figuur 1.31 De korte pijpbeenderen. Een voorbeeld is de phalanx (vinger- of teenkootje).

Beenweefsel is stevig doordat het voor ongeveer tweederde bestaat uit mineralen. Tegelijkertijd is het enigszins elastisch door het organisch materiaal (eenderde). Beide eigenschappen zijn essentieel. Zonder stevigheid zouden botten hun vorm niet kunnen behouden, maar zonder elasticiteit zouden ze breken.

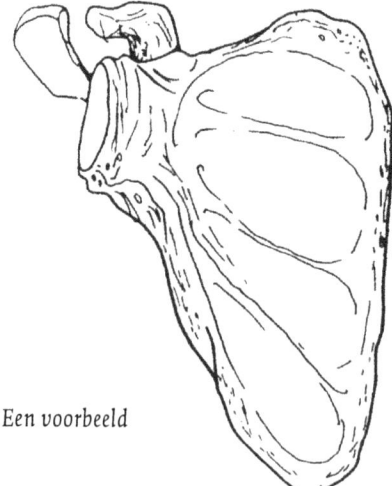

Figuur 1.32 De platte beenderen. Een voorbeeld hiervan is de scapula.

Botten zijn onderworpen aan verschillende soorten mechanische belasting:
- buigkrachten;
- torsiekrachten;
- drukkrachten;
- trekkrachten.

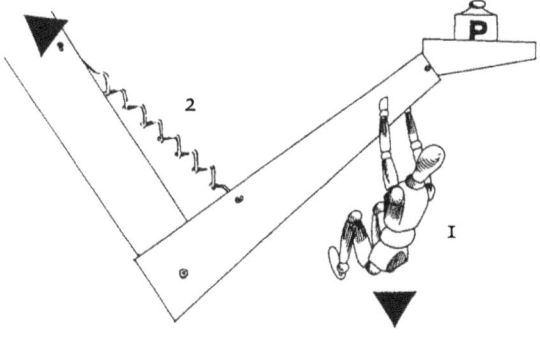

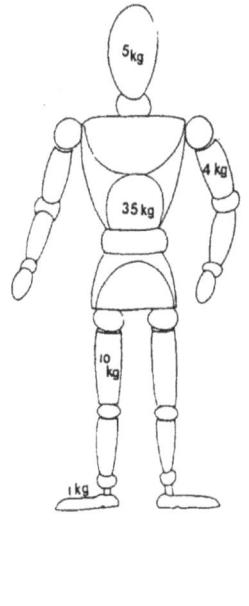

⊖ Figuur 1.33 Drukkrachten: het gewicht van het lichaam zelf zorgt voor compressie. Botten (met name die van de voeten, benen en rug) moeten het gewicht van het lichaam dragen.

① Figuur 1.34 Buigkrachten: zowel een belasting ten gevolge van het gewicht van de last (1) als een trekbelasting door de spier (2) zijn beide voorbeelden van buigkrachten. Als deze krachten het bot verwringen om de eigen lengteas, spreken we van torsiekrachten.

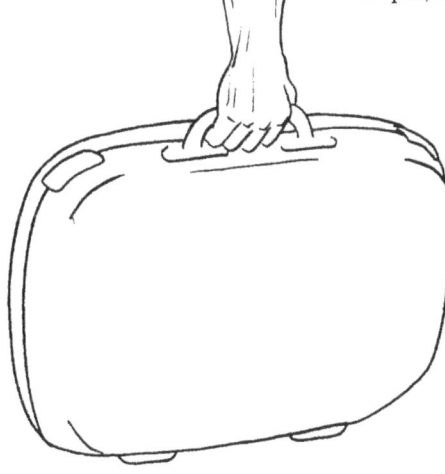

⊖ Figuur 1.35 Trekkrachten: het gewicht van zware voorwerpen, bijvoorbeeld een koffer, kan zorgen voor trekkracht.

1.5 De botten

Bot is zo gebouwd dat het druk-, buig- en trekkrachten kan weerstaan.

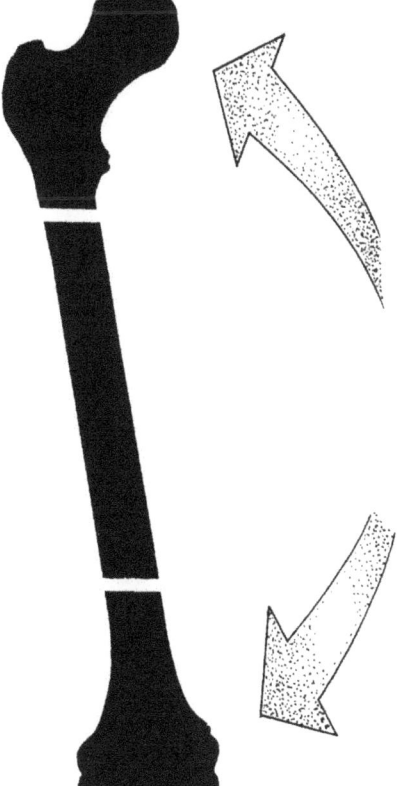

⊖ Figuur 1.36 Een lang pijpbeen bestaat uit drie delen: de diafyse (schacht) en twee epifysen (uiteinden).

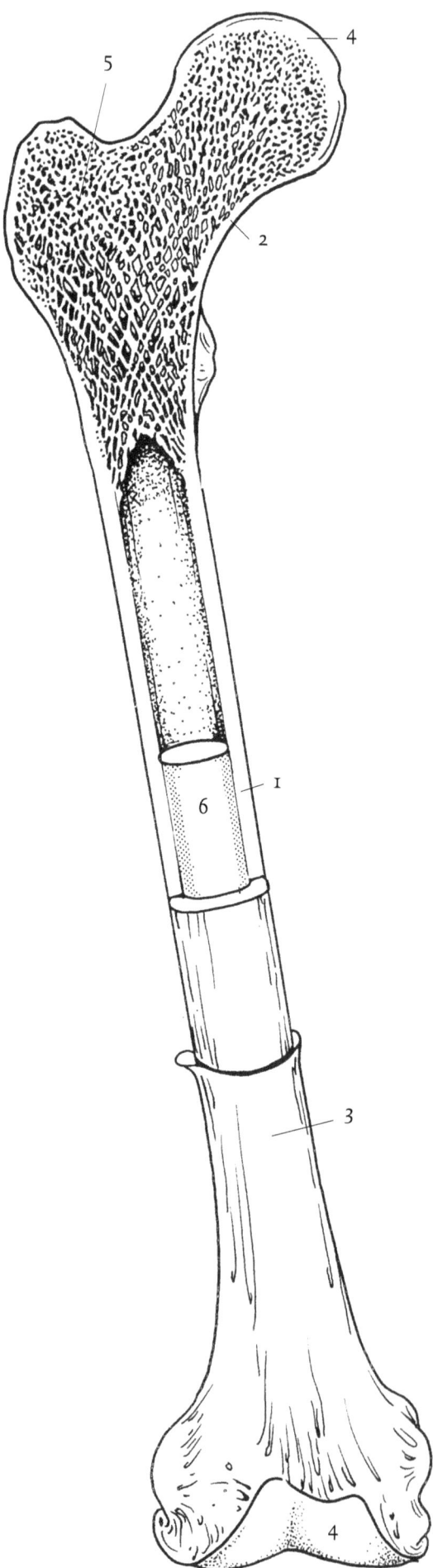

⊖ Figuur 1.37 De diafyse is een holle buis die sterker is dan een massieve structuur. Deze bestaat uit compact beenweefsel. Het meeste compacte beenweefsel is te vinden in het midden van de diafyse (1), waar de trekbelasting op het bot het sterkst is. Er is ook veel compact beenweefsel te vinden in het gedeelte waar het bot gekromd is (2).
De buitenzijde van het bot is bedekt met een membraan: het periost (beenvlies) (3).
Op de plaats waar het bot in contact komt met een ander bot is het bedekt met gewrichtskraakbeen (4).
In een doorsnede van de epifyse is een spongieuze botstructuur (5) te zien. De botbalkjes zijn gerangschikt in rijen in de richting van de mechanische krachten, die op het bot werken.
Het holle deel van de diafyse bevat beenmerg, dat geel en vet is (bij kinderen is het beenmerg rood) (6).

1.6 De gewrichten

Botten zijn met elkaar verbonden door middel van gewrichten. Een gewricht wordt aangeduid met de term *articulatio* (afgekort: art.). Gewrichten variëren in mate van beweeglijkheid (mobiliteit).
In sommige gewrichten zijn botten met elkaar verbonden door vezelig bindweefsel of kraakbeen. Deze gewrichten staan weinig tot geen beweging toe.
Omdat in dit boek beweging centraal staat, besteden we weinig aandacht aan deze gewrichten. We zullen vooral ingaan op de *synoviale gewrichten*. De gewrichtsvlakken van de synoviale gewrichten zijn zo gevormd dat ze op elkaar passen en toch beweging mogelijk maken. Op deze manier vormen de twee botten een gewricht met elkaar: ze *articuleren* met elkaar.
Er zijn veel soorten gewrichten. Op grond van de vorm van de gewrichtsvlakken kan de volgende indeling gemaakt worden:
– kogelgewrichten;
– ellipsoïde gewrichten;
– rolgewrichten;
– scharniergewrichten;
– zadelgewrichten.

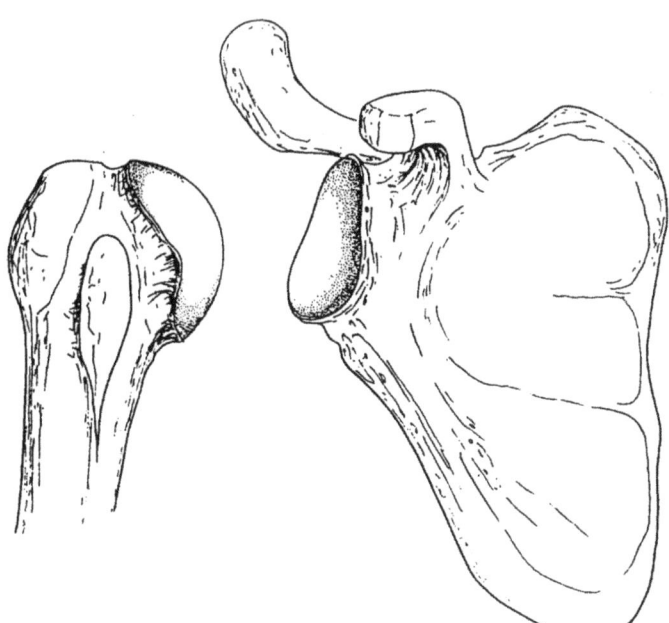

⊖ Figuur 1.38 Kogelgewrichten: één oppervlak is bolvormig, het andere komvormig. Dit gewricht staat beweging naar alle richtingen toe (bijvoorbeeld: art. humeri, zie Figuur 3.47 en 3.48).

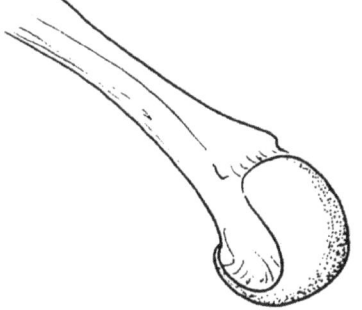

⊖ Figuur 1.39 Ellipsoïde gewrichten: één oppervlak heeft een eivormige kop, het andere oppervlak is een ovale holte. Beweging is mogelijk in twee vlakken (bijvoorbeeld: art. metacarpophalangea, zie Figuur 5.50).

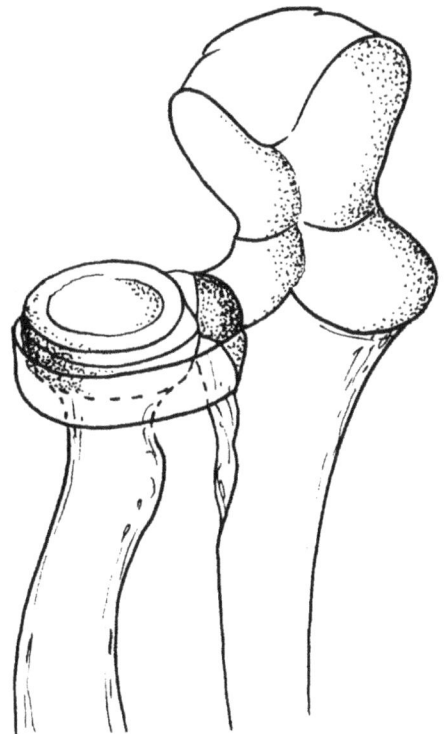

① Figuur 1.41 Rolgewrichten: een puntig of rond uitsteeksel van het ene bot ligt in een ringstructuur van het andere bot. Rotatie is mogelijk om één as (in één vlak; bijvoorbeeld: art. radio-ulnaris proximalis, zie Figuur 4.39).

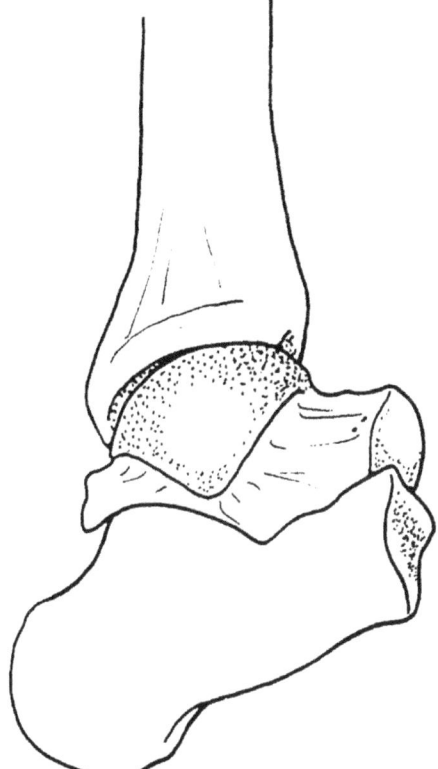

① Figuur 1.40 Scharniergewrichten: het convexe (bolle) oppervlak van het ene bot ligt in het concave (holle) oppervlak van het andere bot. De werking van het gewricht is te vergelijken met het scharnier van een deur. Beweging is hoofdzakelijk in één vlak mogelijk (bijvoorbeeld: art. talocruralis, zie Figuur 7.25 e.v.).

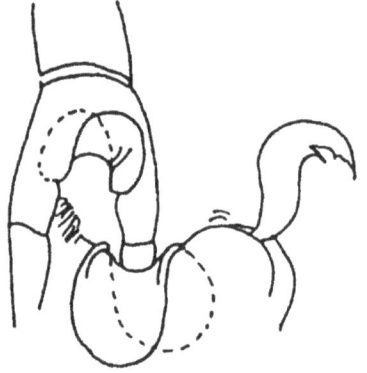

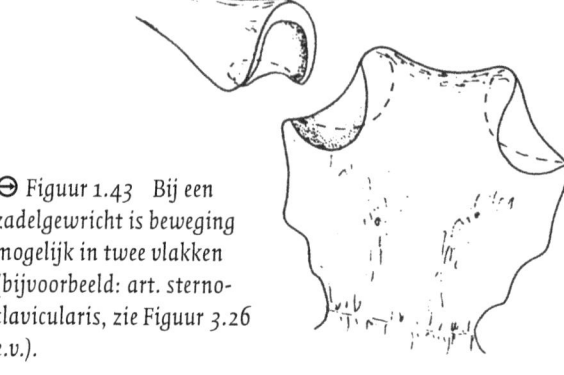

Figuur 1.42 Bij zadelgewrichten zijn beide oppervlakken in het ene vlak zijn convex (bol) en in het andere vlak concaaf (hol). De uiteinden articuleren zodanig dat het convexe gedeelte van het ene zadel in het concave gedeelte van het ander zadel past en omgekeerd. Het is te vergelijken met de vorm van een zadel en zijn ruiter.

Congruentie van gewrichtsvlakken

De vormen van beide gewrichtsvlakken van synoviale gewrichten passen de ene keer beter in elkaar dan de andere keer. We spreken dan over gewrichten die meer of minder congruent zijn.

Figuur 1.43 Bij een zadelgewricht is beweging mogelijk in twee vlakken (bijvoorbeeld: art. sterno-clavicularis, zie Figuur 3.26 e.v.).

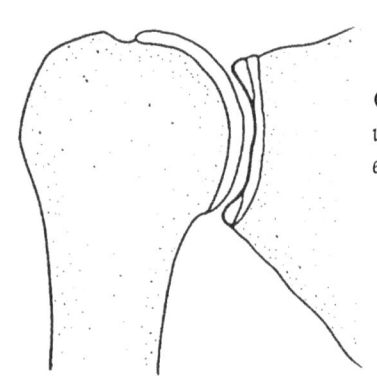

Figuur 1.44 Het kogelgewricht van de schouder heeft een matige congruentie.

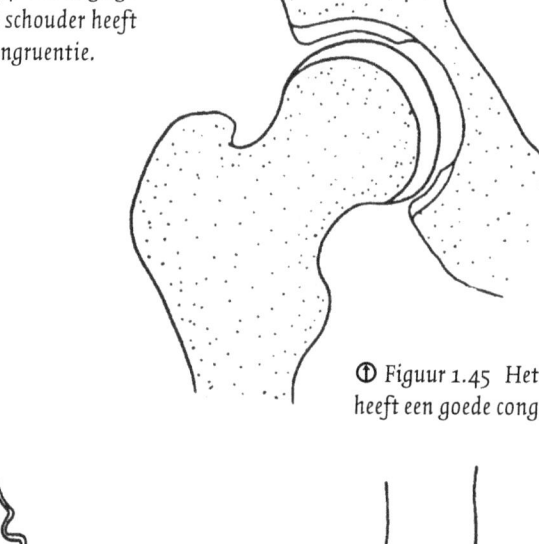

Figuur 1.45 Het heupgewricht heeft een goede congruentie.

Figuur 1.46 Tussen de twee gewrichtsvlakken bevindt zich de gewrichtsholte. Op een röntgenfoto lijkt deze holte groter dan hij in werkelijkheid is. Dat komt doordat het gewrichtskraakbeen op het uiteinde van beide botstukken niet op de röntgenfoto zichtbaar is.

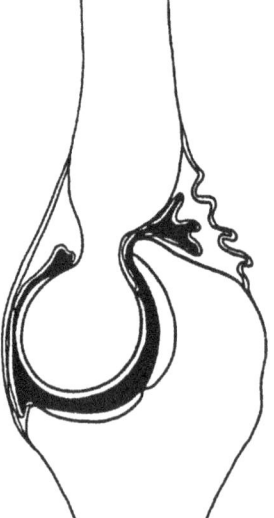

Figuur 1.47 Bij een luxatie is het botstuk ten gevolge van een trauma ten opzichte van het ermee articulerende botstuk weggeschoven (bijvoorbeeld: luxatie van de elleboog).

1.7 Het kraakbeen

Alle gewrichtsvlakken zijn bedekt met een witte parelmoerachtig glanzende laag van gewrichtskraakbeen. *Kraakbeen* lijkt op bot, maar is veel elastischer doordat het meer water bevat. De kraakbeenlaag beschermt het onderliggende bot.

Bij beweging ondervindt het kraakbeen twee soorten belasting:
- belasting door druk;
- belasting door wrijving.

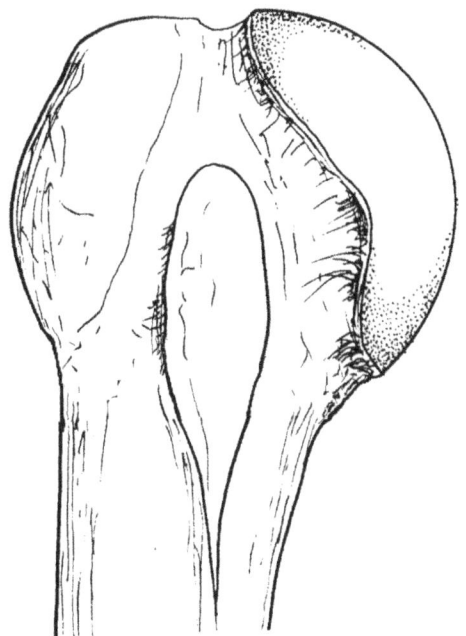

① Figuur 1.48 *Kraakbeen op de kop van de humerus.*

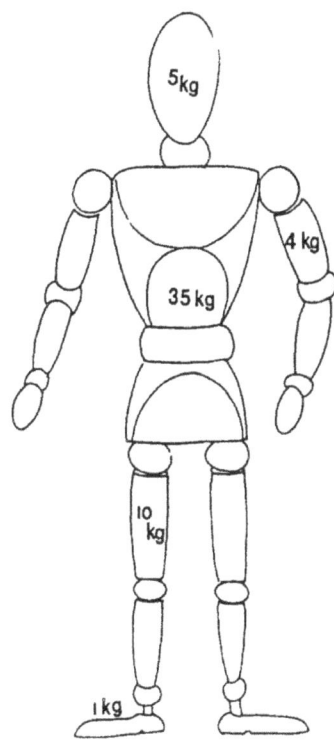

① Figuur 1.49 *Belasting door druk, met name in de gewrichten van de onderste extremiteit.*

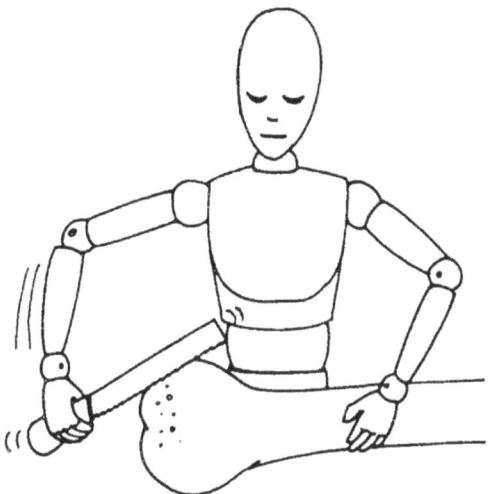

① Figuur 1.50 *Belasting door wrijving.*

Kraakbeen kan deze krachten goed verwerken doordat het relatief veerkrachtig en zeer glad is. De kraakbeenoppervlakken kunnen daardoor heel goed langs elkaar glijden. Toch kan gewrichtskraakbeen beschadigen door een ongeval of bij overmatige belasting (bijvoorbeeld wanneer de gewrichtsvlakken niet goed op elkaar passen). Reumatoïde artritis en artrose zijn twee bekende aandoeningen waarbij het gewrichtskraakbeen beschadigd is. Gewoonlijk is er bij deze aandoeningen sprake van ontstekingsverschijnselen, zoals pijn en stijfheid van het gewricht en omliggende spieren.
Gewrichtskraakbeen is (net als andere typen kraakbeen) niet doorbloed. Het wordt gevoed door de in de gewrichtsholte aanwezige synoviale vloeistof (zie tekst bij Figuur 1.58) en door bloedvaten in het aangrenzende bot.
Kraakbeen kan ook in een andere vorm in het gewricht voorkomen. Dit kraakbeen heeft als functie extra bescherming en een betere congruentie. In Figuur 1.51 t/m 1.53 staan voorbeelden van dit soort kraakbeen.

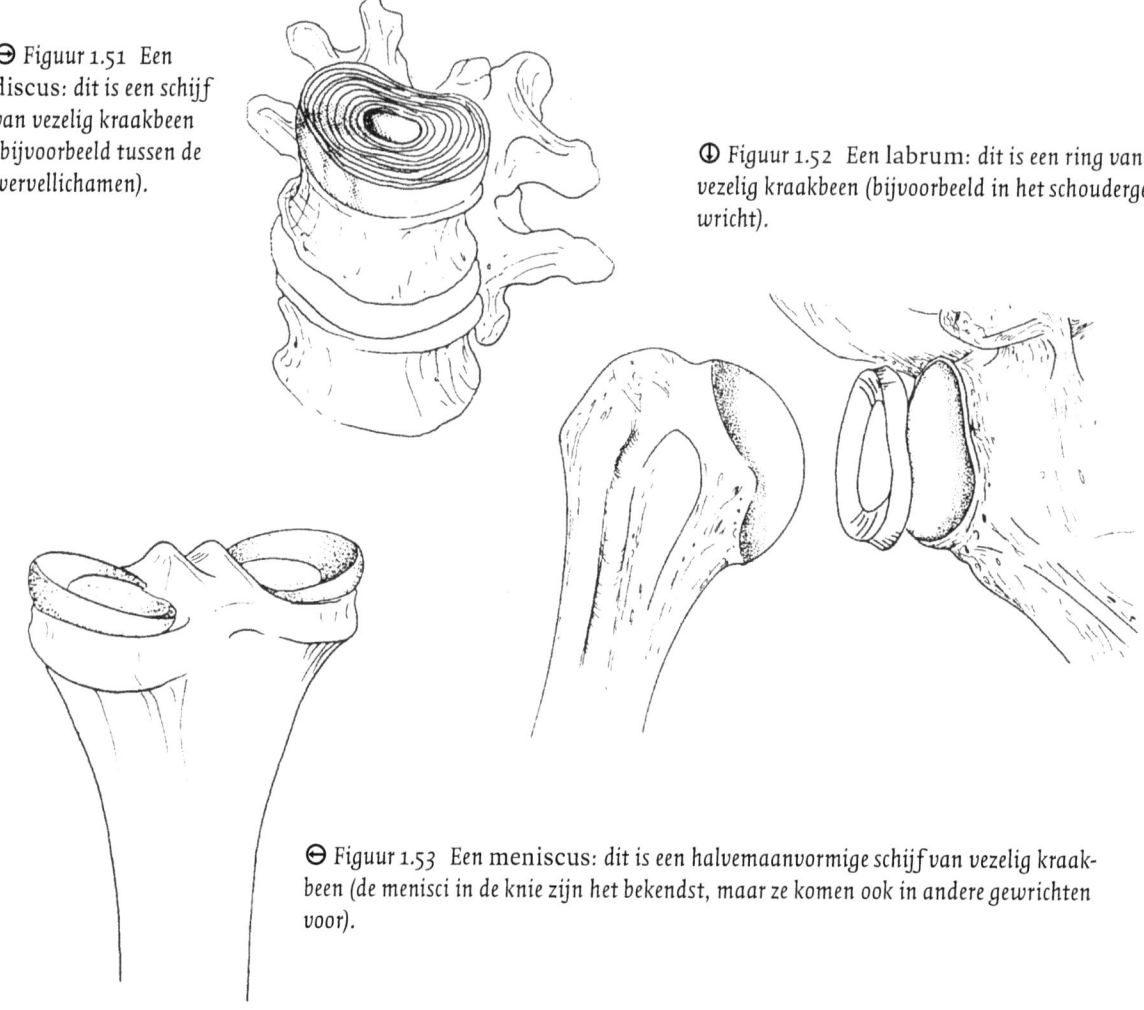

⊖ Figuur 1.51 Een discus: dit is een schijf van vezelig kraakbeen (bijvoorbeeld tussen de wervellichamen).

⊕ Figuur 1.52 Een labrum: dit is een ring van vezelig kraakbeen (bijvoorbeeld in het schoudergewricht).

⊖ Figuur 1.53 Een meniscus: dit is een halvemaanvormige schijf van vezelig kraakbeen (de menisci in de knie zijn het bekendst, maar ze komen ook in andere gewrichten voor).

1.8 Het gewrichtskapsel

Rondom het gewricht bevindt zich een cilindervormige hoes van bindweefsel die beide botstukken bij elkaar houdt. Dit wordt het *gewrichtskapsel (capsula articularis)* genoemd.

Het gewrichtskapsel zit ter hoogte van de rand van het gewrichtskraakbeen vast aan het bot. Een voorbeeld is het gewrichtskapsel van de heup (zie Figuur 1.54).

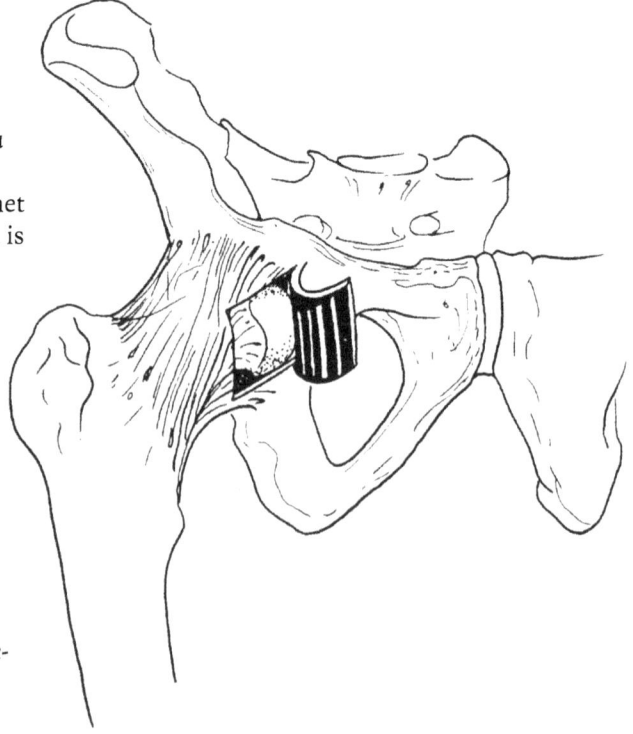

⊖ Figuur 1.54 Een gedeelte van het gewrichtskapsel is losgesneden, waardoor de kop van het femur zichtbaar is.

Het gewrichtskapsel zorgt ervoor dat het gewricht een 'waterdichte kamer' is. Het is sterker ontwikkeld op plaatsen waar het kapsel bewegingen moet kunnen beperken.

De verstevigde delen van het kapsel nemen soms de vorm aan van aparte bindweefselbanden: de ligamenten (zie Figuur 1.60 e.v.).

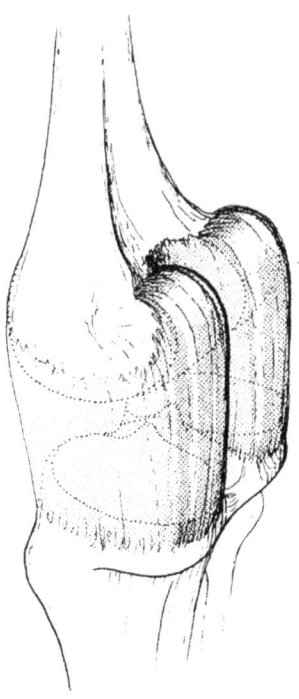

⊖ Figuur 1.55 De knie bijvoorbeeld kan vanuit de anatomische houding in het sagittale vlak alleen buigen. Het verstevigde kapsel aan de achterzijde staat in de anatomische houding op spanning en beperkt daardoor de strekking.

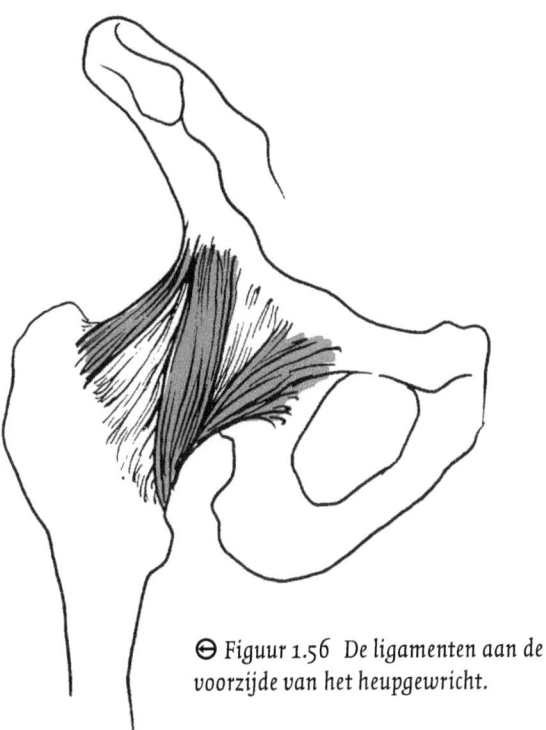

⊖ Figuur 1.56 De ligamenten aan de voorzijde van het heupgewricht.

De delen van het gewrichtskapsel die beweging toestaan, zijn slap en geplooid.

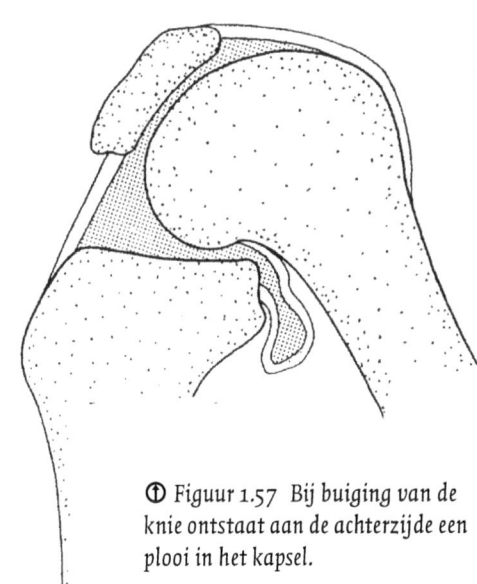

① Figuur 1.57 Bij buiging van de knie ontstaat aan de achterzijde een plooi in het kapsel.

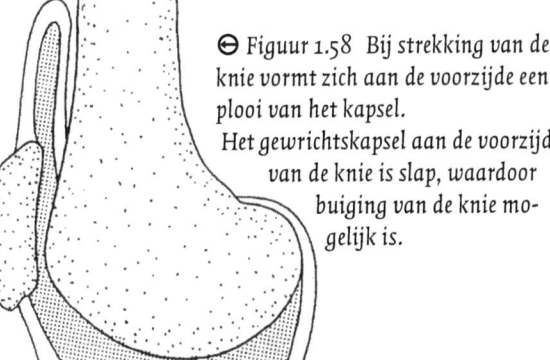

⊖ Figuur 1.58 Bij strekking van de knie vormt zich aan de voorzijde een plooi van het kapsel.
Het gewrichtskapsel aan de voorzijde van de knie is slap, waardoor buiging van de knie mogelijk is.

Het gewrichtskapsel is aan de binnenzijde over het gehele oppervlak bekleed met een tweede laag: de membrana synovialis. Deze scheidt synoviale vloeistof (synovia) af (in Figuur 1.57 en 1.58 grijs afgebeeld), waarmee de gewrichtsholte gevuld is. De synoviale vloeistof smeert de gewrichtsvlakken, waardoor deze goed langs elkaar kunnen glijden. Tevens voedt de synoviale vloeistof het gewrichtskraakbeen.

1.9 De ligamenten

Een *ligament* (ligamentum, afgekort: lig.) is een band van bindweefsel, die twee naast elkaar gelegen botten verbindt. Meestal zijn ligamenten een onderdeel van het gewrichtskapsel, maar ligamenten komen ook buiten de gewrichten voor.

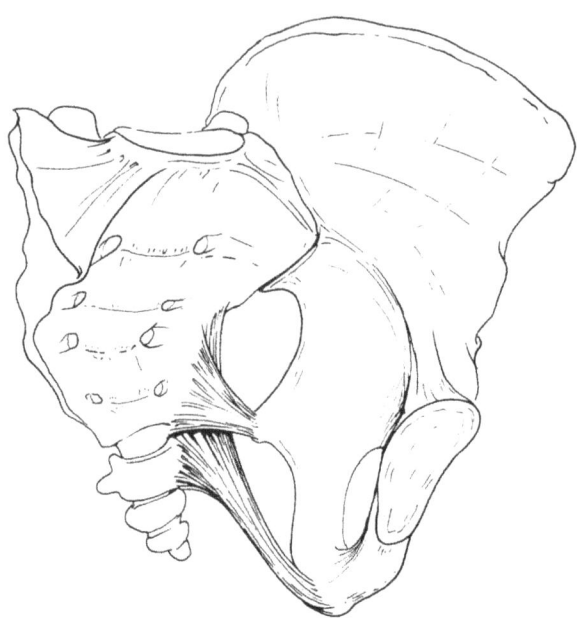

① Figuur 1.59 Het lig. sacrospinale ligt buiten het gewricht.

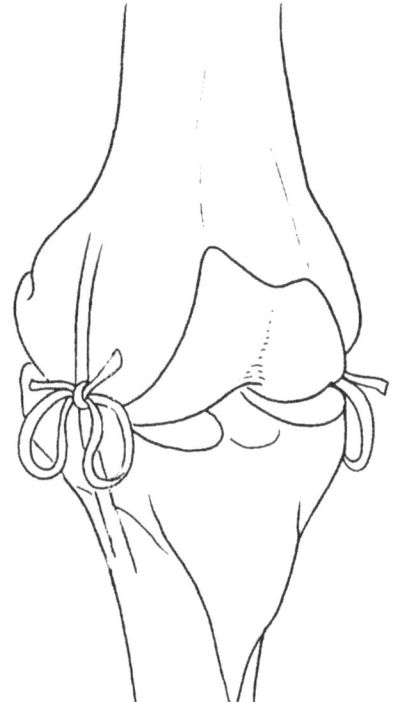

⊖ Figuur 1.60 De ligamenten sturen, net als het gewrichtskapsel, de bewegingen van het gewricht. Dit is een passief proces, want ze kunnen niet actief samentrekken zoals spieren. De ligamenten kunnen niet uitgerekt worden, behalve enkele ligamenten die veel elastische vezels bevatten, zoals het lig. flavum (zie Figuur 2.32).

Ligamenten kunnen bij bepaalde bewegingen op spanning worden gebracht; bij de tegengestelde beweging verliezen ze hun spanning.

⊖ Figuur 1.61 Het lig. collaterale fibulare bijvoorbeeld wordt bij strekking van de knie op spanning gebracht.

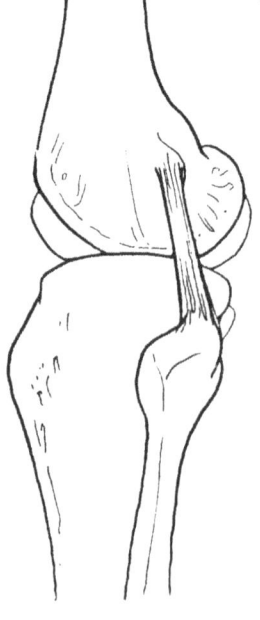

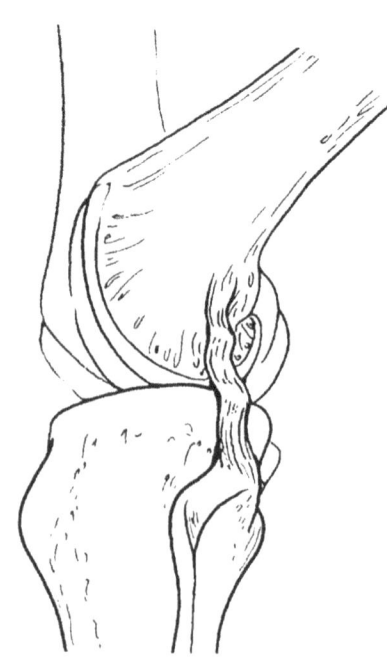

⊖ Figuur 1.62 Bij buiging neemt de spanning van het lig. collaterale fibulare af.

Ligamenten bevatten talloze sensorische zenuwcellen die informatie doorgeven over snelheid van bewegen en de stand van het gewricht. Eveneens registreren ze de spanning op het ligament en eventuele pijn. Voortdurend wordt de sensorische informatie over het gewricht doorgegeven aan de hersenen. De hersenen geven op hun beurt via de motorische zenuwen de spieren de opdracht tot adequate bewegingen. De sensorische informatie wordt het *gewrichtsgevoel* (*propriocepsis*) genoemd.

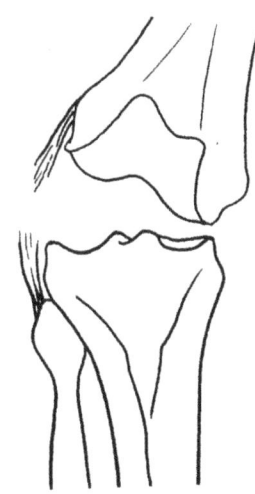

⊖ Figuur 1.63 *Ondanks de sensorische informatieoverdracht kunnen ligamenten bij een ongeval of geforceerde bewegingsuitslagen inscheuren of zelfs afscheuren.*

1.10 De spieren

Bewegingen van het lichaam worden veroorzaakt door spieractiviteit. In dit boek zullen we ons bezighouden met de skeletspieren. We zullen ons niet richten op glad spierweefsel of hartspierweefsel.
Een spier is altijd verbonden aan ten minste twee verschillende botstukken (met uitzondering van huid- en kringspieren). De aanhechtingspunten worden *origo* en *insertie* genoemd.
De Latijnse naam voor spier is musculus. Die wordt vaak afgekort tot: m.

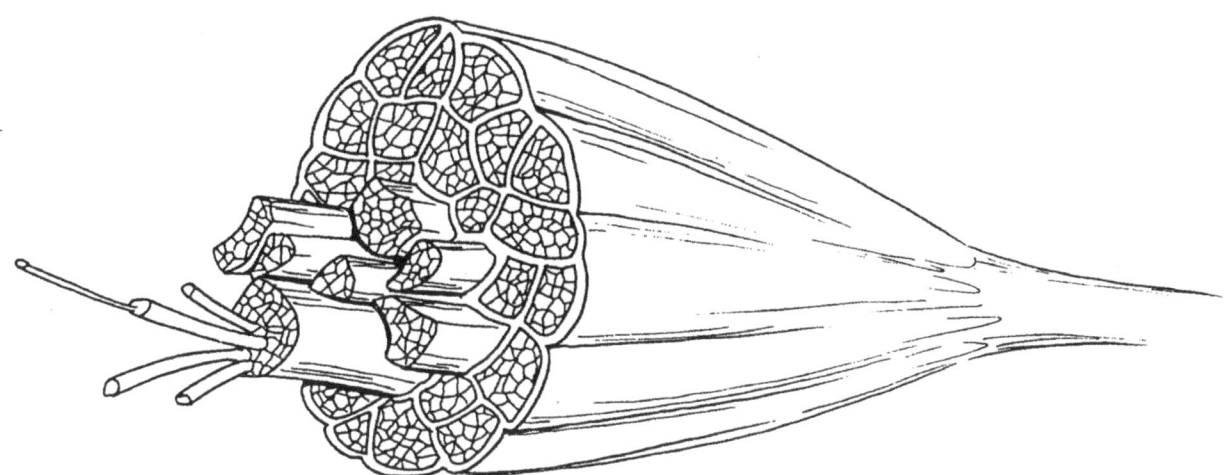

① Figuur 1.64 *Op microscopisch niveau kunnen we in een dwarsdoorsnede zien dat een spier is opgebouwd uit spiervezels. De spier, vezelbundels en spiervezels worden allemaal omvat door een bindweefsellaag. Dit staat bewegingen van spieren of spierdelen ten opzichte van elkaar toe. Het bindweefsel in de spier loopt door in een vezelige streng: de pees (tendo). Via de pees zit de spier aan het bot vast.*

Elke spiervezel bevat contractiele eenheden: de *sarcomeren*. Deze zien eruit als een lint met om en om een donker- en lichtgekleurd dwarsstreepje. Bij een sterke vergroting blijkt dat de dwarse streepjes gevormd worden door filamenten.

① Figuur 1.65 De myosine filamenten zijn de dikke filamenten met de bollere middenstukken. Deze zijn grijs gearceerd. Myosine is een soort eiwit.
De actine filamenten zijn de dunne filamenten die tussen de dikke filamenten in liggen. Ze zijn afgebeeld als lichtere streepjes. Actine is een ander soort eiwit.

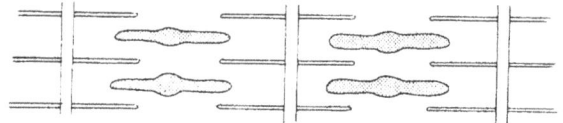

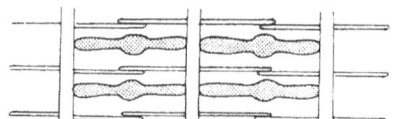

① Figuur 1.66 De actine en myosine filamenten zijn onderdelen die ten opzichte van elkaar kunnen bewegen. Bij een spiercontractie verschuift het myosine het actine, waardoor de spier korter en dikker wordt. Door het verkorten van de spier zal er kracht uitgeoefend worden op het bot waaraan de spier vast zit.

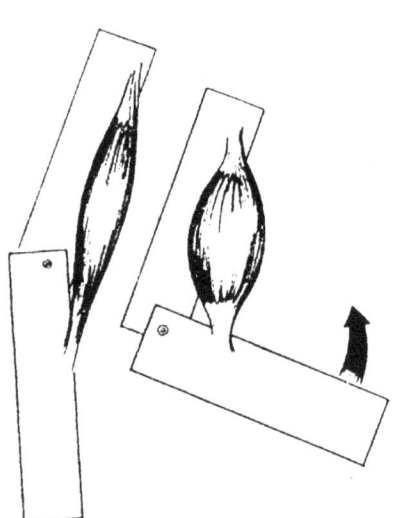

⊖ Figuur 1.67 Om het menselijk bewegen eenvoudig te kunnen analyseren, doen we bij een spier die samentrekt alsof het ene botstuk dat verbonden is met de spier vaststaat (punctum fixum) en alleen het andere botstuk beweegt (punctum mobile). Bij de meeste bewegingen beschouwt men het proximale botstuk waaraan de spier is aangehecht, als het punctum fixum en het distale botstuk waar de spier heen loopt als het punctum mobile. In die gevallen heeft de extremiteit die bewogen wordt een vrij uiteinde.

⊖ Figuur 1.68 De m. gluteus medius loopt vanaf het bekken naar het bovenbeen. Als het bekken het punctum fixum is zorgt de m. gluteus medius voor abductie in de heup en beweegt het been dus zijwaarts. Dit noemt men een beweging in een open keten.

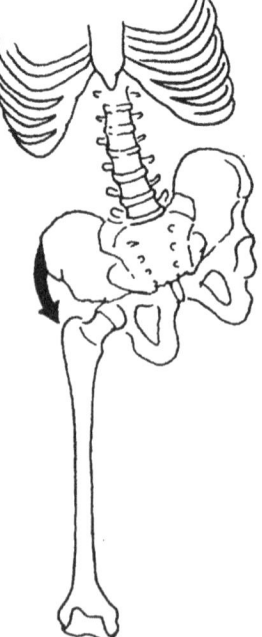

⊖ Figuur 1.69 Het omgekeerde komt ook vaak voor: als iemand op één been staat dan is de extremiteit niet meer een vrij uiteinde, maar staat die vast. Het distale botstuk is dan het punctum fixum en het proximale botstuk het punctum mobile. In het geval van de m. gluteus medius kantelt dan het bekken zijwaarts ten opzichte van het stilstaande been. Dit noemt men een beweging in gesloten keten.

In dit boek beschrijven we de functie van de spieren meestal in open keten.

Een spier kan actief samentrekken en passief verlengd worden (door een andere kracht). Hij kan *op rek gebracht worden* door de origo en insertie uit elkaar te bewegen. Om dit te bewerkstelligen moet de spier tegengesteld aan zijn functie bewogen worden.

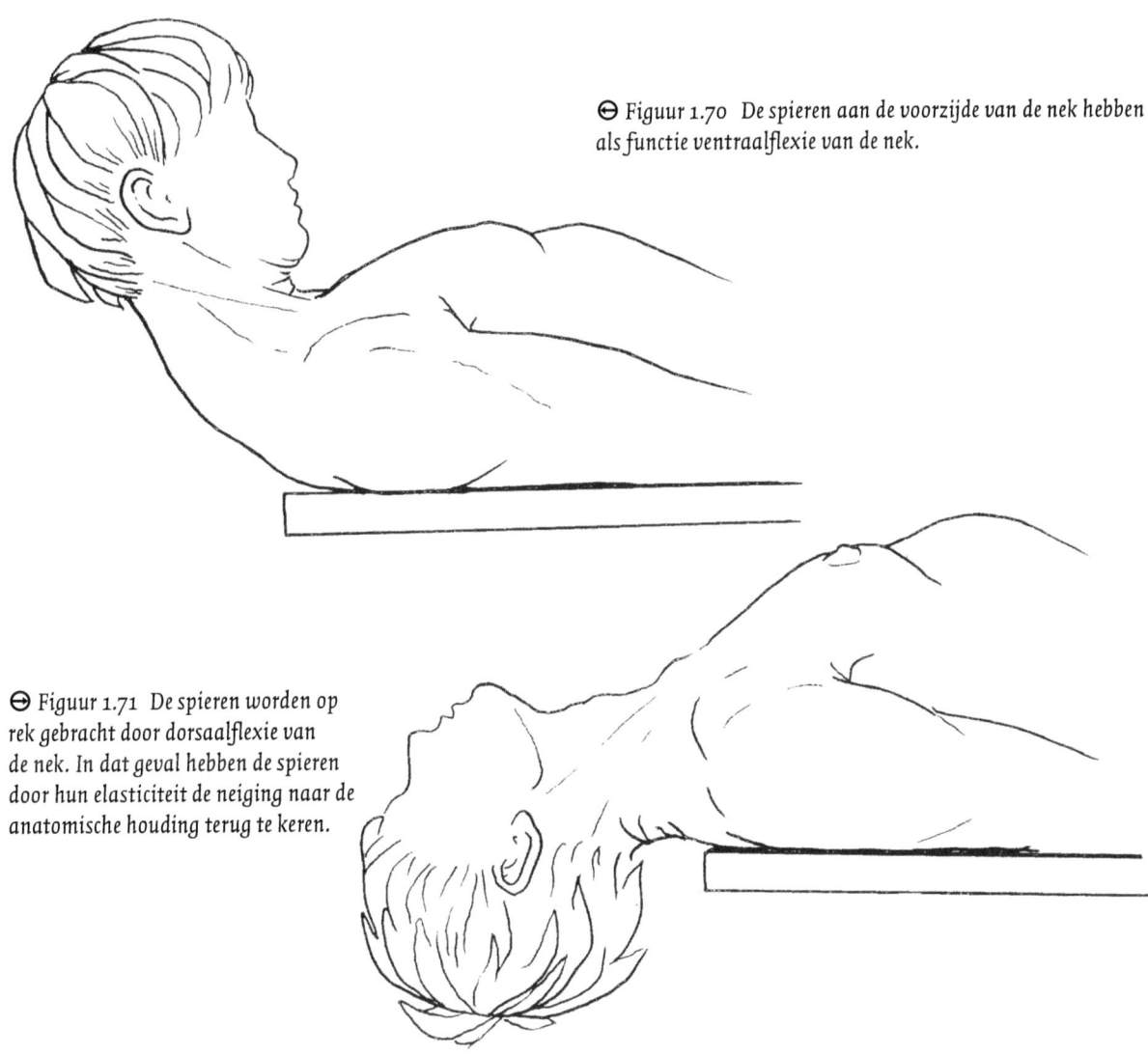

⊖ Figuur 1.70 *De spieren aan de voorzijde van de nek hebben als functie ventraalflexie van de nek.*

⊖ Figuur 1.71 *De spieren worden op rek gebracht door dorsaalflexie van de nek. In dat geval hebben de spieren door hun elasticiteit de neiging naar de anatomische houding terug te keren.*

Spieren kunnen op verschillende manieren aanhechten op een botstuk:
- direct met de spiervezels (meestal door middel van een brede insertie): zie bijvoorbeeld de m. subscapularis (Figuur 3.77);
- via een *aponeurose* (brede platte pees): zie bijvoorbeeld de m. quadratus lumborum (Figuur 2.221);
- via een *tendo* (ronde pees): zie bijvoorbeeld m. coracobrachialis (Figuur 3.87).

Soms lopen pezen onder een *retinaculum* (bindweefselband) door. Een voorbeeld hiervan is de m. tibialis anterior (zie Figuur 7.114).

Een spier kan meer dan één kop hebben (dit noemt men een meerkoppige spier), zoals de m. biceps brachii (de tweekoppige buiger van de bovenarm, zie Figuur 4.27), de m. triceps brachii (de driekoppige strekker van de bovenarm, zie Figuur 4.30) en *de m. quadriceps femoris* (de vierkoppige beenstrekker, zie Figuur 6.181 t/m 6.184).

Doorgaans wordt de meest proximaal gelegen aanhechting van de spier de *origo* genoemd en de distale aanhechting de *insertie*. Bij de m. psoas major (zie Figuur 2.217) is de origo de aanhechting op de wervels en de insertie de aanhechting op het femur.

Een spier kan meer dan één origo hebben. De m. flexor digitorum superficialis (zie Figuur 5.73 e.v.) ontspringt bijvoorbeeld vanaf de radius, de ulna en de humerus.

Ook kan een spier meer dan één insertie hebben. De m. flexor digitorum superficialis (zie Figuur 5.73) loopt naar de middelste phalanx van de wijsvinger, middelvinger, ringvinger en pink.

Spieren kunnen qua vorm en grootte van elkaar verschillen. Spiervezelbundels kunnen op veel verschillende manieren gerangschikt zijn. We geven in de Figuren 1.72 t/m 1.78 een aantal voorbeelden.

Afhankelijk van de rangschikking van de vezels en de ligging van de aanhechtingen hebben spieren een functie in één of meerdere richtingen.

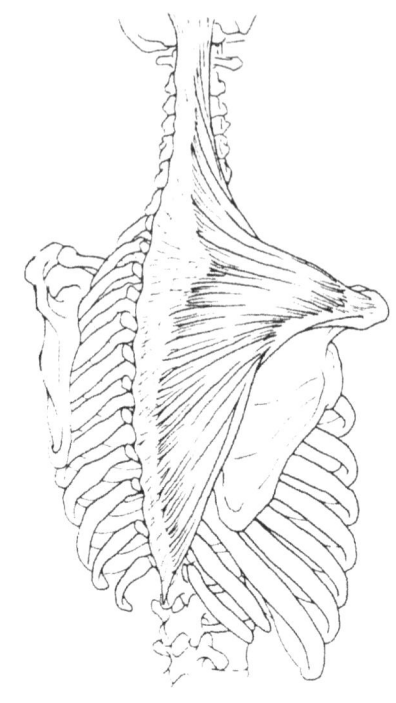

⊕ Figuur 1.72 De m. trapezius is een platte spier die een waaiervormige rangschikking van vezels heeft.

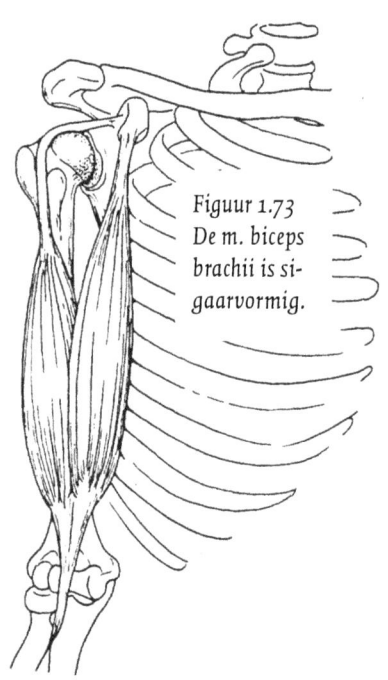

Figuur 1.73 De m. biceps brachii is sigaarvormig.

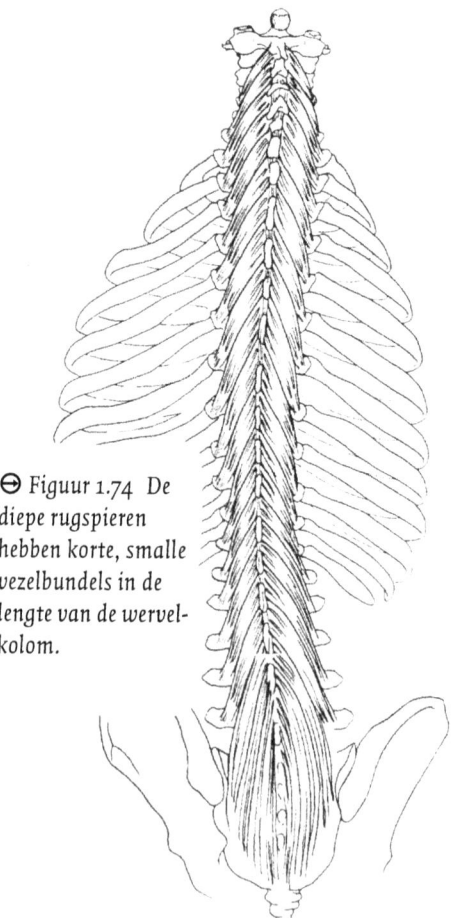

⊖ Figuur 1.74 De diepe rugspieren hebben korte, smalle vezelbundels in de lengte van de wervelkolom.

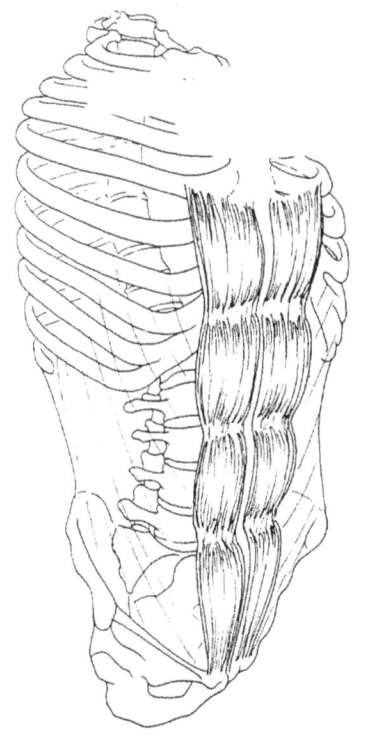

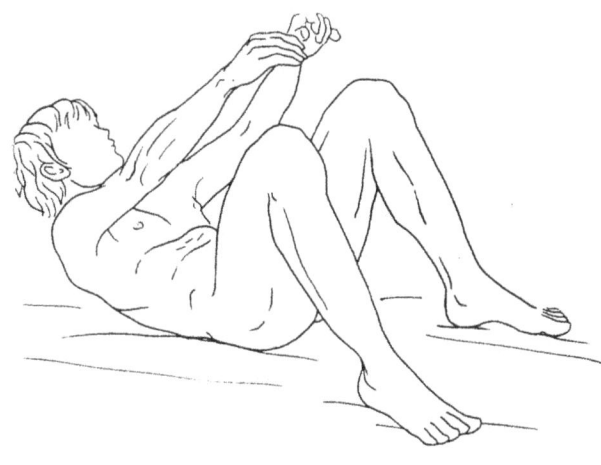

⊖ Figuur 1.75 Het spiervezelverloop van de m. rectus abdominis is in één richting.

① Figuur 1.76 De functie van de m. rectus abdominis is ventraalflexie van de romp.

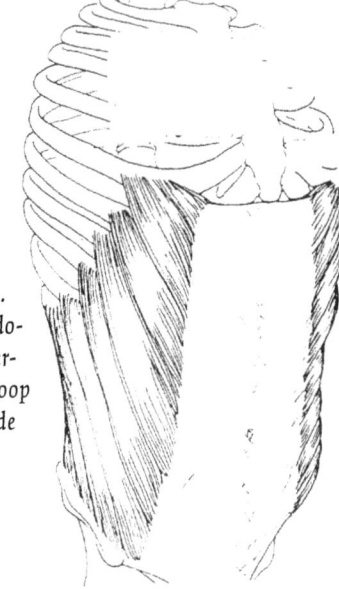

⊖ Figuur 1.77 De m. obliquus externus abdominis heeft een waaiervormig spiervezelverloop aan weerszijden van de romp.

① Figuur 1.78 De functie van de m. obliquus externus abdominis is ventraalflexie, lateroflexie en rotatie van de romp.

De lange spieren zorgen meestal voor de grote verplaatsingen. Korte spieren, die in het algemeen diep liggen (zoals in de hand of de voet), worden vaker ingezet voor precisiebewegingen.

Een spier die over één gewricht loopt wordt *mono-articulair* genoemd. De spier zet alleen dat gewricht in beweging waar deze langs loopt. Veel spieren lopen over meer dan één gewricht: *poly-articulaire* spieren. Deze kunnen verschillende gewrichten in beweging brengen. Om een poly-articulaire spier op rek te brengen moet de spier tegelijkertijd over de verschillende betrokken gewrichten verlengd worden. Het verlengen van de spier gebeurt door de lichaamsdelen in tegengestelde richting van de spierfunctie te bewegen.

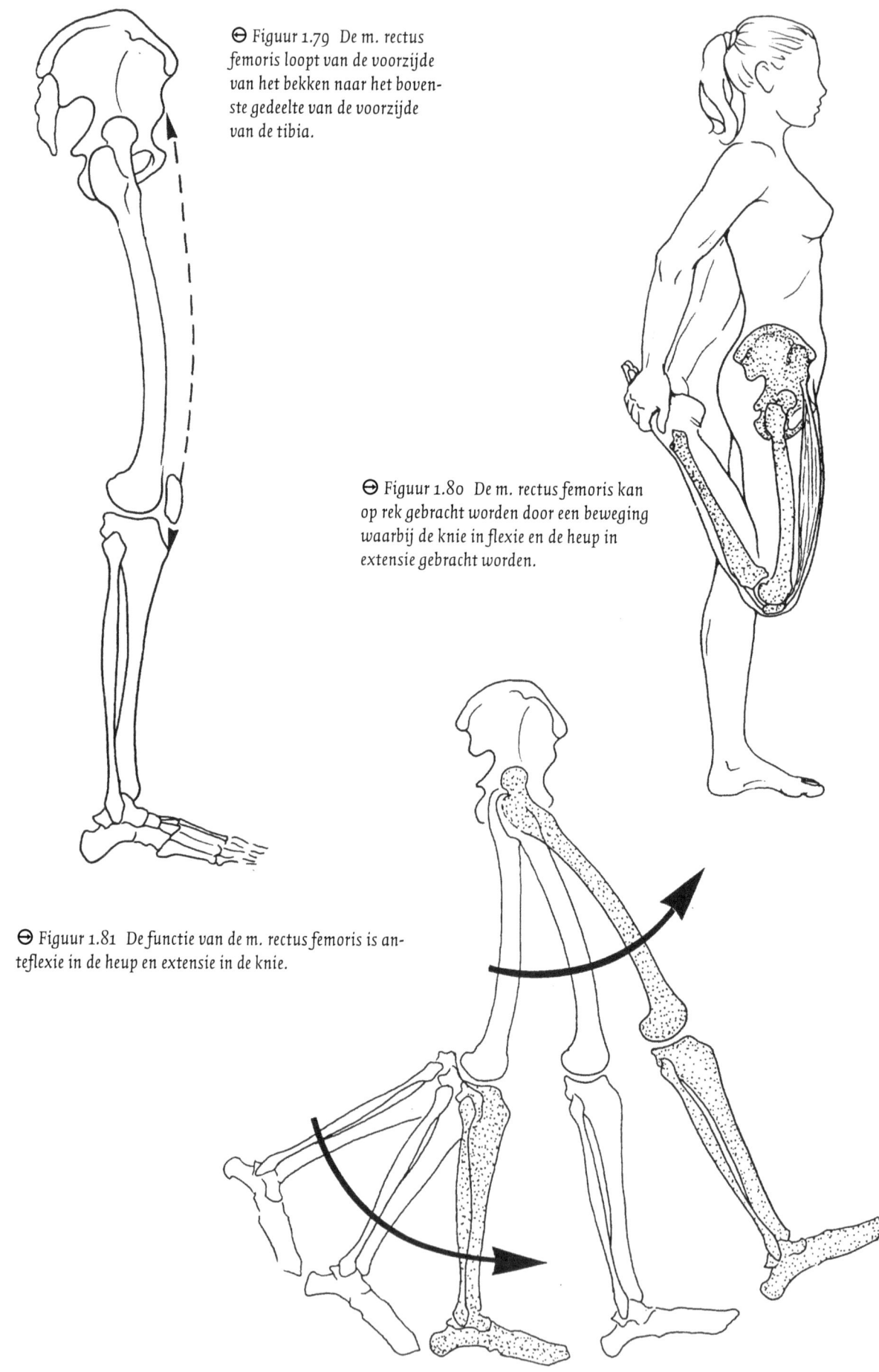

Figuur 1.79 De m. rectus femoris loopt van de voorzijde van het bekken naar het bovenste gedeelte van de voorzijde van de tibia.

Figuur 1.80 De m. rectus femoris kan op rek gebracht worden door een beweging waarbij de knie in flexie en de heup in extensie gebracht worden.

Figuur 1.81 De functie van de m. rectus femoris is anteflexie in de heup en extensie in de knie.

Als men het over een beweging heeft (bijvoorbeeld anteflexie in de heup) noemt men de spier die deze beweging uitvoert de *agonist*. De spier die de tegengestelde beweging geeft noemt men de *antagonist*.

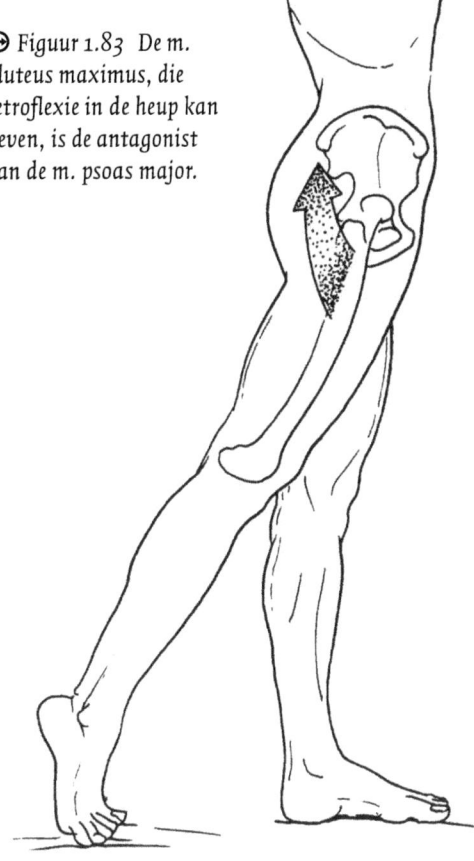

⊖ Figuur 1.83 De m. gluteus maximus, die retroflexie in de heup kan geven, is de antagonist van de m. psoas major.

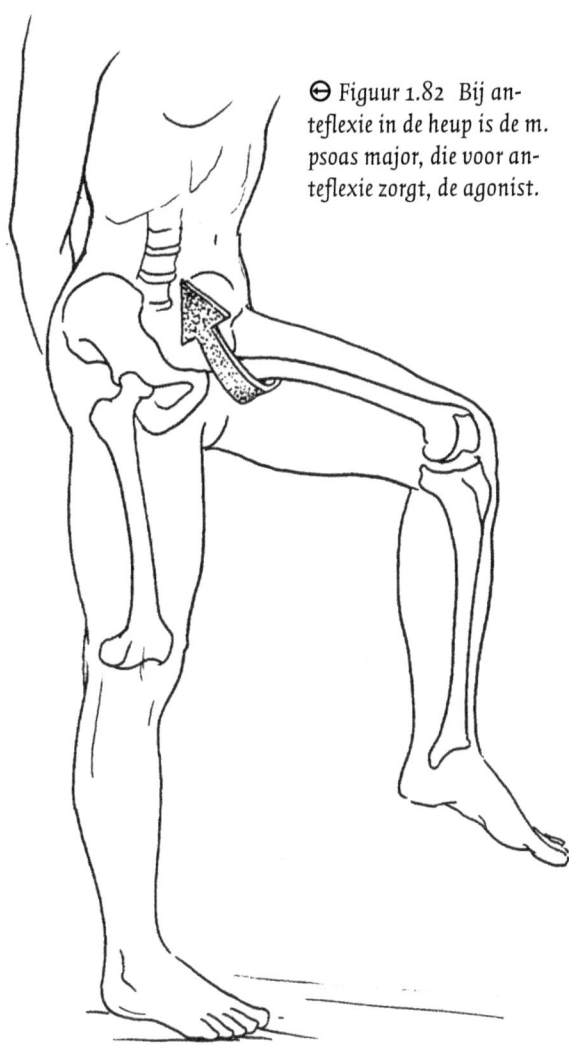

⊖ Figuur 1.82 Bij anteflexie in de heup is de m. psoas major, die voor anteflexie zorgt, de agonist.

Antagonisten kunnen tegelijkertijd met agonisten aanspannen en op deze manier samenwerken om een gewricht te stabiliseren.

Wanneer verschillende spieren samen eenzelfde beweging uitvoeren zijn deze spieren *synergisten*.

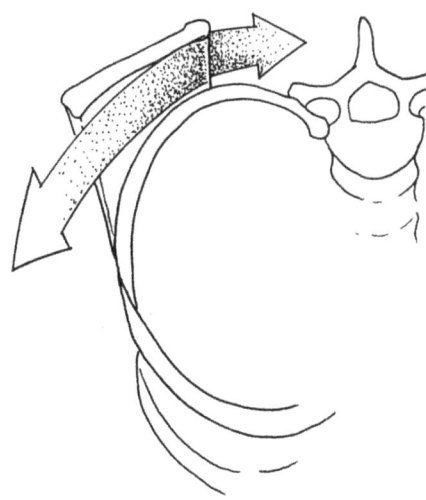

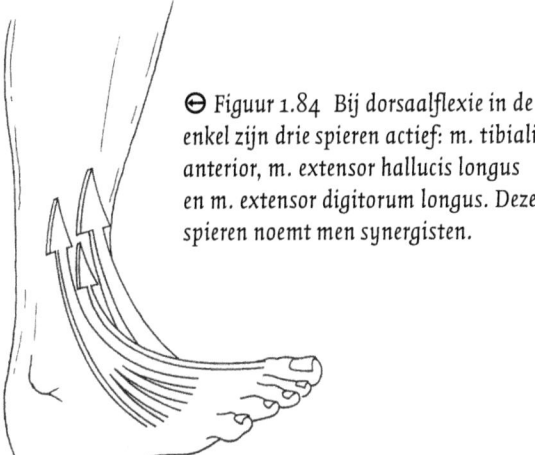

⊖ Figuur 1.84 Bij dorsaalflexie in de enkel zijn drie spieren actief: m. tibialis anterior, m. extensor hallucis longus en m. extensor digitorum longus. Deze spieren noemt men synergisten.

① Figuur 1.85 De m. serratus anterior en mm. rhomboidei hebben tegengestelde functies: ze brengen respectievelijk het schouderblad van de wervelkolom af (protractie) en juist terug naar de wervelkolom (retractie). Door gelijktijdig aan te spannen kunnen deze spieren samenwerken om het schouderblad te fixeren.

Als een spier aanspant dan probeert deze de origo en de insertie naar elkaar toe te brengen. Alles wat deze poging van de spier tegenwerkt wordt *weerstand* genoemd.

Spieren die zorgen voor flexie in de elleboog kunnen op verschillende manieren door weerstand tegengewerkt worden.

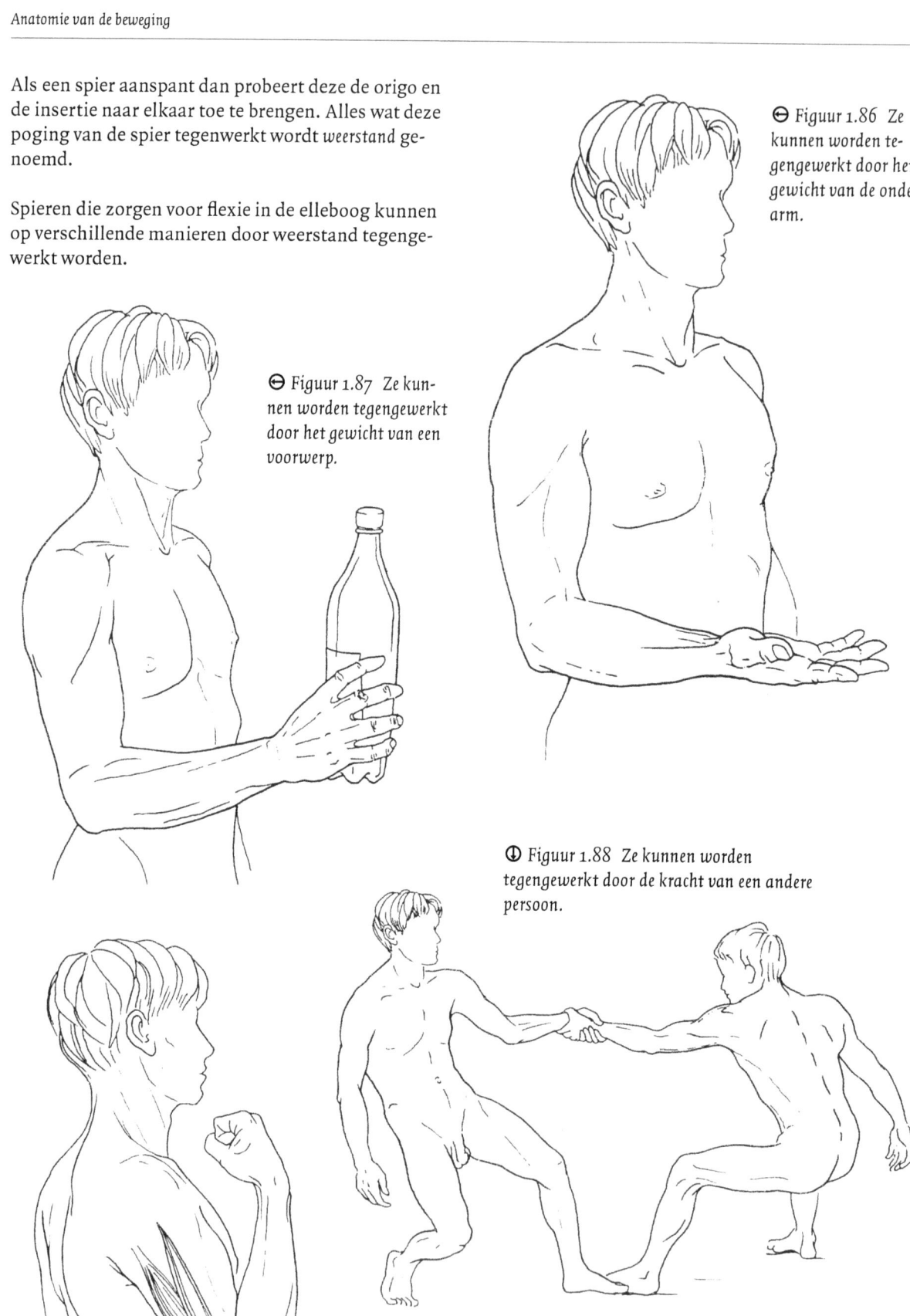

⊖ Figuur 1.86 Ze kunnen worden tegengewerkt door het gewicht van de onderarm.

⊖ Figuur 1.87 Ze kunnen worden tegengewerkt door het gewicht van een voorwerp.

⊕ Figuur 1.88 Ze kunnen worden tegengewerkt door de kracht van een andere persoon.

⊖ Figuur 1.89 Ze kunnen worden tegengewerkt door een beperkte lengte van de antagonisten (dit noemt men passieve insufficiëntie). De antagonisten zijn in dit geval de extensoren van de elleboog.

1.11 Contractievormen

Door aan te spannen (te contraheren) kan een spier een beweging veroorzaken. Een beweging wordt niet altijd veroorzaakt door een spier. Een beweging kan ook worden veroorzaakt door andere krachten.

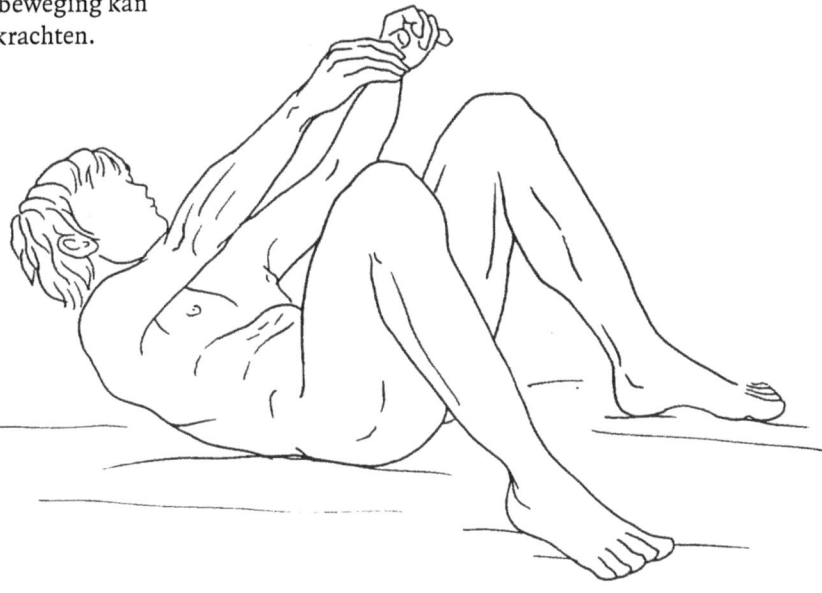

⊖ Figuur 1.90 De m. rectus abdominis veroorzaakt ventraalflexie van de romp, terwijl het gewicht de romp weerstand biedt. De m. rectus abdominis brengt het borstbeen in de richting van het schaambeen.

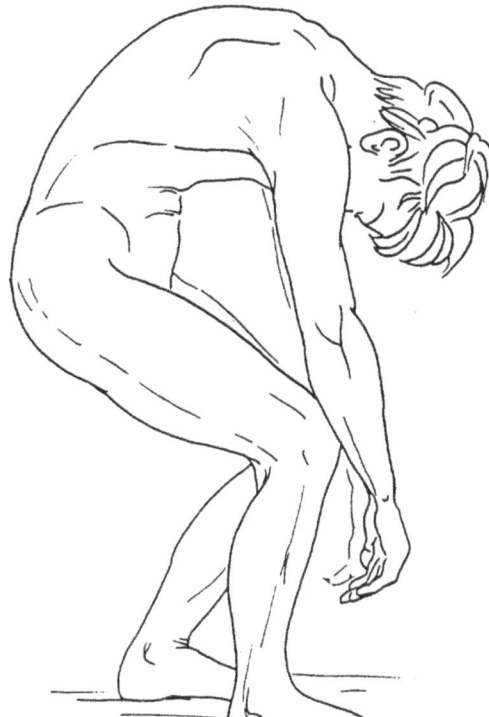

Als een spier verkort en de origo en insertie komen dichter naar elkaar toe, dan noemen we dat een *concentrische contractie*.
In figuur 1.90 is er sprake van een concentrische contractie van de m. rectus abdominis.

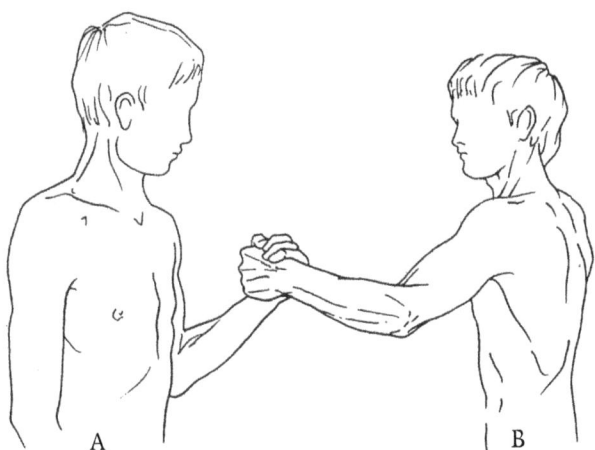

① Figuur 1.91 In deze voorovergebogen houding is het echter niet de m. rectus abdominis die actief is. Het gewicht van de romp zorgt voor de ventraalflexie.

① Figuur 1.92 Een ander voorbeeld: twee armworstelende mannen (A en B) proberen hun elleboog te buigen. A wint: bij hem is sprake van een concentrische contractie van de buiger van de elleboog (m. biceps brachii).

Er zijn momenten waarop een spier actief is, terwijl de beweging die uitgevoerd wordt tegengesteld is aan de functie van de spier. In dat geval remt de actieve spier de beweging. Als de spier dat niet zou doen, zou de beweging veel sneller plaatsvinden.

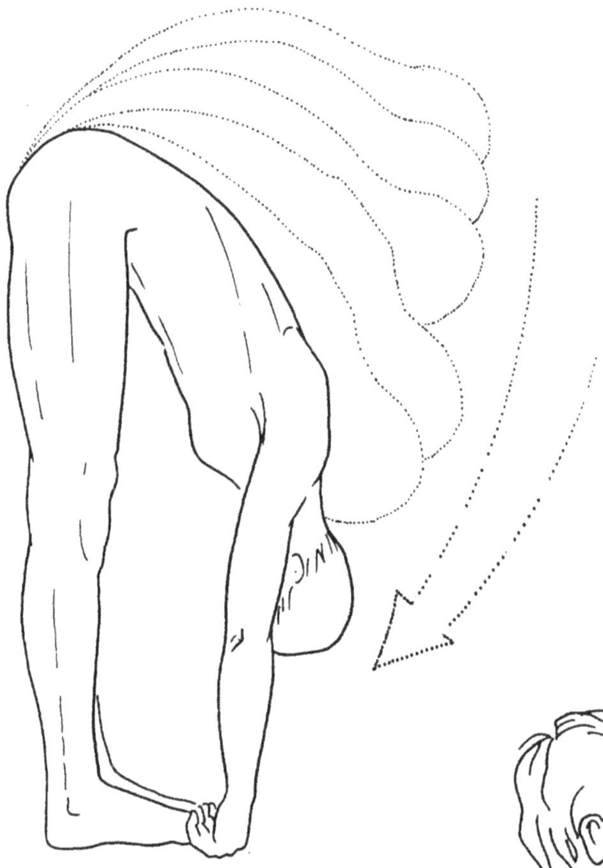

○ Figuur 1.93 Als we figuur 1.91 nogmaals bekijken, dan zien we dat bij deze beweging niet de buikspieren maar juist de rugspieren actief zijn. Zonder activiteit van de rugspieren zou de romp ongecontroleerd voorover klappen. Voor een langzame buiging is actie van de rugspieren (de dorsaalflexoren) nodig. De contraherende rugspieren remmen de beweging.

Een spier die een beweging remt, voert een *excentrische contractie* uit. Hierbij komen de aanhechtingen van de spier verder uit elkaar te liggen.

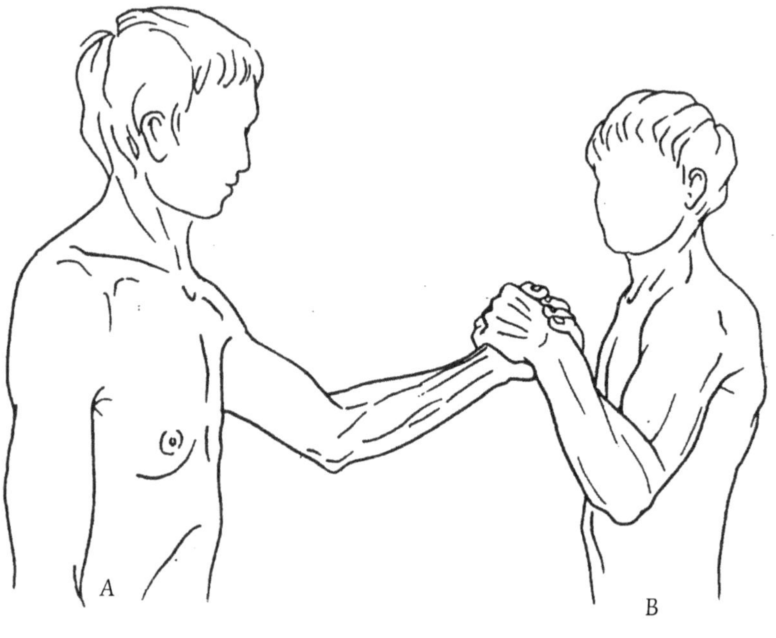

○ Figuur 1.95 A verliest en remt de trekbeweging van B. Hierbij is sprake van een excentrische contractie van de buigers van de elleboog van persoon A.

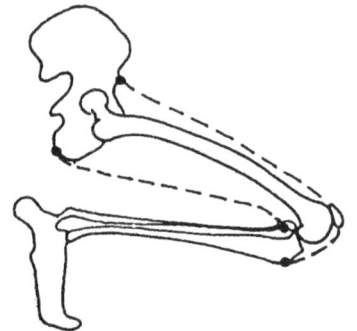

○ Figuur 1.94 Een uitzondering hierop vormen de hamstrings (ischiocrurale groep) en de m. rectus femoris. Omdat zowel de heup als de knie tegelijkertijd kunnen buigen (zoals bij knielen), is er soms sprake van verandering van positie van de botten zonder dat de spier van lengte verandert. Dit komt doordat dan de hoekverandering in de heup gecompenseerd wordt door de hoekverandering in de knie.

Er zijn ook momenten waarop een spier actief is, terwijl er geen beweging plaatsvindt.

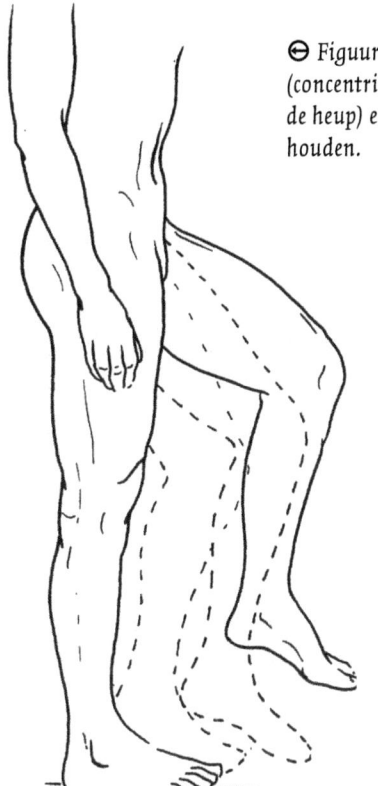

⊖ Figuur 1.96 Het bovenbeen wordt geheven (concentrische contractie van de anteflexoren van de heup) en in de geheven stand op z'n plaats gehouden.

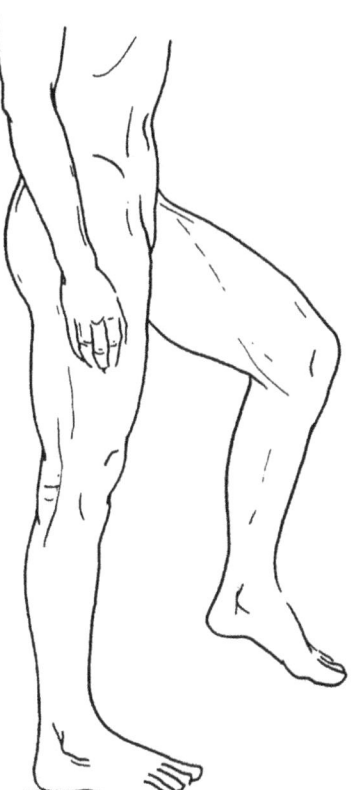

⊖ Figuur 1.97 Hoewel er geen beweging is, is er wel sprake van een (isometrische) contractie (in dit geval van de anteflexoren van de heup) om het been op z'n plaats te houden.

Als een spier actief is om een bepaalde positie van het lichaam in stand te houden, noemt men dit een *isometrische contractie*. De origo en insertie van de spier veranderen hierbij ten opzichte van elkaar niet van plaats.

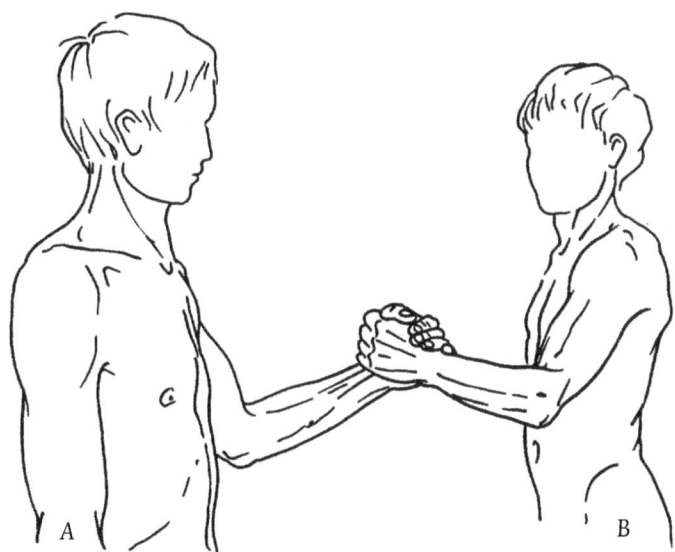

⊖ Figuur 1.98 Bij het armworstelen houden A en B elkaar in evenwicht door middel van isometrische contracties van de buigers van de ellebogen.

In werkelijkheid zullen de isometrische, concentrische en excentrische spiercontracties meestal tegelijkertijd plaatsvinden voor de verschillende gewrichten. Als men in figuur 1.96 bijvoorbeeld de knie zou willen strekken, dan moeten de anteflexoren van de heup nog steeds isometrisch contraheren, terwijl de extensoren van de knie tegelijkertijd concentrisch moeten contraheren.

2 De romp

De romp is het centrale deel van het lichaam. In dit boek zullen we alleen ingaan op het aspect van de romp als deel van het bewegingsapparaat en niet op de interne organen. De *wervelkolom* (*columna vertebralis*) heeft zowel een bewegingsfunctie als een beschermende functie.

Enerzijds kan de wervelkolom dankzij de 23 intervertebrale gewrichten in een aantal richtingen buigen en roteren. In dit opzicht kan de beweeglijkheid ervan vergeleken worden met die van een meetlint. Dit in tegenstelling tot de ledematen waarvan de bewegingen lijken op die van een duimstok.
Anderzijds omvat de wervelkolom een centraal gelegen kanaal waardoor het kwetsbare ruggenmerg loopt. De zenuwwortels die de spieren innerveren en die sensorische informatie naar het ruggenmerg transporteren, splitsen zich van het ruggenmerg af en verlaten de wervelkolom door kleine openingen tussen de wervels. De wervelkolom heeft dus ook een belangrijke beschermende functie en dient daarom ook bij complexe bewegingen of bij belasting goed uitgelijnd en gestabiliseerd te blijven.
Bij deze twee functies speelt een geïntegreerd systeem van meestal poly-articulaire spieren een rol. Deze spieren kunnen diep liggen (ze zijn dan samengesteld uit talrijke smalle bundels) of oppervlakkig (meestal in de vorm van brede linten). Er zijn ook veel ligamenten die de wervels stabiliseren.

In dit hoofdstuk zullen we ook het bekken (*pelvis*) bestuderen, omdat bewegingen hiervan niet los gezien kunnen worden van de bewegingen van de wervelkolom.

2.1 Zichtbare en palpabele oriëntatiepunten van de romp

Ventraal aanzicht

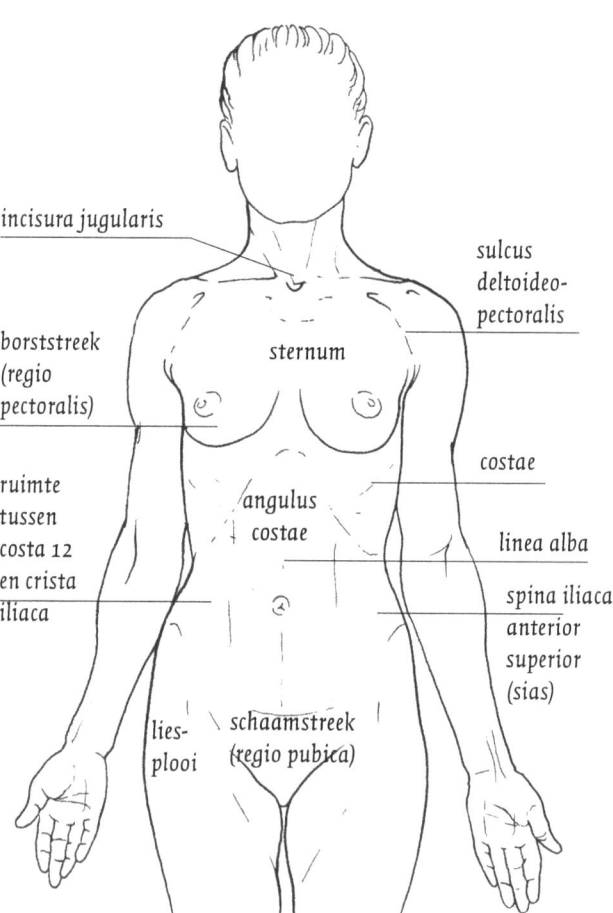

① Figuur 2.1

Lateraal aanzicht
⊖ Figuur 2.2

Dorsaal aanzicht
⊖ Figuur 2.3

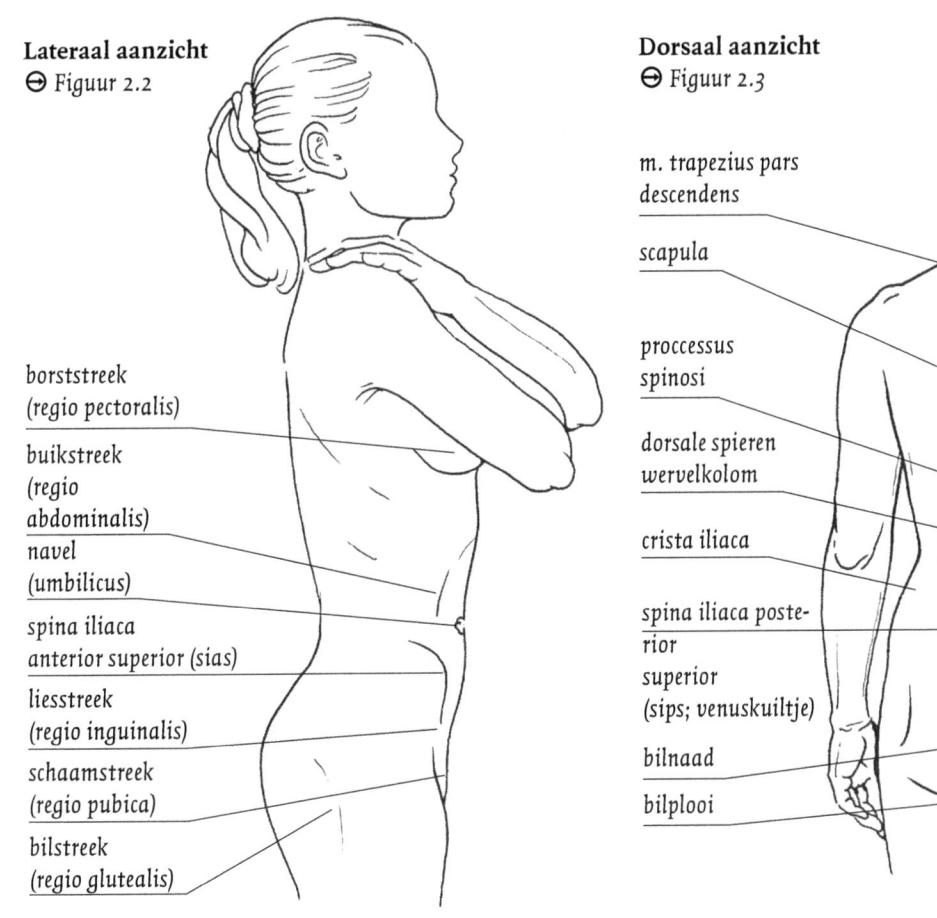

- borststreek (regio pectoralis)
- buikstreek (regio abdominalis)
- navel (umbilicus)
- spina iliaca anterior superior (sias)
- liesstreek (regio inguinalis)
- schaamstreek (regio pubica)
- bilstreek (regio glutealis)

- m. trapezius pars descendens
- scapula
- proccessus spinosi
- dorsale spieren wervelkolom
- crista iliaca
- spina iliaca posterior superior (sips; venuskuiltje)
- bilnaad
- bilplooi

2.2 De bewegingen van de romp

Dankzij de beweeglijkheid van de wervelkolom kan de romp bewegen in drie vlakken: zie het sagittale, frontale en transversale vlak in hoofdstuk 1.

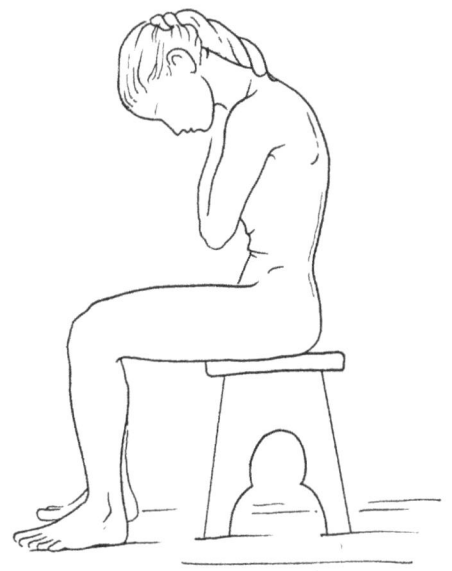

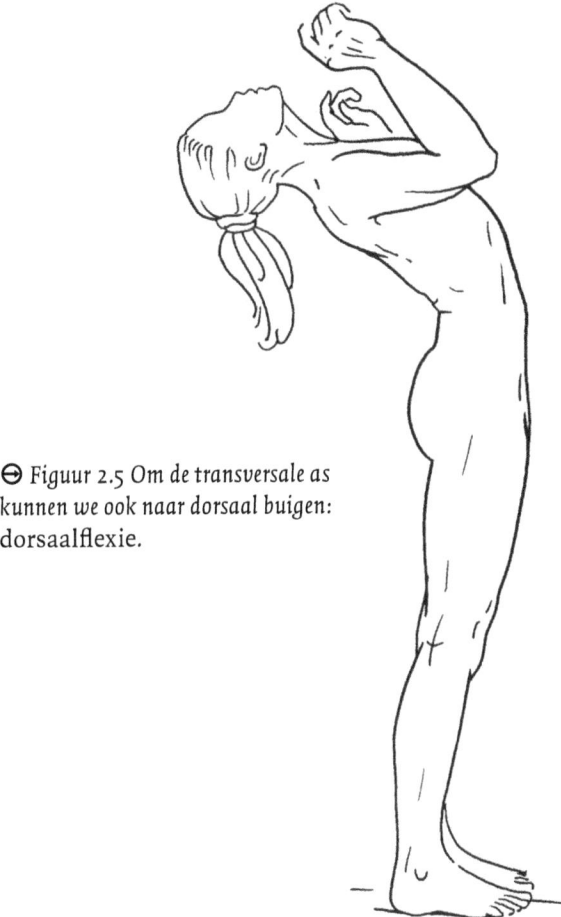

⊖ Figuur 2.5 Om de transversale as kunnen we ook naar dorsaal buigen: dorsaalflexie.

① Figuur 2.4 Om de transversale as kunnen we naar ventraal buigen: ventraalflexie.

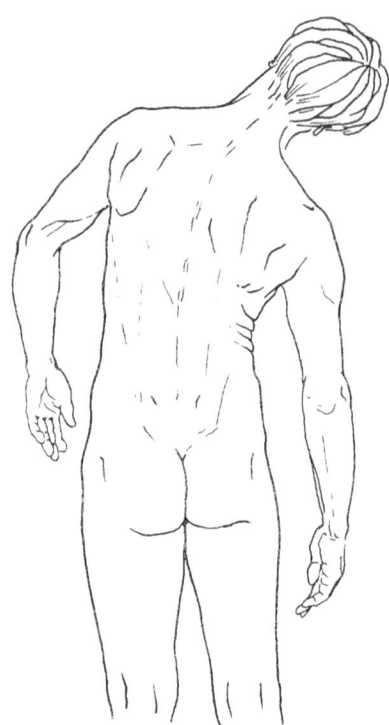

① Figuur 2.6 Om de sagittale as kunnen we naar lateraal buigen: lateroflexie naar links en naar rechts.

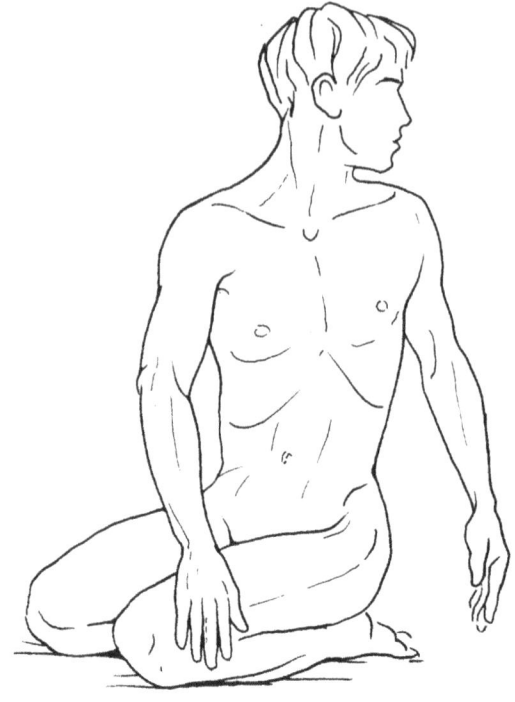

① Figuur 2.7 Om de longitudinale as kunnen we draaien: rotatie naar links en naar rechts.

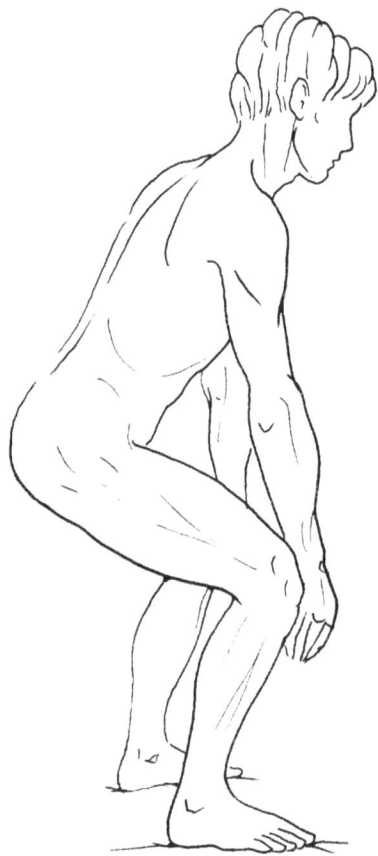

① Figuur 2.8 Verwar de bewegingen van de wervelkolom niet met bewegingen waarbij de romp als één geheel in het heupgewricht beweegt: bijvoorbeeld anteflexie in art. coxae (heupgewricht).

De bewegingsuitslag is niet in alle delen van de wervelkolom hetzelfde en wordt onder andere bepaald door:
- de vorm van de wervels;
- de hoogte van de discus intervertebralis in verhouding tot de hoogte van het corpus (hoe groter de verhouding des te groter de mobiliteit);
- de aanwezigheid van ribben (hierdoor wordt de mobiliteit beperkt in de thoracale wervelkolom: zie Figuur 2.104 t/m 2.133).

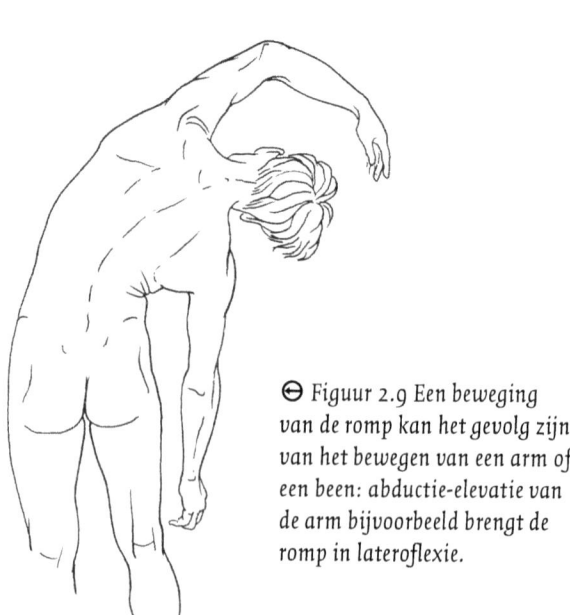

⊖ Figuur 2.9 Een beweging van de romp kan het gevolg zijn van het bewegen van een arm of een been: abductie-elevatie van de arm bijvoorbeeld brengt de romp in lateroflexie.

Met de romp kunnen ook translatiebewegingen gemaakt worden, zoals bij het gebruik van een hoelahoep (de zogenaamde 'isolaties' in dans en mime).

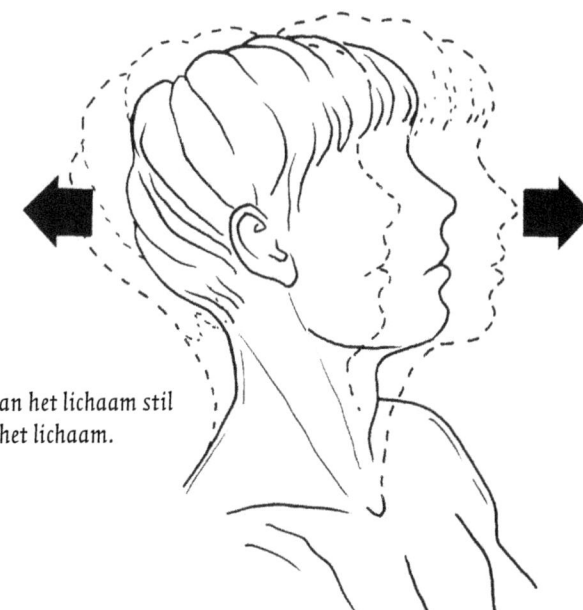

⊖ Figuur 2.10 Hierbij blijft een gedeelte van het lichaam stil staan en verschuift een ander gedeelte van het lichaam.

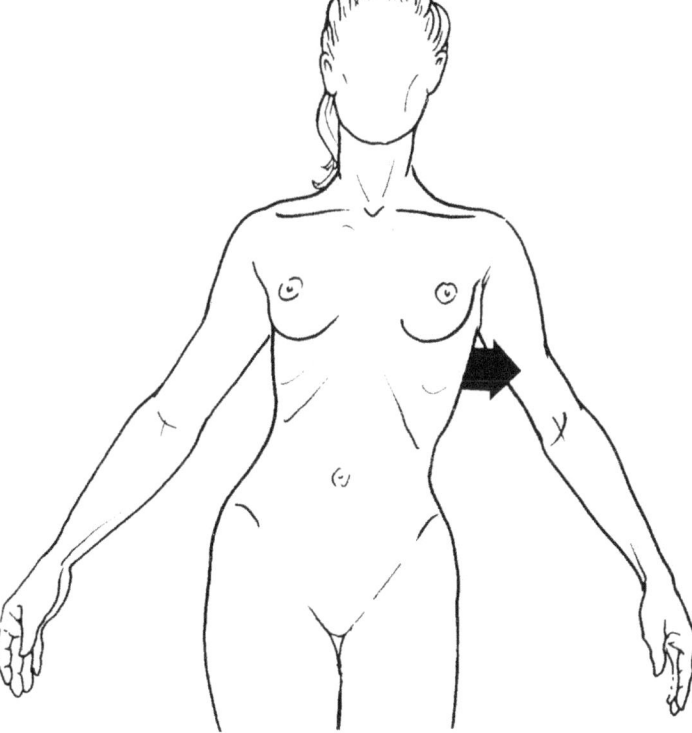

① Figuur 2.11 Dit kan van voor naar achteren plaats vinden of naar opzij. Het gaat hierbij om kleine verschuivingen van de wervels. De totale beweging is echter groot vanwege het grote aantal wervels dat hierbij betrokken is.

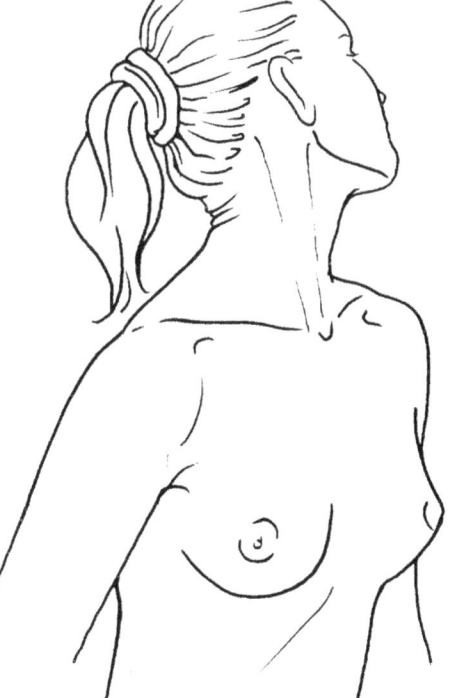

⊖ Figuur 2.12 Alle bewegingen om de verschillende assen kunnen in combinatie worden uitgevoerd. Zoals hier: rotatie naar links, dorsaalflexie en lateroflexie naar links.

2.3 De wervelkolom

De wervelkolom (columna vertebralis) is een benige, beweeglijke kolom en vormt een deel van het skelet van de romp. Van craniaal naar caudaal kunnen we verschillende gebieden onderscheiden:

- 7 cervicale wervels (vertebrae cervicales)
- 12 thoracale wervels (vertebrae thoracicae)
- 5 lumbale wervels (vertebrae lumbales)
- heiligbeen (os sacrum)
- staartbeen (os coccygis)

① Figuur 2.13

De wervelkolom heeft een aantal karakteristieke krommingen:
- het os sacrum is convex (bol) naar dorsaal;
- het lumbale deel is concaaf (hol) naar dorsaal;
- het thoracale deel is convex naar dorsaal;
- het cervicale deel is concaaf naar dorsaal.

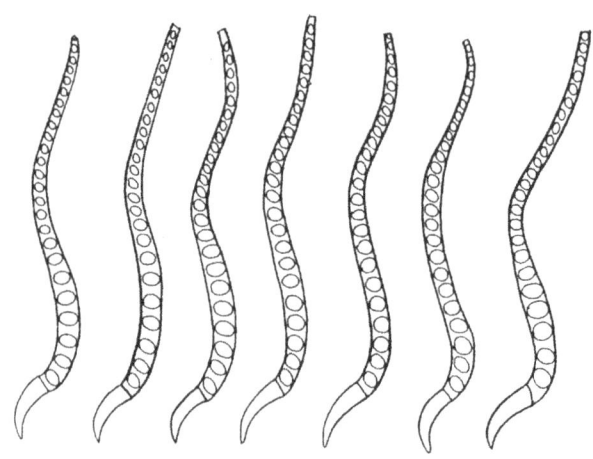

① Figuur 2.14 De krommingen van de wervelkolom variëren per individu.

De weke delen die de wervelkolom bedekken kunnen de indruk van deze krommingen beïnvloeden.

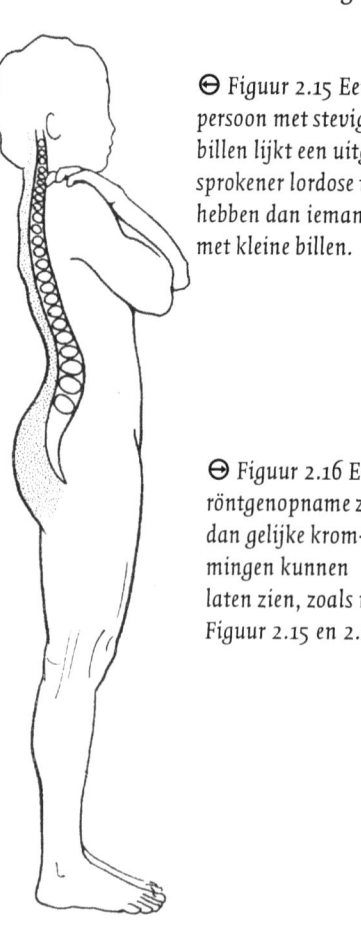

⊖ Figuur 2.15 Een persoon met stevige billen lijkt een uitgesprokener lordose te hebben dan iemand met kleine billen.

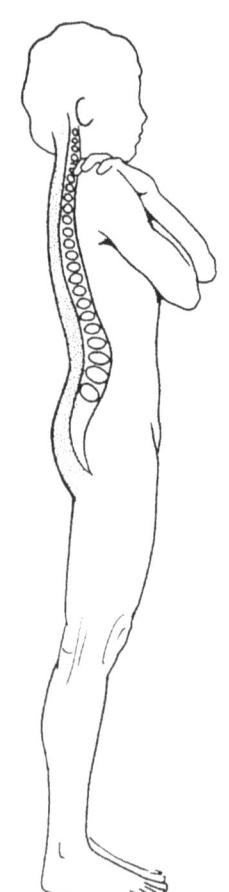

⊖ Figuur 2.16 Een röntgenopname zou dan gelijke krommingen kunnen laten zien, zoals in Figuur 2.15 en 2.16.

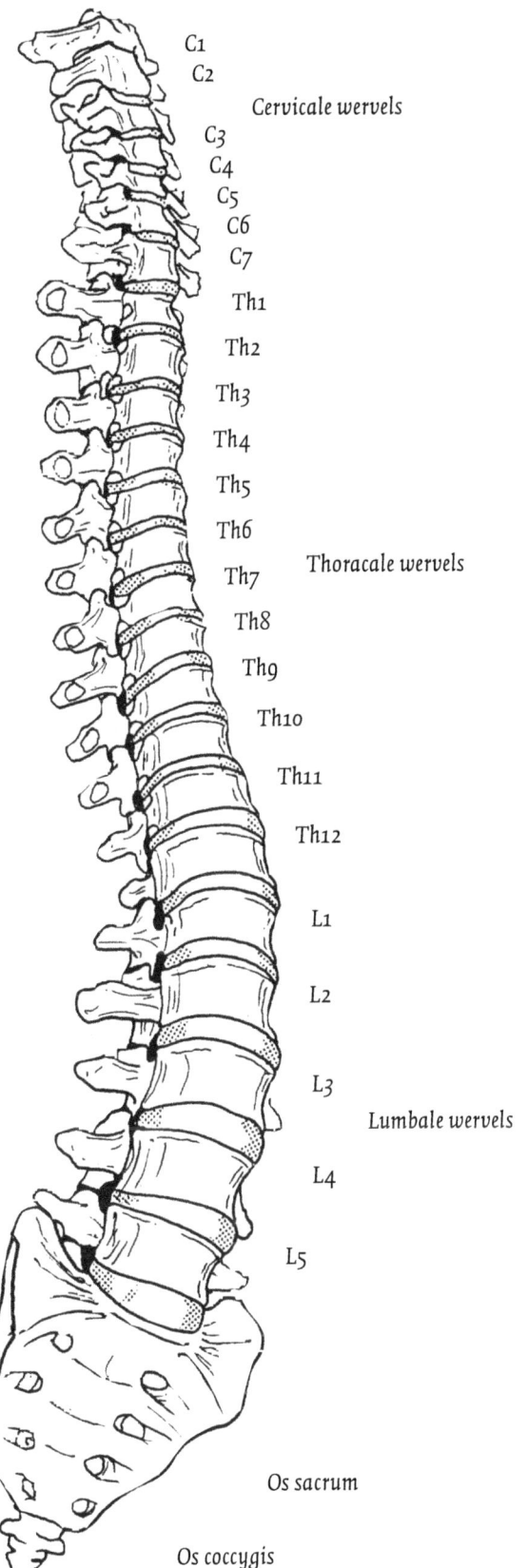

Zowel van ventraal als van dorsaal zien we dat de wervels forser worden naarmate ze zich meer caudaal in de wervelkolom bevinden. In elk deel van de wervelkolom worden de wervels van craniaal naar caudaal genummerd. We gebruiken voor de aanduiding van een wervel meestal een combinatie van een letter en een nummer.

Bijvoorbeeld:
C7 is de zevende cervicale wervel;
Th3 is de derde thoracale wervel;
L2 is de tweede lumbale wervel;
S1 is de eerste sacrale wervel, enzovoort.

Men spreekt van een *kyfose* als de wervelkolom convex is naar dorsaal. Dit is meestal het geval in de thoracale wervelkolom, maar deze kromming kan ook bijna helemaal afwezig zijn. Men spreekt van een *lordose* als de wervelkolom concaaf is naar dorsaal. Dit is het geval bij de cervicale en lumbale wervelkolom.

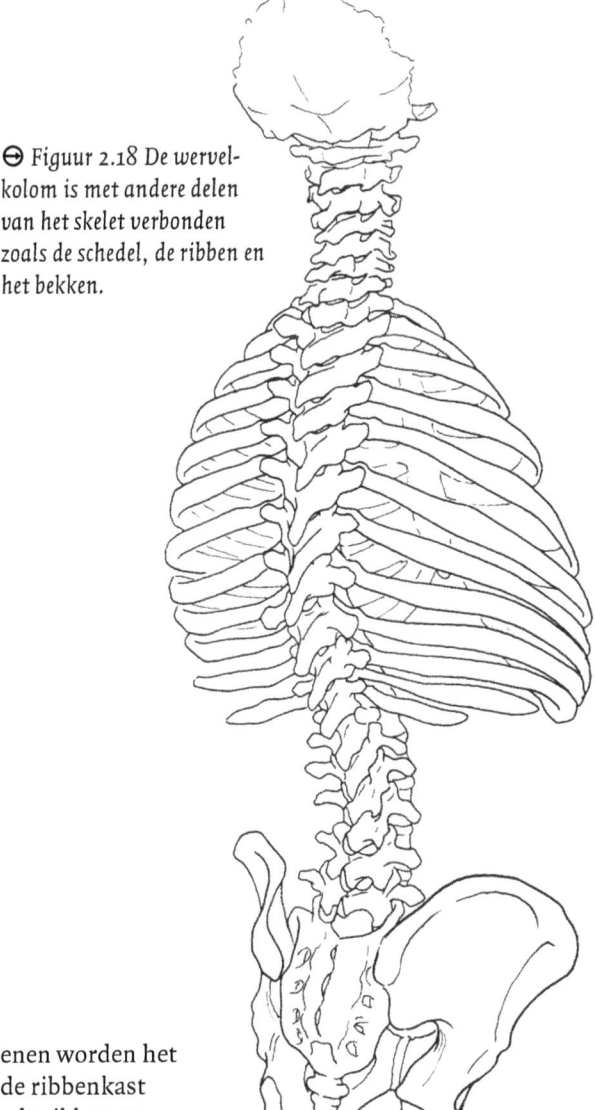

Figuur 2.18 De wervelkolom is met andere delen van het skelet verbonden zoals de schedel, de ribben en het bekken.

Figuur 2.17

Om praktische redenen worden het bekken (pelvis) en de ribbenkast (thorax, waaronder de ribben en het borstbeen) ook in dit hoofdstuk behandeld.

2.4 De wervels

Hier tonen we de algemene bouw van een wervel. De variaties hierop in de verschillende regio's van de wervelkolom staan in paragraaf 2.18 t/m 2.25. Iedere wervel bestaat uit een corpus en een arcus (zie Figuur 2.19).

ⓘ Figuur 2.19

Dorsaal: de arcus vertebrae

Ventraal: het corpus vertebrae

ⓘ Figuur 2.20 De arcus bestaat aan beide zijden uit:

een pediculus (1) die aan de dorsale zijde van het corpus vastzit;

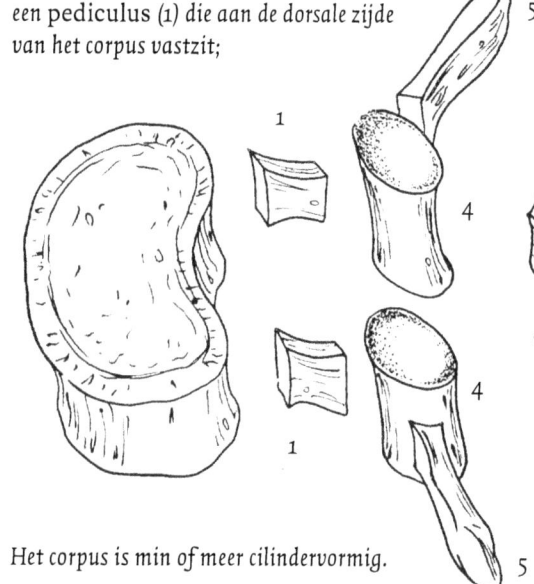

een lamina (2) die dorsaal contact maakt met de lamina van de andere zijde; de naar dorsaal uitstekende kam heet de processus spinosus (3); het gebied waar de lamina in contact komt met de pediculus is massief en heeft verticaal lopende benige uitsteeksels: processus articulares (4). Hierop liggen aan de craniale en caudale zijden gewrichtsvlakjes (facies articulares).

Het corpus is min of meer cilindervormig.

Ter hoogte van de processus articularis steekt de processus transversus (5) naar lateraal uit.

Processus wordt afgekort met proc.; het meervoud is ook processus, afgekort: procc.

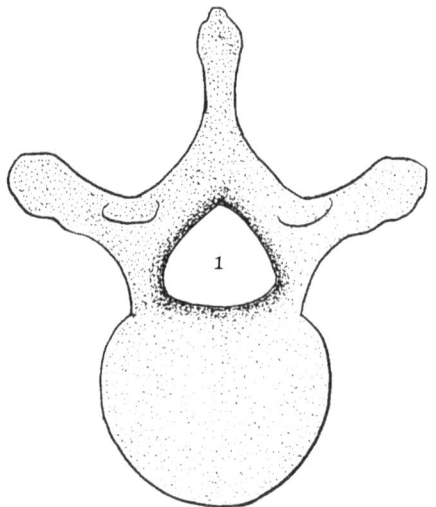

ⓘ Figuur 2.21 De arcus en de dorsale zijde van het corpus begrenzen het foramen vertebrale (1).

⊖ Figuur 2.22 De foramina vertebralia van de wervels vormen samen de canalis vertebralis waardoor het ruggenmerg (medulla spinalis) loopt. De ruimten tussen de pediculi van twee op elkaar liggende wervels vormen links en rechts een serie openingen die de foramina intervertebralia genoemd worden. Hierdoor lopen de spinale zenuwen van en naar het ruggenmerg.

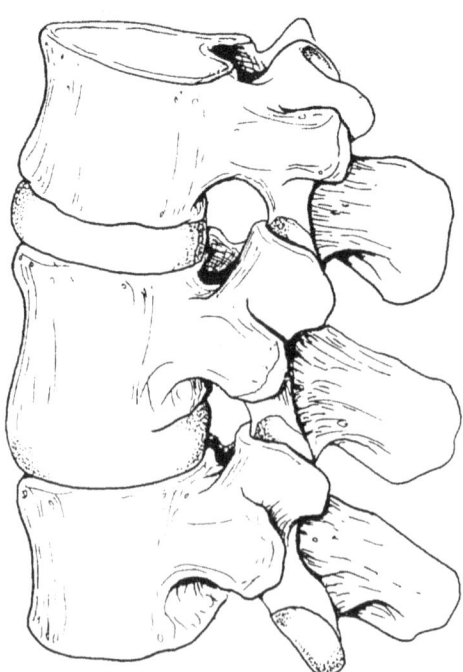

2.5 De wervelgewrichten

Met uitzondering van de atlas en de axis zijn alle wervels door middel van drie gewrichten met elkaar verbonden; de discus intervertebralis en twee intervertebrale gewrichten (2) (zie Figuur 2.24).

⊖ Figuur 2.23

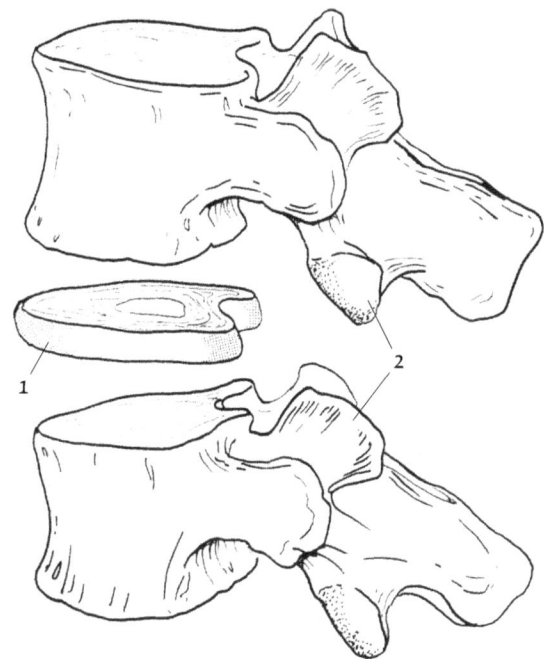

Aan de voorzijde ligt tussen de corpora de discus intervertebralis (1).

Aan de achterzijde liggen symmetrisch de beide intervertebrale gewrichten (artt. zygapophysiales (2), ook wel facetgewrichten genoemd). Deze worden gevormd door de gewrichtsvlakjes die op de processus articulares liggen. De caudale gewrichtsvlakjes van de bovengelegen wervel articuleren met de craniaal gelegen gewrichtsvlakjes van de ondergelegen wervel.

De gewrichtsvlakjes die de bewegingen van een wervel sturen zijn klein. Ze zijn met gewrichtskraakbeen bedekt, omgeven met gewrichtskapsel en versterkt met een aantal kleine ligamenten (zie Figuur 2.31 e.v.).

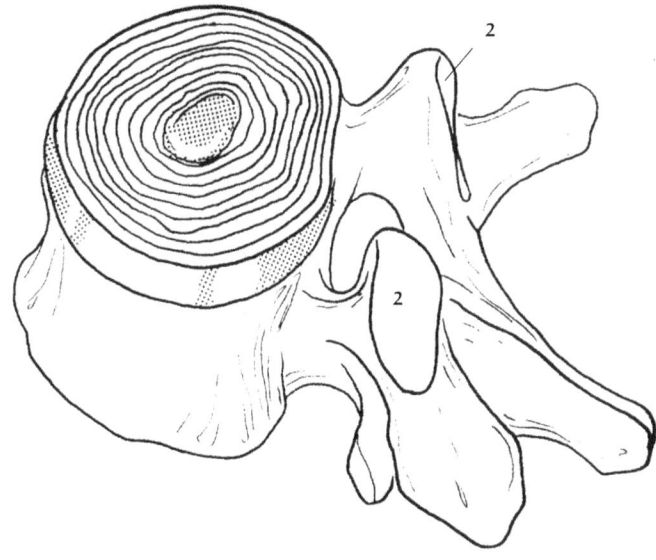

⊖ Figuur 2.24 In een craniaal aanzicht kunnen we in de discus twee verschillende typen structuren onderscheiden:
– het perifere gedeelte, de anulus fibrosus, is samengesteld uit concentrische lamellen van vezelig kraakbeen, zoals de lagen van een ui;
– het centrale gedeelte, de nucleus pulposus, bestaat uit een waterhoudende gelatineuze substantie.

De discus staat bewegingen tussen de wervels onderling toe en heeft verder een gewichtsdragende en een schokabsorberende functie (zie Figuur 2.48).

2.6 De ligamenten van de wervelkolom

Drie ligamenten lopen in de lengterichting van de wervelkolom van het achterhoofd (os occipitale) naar het os sacrum:

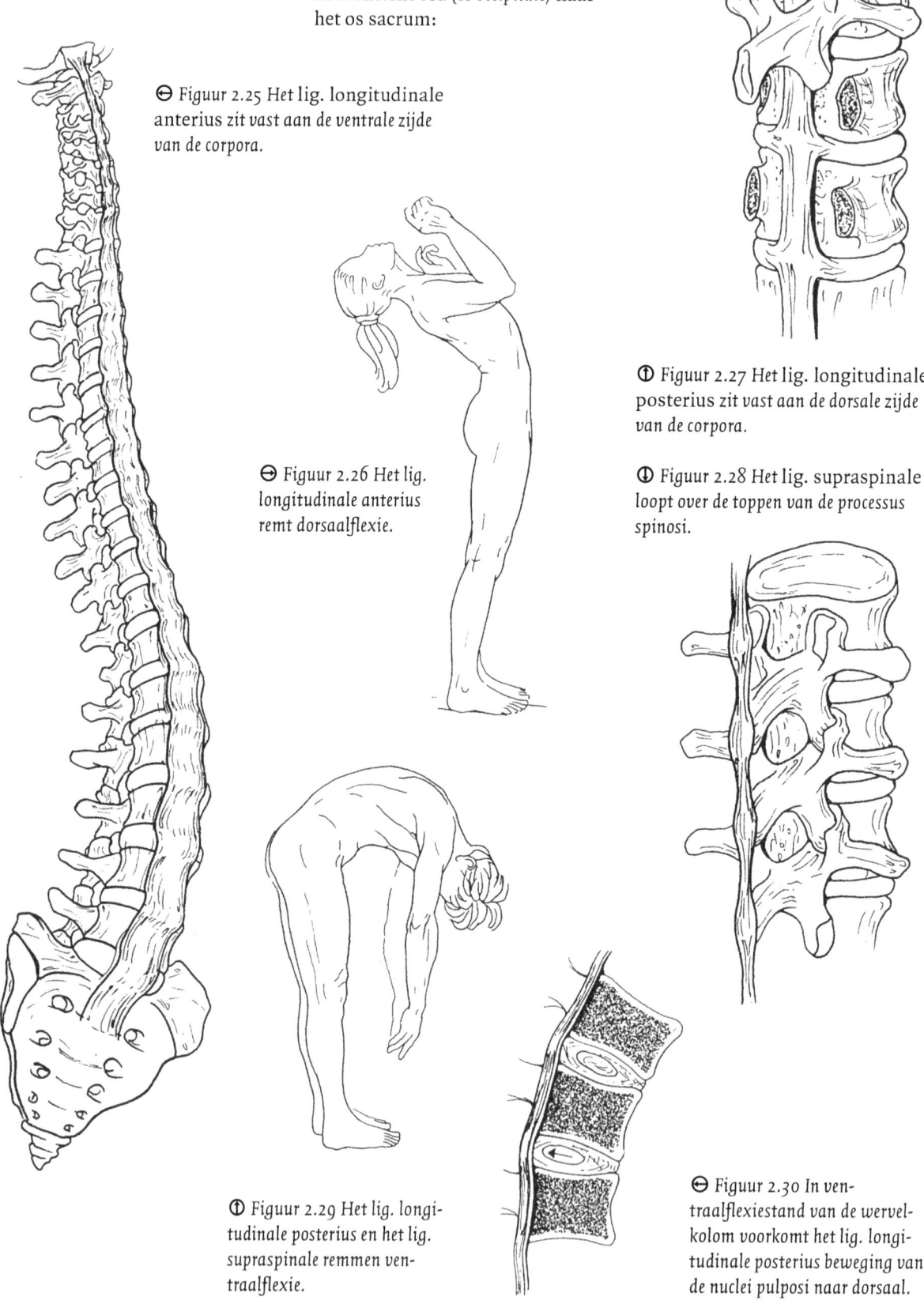

⊖ Figuur 2.25 Het lig. longitudinale anterius zit vast aan de ventrale zijde van de corpora.

⊖ Figuur 2.26 Het lig. longitudinale anterius remt dorsaalflexie.

① Figuur 2.27 Het lig. longitudinale posterius zit vast aan de dorsale zijde van de corpora.

① Figuur 2.28 Het lig. supraspinale loopt over de toppen van de processus spinosi.

① Figuur 2.29 Het lig. longitudinale posterius en het lig. supraspinale remmen ventraalflexie.

⊖ Figuur 2.30 In ventraalflexiestand van de wervelkolom voorkomt het lig. longitudinale posterius beweging van de nuclei pulposi naar dorsaal.

De andere vertebrale ligamenten worden onderbroken en verbinden de verschillende uitsteeksels van de wervels met elkaar.

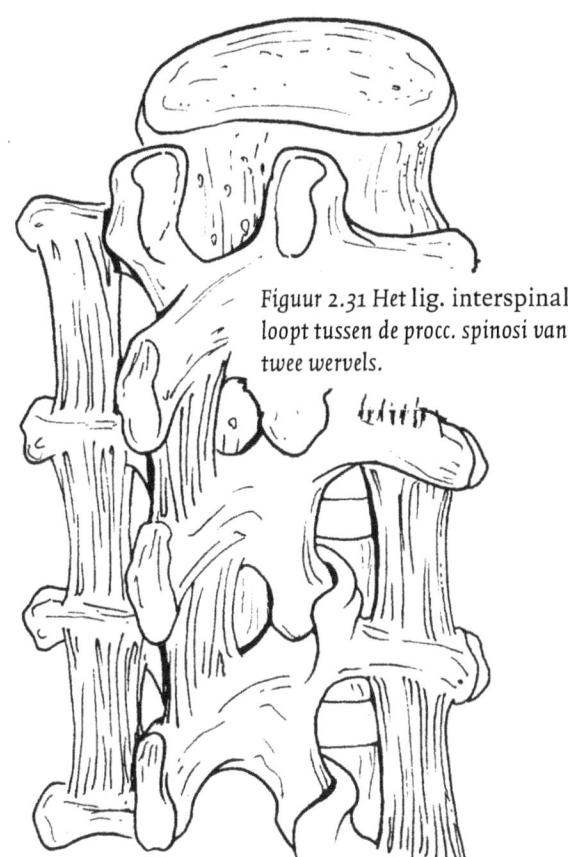

Figuur 2.31 Het lig. interspinale loopt tussen de procc. spinosi van twee wervels.

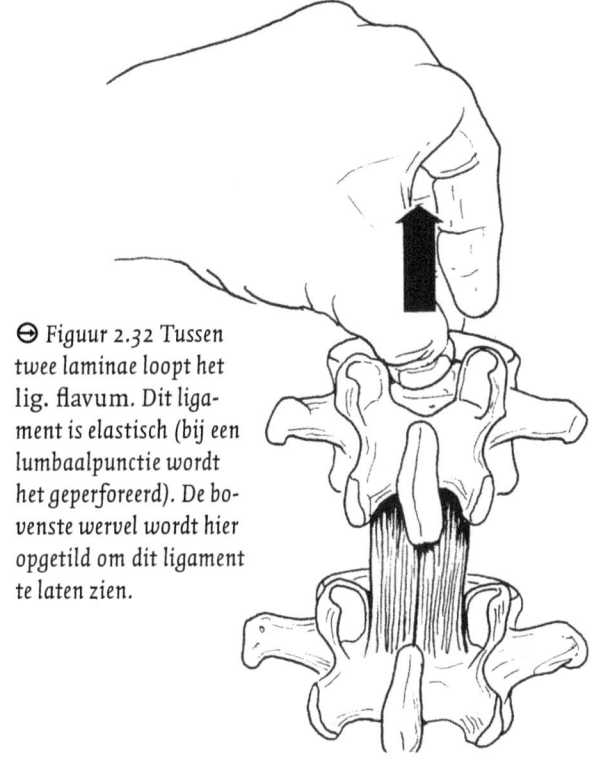

⊖ Figuur 2.32 Tussen twee laminae loopt het lig. flavum. Dit ligament is elastisch (bij een lumbaalpunctie wordt het geperforeerd). De bovenste wervel wordt hier opgetild om dit ligament te laten zien.

⊕ Figuur 2.33 De gewrichtsvlakken zijn met gewrichtskapsel, dat op de rand ervan vastzit, met elkaar verbonden. Dit gewrichtskapsel wordt aan de voorzijde en aan de achterzijde versterkt met ligamenten.

De ligg. intertransversaria lopen tussen de procc. transversi van twee wervels.

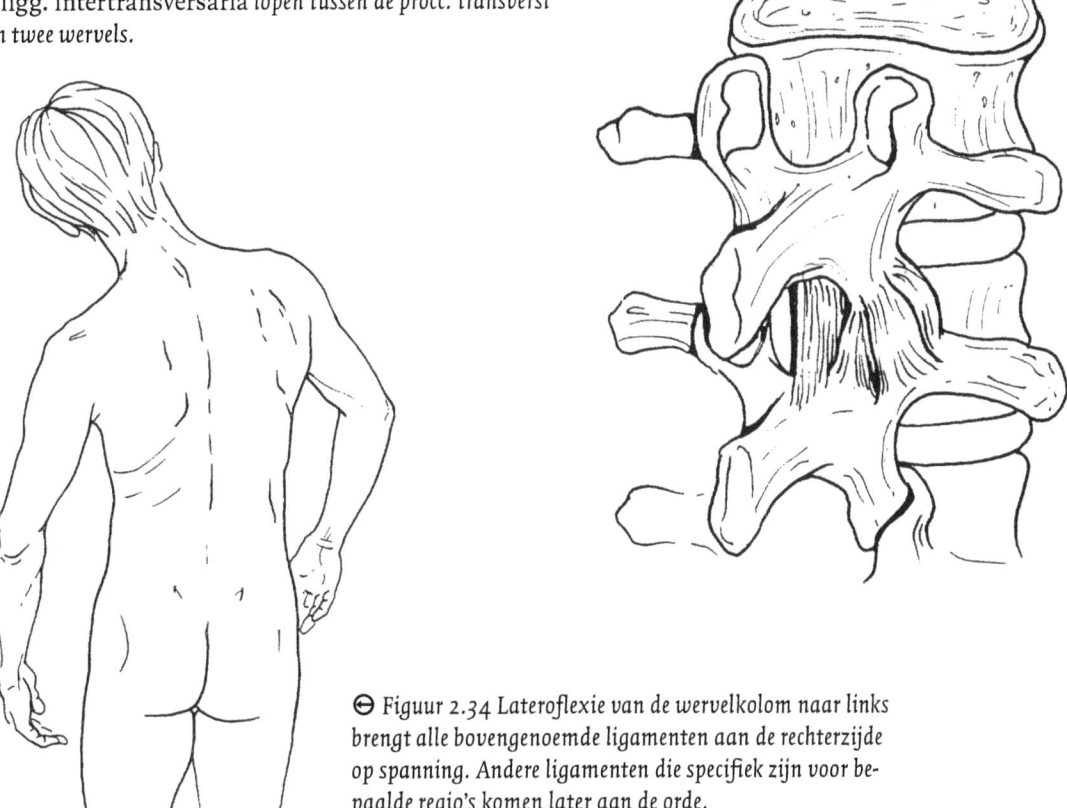

⊖ Figuur 2.34 Lateroflexie van de wervelkolom naar links brengt alle bovengenoemde ligamenten aan de rechterzijde op spanning. Andere ligamenten die specifiek zijn voor bepaalde regio's komen later aan de orde.

2.7 De bewegingen van de wervels

We kunnen de *wervelkolom* zien als een aaneenschakeling van onbeweeglijke segmenten (de wervels) die met elkaar verbonden zijn door beweeglijke segmenten (disci en intervertebrale gewrichten).

De bewegingen van de wervels kunnen bij elkaar worden opgeteld. De totale beweeglijkheid lijkt dan een beetje op die van een slang en hangt af van de vorm van de wervels. De vorm verschilt per regio van de wervelkolom.

Laten we eens bekijken welke beweging plaatsvindt tussen twee wervels in de drie vlakken die in hoofdstuk 1 zijn beschreven.

① Figuur 2.35

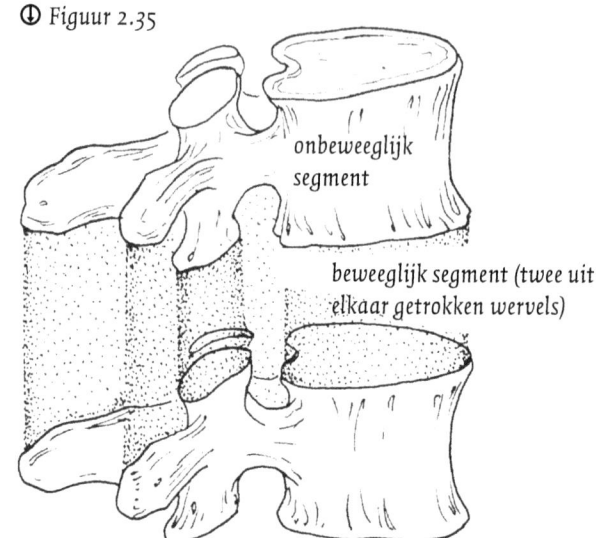

① Figuur 2.36 We nemen aan dat:

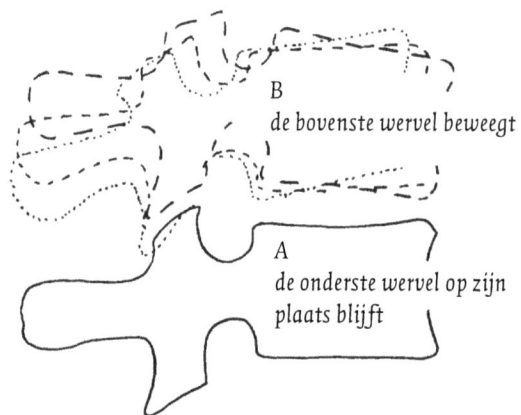

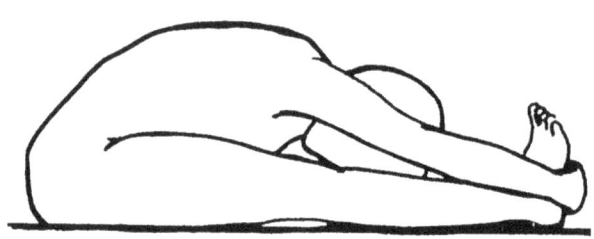

① Figuur 2.37 Tijdens ventraalflexie kantelt wervel B voorover.

De gewrichtsvlakjes van de bovengelegen wervel glijden bij ventraalflexie over die van de onderste wervel naar craniaal en ventraal.

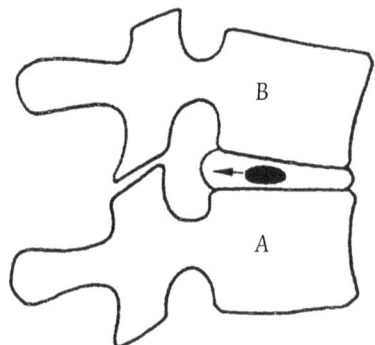

① Figuur 2.38 De nucleus beweegt enigszins naar dorsaal. De discus wordt aan de voorzijde samengedrukt en aan de achterzijde uit elkaar getrokken.

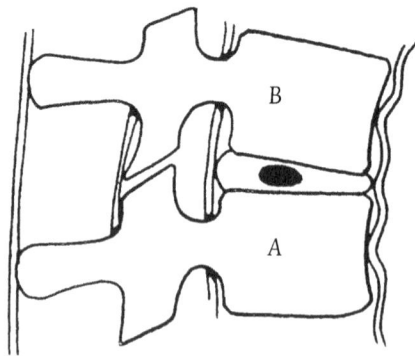

① Figuur 2.39 De laminae en de procc. spinosi bewegen uit elkaar en de ligamenten die dorsaal liggen van het corpus, komen op spanning.

Bij *dorsaalflexie* gebeurt het omgekeerde: wervel B kantelt achterover.

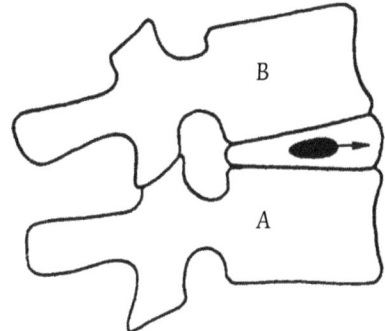

⊖ Figuur 2.40 De gewrichtsvlakjes worden in elkaar gedrukt. De discus wordt aan de achterzijde samengedrukt en aan de voorzijde uit elkaar getrokken. De nucleus beweegt enigszins naar ventraal.

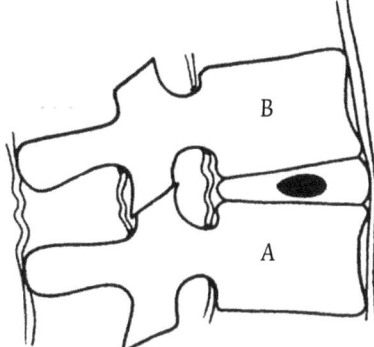

⊖ Figuur 2.41 Alle ligamenten die dorsaal liggen van het corpus, verliezen hun spanning.

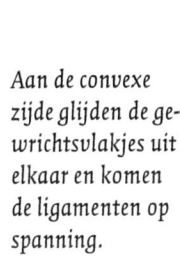

① Figuur 2.42 De procc. spinosi en de laminae bewegen naar elkaar toe. Het lig. longitudinale anterius komt op spanning.

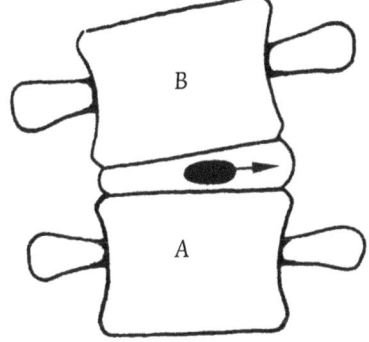

⊖ Figuur 2.43 Tijdens lateroflexie kantelt B naar lateraal. De wervels gaan aan de convexe zijde uit elkaar. De discus wordt aan de concave zijde samengedrukt. Hierbij verplaatst de nucleus zich in convexe richting.

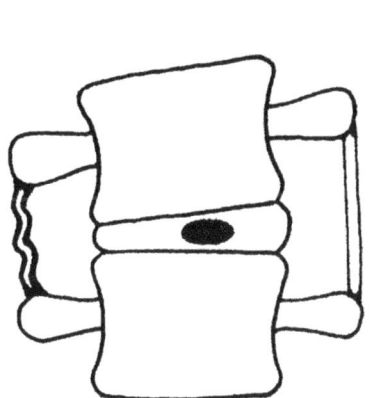

Aan de convexe zijde glijden de gewrichtsvlakjes uit elkaar en komen de ligamenten op spanning.

① Figuur 2.44 Aan de concave zijde gebeurt het omgekeerde.

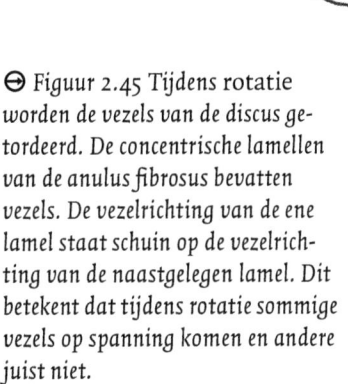

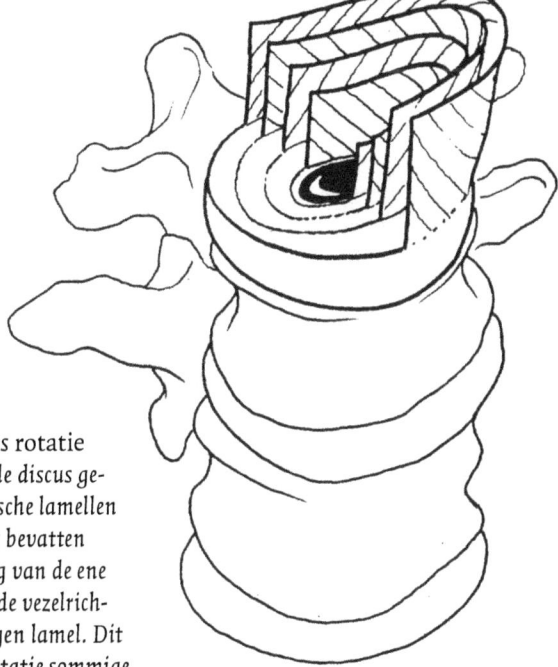

⊖ Figuur 2.45 Tijdens rotatie worden de vezels van de discus getordeerd. De concentrische lamellen van de anulus fibrosus bevatten vezels. De vezelrichting van de ene lamel staat schuin op de vezelrichting van de naastgelegen lamel. Dit betekent dat tijdens rotatie sommige vezels op spanning komen en andere juist niet.

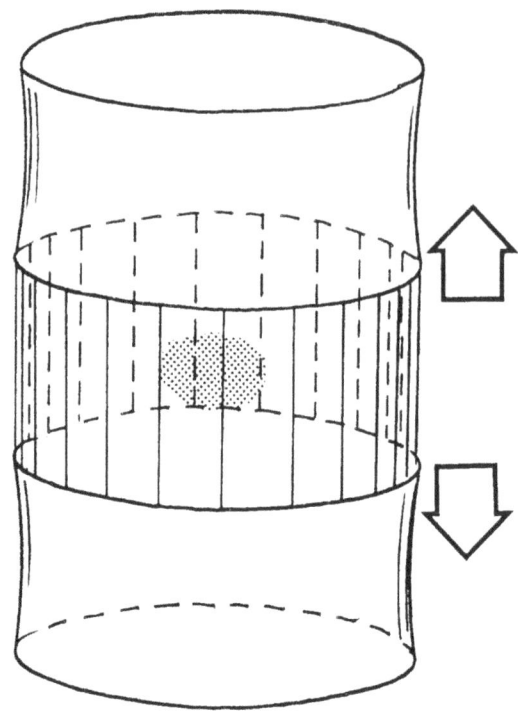 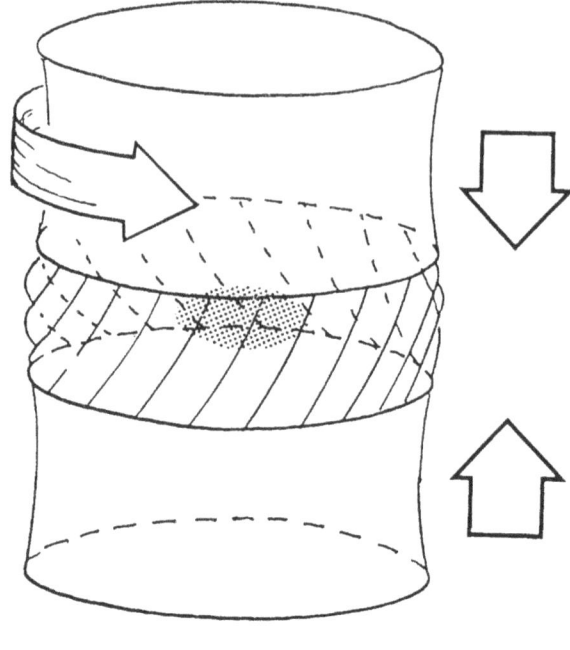

① Figuur 2.46 In de anatomische houding is de hoogte van de discus groter dan in een geroteerde stand van de wervelkolom.

① Figuur 2.47 Rotatie heeft door de trekkracht op de vezels het effect dat de hoogte van de discus afneemt. Hierbij treedt er een lichte compressie van de nucleus op en komen alle ligamenten op spanning.

2.8 De discus intervertebralis

Zolang hij intact is, is de discus zeer efficiënt in het opvangen van schokken.

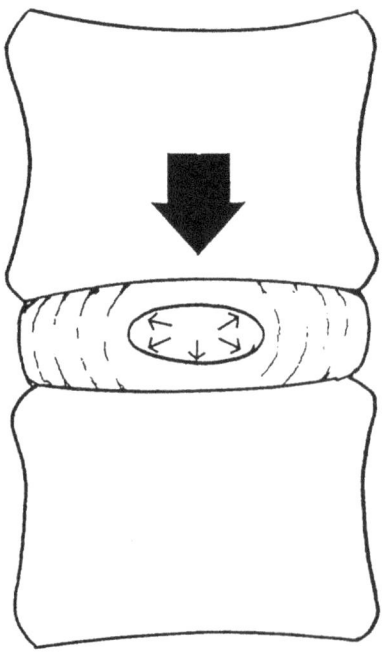

⊖ Figuur 2.48 Vaak drukt het corpus van de bovengelegen wervel op de discus intervertebralis. De nucleus verspreidt de druk in alle richtingen. Daardoor werken er zowel horizontale als verticale krachten op de anulusvezels.

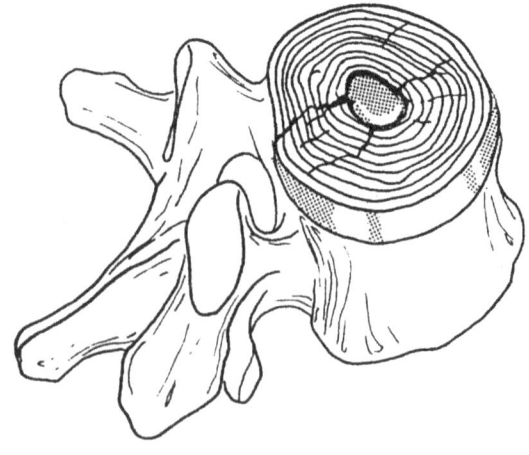

① Figuur 2.49 De discus is echter kwetsbaar en kan onder ongunstige omstandigheden vroegtijdig verouderen. Er kunnen dan scheurtjes ontstaan, waardoor de nucleus zich naar buiten kan persen.

De scheurtjes worden rupturen genoemd en het naar buiten persen van de nucleus een *hernia nuclei pulposi* (hernia van de nucleus pulposus).
Dit dreigt vooral tijdens ventraalflexie wanneer de discus aan de voorzijde wordt samengedrukt en aan de achterzijde uit elkaar wordt getrokken (zie Figuur 2.38 e.v.).

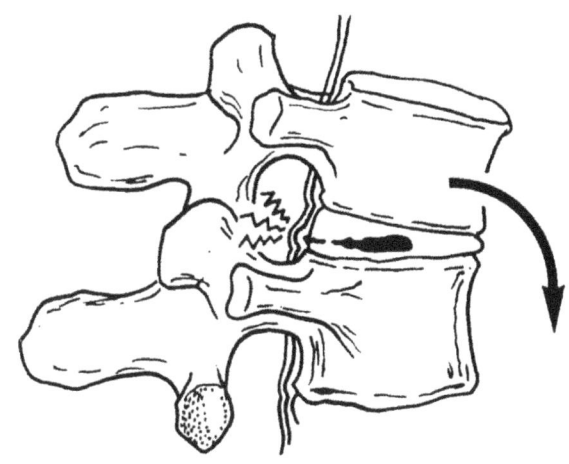

⊖ Figuur 2.50 De nucleus heeft bij ventraalflexie de neiging om zich naar dorsaal te verplaatsen en kan de daar gelegen structuren rekken of samendrukken.
Deze structuren zijn:
– het lig. longitudinale posterius. Dit kan acuut of chronisch op spanning komen (men spreekt dan van lumbago of spit).
– de wortels van de zenuwen, met name die van de n. ischiadicus. Deze liggen in het wervelkanaal en kunnen worden samengedrukt. De wortels van de n. ischiadicus treden op lumbaal niveau uit de wervelkolom. Dit is een gebied waar grote krachten inwerken op de wervelkolom.

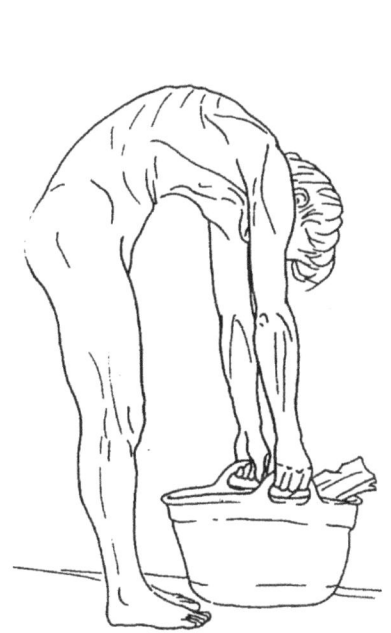
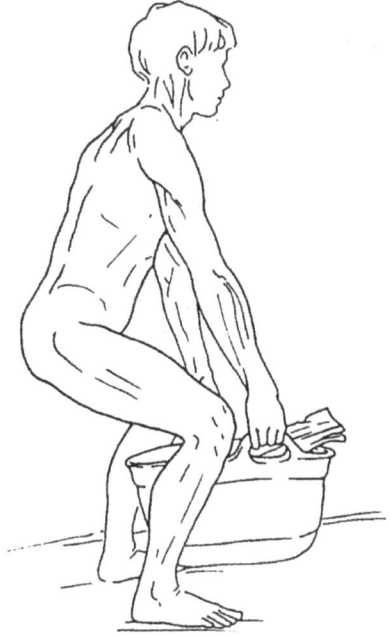
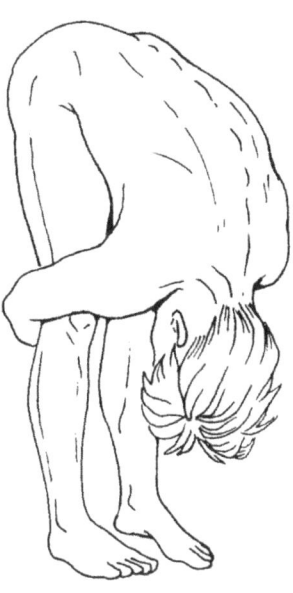

⊕ Figuur 2.51 Om deze problemen te voorkomen is het belangrijk geen zware lasten te tillen met de lumbale wervelkolom in ventraalflexiestand.

⊕ Figuur 2.52 Houd de rug daarom recht en buig (strek) alleen in de heup en de knie.

⊕ Figuur 2.53 Alle bewegingen waarbij sprake is van ventraalflexie (tijdens belasting) dienen met beleid te worden uitgevoerd.

2.9 Het bekken

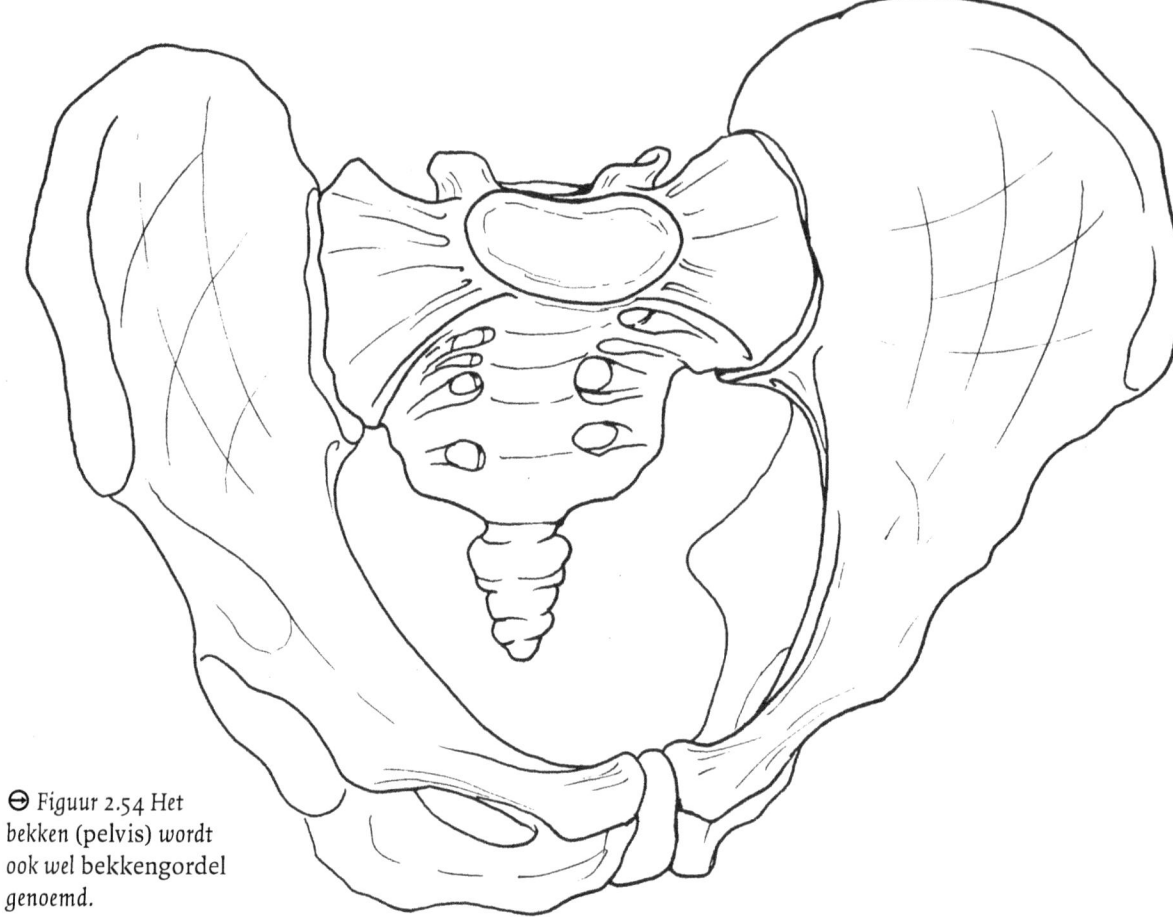

⊖ Figuur 2.54 Het bekken (pelvis) wordt ook wel bekkengordel genoemd.

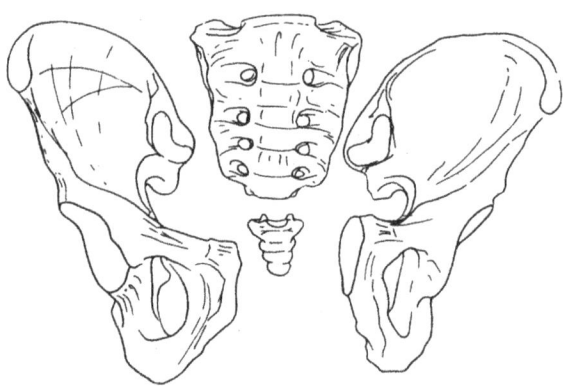

① Figuur 2.55 Het bekken bestaat uit: het heiligbeen (os sacrum) en twee heupbeenderen (ossa coxae). Het staartbeen (os coccygis) wordt meestal ook tot de bekkengordel gerekend.

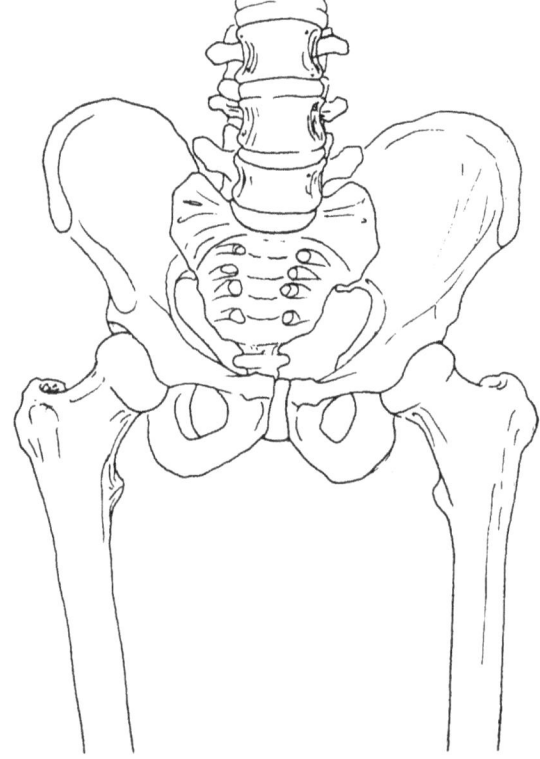

⊖ Figuur 2.56 Het gewicht van de romp rust op het bekken dat deze kracht in de heupgewrichten overbrengt op de benen. Omgekeerd absorbeert het bekken krachten vanuit de benen (bijvoorbeeld de reactiekrachten van de grond bij lopen of springen).

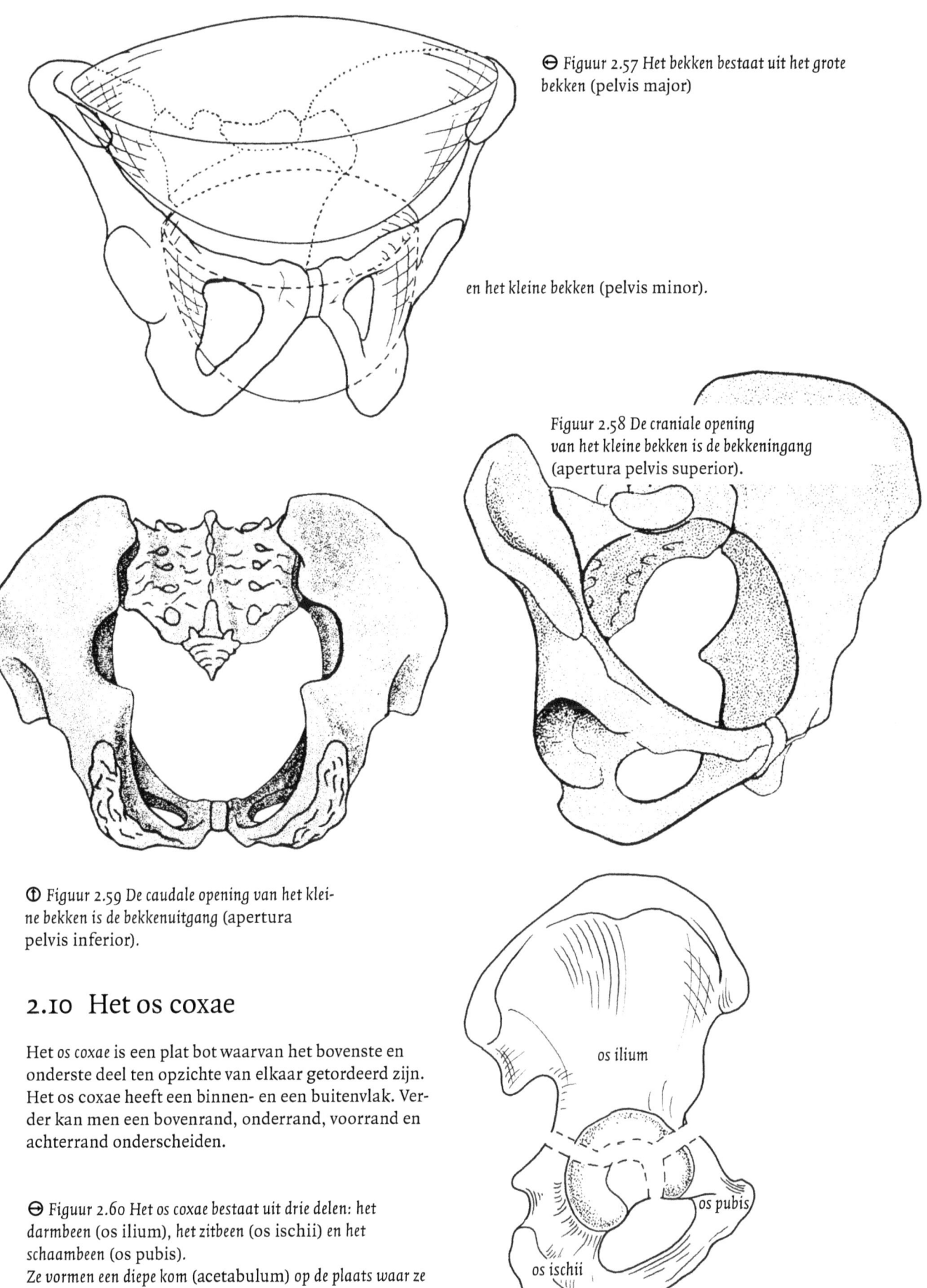

⊖ Figuur 2.57 Het bekken bestaat uit het grote bekken (pelvis major) en het kleine bekken (pelvis minor).

Figuur 2.58 De craniale opening van het kleine bekken is de bekkeningang (apertura pelvis superior).

① Figuur 2.59 De caudale opening van het kleine bekken is de bekkenuitgang (apertura pelvis inferior).

2.10 Het os coxae

Het *os coxae* is een plat bot waarvan het bovenste en onderste deel ten opzichte van elkaar getordeerd zijn. Het os coxae heeft een binnen- en een buitenvlak. Verder kan men een bovenrand, onderrand, voorrand en achterrand onderscheiden.

⊖ Figuur 2.60 Het os coxae bestaat uit drie delen: het darmbeen (os ilium), het zitbeen (os ischii) en het schaambeen (os pubis).
Ze vormen een diepe kom (acetabulum) op de plaats waar ze contact met elkaar maken.

2.11 Oriëntatiepunten van het os coxae

Aan de laterale zijde

⊖ Figuur 2.61

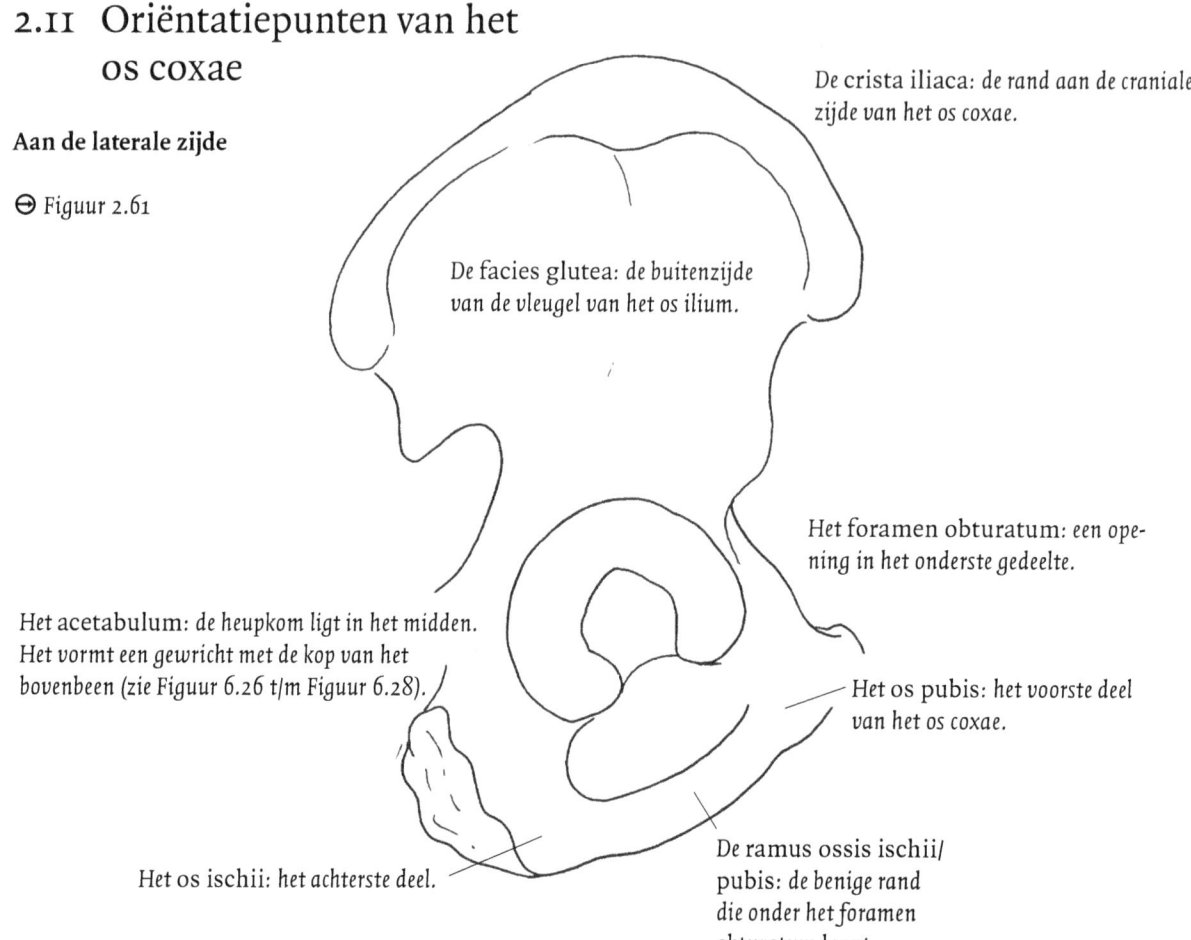

De crista iliaca: de rand aan de craniale zijde van het os coxae.

De facies glutea: de buitenzijde van de vleugel van het os ilium.

Het foramen obturatum: een opening in het onderste gedeelte.

Het acetabulum: de heupkom ligt in het midden. Het vormt een gewricht met de kop van het bovenbeen (zie Figuur 6.26 t/m Figuur 6.28).

Het os pubis: het voorste deel van het os coxae.

Het os ischii: het achterste deel.

De ramus ossis ischii/ pubis: de benige rand die onder het foramen obturatum loopt.

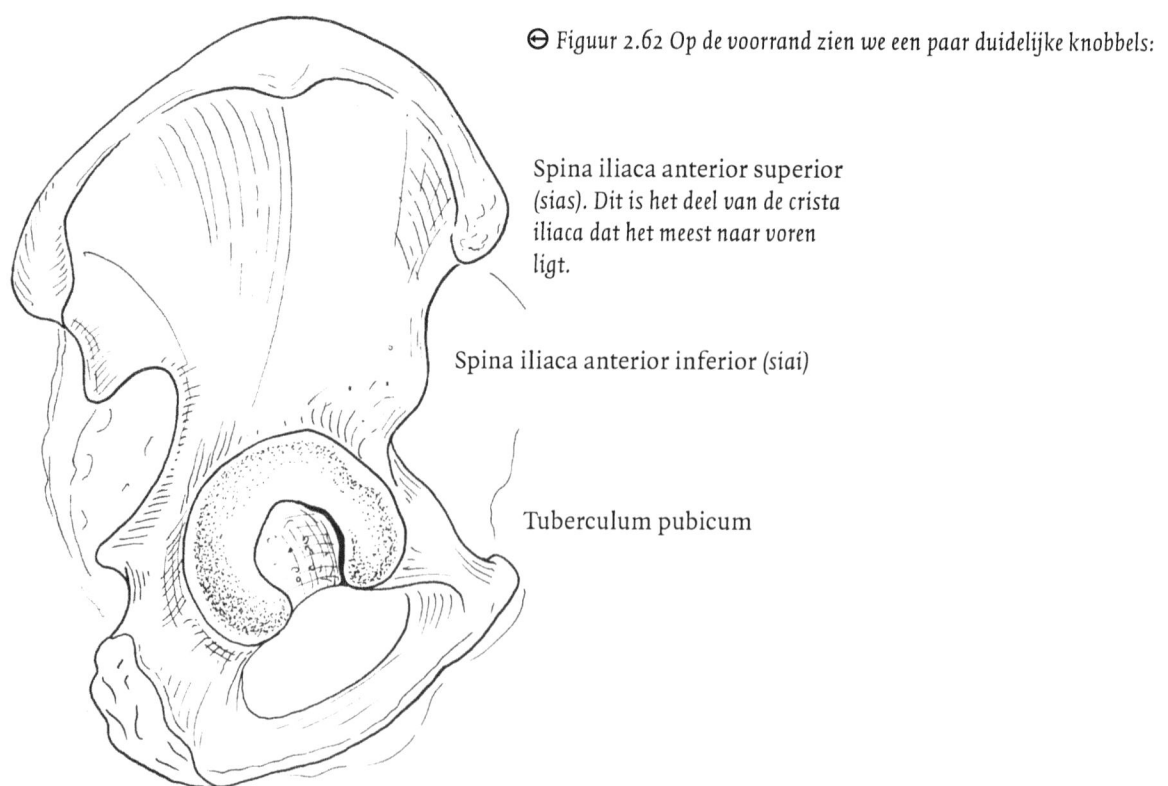

⊖ Figuur 2.62 Op de voorrand zien we een paar duidelijke knobbels:

Spina iliaca anterior superior (sias). Dit is het deel van de crista iliaca dat het meest naar voren ligt.

Spina iliaca anterior inferior (siai)

Tuberculum pubicum

Aan de dorsolaterale zijde

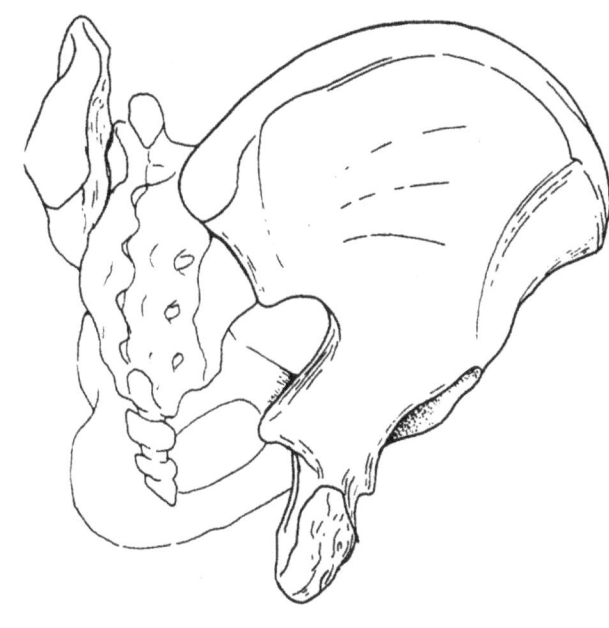

Figuur 2.63 *Het os coxae van dorsolateraal. Er zijn uitsteeksels en inkepingen te zien.*

Figuur 2.64

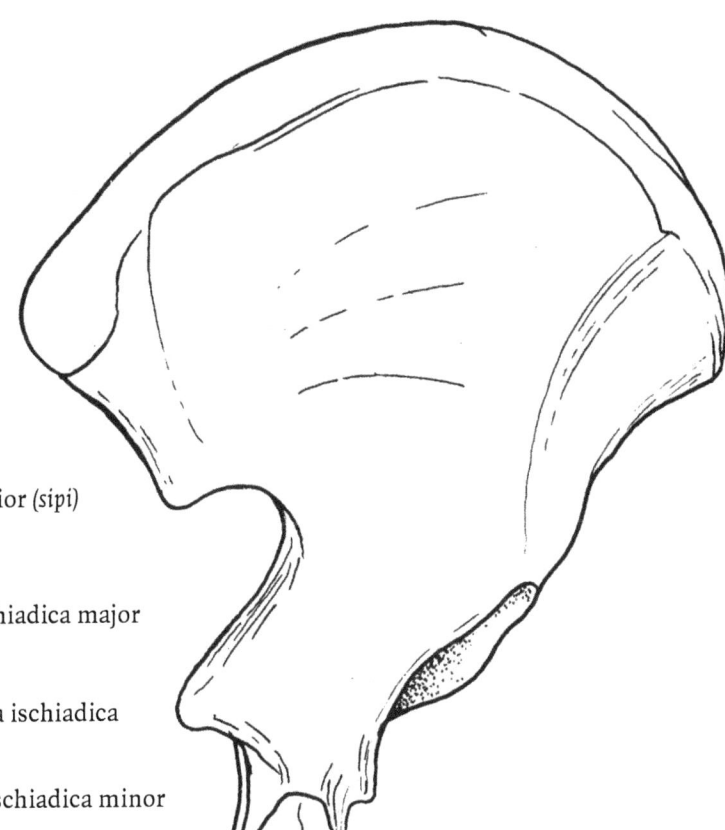

Spina iliaca posterior superior (sips)

Spina iliaca posterior inferior (sipi)

Incisura ischiadica major

Spina ischiadica

Incisura ischiadica minor

Tuber ischiadicum: *op deze twee botpunten zit je.*

Aan de ventromediale zijde

⊖ Figuur 2.65 We kunnen onderscheiden:

Fossa ilaca

Linea arcuata: deze vormt de grens tussen het grote en het kleine bekken.

Foramen obturatum

Facies symphysialis: dit is een met kraakbeen bedekt gewrichtsvlak dat op de voorzijde van het os pubis ligt. Het vormt de verbindingsplek met het andere os pubis.

⊖ Figuur 2.66 De symfyse (symphysis pubica): dit is het gewricht tussen de twee schaambeenderen. Er zit een discus van vezelig kraakbeen tussen de beide gewrichtsvlakken.

⊖ Figuur 2.67 De symfyse is bedekt door een fibreuze manchet die door vier ligamenten aan de voor-, achter-, boven- en onderzijde versterkt wordt. Het gewricht staat weinig beweging toe. Bij de bevalling verslappen deze ligamenten enigszins, waardoor het gewricht meer beweeglijkheid krijgt.

2.12 De vorm van het bekken

De vorm van het bekken kan per persoon aanzienlijk variëren. Van craniaal gezien bestaan er allerlei mogelijkheden.

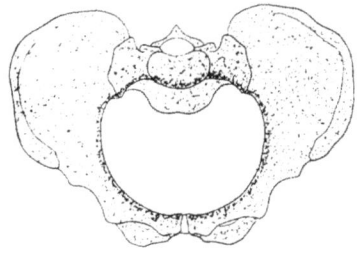

① Figuur 2.68 De bekkeningang kan rond zijn.

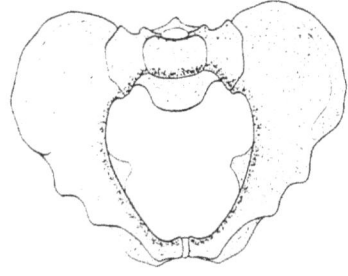

① Figuur 2.69 De bekkeningang kan nauwer zijn van links naar rechts.

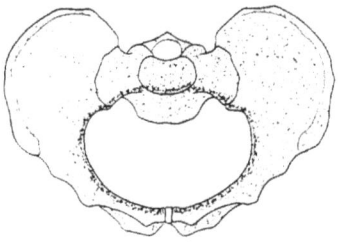

① Figuur 2.70 De bekkeningang kan ook nauwer zijn van voor naar achter.

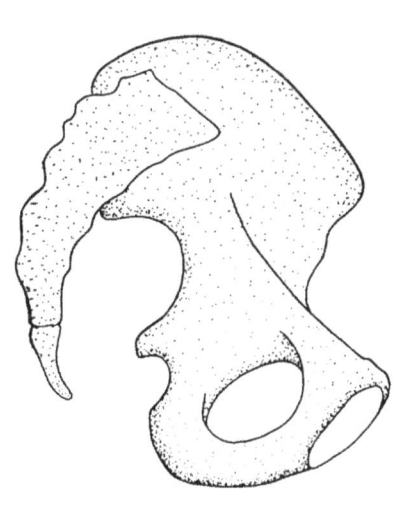
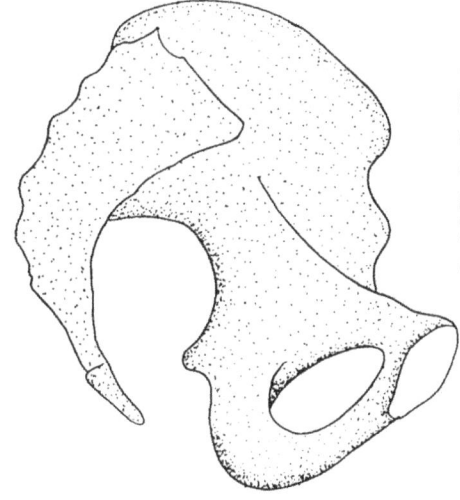

⊖ Figuur 2.71 Van mediaal gezien kan het os sacrum meer of minder concaaf zijn. Het os ilium, os ischii en os pubis kunnen meer of minder sterk ontwikkeld zijn. Hier staat bij beide bekkens het os sacrum in dezelfde positie).

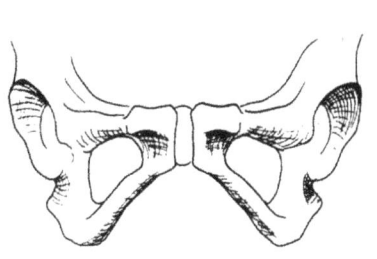
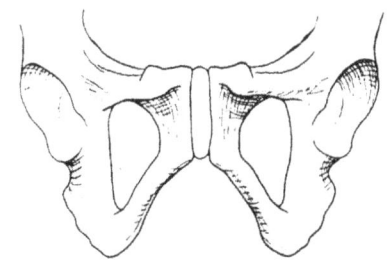

⊖ Figuur 2.72 Van ventraal gezien kan de afstand tussen de beide tubera ischiadica variëren.

De crista sacralis en de *spina iliaca posterior superior* steken soms wat uit. Voor een persoon zonder goed ontwikkelde 'kussentjes' van spieren en vet, kan het liggen of rollen op een harde ondergrond dan onaangenaam zijn.

Er zijn verschillen tussen het mannelijk en het vrouwelijk bekken. Het mannelijk bekken is nauwer, het vrouwelijk bekken is breder en heeft een grotere bekkeningang en bekkenuitgang. Deze verschillen hebben te maken met de functie van het bekken bij zwangerschap en bevalling.

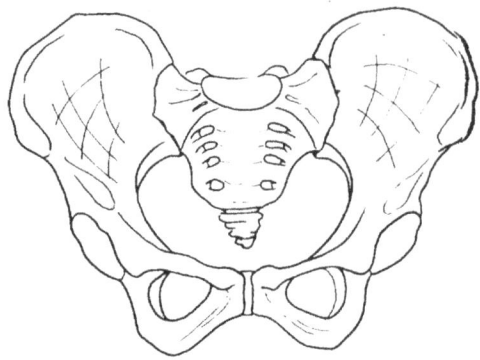

① Figuur 2.73 Het vrouwelijk bekken.

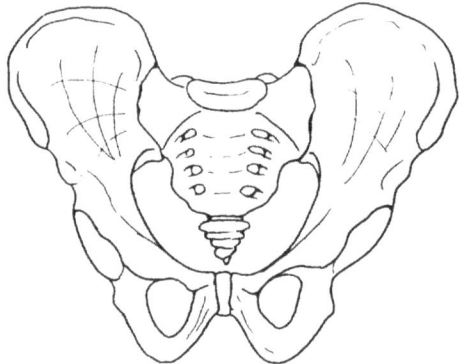

① Figuur 2.74 Het mannelijk bekken.

2.13 Schoudergordel en bekkengordel

Het bekken wordt vaak aangeduid met de term *bekkengordel*. Men bedoelt daarmee de botten en de gewrichten waarmee de extremiteiten aan de romp verbonden zijn.

De *schoudergordel* bestaat uit het borstbeen (*sternum*), de beide sleutelbeenderen (*claviculae*) en de beide schouderbladen (*scapulae*).
Mobiliteit is karakteristiek voor de schoudergordel. Er zijn geen gewrichten die de schoudergordel met de wervelkolom verbinden. De schoudergordel is wel verbonden met de thorax (namelijk aan het borstbeen). Dit komt aan de orde in Figuur 3.24 t/m 3.43.

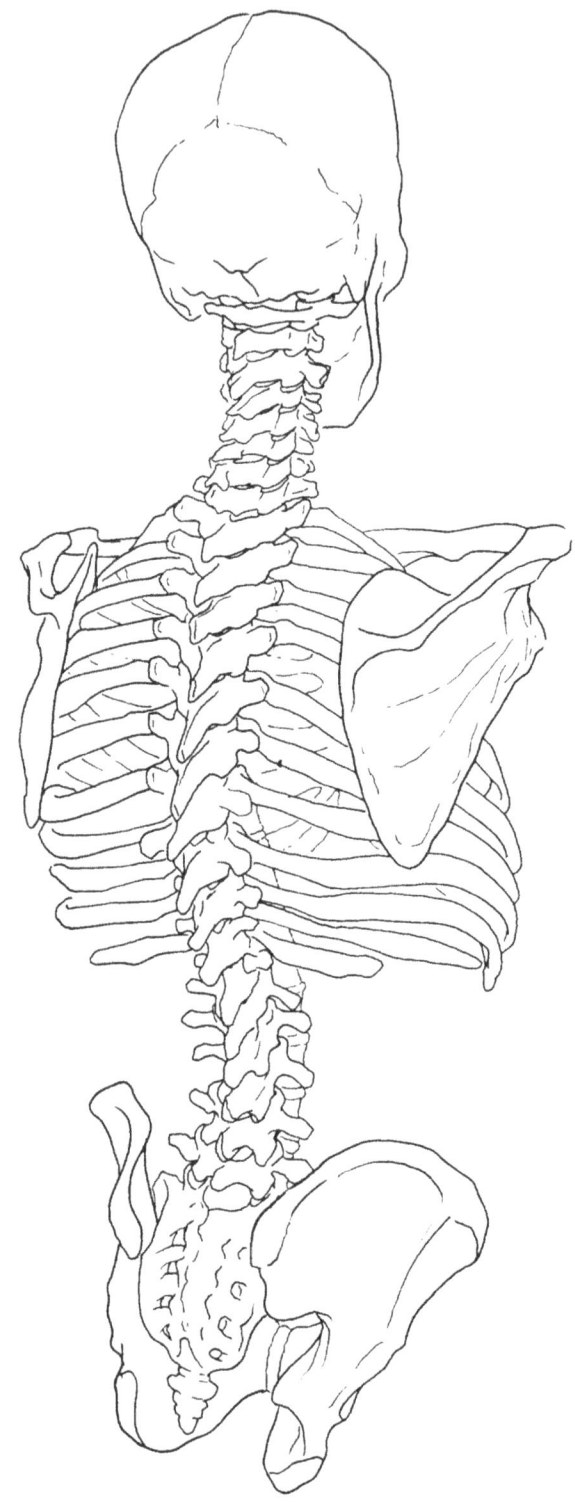

① Figuur 2.75 De schoudergordel verbindt de armen met de romp.

2.14 Het os sacrum

Het *os sacrum* is het dorsale, wigvormige gedeelte van de bekkengordel dat tussen de twee ossa coxae ligt. Het is min of meer driehoekig en bestaat uit vijf vergroeide wervels, waarvan de delen nog zichtbaar zijn.

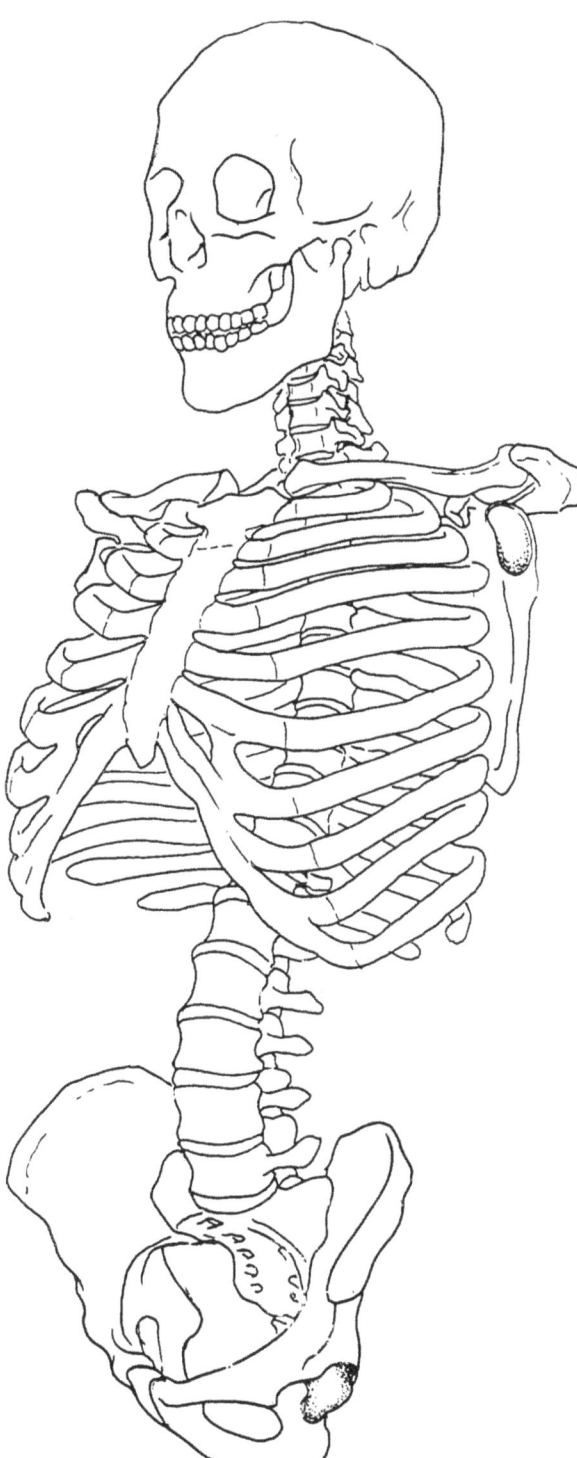

① Figuur 2.76 De bekkengordel bestaat uit het os sacrum en de twee ossa coxae. De bekkengordel verbindt de benen met de romp. De gewrichten van deze verbinding zijn weinig mobiel, stabiliteit is daarom een karakteristiek van de bekkengordel. De art. lumbosacralis vormt de verbinding van het bekken en de wervelkolom.

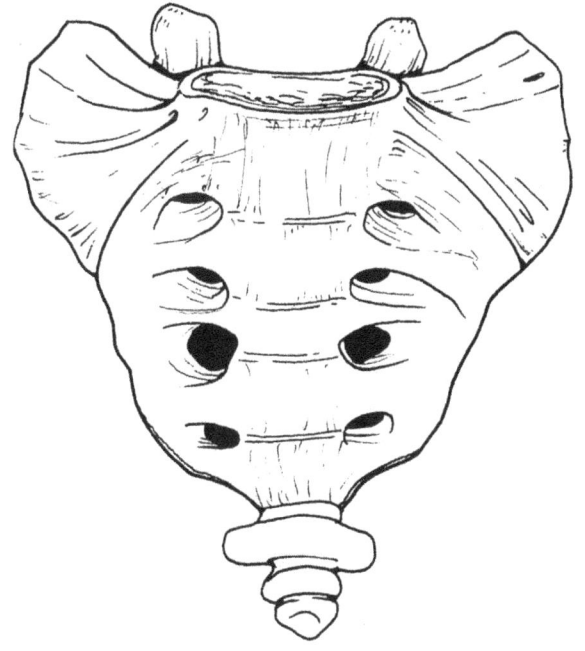

① Figuur 2.77 Op de bovenzijde ligt in het midden de basis ossis sacri, de bovenzijde van de eerste sacrale wervel. Hierop rust discus L5-S1 en de vijfde lumbale wervel. Dorsaal hiervan ligt de canalis sacralis, die een voortzetting is van de canalis vertebralis.
De voorrand van de basis heet het promontorium. Het promontorium vormt de achterzijde van de bekkeningang. Aan de laterale zijde zien we links en rechts een ala ossis sacri (ala betekent vleugel).
De voorzijde van het os sacrum is concaaf. Men kan nog de afzonderlijke wervels onderscheiden die gescheiden worden door lineae transversae op de plek van de disci. De disci zijn echter niet meer aanwezig: de wervels zijn onderling verbeend. Meer naar lateraal aan deze zijde liggen de foramina sacralia anteriora. Hier komen de voorste takken van de sacrale spinale zenuwen naar buiten.

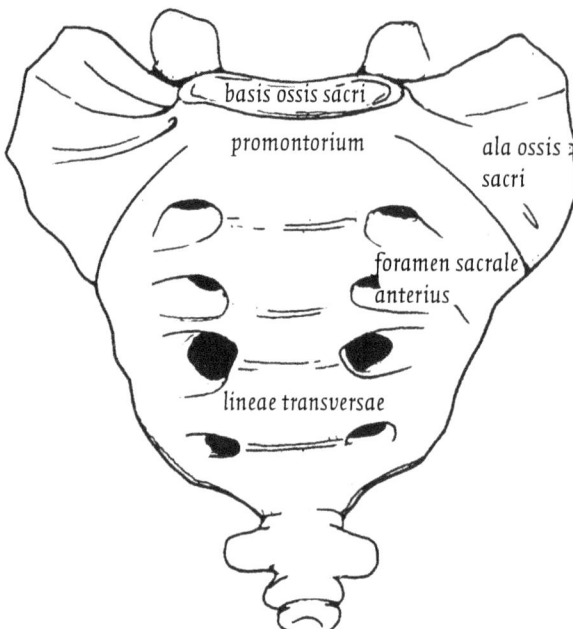

① Figuur 2.78 Onderdelen van het os sacrum.

① Figuur 2.79 Het dorsale oppervlak van het os sacrum is convex.

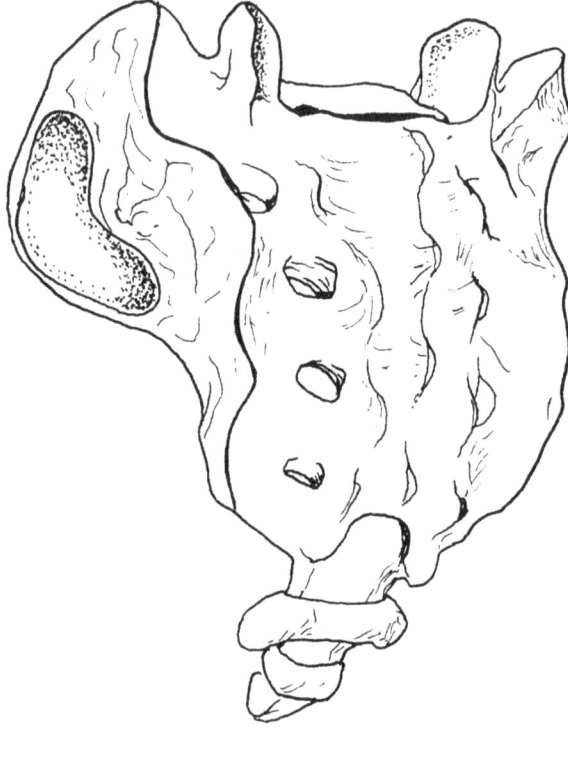

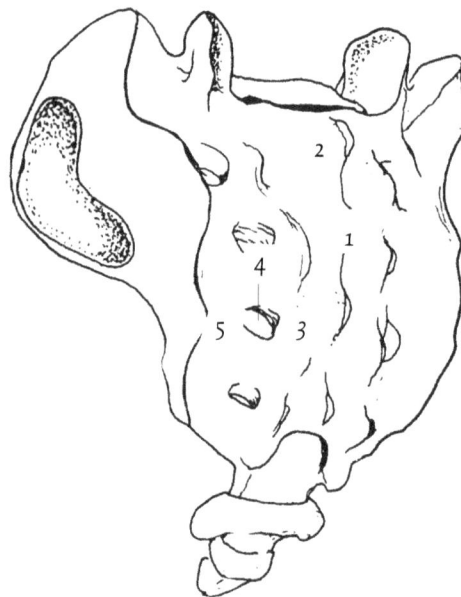

① Figuur 2.80 Op de middellijn ligt de crista sacralis mediana, de verbening van de procc. spinosi (1). Aan weerszijden hiervan ligt de verbening van de laminae (2). De crista sacralis medialis wordt gevormd door de verbening van de procc. articulares (3). Lateraal daarvan liggen de foramina sacralia posteriora (4), waardoor de achterste takken van de sacrale spinale zenuwen lopen. Ten slotte zien we de crista sacralis lateralis (5).

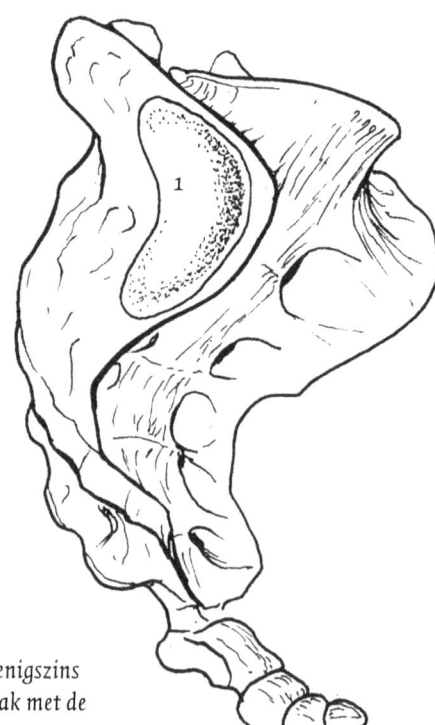

⊖ Figuur 2.81 De zijkanten van het os sacrum zijn enigszins driehoekig. Hierop ligt een licht concaaf gewrichtsvlak met de vorm van een oor: de facies auricularis (1) van het os sacrum.

2.15 Het os coccygis

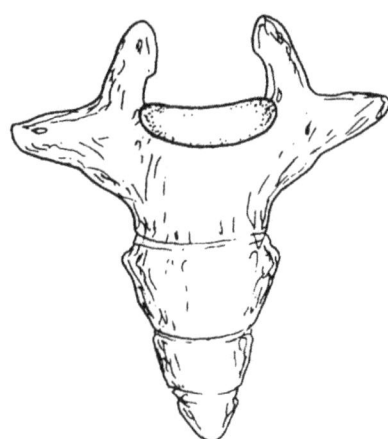

① Figuur 2.82 Het os coccygis is een klein driehoekig bot dat bestaat uit drie of vier vergroeide wervels die niet meer goed te herkennen zijn. Het articuleert met een ovaal gewrichtsvlak met het os sacrum en wordt daar omgeven met gewrichtskapsel en ligamenten (dit gewricht is vaak vergroeid).

2.16 De art. sacroiliaca

① Figuur 2.83 De art. sacroiliaca (SI-gewricht) wordt gevormd door de oorvormige gewrichtsvlakken van het os coxae en het os sacrum. Het gewrichtsvlak op het os sacrum is enigszins concaaf.

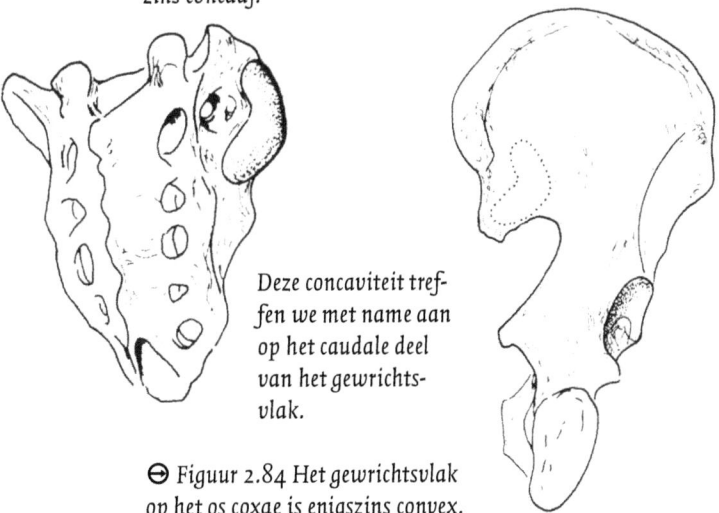

Deze concaviteit treffen we met name aan op het caudale deel van het gewrichtsvlak.

⊖ Figuur 2.84 Het gewrichtsvlak op het os coxae is enigszins convex.

Hierdoor kunnen in het SI-gewricht bewegingen gemaakt worden die nutatie en contra-nutatie heten.

⊖ Figuur 2.85 Bij nutatie kantelt de basis van het os sacrum naar ventraal en caudaal,

de vleugels van het os ilium komen daarbij naar de middellijn,

het caudale deel kantelt naar dorsaal en craniaal,

en het linker en het rechter os ischii bewegen uit elkaar.

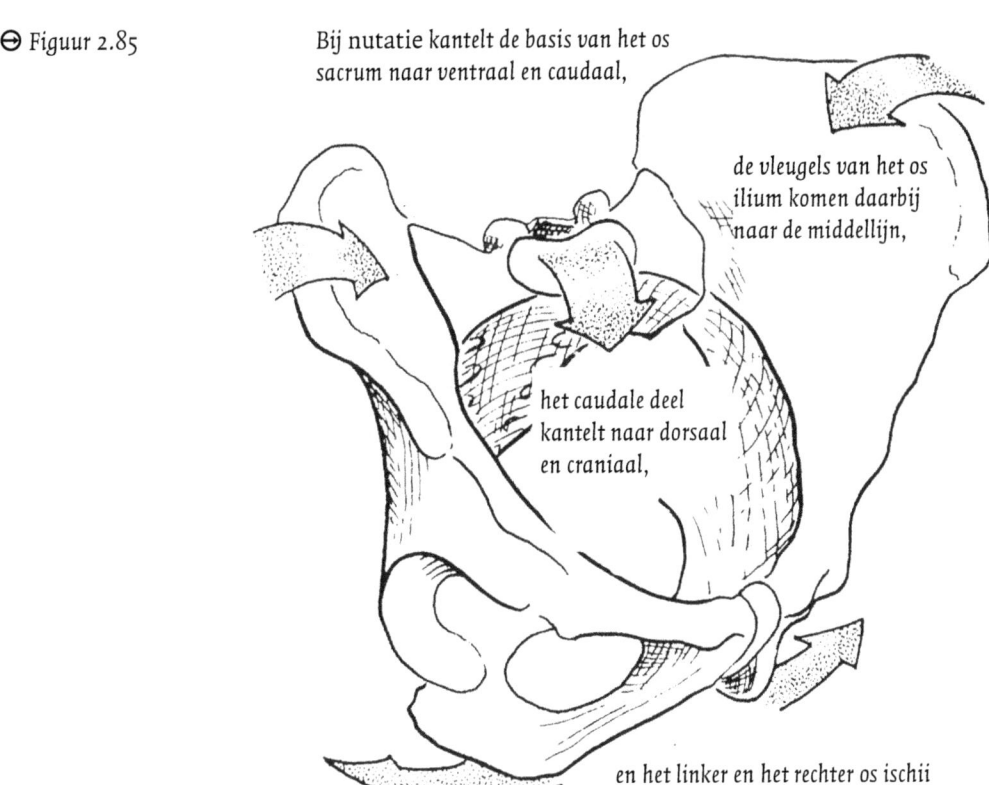

⊖ Figuur 2.86 De symphysis pubica komt zo dichter bij het promontorium te liggen. De afstand tot het caudale deel van het os sacrum wordt echter groter.
Het linker en rechter os ischii gaan uit elkaar. Dit vergroot de afstand tussen de beide bekkenhelften.

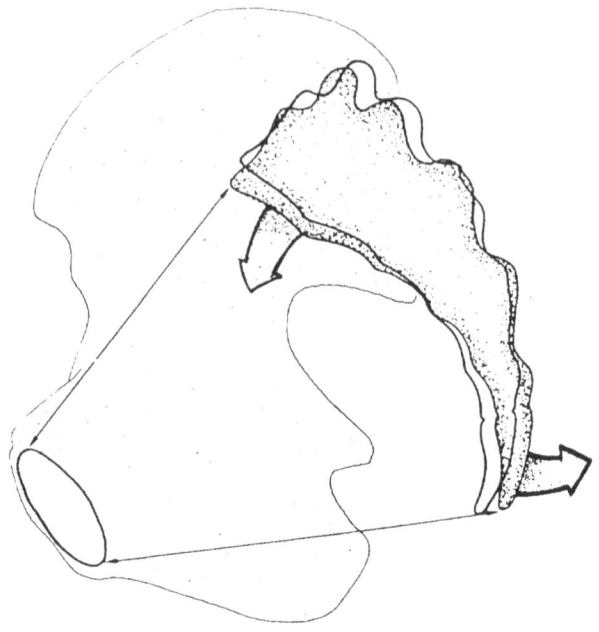

Door nutatie wordt de bekkenuitgang in beide richtingen groter, terwijl de bekkeningang van voor naar achter kleiner wordt.

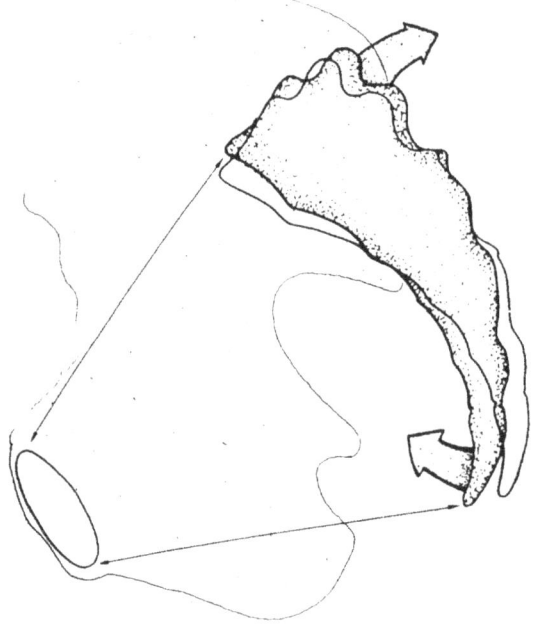

⊖ Figuur 2.87 Bij de tegengestelde beweging (contra-nutatie) beweegt de basis naar dorsaal en craniaal. Het caudale deel van het os sacrum beweegt naar ventraal en caudaal. De alae gaan uit elkaar, en linker en rechter os ischii komen naar elkaar toe.
De bekkeningang wordt groter van voor naar achter; de bekkenuitgang wordt kleiner.

De veranderingen van de grootte van bekkeningang en bekkenuitgang treden vooral op tijdens de bevalling: we zien een contra-nutatie van het os sacrum tijdens het eerste deel van de bevalling wanneer het kind indaalt naar het kleine bekken. Nutatie treedt op wanneer het kind tijdens de geboorte de bekkenuitgang passeert.

2.17 De ligamenten van de art. sacroiliaca

ⓘ Figuur 2.88 De art. sacroiliaca is omgeven met gewrichtskapsel en versterkt met een aantal krachtige ligamenten: aan de voorzijde twee bundels (niet afgebeeld), aan de onderzijde het lig. sacrospinale en het lig. sacrotuberale die het os sacrum en het os coxae met elkaar verbinden. De laatste twee ligamenten remmen de nutatiebeweging.

2.18 De lumbale wervelkolom

ⓘ Figuur 2.90 De lumbale wervelkolom ligt direct boven het os sacrum en is concaaf aan de dorsale zijde. Dit gebied tussen het bekken en de thorax noemen we de lendenen.
De lumbale wervel (vertebra lumbalis) is stevig. Dit neemt toe naarmate hij zich meer caudaal in de lumbale wervelkolom bevindt.
De discus is dik, ongeveer eenderde deel van de hoogte van het corpus. Dit draagt bij aan de mobiliteit.

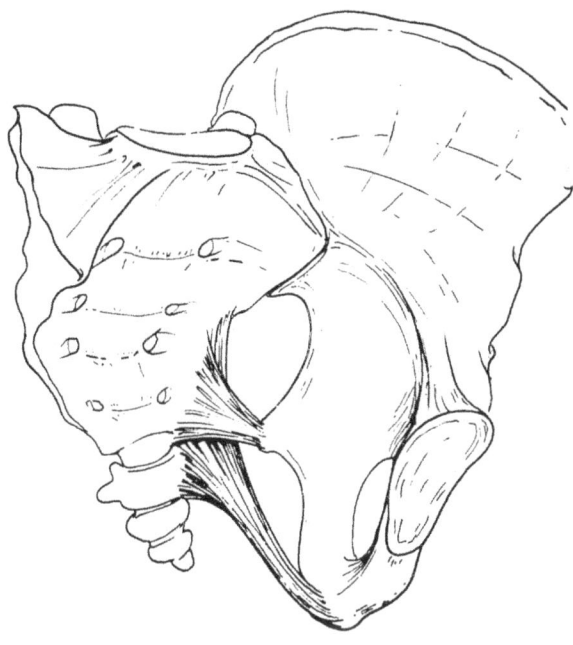

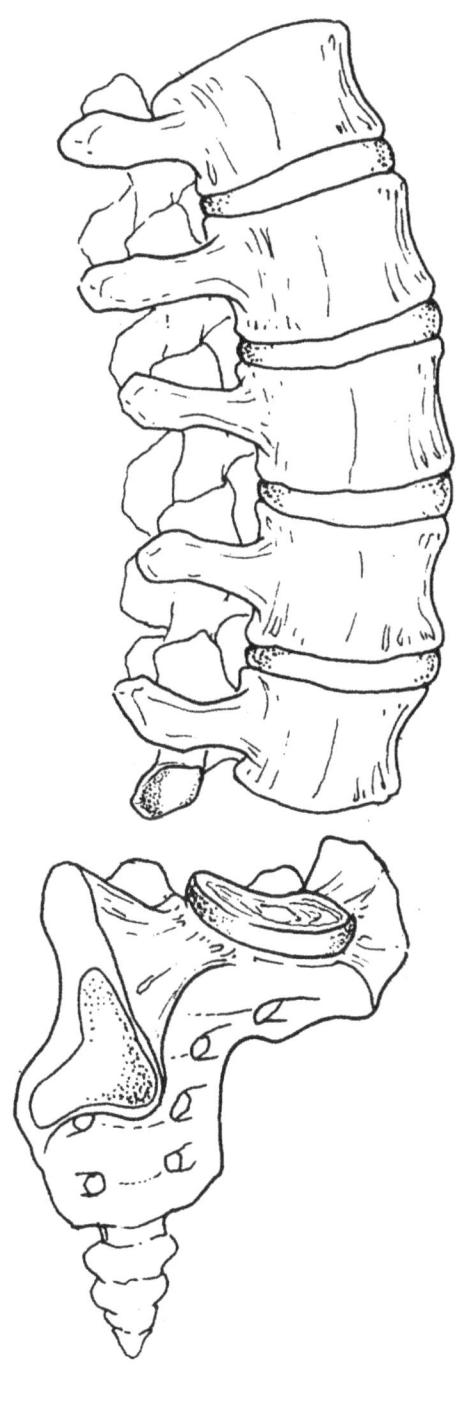

ⓘ Figuur 2.89 Aan de achterzijde bevinden zich vijf ligamenten die de lumbale en sacrale procc. transversi* met het achterste deel van de crista iliaca verbinden: de ligg. sacroiliaca dorsalia. Deze ligamenten remmen de contranutatiebeweging.

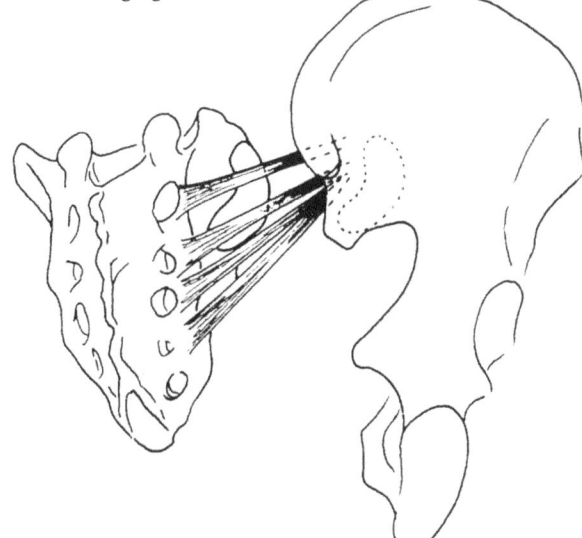

* De procc. transversi van het os sacrum zijn de cristae sacrales laterales.

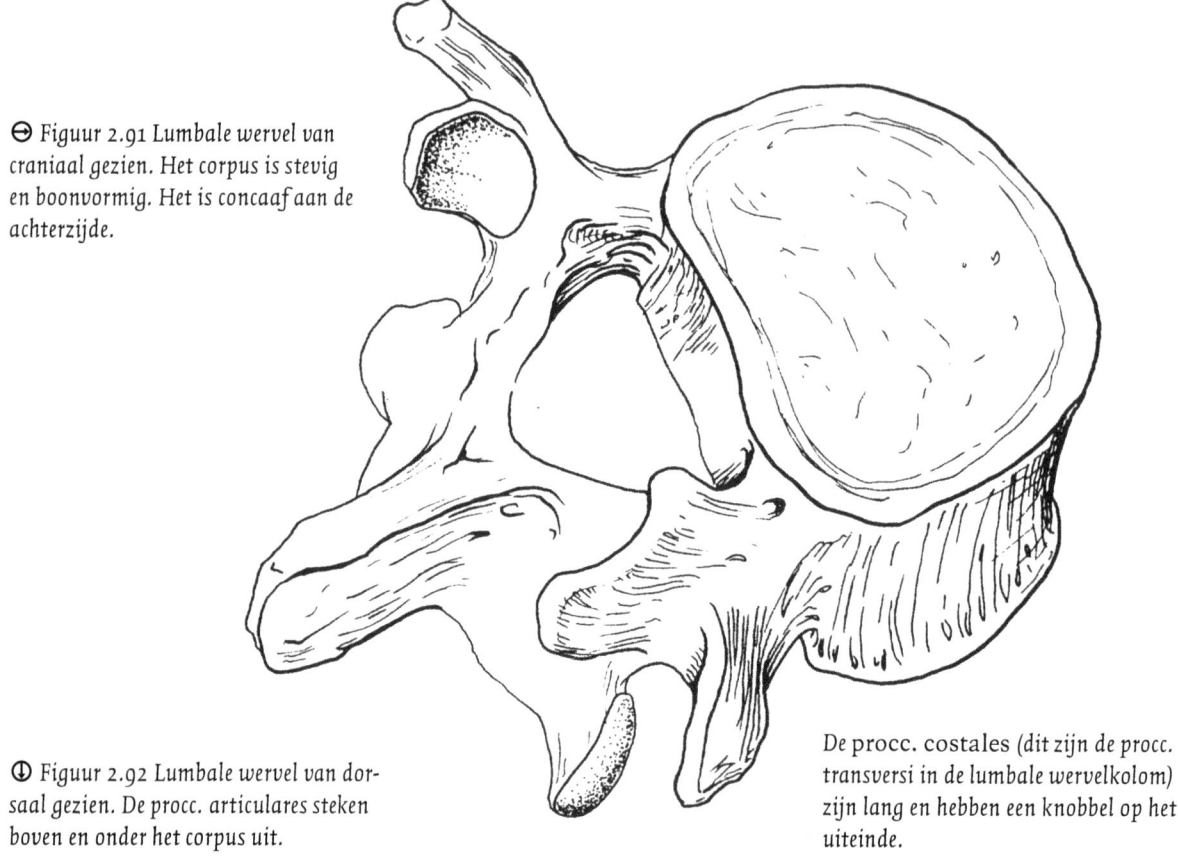

◉ Figuur 2.91 Lumbale wervel van craniaal gezien. Het corpus is stevig en boonvormig. Het is concaaf aan de achterzijde.

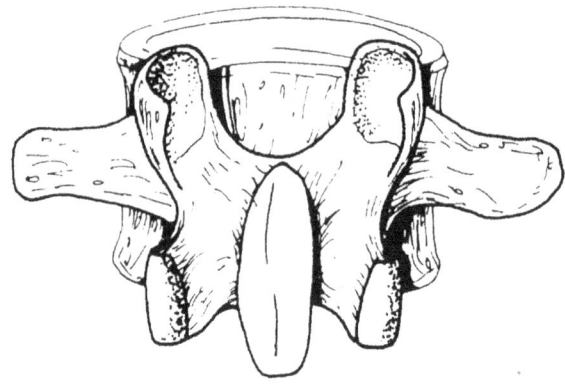

① Figuur 2.92 Lumbale wervel van dorsaal gezien. De procc. articulares steken boven en onder het corpus uit.

De procc. costales (dit zijn de procc. transversi in de lumbale wervelkolom) zijn lang en hebben een knobbel op het uiteinde.

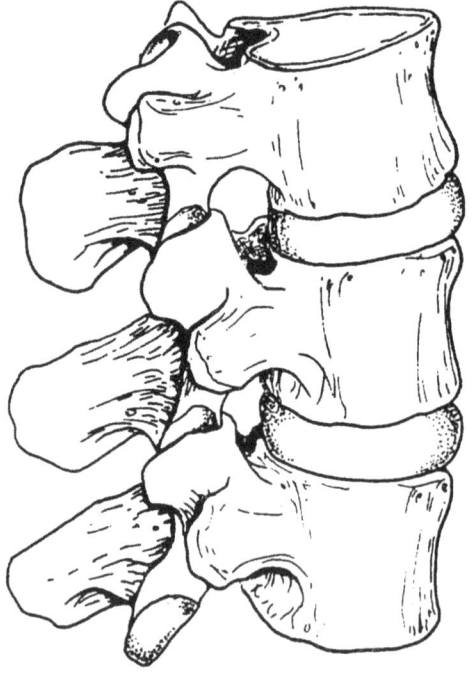

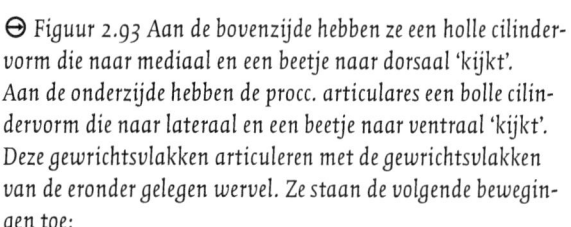

◉ Figuur 2.93 Aan de bovenzijde hebben ze een holle cilindervorm die naar mediaal en een beetje naar dorsaal 'kijkt'. Aan de onderzijde hebben de procc. articulares een bolle cilindervorm die naar lateraal en een beetje naar ventraal 'kijkt'. Deze gewrichtsvlakken articuleren met de gewrichtsvlakken van de eronder gelegen wervel. Ze staan de volgende bewegingen toe:
– ventraalflexie;
– dorsaalflexie;
– lateroflexie;
– geringe rotatie.

⊖ Figuur 2.94

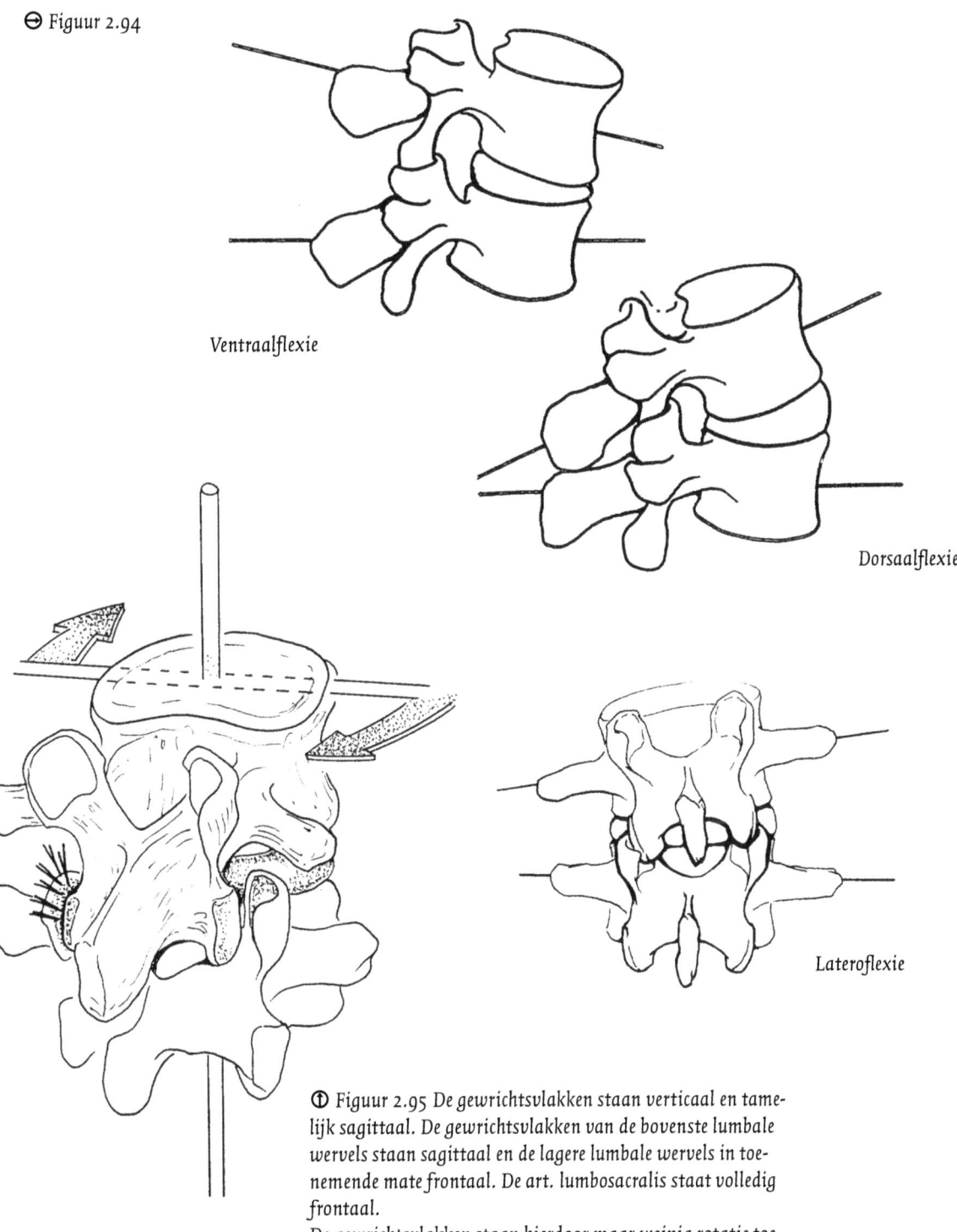

Ventraalflexie

Dorsaalflexie

Lateroflexie

① Figuur 2.95 De gewrichtsvlakken staan verticaal en tamelijk sagittaal. De gewrichtsvlakken van de bovenste lumbale wervels staan sagittaal en de lagere lumbale wervels in toenemende mate frontaal. De art. lumbosacralis staat volledig frontaal.
De gewrichtsvlakken staan hierdoor maar weinig rotatie toe.

De lumbale intervertebrale gewrichten hebben een behoorlijke bewegingsuitslag in de richtingen dorsaalflexie, ventraalflexie en lateroflexie, maar weinig rotatiemogelijkheid.

2.19 De art. lumbosacralis

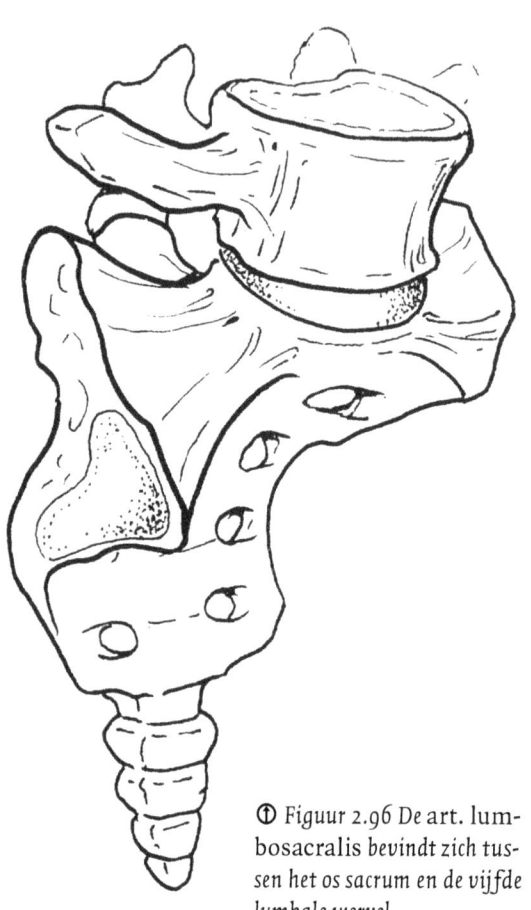

Figuur 2.97 Het corpus van L5 en de discus tussen L5 en S1 zijn aan de ventrale zijde wat dikker dan aan de dorsale zijde.

Het os sacrum staat voorover gekanteld. Deze kanteling is individueel heel verschillend. De art. lumbosacralis is daarom concaaf naar dorsaal. De gewrichtsvlakken staan ongeveer in het frontale vlak.

Figuur 2.96 De art. lumbosacralis bevindt zich tussen het os sacrum en de vijfde lumbale wervel.

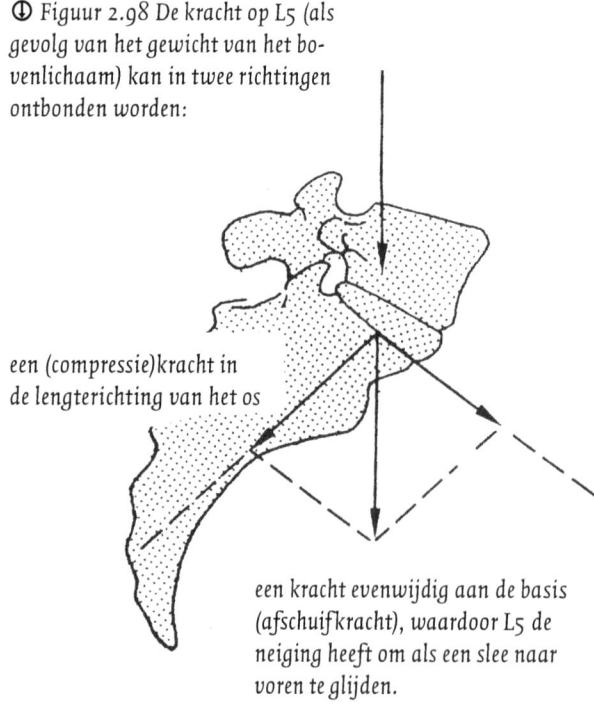

Figuur 2.98 De kracht op L5 (als gevolg van het gewicht van het bovenlichaam) kan in twee richtingen ontbonden worden:

een (compressie)kracht in de lengterichting van het os

een kracht evenwijdig aan de basis (afschuifkracht), waardoor L5 de neiging heeft om als een slee naar voren te glijden.

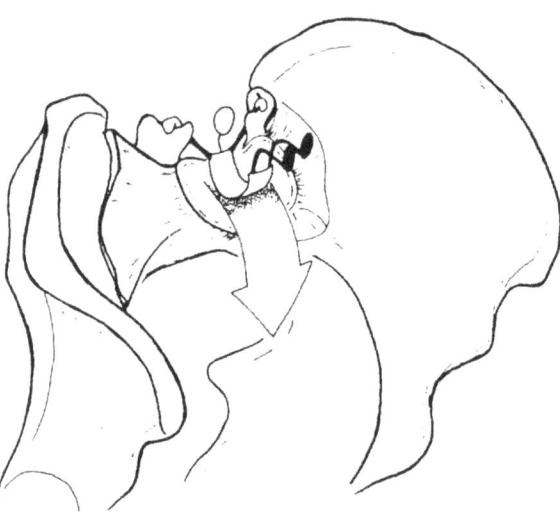

Figuur 2.99 Als het os sacrum sterk voorover is gekanteld, kan de afschuifkracht groot worden.
L5 'rust' dan minder op het os sacrum, en wil naar voren glijden. Deze neiging wordt tegengegaan door de procc. articulares van S1 en L5. Dit geldt ook voor het segment L4-L5.

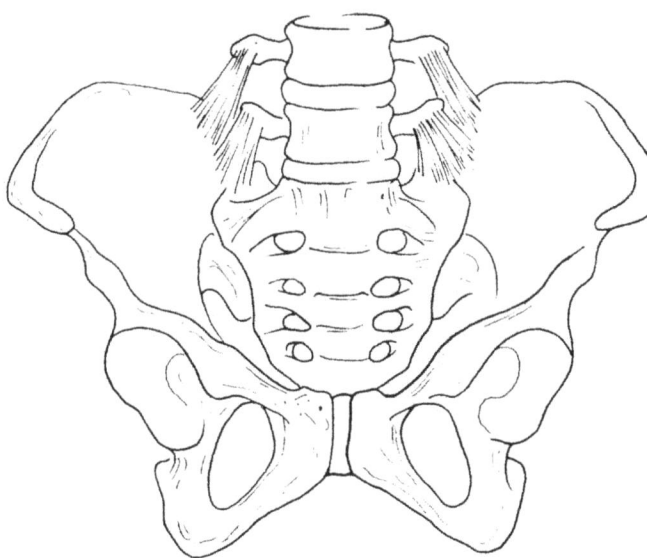

⊖ Figuur 2.100 L4 en L5 zijn door middel van het lig. iliolumbale indirect met het os sacrum verbonden. Dit ligament loopt van de procc. costales van L4 en L5 naar de crista iliaca en beperkt de lateroflexie.

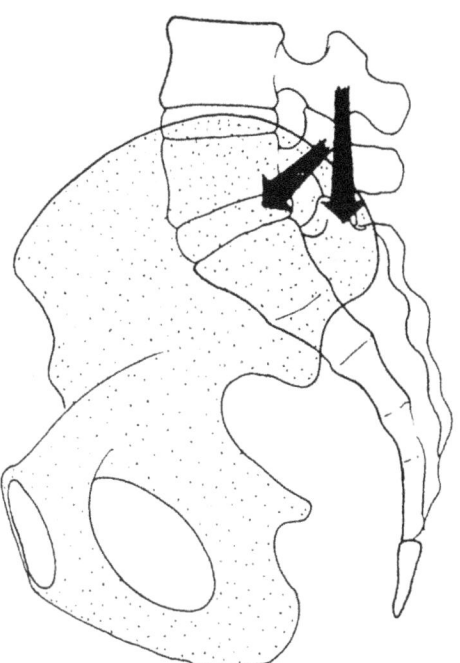

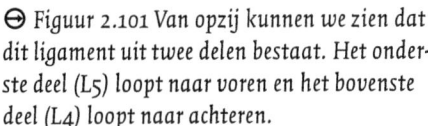

⊖ Figuur 2.101 Van opzij kunnen we zien dat dit ligament uit twee delen bestaat. Het onderste deel (L5) loopt naar voren en het bovenste deel (L4) loopt naar achteren.

⊖ Figuur 2.102 Het bovenste deel komt tijdens ventraalflexie op spanning.

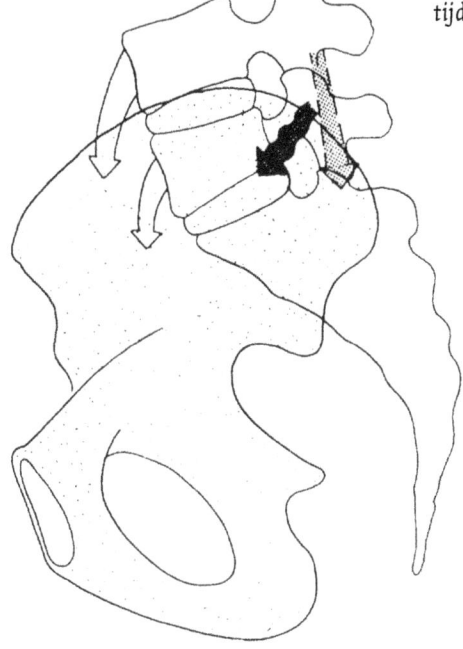

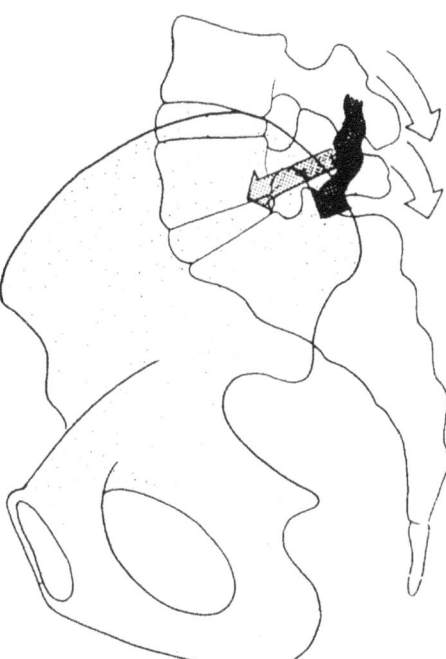

⊖ Figuur 2.103 Het onderste deel komt tijdens dorsaalflexie op spanning.

2.20 De thoracale wervelkolom

2.21 Vertebra thoracica

Op de zijkanten van de wervellichamen (corpora) liggen, wat naar achteren, gewrichtsvlakken bestemd voor de ribben:
- een half gewrichtsvlak hoog en een half gewrichtsvlak laag bij de wervels Th2-Th10;
- een heel gewrichtsvlak in het midden en een half gewrichtsvlak aan de onderzijde bij wervel Th1;
- een heel gewrichtsvlak op Th11-12.

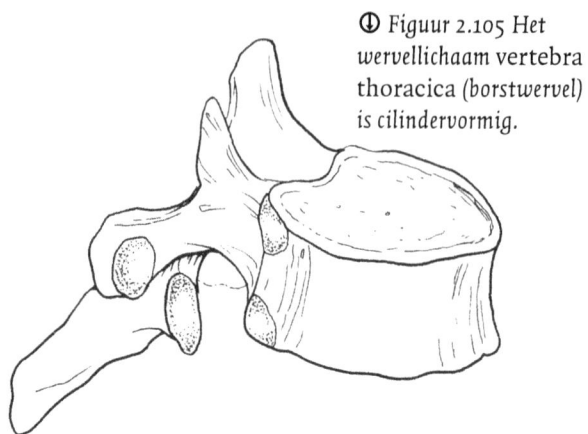

Figuur 2.105 Het wervellichaam vertebra thoracica (borstwervel) is cilindervormig.

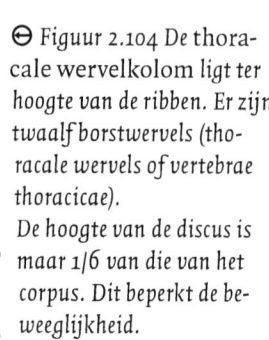

Figuur 2.104 De thoracale wervelkolom ligt ter hoogte van de ribben. Er zijn twaalf borstwervels (thoracale wervels of vertebrae thoracicae).
De hoogte van de discus is maar 1/6 van die van het corpus. Dit beperkt de beweeglijkheid.

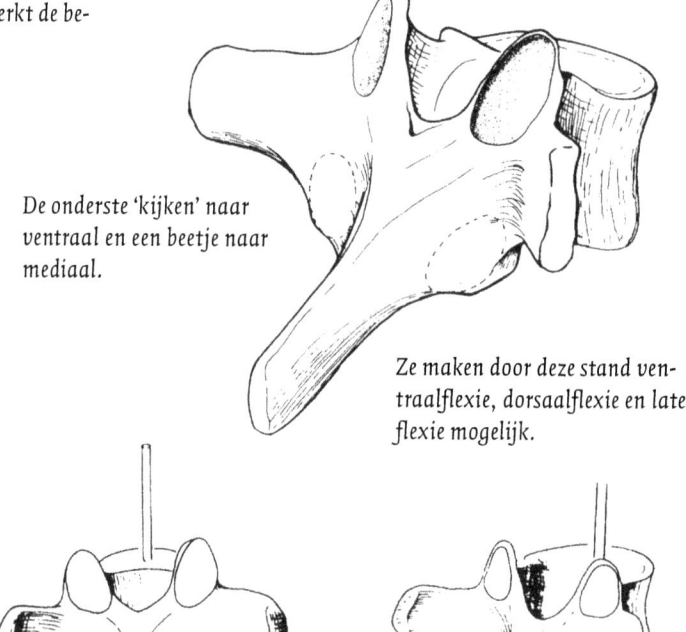

Figuur 2.106 De gewrichtsvlakken van de facetgewrichten zijn rond en vlak. De bovenste 'kijken' naar dorsaal en een beetje naar lateraal.

De onderste 'kijken' naar ventraal en een beetje naar mediaal.

Ze maken door deze stand ventraalflexie, dorsaalflexie en lateroflexie mogelijk.

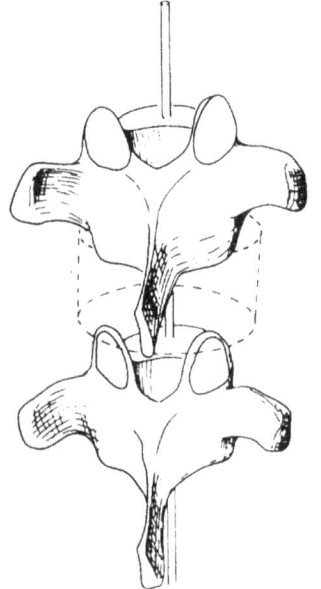

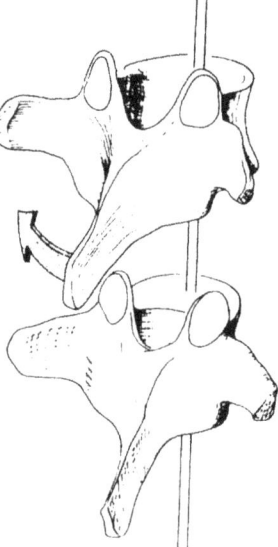

Figuur 2.107 De facetgewrichten liggen ongeveer op het oppervlak van een cilinder met de as midden in het wervellichaam.

Figuur 2.108 Hierdoor is rotatie mogelijk.

① Figuur 2.109 De laminae (zie Figuur 2.20) zijn rechthoekig en afgeplat. Hun hoogte is wat groter dan hun breedte en ze overlappen elkaar als dakpannen.
De lengte van de procc. transversi neemt van boven naar beneden af. Op de voorzijde ervan ligt een gewrichtsvlak voor een rib (behalve bij Th11 en Th12).

⊖ Figuur 2.110 De procc. spinosi zijn lang en lopen schuin naar beneden (behalve bij Th11 en Th12).

① Figuur 2.111 Hierdoor voorkomen ze een te sterke dorsaalflexie.

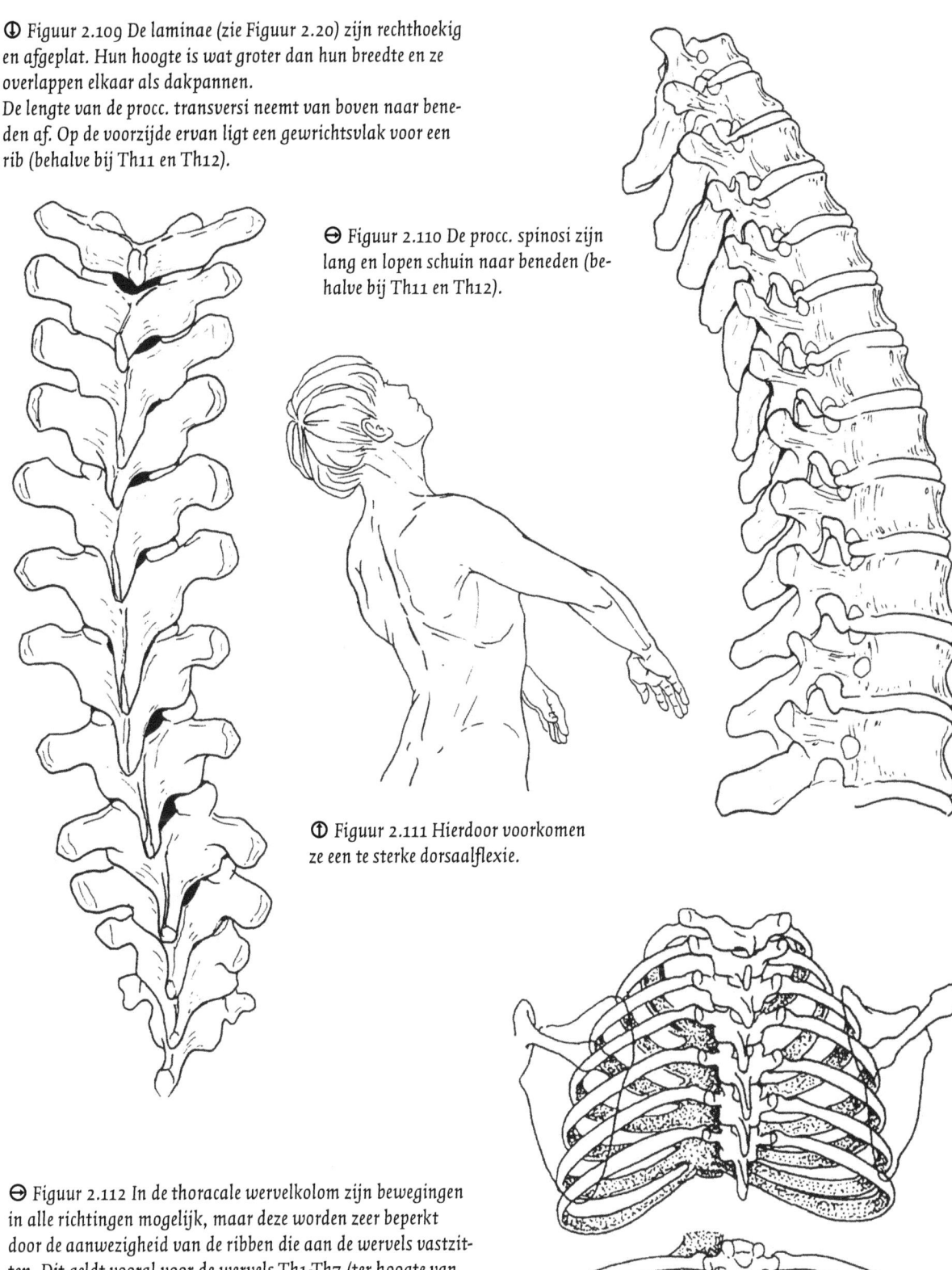

⊖ Figuur 2.112 In de thoracale wervelkolom zijn bewegingen in alle richtingen mogelijk, maar deze worden zeer beperkt door de aanwezigheid van de ribben die aan de wervels vastzitten. Dit geldt vooral voor de wervels Th1-Th7 (ter hoogte van de schouderbladen). Hier zijn de ribben aan de voorzijde slechts met een kort stuk kraakbeen verbonden met het borstbeen. De wervels Th8-Th10 die articuleren met de 'valse' ribben hebben wat meer vrijheid. Ze zijn met een langer stuk kraakbeen verbonden aan het kraakbeen van de 7e rib. De wervels Th11 en Th12 die articuleren met de 'zwevende' ribben hebben geen verbinding met het sternum. Hierdoor is dit gebied het meest beweeglijk.

2.22 De thorax

Het sternum (borstbeen) is een plat bot aan de voorzijde van de thorax.

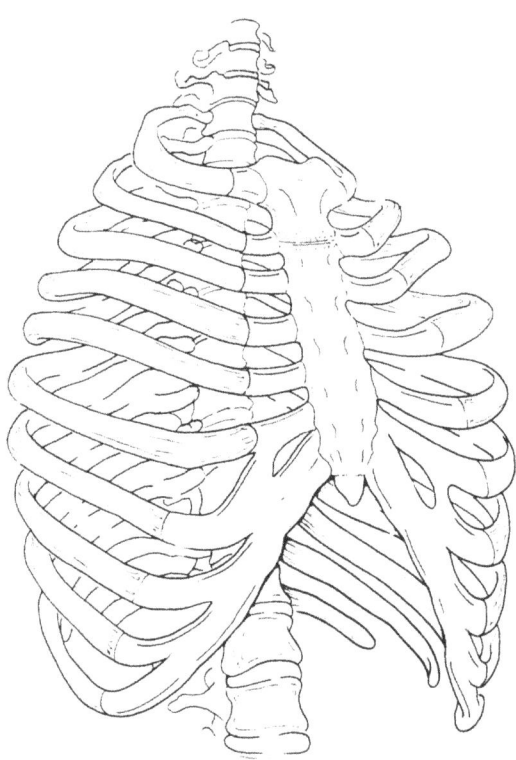

◉ Figuur 2.113 De thorax (ribbenkast) bestaat uit de borstwervels, het borstbeen en de ribben.

◉ Figuur 2.115 De ribben hebben aan de dorsale zijde:
– een caput (1);
– een collum (2);
– een tuberculum (3).
In het midden hebben de ribben een corpus (4).
Aan de ventrale zijde maken de ribben contact met het ribkraakbeen (5).

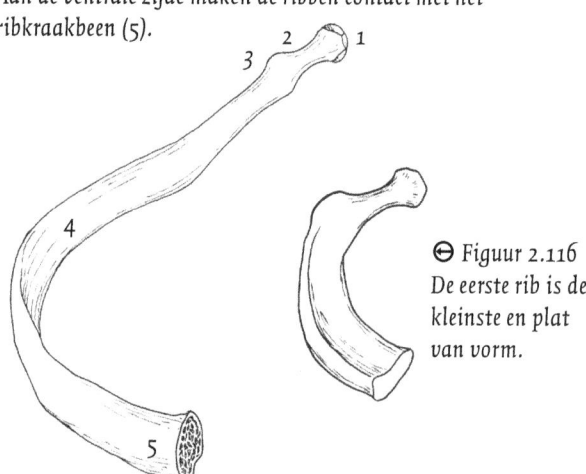

⊖ Figuur 2.116 De eerste rib is de kleinste en plat van vorm.

De gebogen ribben staan onder spanning. Indien tijdens operatief ingrijpen een sternotomie wordt uitgevoerd (de verbinding tussen sternum en ribben wordt losgemaakt) bewegen de ribben uit elkaar.

◉ Figuur 2.114 Het sternum bestaat uit drie delen:

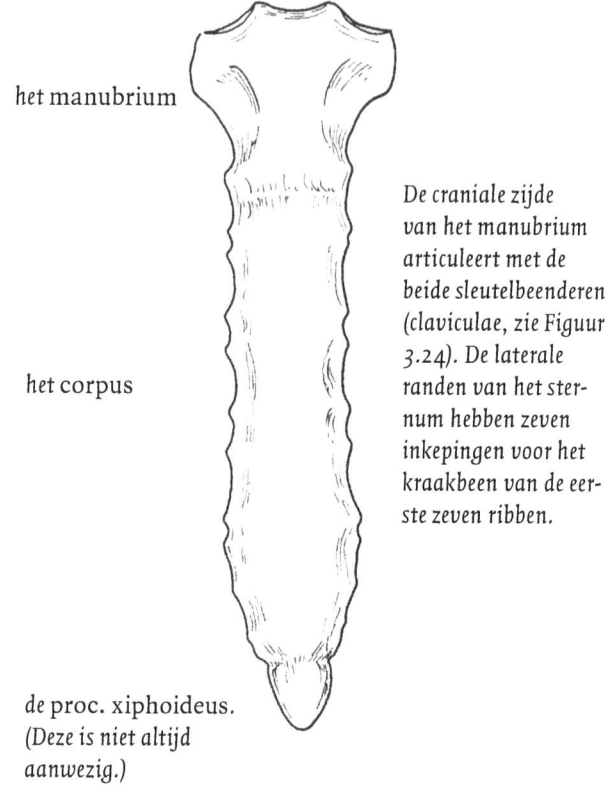

het manubrium

het corpus

De craniale zijde van het manubrium articuleert met de beide sleutelbeenderen (claviculae, zie Figuur 3.24). De laterale randen van het sternum hebben zeven inkepingen voor het kraakbeen van de eerste zeven ribben.

de proc. xiphoideus. (Deze is niet altijd aanwezig.)

De costae (ribben) zijn lange, platte, rond lopende botten. Door deze vorm kunnen ze de bewegingen maken die voor de ademhaling nodig zijn.

◉ Figuur 2.117 Een rib is op drie manieren gekromd:

van bovenaf ziet een rib eruit als het hengsel van een emmer;

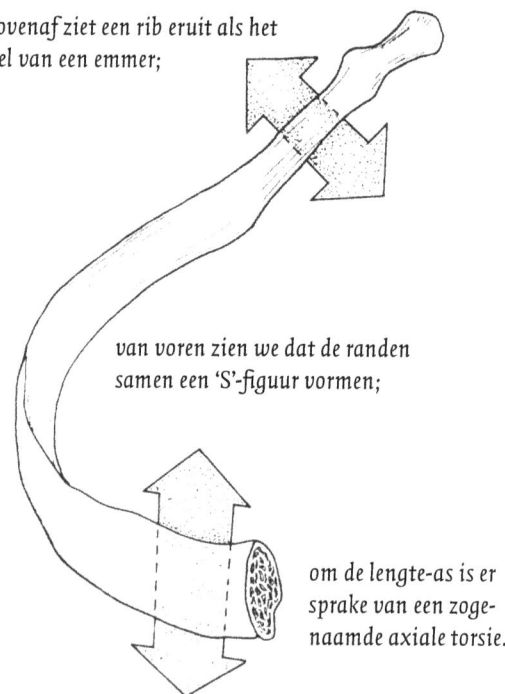

van voren zien we dat de randen samen een 'S'-figuur vormen;

om de lengte-as is er sprake van een zogenaamde axiale torsie.

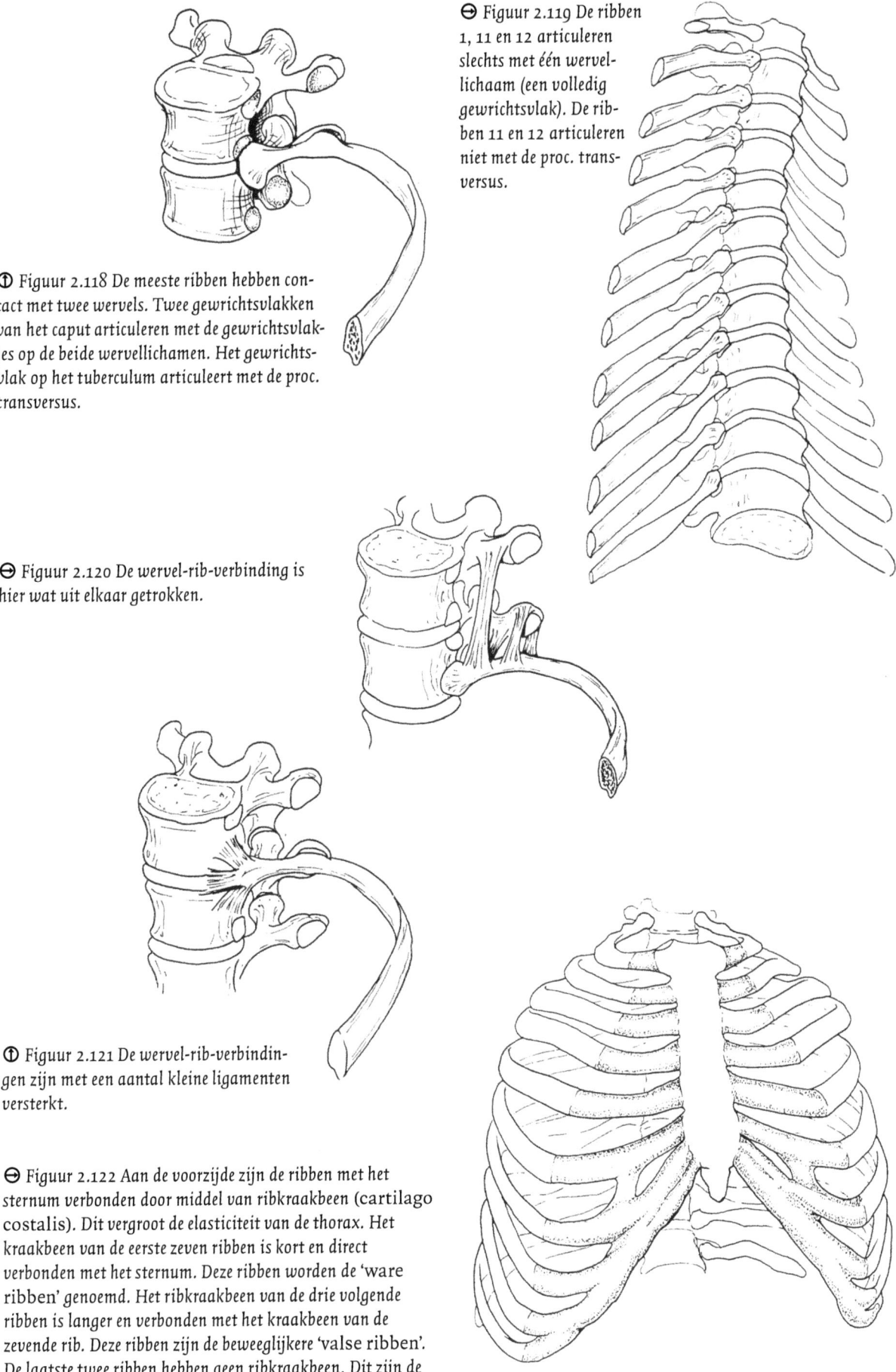

⊕ Figuur 2.118 De meeste ribben hebben contact met twee wervels. Twee gewrichtsvlakken van het caput articuleren met de gewrichtsvlakjes op de beide wervellichamen. Het gewrichtsvlak op het tuberculum articuleert met de proc. transversus.

⊖ Figuur 2.119 De ribben 1, 11 en 12 articuleren slechts met één wervellichaam (een volledig gewrichtsvlak). De ribben 11 en 12 articuleren niet met de proc. transversus.

⊖ Figuur 2.120 De wervel-rib-verbinding is hier wat uit elkaar getrokken.

⊕ Figuur 2.121 De wervel-rib-verbindingen zijn met een aantal kleine ligamenten versterkt.

⊖ Figuur 2.122 Aan de voorzijde zijn de ribben met het sternum verbonden door middel van ribkraakbeen (cartilago costalis). Dit vergroot de elasticiteit van de thorax. Het kraakbeen van de eerste zeven ribben is kort en direct verbonden met het sternum. Deze ribben worden de 'ware ribben' genoemd. Het ribkraakbeen van de drie volgende ribben is langer en verbonden met het kraakbeen van de zevende rib. Deze ribben zijn de beweeglijkere 'valse ribben'. De laatste twee ribben hebben geen ribkraakbeen. Dit zijn de 'zwevende ribben'.

2.23 De bewegingen van een rib

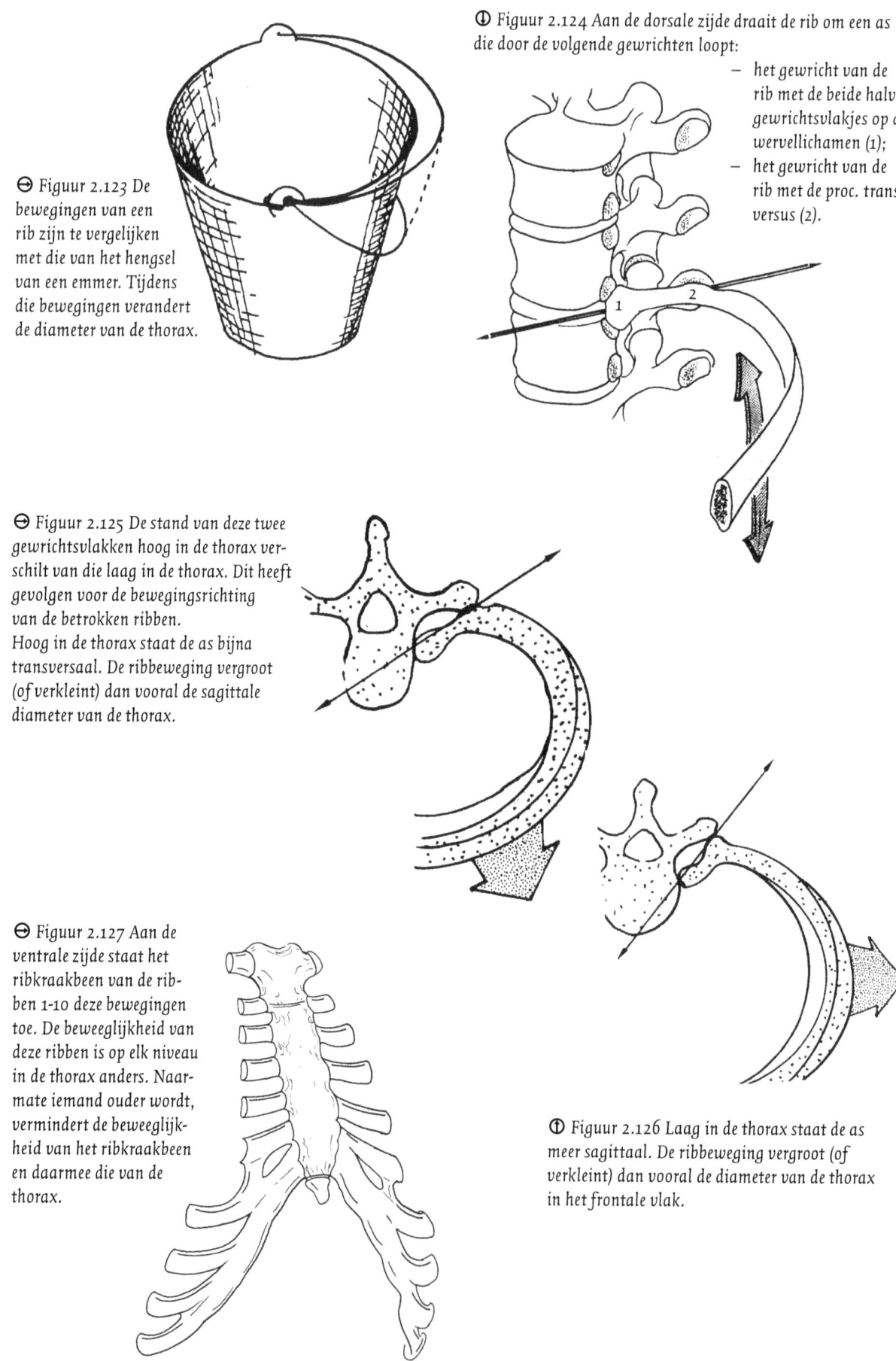

⊖ Figuur 2.123 De bewegingen van een rib zijn te vergelijken met die van het hengsel van een emmer. Tijdens die bewegingen verandert de diameter van de thorax.

① Figuur 2.124 Aan de dorsale zijde draait de rib om een as die door de volgende gewrichten loopt:
- het gewricht van de rib met de beide halve gewrichtsvlakjes op de wervellichamen (1);
- het gewricht van de rib met de proc. transversus (2).

⊖ Figuur 2.125 De stand van deze twee gewrichtsvlakken hoog in de thorax verschilt van die laag in de thorax. Dit heeft gevolgen voor de bewegingsrichting van de betrokken ribben.
Hoog in de thorax staat de as bijna transversaal. De ribbeweging vergroot (of verkleint) dan vooral de sagittale diameter van de thorax.

⊖ Figuur 2.127 Aan de ventrale zijde staat het ribkraakbeen van de ribben 1-10 deze bewegingen toe. De beweeglijkheid van deze ribben is op elk niveau in de thorax anders. Naarmate iemand ouder wordt, vermindert de beweeglijkheid van het ribkraakbeen en daarmee die van de thorax.

① Figuur 2.126 Laag in de thorax staat de as meer sagittaal. De ribbeweging vergroot (of verkleint) dan vooral de diameter van de thorax in het frontale vlak.

① Figuur 2.128 Bij het inademen worden de ribben geheven. Hierbij neemt de diameter van het hogere deel van de thorax toe in voorwaartse richting en die van het lagere deel in zijwaartse richting. Het ribkraakbeen ondergaat bij deze beweging een torsie.

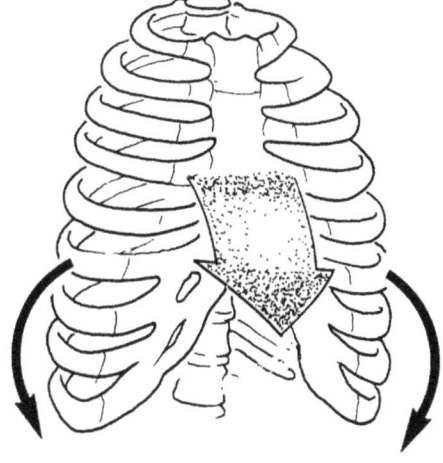

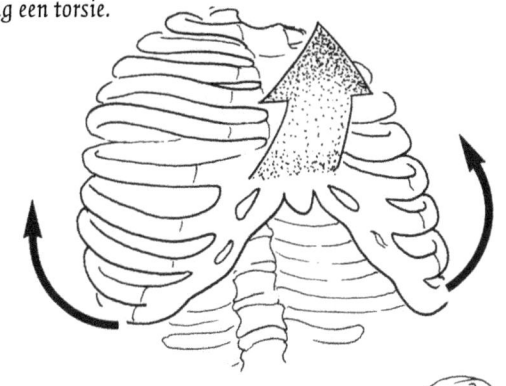

① Figuur 2.129 Bij het uitademen gebeurt het omgekeerde. De ribben dalen, waardoor de diameter in voorwaartse en zijwaartse richting afneemt. Het ribkraakbeen neemt weer de oorspronkelijke vorm aan.

⊖ Figuur 2.131 Bij dorsaalflexie bewegen de ribben van elkaar af.

⊖ Figuur 2.130 De bewegingen van de ribben zijn gekoppeld aan die van de thoracale wervelkolom (en andersom). Bij ventraalflexie bewegen de ribben naar elkaar toe.

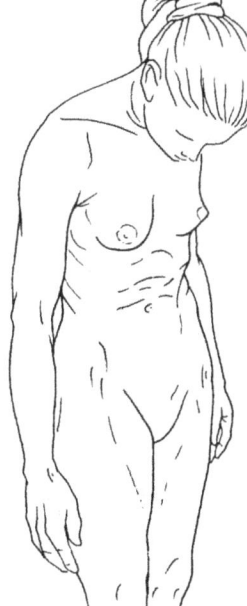

concave zijde   convexe zijde

⊖ Figuur 2.133 Bij rotatie naar rechts bewegen de ribben aan de rechterzijde naar achteren, die aan de linkerzijde naar voren. Bij rotatie naar links gebeurt het omgekeerde.

⊖ Figuur 2.132 Bij lateroflexie bewegen de ribben aan convexe zijde uit elkaar, de afstand tussen de ribben (intercostale ruimte) neemt toe. Aan de concave zijde gebeurt het omgekeerde.

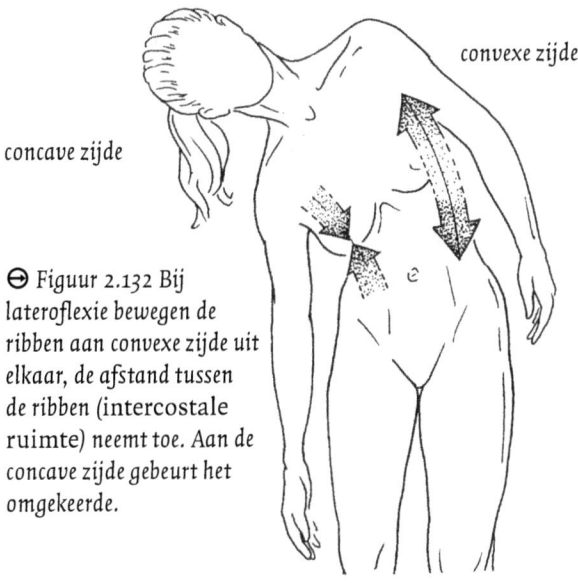

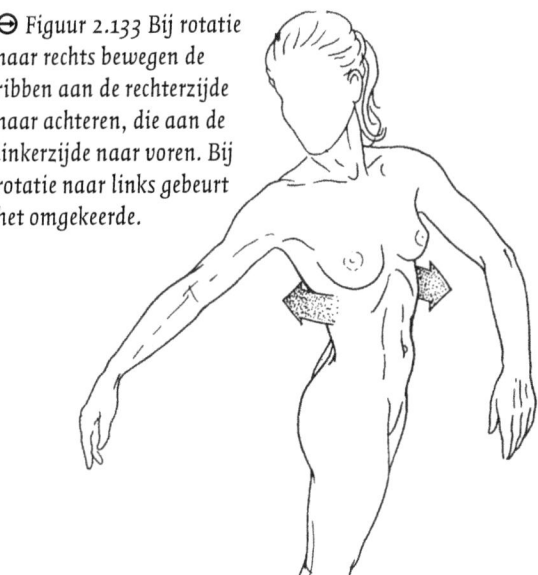

2.24 De thoracolumbale overgang

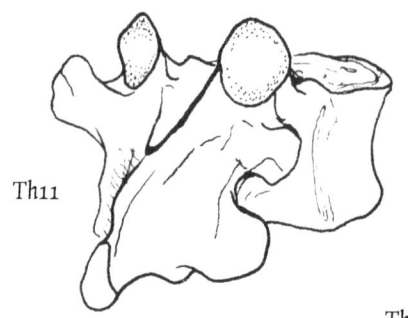
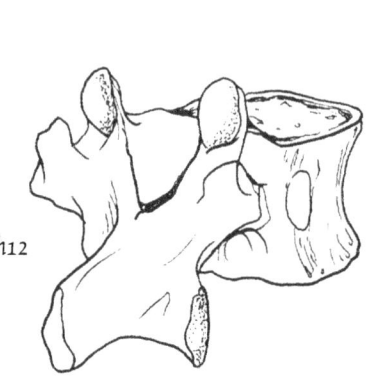
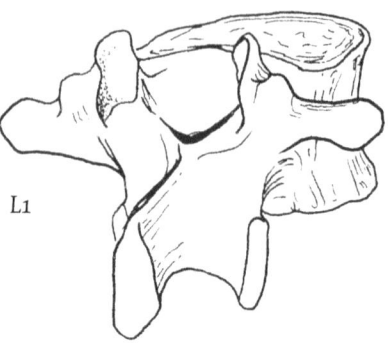

Figuur 2.134 Tussen de thoracale en de lumbale wervelkolom ligt de thoracolumbale overgang. Dit gebied heeft een aantal bijzondere bewegingskarakteristieken.

Figuur 2.135 Het craniale gedeelte van wervel Th12 lijkt op een thoracale wervel, maar het caudale gedeelte lijkt op een lumbale wervel. De wervel heeft een korte proc. spinosus, waardoor er een ruime dorsaalflexie mogelijk is. De onderste facetgewrichten zijn convex, cilindervormig en beperken de rotatiemogelijkheid.
Tussen Th12 en L1 treffen we daarom de bewegingsmogelijkheden van de lumbale wervelkolom aan:
– goede ventraalflexie en dorsaalflexie;
– goede lateroflexie;
– weinig rotatie.

Figuur 2.136 Tussen Th11 en Th12 treffen we de bewegingsmogelijkheden van de thoracale wervelkolom aan. Deze worden vergroot door de bewegingsvrijheid van de zwevende ribben:
– goede ventraalflexie en dorsaalflexie (de proc. spinosus van Th11 is kort);
– goede lateroflexie;
– goede rotatie.

Figuur 2.137 Th11-Th12 is het eerste gewricht boven het os sacrum waarin goede rotatie mogelijk is.

Figuur 2.138 Dit gewricht (Th11-Th12) kan overbelast worden bij extreme rotatiebewegingen.

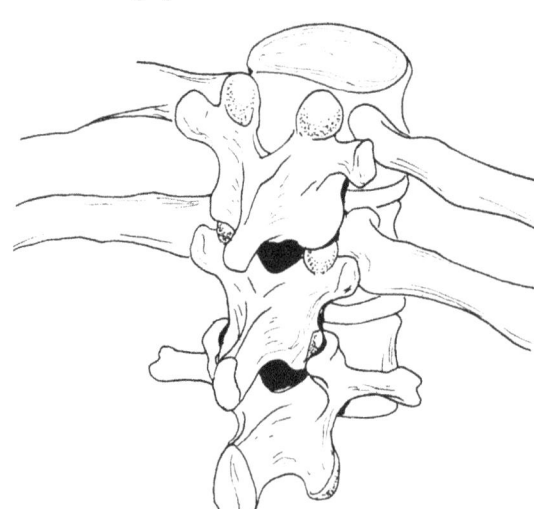

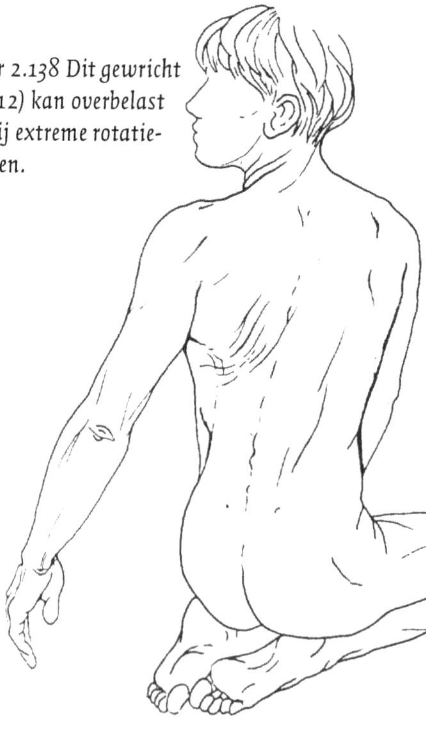

2.25 De cervicale wervelkolom

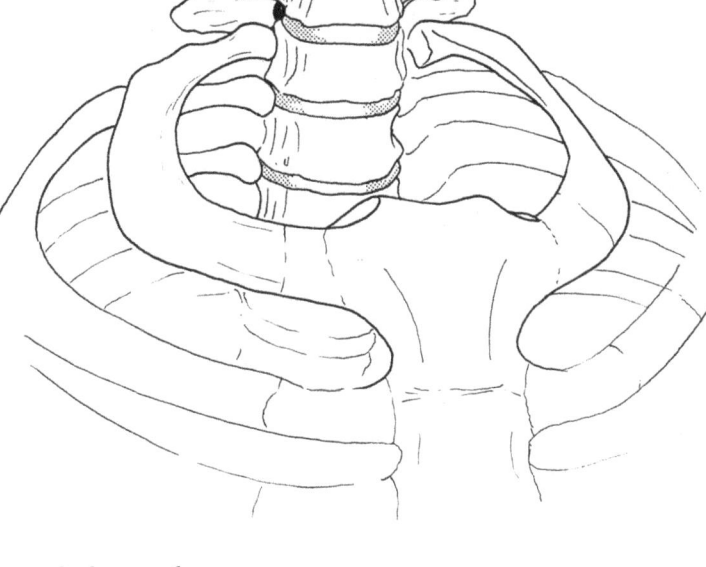

⊖ Figuur 2.139 De cervicale wervelkolom (halswervelkolom) kunnen we in twee gebieden onderverdelen:
- de hoog-cervicale wervelkolom;
- de laag-cervicale wervelkolom.

De hoog-cervicale wervelkolom. Deze wordt gevormd door de eerste twee wervels. Wervel C1 wordt aangeduid met atlas en ligt direct onder de schedel.

Wervel C2 wordt aangeduid met axis. De atlas (zie Figuur 2.149 e.v.) en axis hebben zo'n bijzondere vorm en functie dat we er apart aandacht aan besteden.

De laag-cervicale wervelkolom. Loopt van C3 tot en met C7. Deze vijf wervels hebben onderling vergelijkbare eigenschappen.

2.25.1 De cervicale wervel

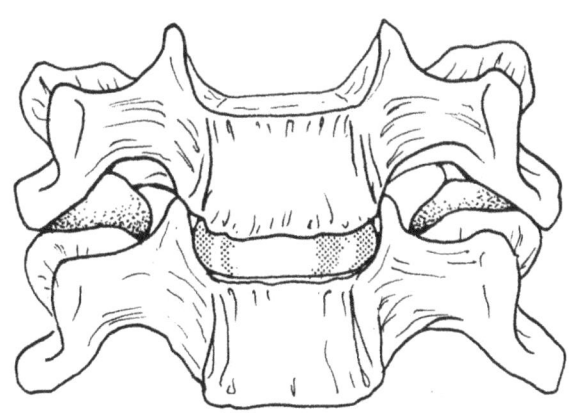
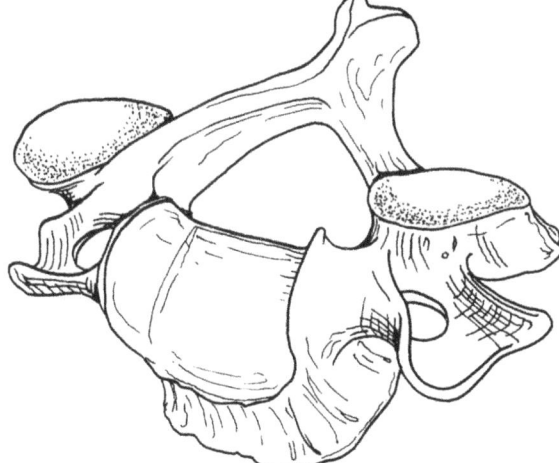

① Figuur 2.140 De cervicale wervel (halswervel) heeft een klein wervellichaam (corpus). De hoogte van de discus is ongeveer $\frac{1}{3}$ van de hoogte van het wervellichaam. In verhouding is er dus sprake van een dikke discus. Deze twee eigenschappen hebben tot gevolg dat de cervicale wervels zeer beweeglijk zijn. De rechthoekige vorm van het wervellichaam beperkt de lateroflexie enigszins.

① Figuur 2.141 De bovenzijde van de wervellichamen van C3-C7 heeft opstaande zijranden. Dit zijn de procc. uncinati. De onderzijde van de bovengelegen wervel heeft een vorm die daarmee correspondeert. Dit geeft een goede mobiliteit en tegelijkertijd een goede stabiliteit.
Daarbij is de bovenzijde enigszins convex in voor-achterwaartse richting. De onderzijde is enigszins concaaf in voor-achterwaartse richting.

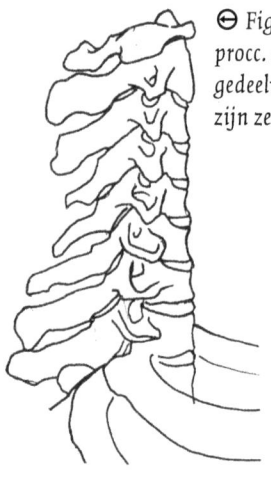

⊖ Figuur 2.142 De lengte van de procc. spinosi varieert. In het middelste gedeelte van de cervicale wervelkolom zijn ze kort, vooral die van C4.

⊖ Figuur 2.143 Door deze korte procc. spinosi is dorsaalflexie goed mogelijk.

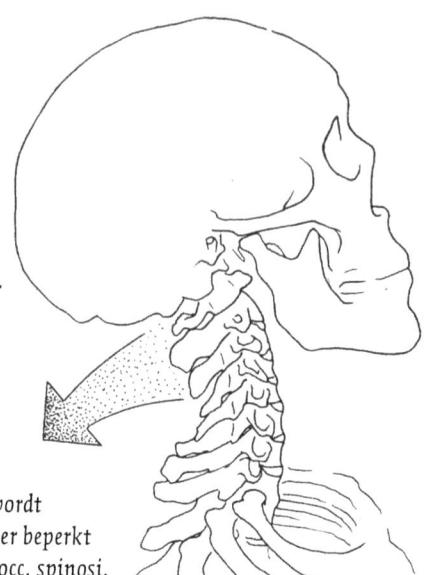

Lager (C6, C7) wordt dorsaalflexie meer beperkt door de lange procc. spinosi.

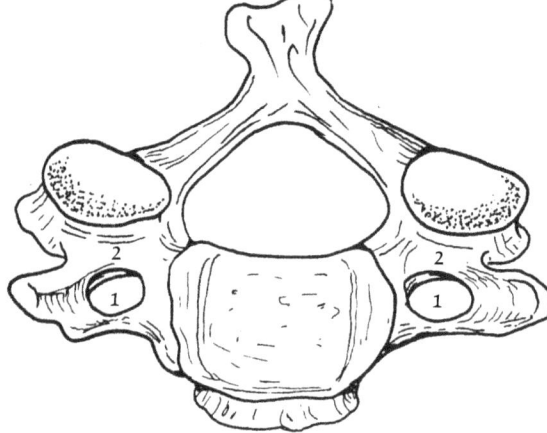

① Figuur 2.144 De proc. transversus loopt in twee delen naar lateraal. Hij komt vanaf de laterale zijde van het wervellichaam en vanaf de pediculus. Als deze delen bij elkaar komen vormen ze een opening, het foramen transversarium (1) en een groeve naar de laterale zijde (2) voor de spinale zenuw (n. spinalis).

① Figuur 2.145 De procc. transversi zijn groot en beperken de lateroflexie als ze met elkaar in contact komen.

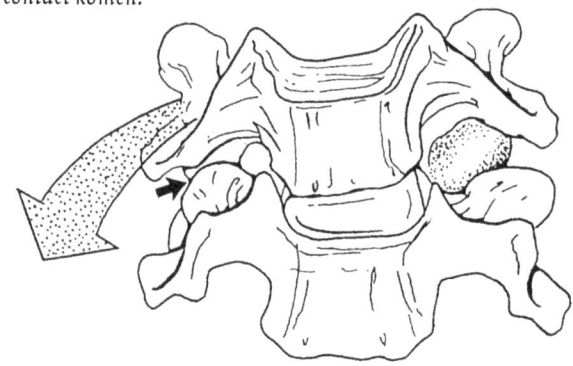

① Figuur 2.147 De bovenste facetten van de intervertebrale gewrichten zijn naar craniaal en naar dorsaal gericht.

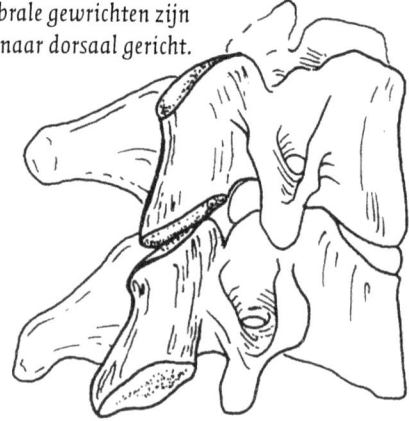

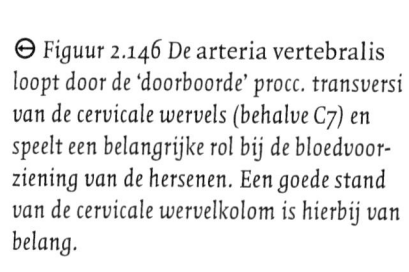

⊖ Figuur 2.146 De arteria vertebralis loopt door de 'doorboorde' procc. transversi van de cervicale wervels (behalve C7) en speelt een belangrijke rol bij de bloedvoorziening van de hersenen. Een goede stand van de cervicale wervelkolom is hierbij van belang.

De onderste facetten zijn naar caudaal en naar ventraal gericht.

⊖ Figuur 2.148 De facetten staan onder een hoek van 45°. Lateroflexie is daarom altijd gekoppeld aan enige rotatie. Als de bovenste wervel lateroflexie naar links maakt, verplaatst het linker facet zich naar beneden en een beetje naar achteren. Het rechter facet verplaatst zich naar boven en een beetje naar voren. Het resultaat is een rotatie van het corpus in de richting van de lateroflexie.

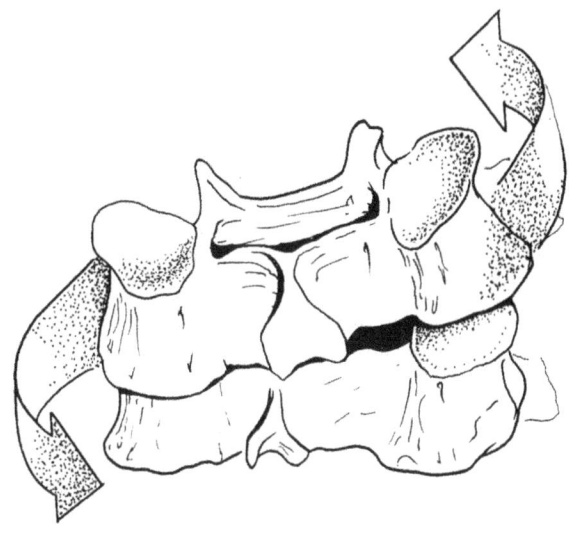

De laag-cervicale wervelkolom heeft een goede beweeglijkheid in de richting ventraalflexie, dorsaalflexie en rotatie en wat minder in de richting lateroflexie.

2.25.2 De hoog-cervicale wervelkolom

De ventrale zijde van de atlas is de arcus anterior (de atlas heeft geen wervellichaam).

De hoog-cervicale wervelkolom is het meest craniale deel van de wervelkolom. Hier kunnen onafhankelijke bewegingen van het hoofd worden gemaakt, zoals ja-knikken en nee-schudden. Hij bestaat uit twee bijzondere wervels: de atlas en de axis.

De atlas

De atlas is de bovenste van de twee wervels (C1).

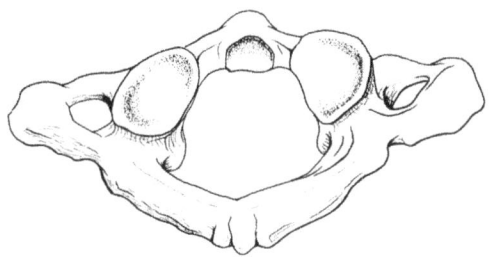

De dorsale zijde is de arcus posterior (de atlas heeft geen proc. spinosus).

① Figuur 2.149 Eigenlijk heeft de atlas niet de vorm van een wervel, maar van een benige ring met aan beide zijden extra botmateriaal, de massa lateralis atlantis.

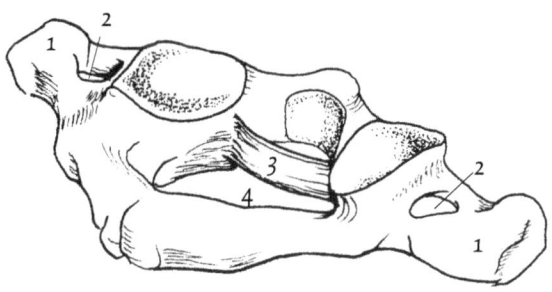

① Figuur 2.150 Aan de laterale zijde van de massa lateralis ligt de zeer grote proc. transversus (1) met een opening voor de arteria vertebralis (2). Het lig. transversum atlantis (3) zit vast aan de binnenzijden van de massae laterales. Aan de dorsale zijde hiervan ligt het foramen vertebrale waarin het ruggenmerg loopt (4).

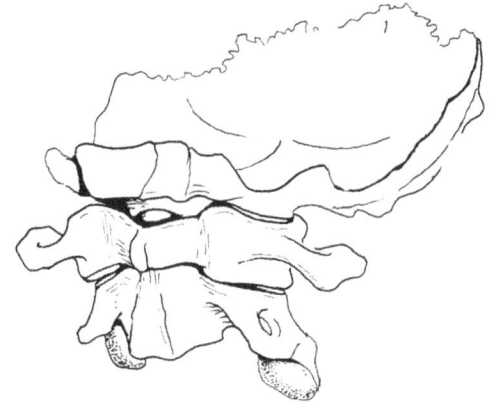

⊖ Figuur 2.151 De dens van de axis (1) maakt contact met de ventrale zijde van het lig. transversum atlantis.

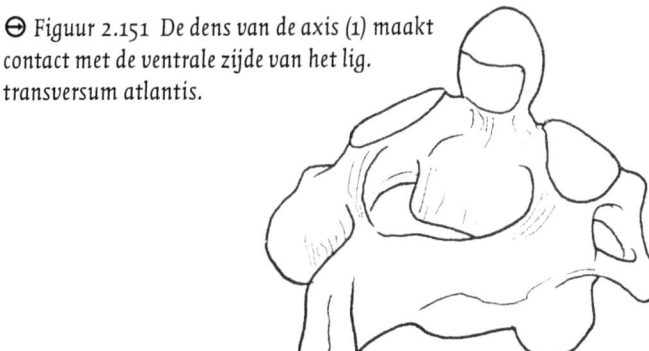

① Figuur 2.152 Aan de bovenzijde van de massae laterales liggen gewrichtsvlakken die articuleren met de gewrichtsvlakken op het achterhoofd (condyli occipitales) (zie Figuur 2.154).
Aan de onderzijde liggen gewrichtsvlakken die articuleren met de gewrichtsvlakken van de axis.

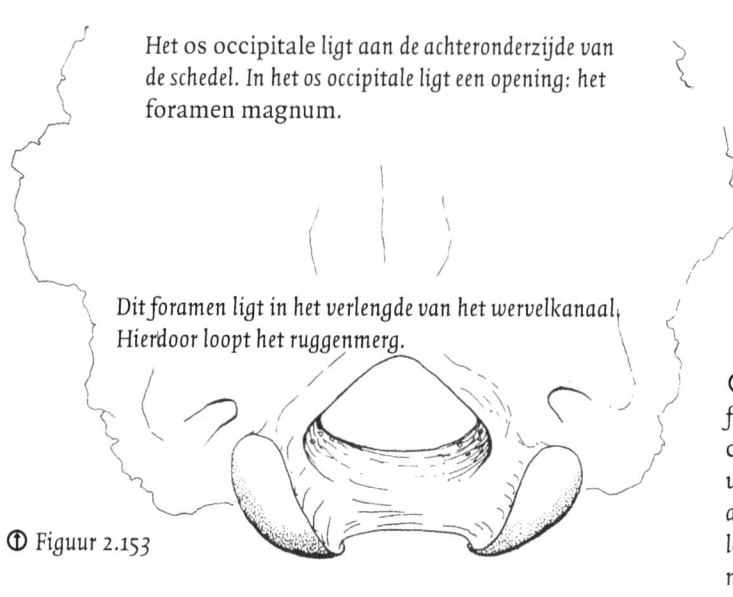

Het os occipitale ligt aan de achteronderzijde van de schedel. In het os occipitale ligt een opening: het foramen magnum.

Dit foramen ligt in het verlengde van het wervelkanaal. Hierdoor loopt het ruggenmerg.

① Figuur 2.153

① Figuur 2.154 Aan weerszijden van dit foramen liggen twee gewrichtsvlakken: de condyli occipitales. Ze zijn ovaal en convex van vorm en bedekt met gewrichtskraakbeen. Ze articuleren met de gewrichtsvlakken op de massae laterales. Die gewrichtsvlakken zijn ook ovaal, maar concaaf van vorm en eveneens bedekt met gewrichtskraakbeen.

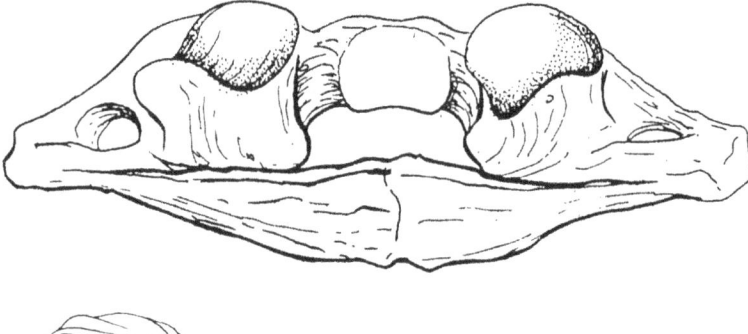

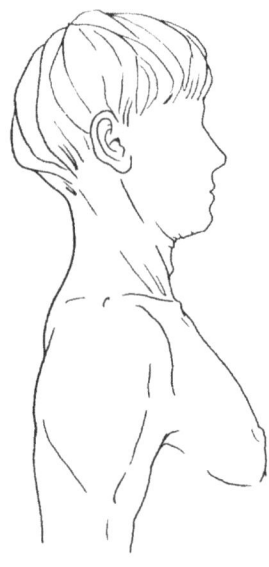

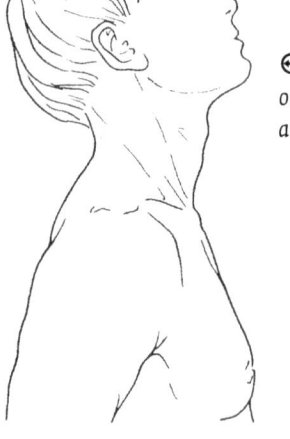

⊖ Figuur 2.156 De belangrijkste bewegingen zijn dan ook ventraalflexie en dorsaalflexie (ja-knikken). De andere bewegingen worden door ligamenten beperkt.

① Figuur 2.155 De condyli occipitales maken deel uit van een bolvormig oppervlak waarvan we het middelpunt in de schedel kunnen denken. De gewrichtsvlakken op de massae laterales maken deel uit van een corresponderende kom. Dit maakt, mechanisch gezien, bewegingen in alle richtingen mogelijk. Door de vorm van de gewrichtsvlakken, die langer van voor naar achter zijn dan naar opzij, laat dit gewricht alleen een 'schaatsbeweging' van voor naar achter toe.

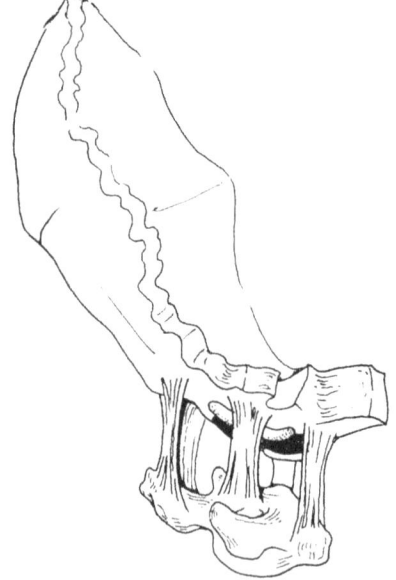

⊖ Figuur 2.157 De atlas en het os occipitale zijn met een tamelijk los gewrichtskapsel met elkaar verbonden. Het gewrichtskapsel wordt versterkt met een viertal ligamenten: een aan de voorzijde, een aan de achterzijde, twee aan de zijkanten. Verder zijn er nog ligamenten die van het os occipitale naar de axis lopen. Deze houden indirect de atlas in positie.

2.25.3 De art. atlantoaxialis

Het gewricht tussen de atlas en de axis wordt de *art. atlantoaxialis* genoemd.

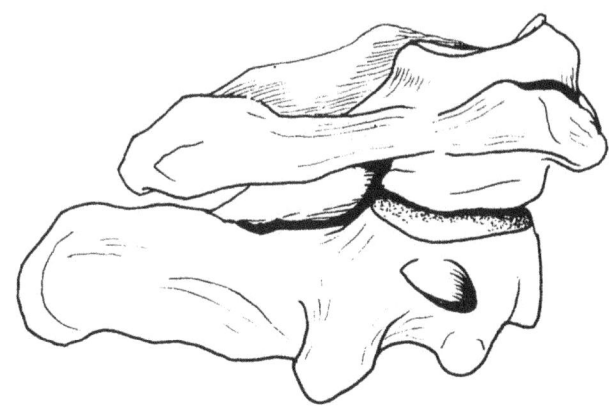

◉ Figuur 2.158 Tussen de atlas en axis bevindt zich geen discus. De twee gewrichtsvlakken aan de bovenzijde van de axis zijn convex, evenals de corresponderende gewrichtsvlakken op de atlas. Het is daarom geen goed passend gewricht (geringe congruentie).

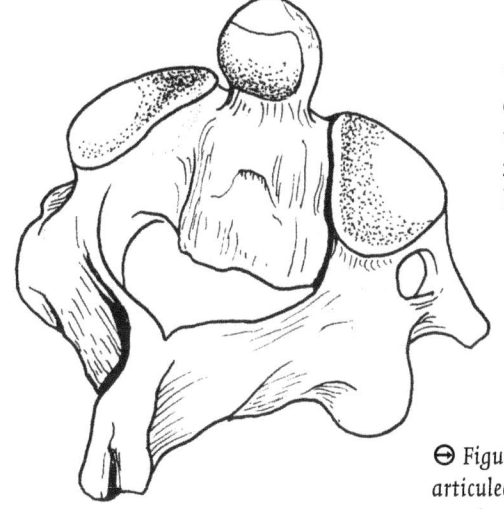

◉ Figuur 2.159 De axis is de tweede cervicale wervel en heet daarom ook wel C2. Op het corpus van de axis ligt een spilvormig uitsteeksel, de dens. Links en rechts van de dens bevindt zich een convex ovaal gewrichtsvlak dat articuleert met het bijbehorende gewrichtsvlak op de onderzijde van de atlas.

◉ Figuur 2.160 De dens articuleert aan de voorzijde met de arcus anterior van de atlas; aan de achterzijde met het lig. transversum atlantis dat hiertoe een gewrichtsvlakje van hyalien kraakbeen heeft.

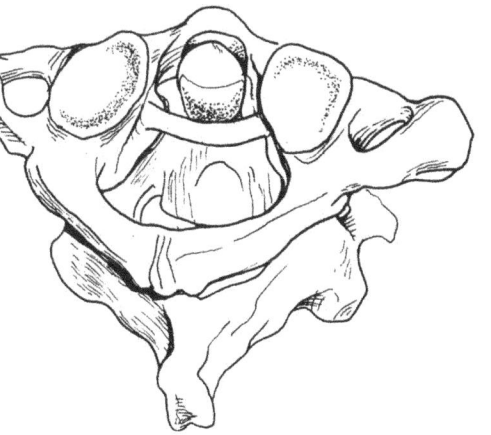

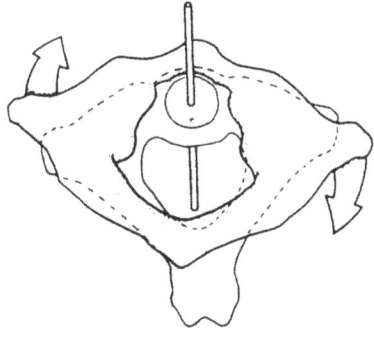

◉ Figuur 2.161 Zo wordt een as gevormd waar de atlas omheen kan draaien. Rotatie is de belangrijkste beweging in dit gewricht (nee-schudden met het hoofd). De beweging van de atlas is een combinatie van een rotatie en een translatie. De rotatie-as kan daarbij in de dens liggen.

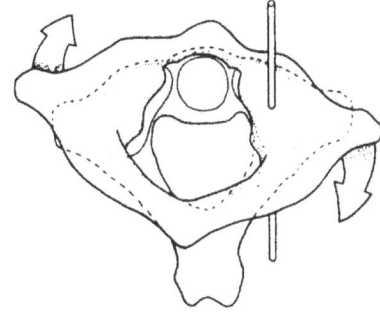

◉ Figuur 2.162 De rotatie-as kan kan ook in een van de twee atlantoaxiale gewrichtsvlakken liggen.

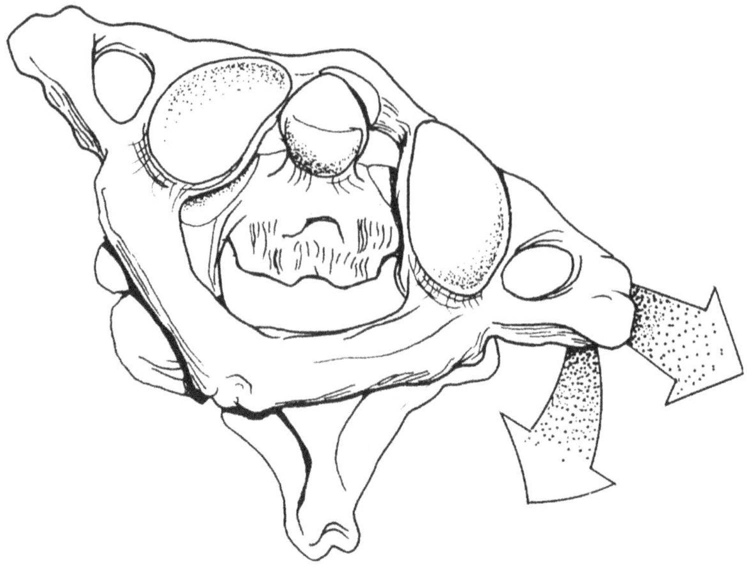

⊖ Figuur 2.163 Bij de rotatie transleert de atlas naar lateraal om de vorm van het wervelkanaal te behouden.

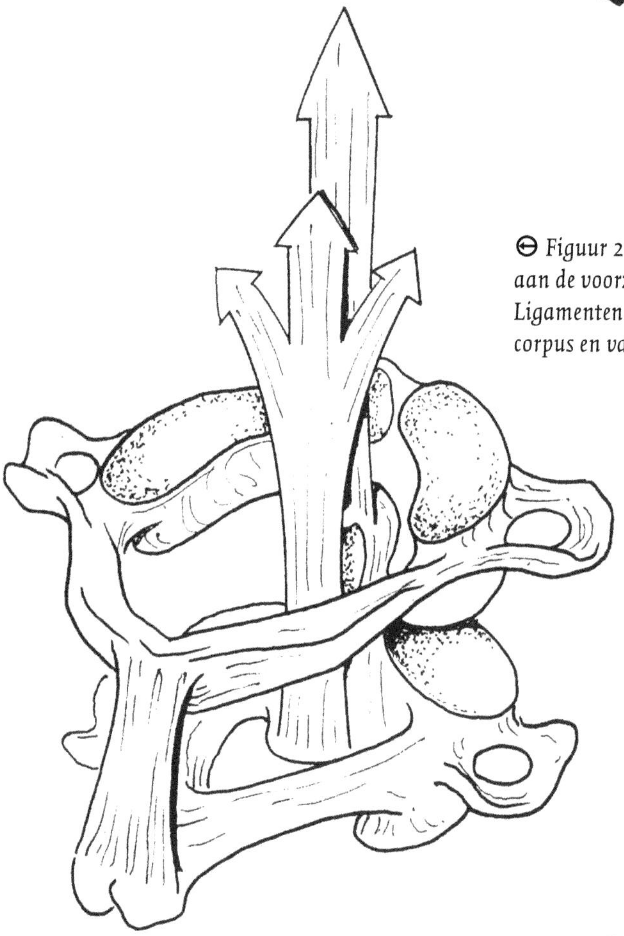

⊖ Figuur 2.164 Ligamenten verbinden de axis met de atlas aan de voorzijde (niet afgebeeld) en aan de achterzijde. Ligamenten verbinden de axis met het achterhoofd vanaf het corpus en vanaf de dens.

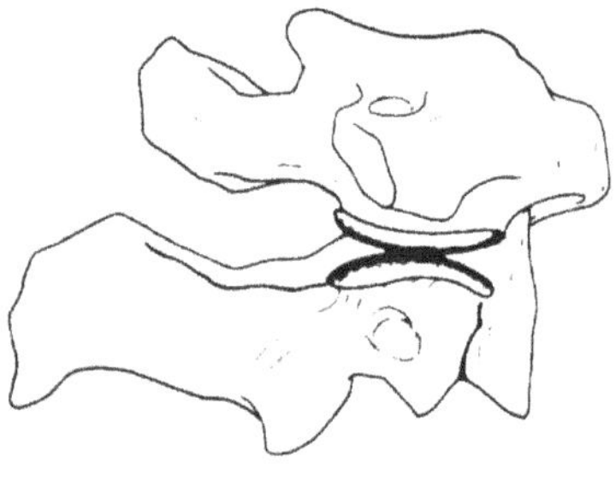

① Figuur 2.165 Door de convexiteit van beide gewrichtsvlakken komen de atlas en de axis tijdens rotatie dichter bij elkaar.

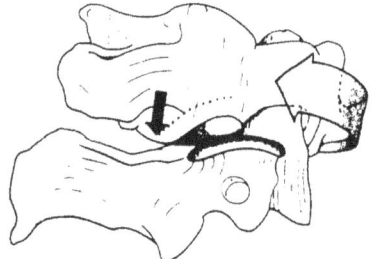

① Figuur 2.166 Van opzij is goed te zien dat bij rotatie de atlas en axis door deze convexiteit dichter bij elkaar komen.

2.26 Aanhechtingen van de rompspieren

Figuur 2.167

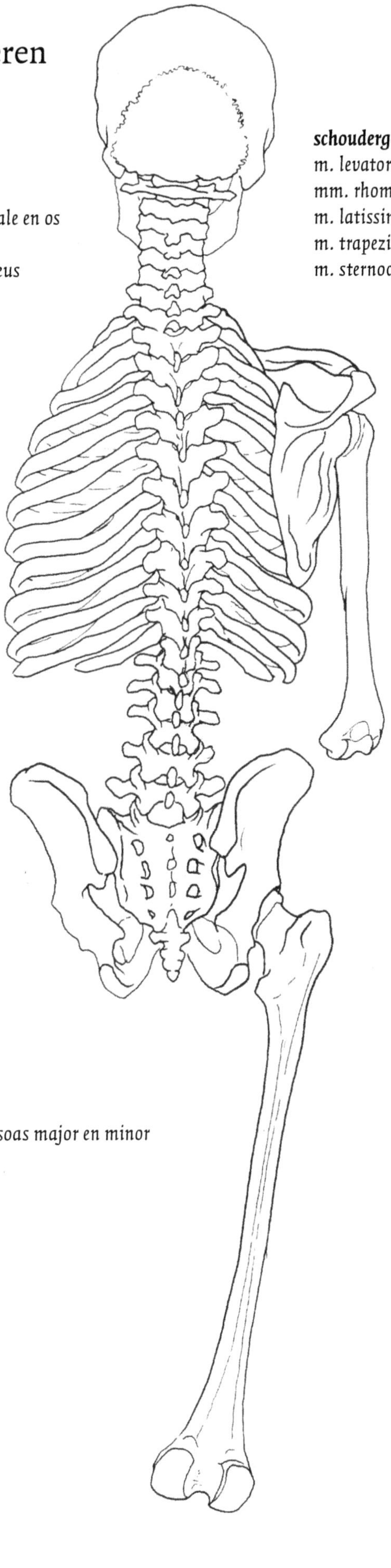

schedel
(voornamelijk os occipitale en os temporale)
m. sternocleidomastoideus
pre-vertebrale spieren
sub-occipitale spieren
m. rectus capitis
m. splenius capitis
m. trapezius

ribben
m. longissimus
m. iliocostalis
m. serratus posterior
m. latissimus dorsi
mm. scaleni
mm. intercostales
mm. levatores costarum
m. transversus thoracis
diafragma
buikspieren

bekken
lumbale spinale spieren
m. latissimus dorsi
mm. psoas major en minor
m. quadratus lumborum
buikspieren
bekkenbodemspieren

femur
mm. psoas major en minor

schoudergordel en humerus
m. levator scapulae
mm. rhomboidei
m. latissimus dorsi
m. trapezius
m. sternocleidomastoideus

wervels
spinale spieren
m. splenius
m. levator scapulae
m. serratus posterior
mm. rhomboidei
m. latissimus dorsi
m. longus colli
pre-vertebrale spieren
mm. scaleni
m. levator costarum
diafragma
mm. psoas major en minor
m. quadratus lumborum
buikspieren

2.27 De nekspieren en de dorsale rompspieren (1)

De dorsaal gelegen spieren van de romp liggen in een aantal lagen. In paragraaf 2.27 t/m 2.30 bespreken we de lagen van diep naar oppervlakkig. De spieren die behoren tot de diepste laag zijn alleen met de wervels verbonden. Ze bestaan uit vele kleine bundels van spiervezels die van de ene naar de andere wervel lopen.

⊖ Figuur 2.168 De m. intertransversarius: deze loopt achter het lig. intertransversarium tussen twee opeenvolgende procc. transversi. Functie: de m. intertransversarius geeft bij eenzijdige contractie homolaterale lateroflexie (dat wil zeggen dat de wervelkolom buigt naar de zijde waar de contraherende spier ligt).

De m. interspinalis: deze spier loopt aan weerszijden van het lig. interspinale tussen de procc. spinosi van twee opeenvolgende wervels. Functie: de m. interspinalis geeft dorsaalflexie. Innervatie: rami dorsales (C3-S4).

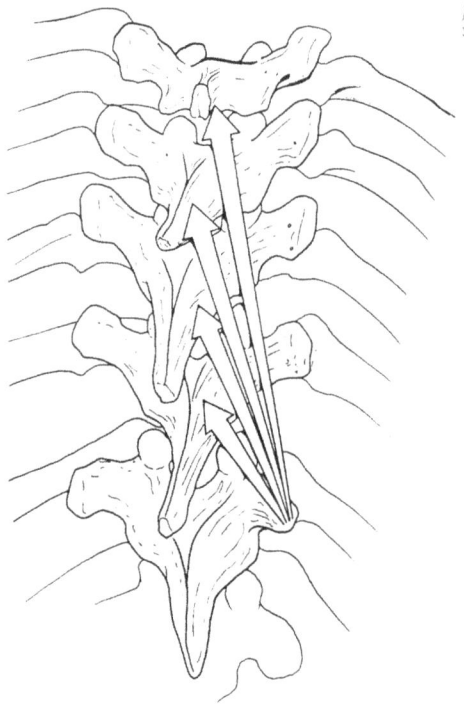

① Figuur 2.169 De mm. transversospinales: deze lopen tussen het os sacrum en de axis aan de achterzijde van de wervels. Op de wervels lopen ze van de proc. transversus naar de proc. spinosus. We kunnen vier typen onderscheiden die alle vier starten op dezelfde proc. transversus en vervolgens naar een erboven liggende proc. spinosus lopen:
- m. rotator brevis loopt naar de proc. spinosus van de wervel erboven;
- m. rotator longus slaat één wervel over;
- m. multifidus slaat twee wervels over;
- m. semispinalis slaat drie wervels over en bedekt de vorige drie systemen.

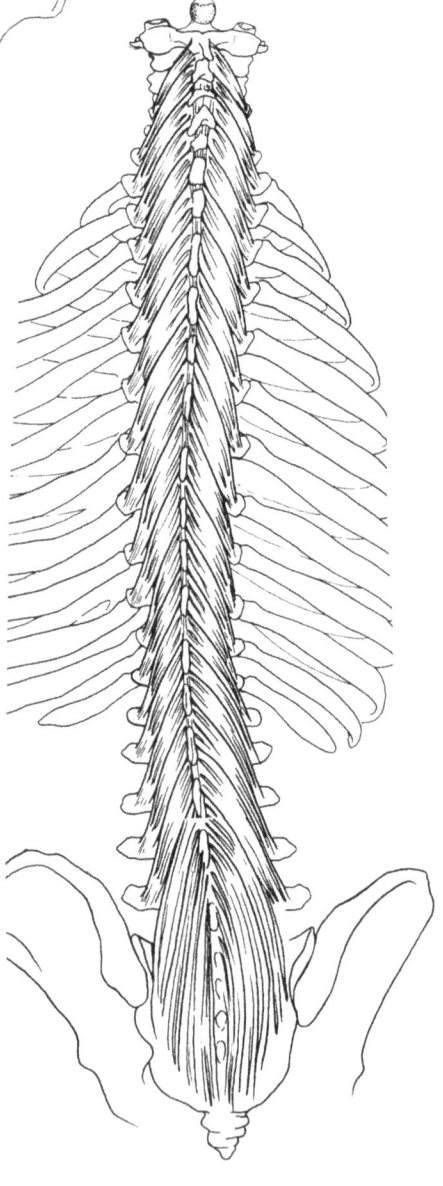

① Figuur 2.170 De spieren van het transversospinale systeem hebben de vorm van een omgekeerde letter V aan de achterzijde van de wervelkolom.

2.28 De keten van wervelkolomstrekkers

De spieren aan de convexe zijde van de krommingen van de wervelkolom werken in een keten. Uit elektromyografisch onderzoek blijkt dat de activiteit van de transversospinale spieren in de diverse delen van de wervelkolom verschillend is. Dit is met name het geval bij het strekken van de wervelkolom.

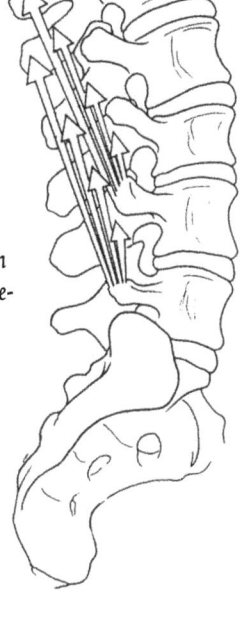

⊖ Figuur 2.171 De vezels van de spieren van het transversospinale systeem lopen schuin van beneden naar boven, waardoor ze (bij tweezijdige contractie) dorsaalflexie van de wervelkolom geven.

De aan de achterzijde gelegen keten wordt gecompleteerd door twee spieren aan de voorzijde op de hoogte waar de wervelkolom convex naar voren is (lordose). In de cervicale wervelkolom is dit de m. longus colli (zie Figuur 2.197 en 2.198).

De activiteit is groot ter hoogte van Th6 (de top van de thoracale kyfose).

De activiteit is minder groot ter hoogte van Th12.

De activiteit is matig ter hoogte van L3 (de top van de lumbale lordose).

De activiteit is dus het grootst waar de wervelkolom convex naar achteren is (kyfose).

In de lumbale wervelkolom werken de m. psoas major en de m. psoas minor mee aan het strekken van de keten (zie Figuur 2.217 e.v.).

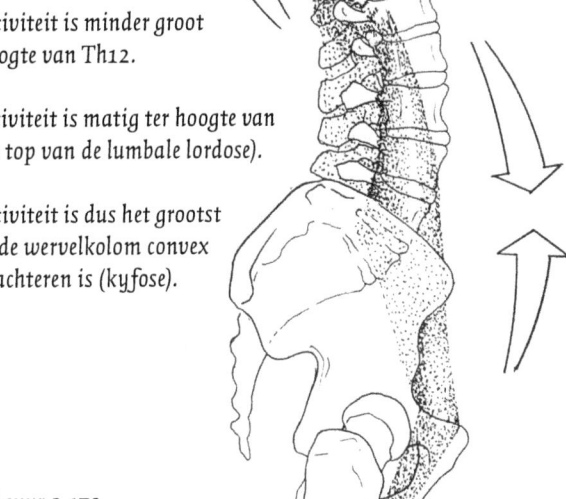

⊖ Figuur 2.173

De wervelkolom beschikt dus over een groep van diepgelegen spieren die zorgdragen voor het strekken en het gestrekt houden van de wervelkolom.

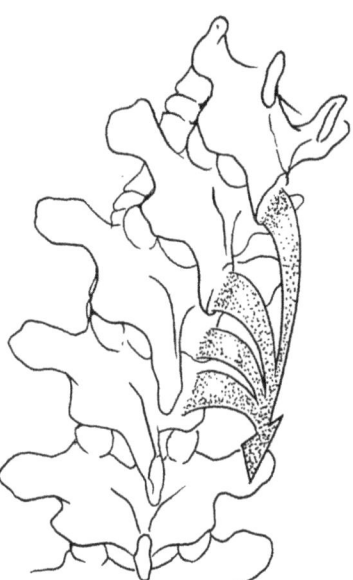

⊕ Figuur 2.172 De vezels van de spieren van het transversospinale systeem lopen ook schuin van mediaal naar lateraal, waardoor ze (bij eenzijdige contractie) homolaterale lateroflexie van de wervelkolom geven.
Ze lopen ook schuin van voor naar achter, waardoor ze (bij eenzijdige contractie) heterolaterale rotatie van het corpus geven. Dat wil zeggen dat de voorzijde van het corpus naar de zijde draait waar de spier niet contraheert.
Innervatie: rami dorsales van C3-S4.

2.29 De diepe nekspieren

De diepe nekspieren worden ook wel suboccipitale spieren genoemd.

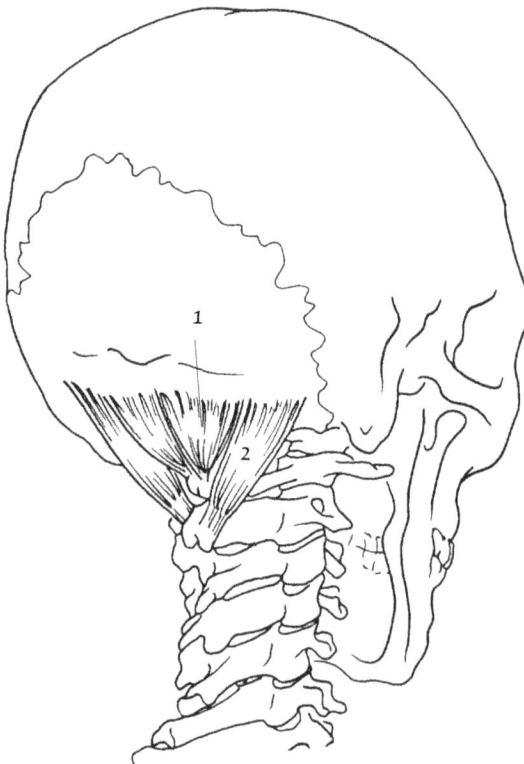

ⓘ Figuur 2.174 De m. rectus capitis posterior minor (1) loopt van het tuberculum posterius van de atlas naar de onderzijde van het os occipitale (linea nuchalis inferior).
De m. rectus capitis posterior major (2) loopt van de proc. spinosus van de axis naar dezelfde linea, maar iets meer naar lateraal.

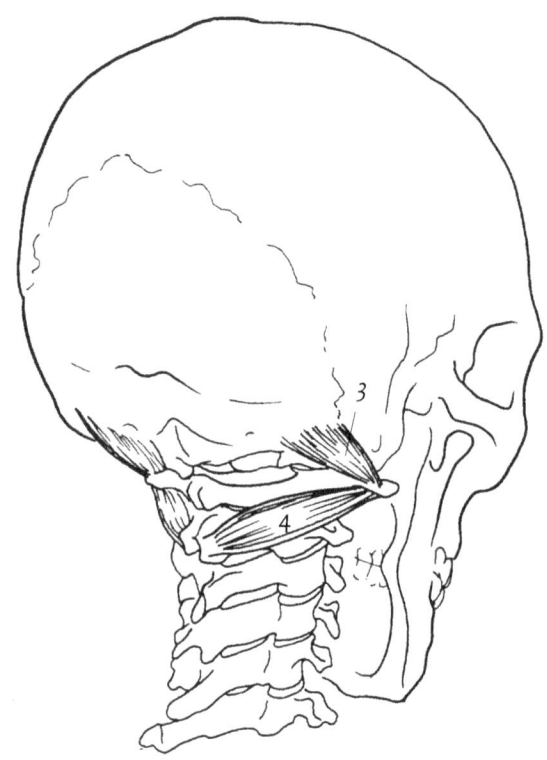

ⓘ Figuur 2.175 De m. obliquus capitis superior (3) loopt van de proc. transversus van de atlas en hecht lateraal aan van de m. rectus capitis posterior major.
De m. obliquus capitis inferior (4) loopt van proc. spinosus van de axis naar de proc. transversus van de atlas. Deze spier geeft dorsaalflexie, lateroflexie en homolaterale rotatie van de atlas (niet afgebeeld).

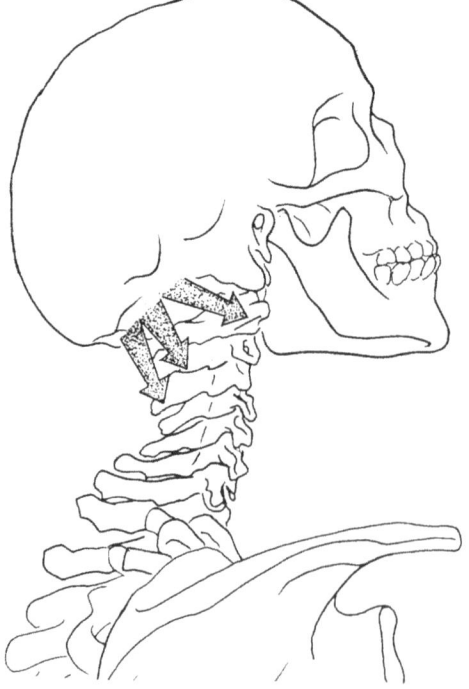

⊖ Figuur 2.176 De m. obliquus capitis superior, de m. rectus capitis posterior minor en major geven tezamen bij tweezijdige contractie dorsaalflexie van het hoofd ten opzichte van de atlas en de axis.

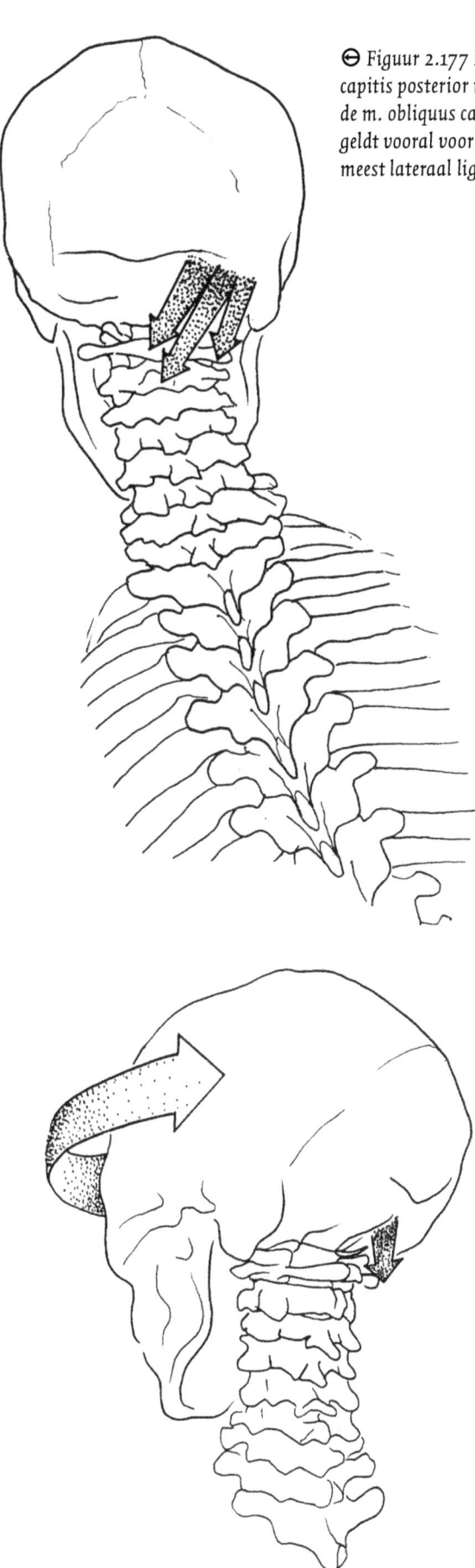

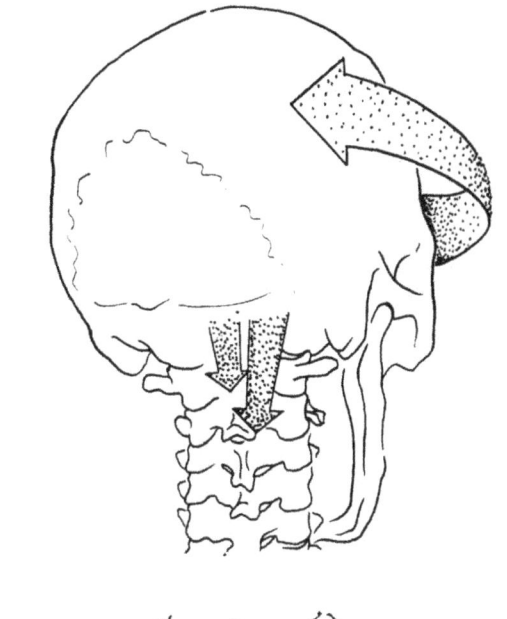

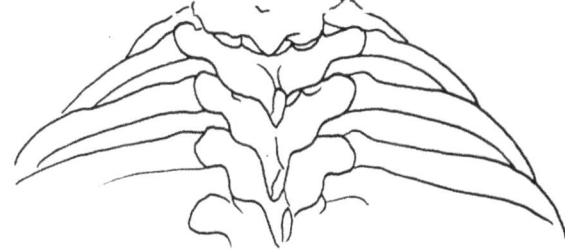

⊖ Figuur 2.177 Bij eenzijdige contractie geven de m. rectus capitis posterior minor, de m. rectus capitis posterior major en de m. obliquus capitis superior lateroflexie van het hoofd. Dit geldt vooral voor de m. obliquus capitis superior, omdat die het meest lateraal ligt.

① Figuur 2.178 De m. rectus capitis posterior major en de m. capitis posterior minor roteren het hoofd homolateraal. Dat wil zeggen rechtsom voor de rechts gelegen spieren.

⊖ Figuur 2.179 De m. obliquus capitis superior geeft heterolaterale rotatie van het hoofd.

De diepe nekspieren hebben slechts een kleine momentsarm (hefboom), maar kunnen het hoofd met grote precisie ten opzichte van de nek bewegen. Samen met de aan de voorzijde gelegen nekspieren (zie Figuur 2.199 en 2.200) reguleren ze voortdurend de stand van het hoofd.

2.30 De nekspieren en de dorsale rompspieren (2)

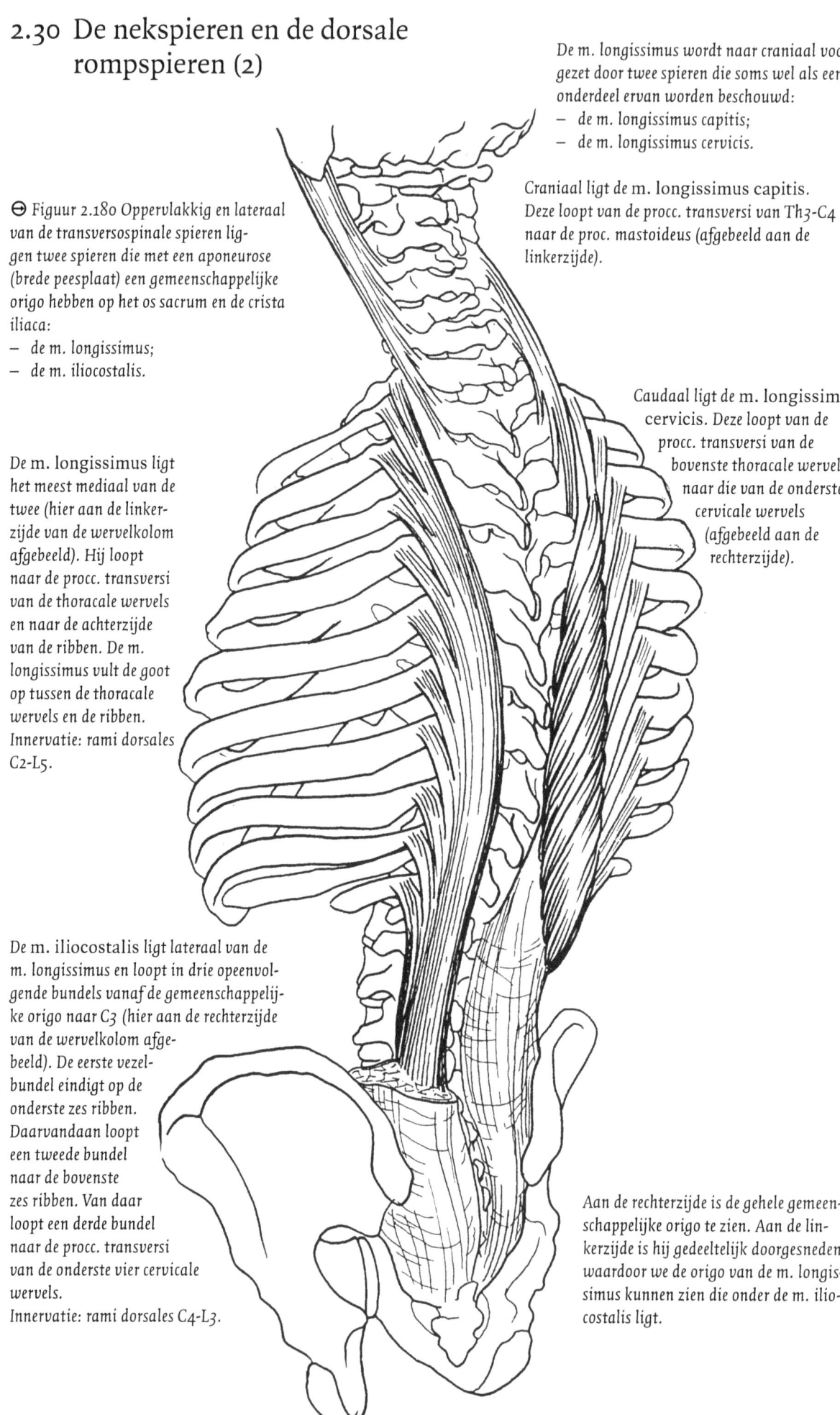

⊖ Figuur 2.180 Oppervlakkig en lateraal van de transversospinale spieren liggen twee spieren die met een aponeurose (brede peesplaat) een gemeenschappelijke origo hebben op het os sacrum en de crista iliaca:
– de m. longissimus;
– de m. iliocostalis.

De m. longissimus ligt het meest mediaal van de twee (hier aan de linkerzijde van de wervelkolom afgebeeld). Hij loopt naar de procc. transversi van de thoracale wervels en naar de achterzijde van de ribben. De m. longissimus vult de goot op tussen de thoracale wervels en de ribben.
Innervatie: rami dorsales C2-L5.

De m. iliocostalis ligt lateraal van de m. longissimus en loopt in drie opeenvolgende bundels vanaf de gemeenschappelijke origo naar C3 (hier aan de rechterzijde van de wervelkolom afgebeeld). De eerste vezelbundel eindigt op de onderste zes ribben. Daarvandaan loopt een tweede bundel naar de bovenste zes ribben. Van daar loopt een derde bundel naar de procc. transversi van de onderste vier cervicale wervels.
Innervatie: rami dorsales C4-L3.

De m. longissimus wordt naar craniaal voortgezet door twee spieren die soms wel als een onderdeel ervan worden beschouwd:
– de m. longissimus capitis;
– de m. longissimus cervicis.

Craniaal ligt de m. longissimus capitis. Deze loopt van de procc. transversi van Th3-C4 naar de proc. mastoideus (afgebeeld aan de linkerzijde).

Caudaal ligt de m. longissimus cervicis. Deze loopt van de procc. transversi van de bovenste thoracale wervels naar die van de onderste cervicale wervels (afgebeeld aan de rechterzijde).

Aan de rechterzijde is de gehele gemeenschappelijke origo te zien. Aan de linkerzijde is hij gedeeltelijk doorgesneden, waardoor we de origo van de m. longissimus kunnen zien die onder de m. iliocostalis ligt.

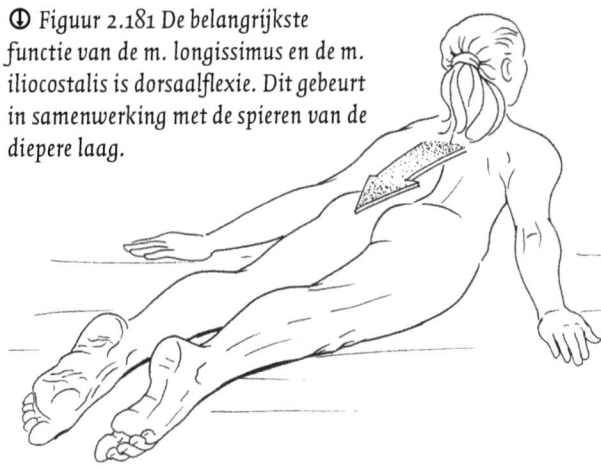

ⓘ Figuur 2.181 De belangrijkste functie van de m. longissimus en de m. iliocostalis is dorsaalflexie. Dit gebeurt in samenwerking met de spieren van de diepere laag.

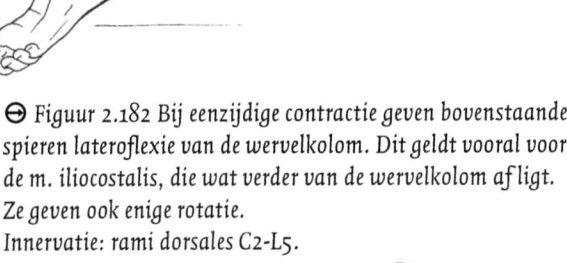

⊖ Figuur 2.182 Bij eenzijdige contractie geven bovenstaande spieren lateroflexie van de wervelkolom. Dit geldt vooral voor de m. iliocostalis, die wat verder van de wervelkolom af ligt. Ze geven ook enige rotatie.
Innervatie: rami dorsales C2-L5.

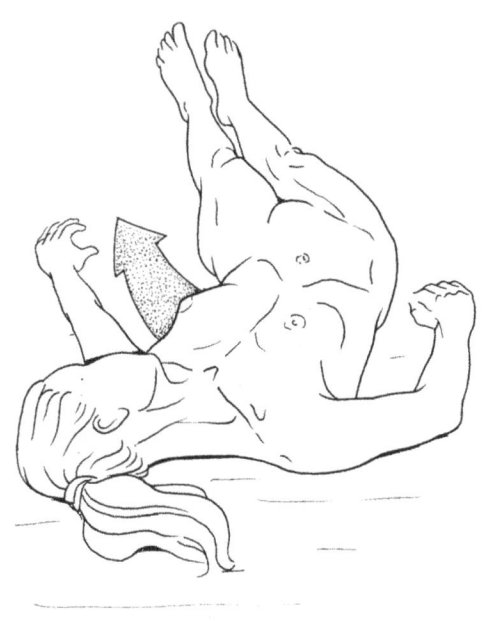

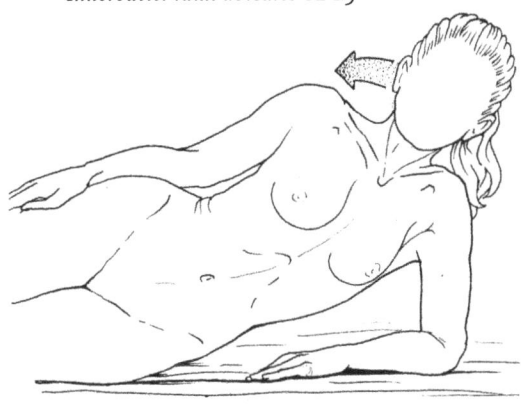

ⓘ Figuur 2.183 De m. longissimus cervicis kan lateroflexie van de cervicale wervelkolom geven (eenzijdige contractie). Bij dubbelzijdige contractie geeft hij dorsaalflexie van de cervicale wervelkolom.

Er ligt een tweede laag spieren over de spieren die we op de vorige bladzijden hebben besproken. Dit zijn de m. semispinalis en de m. spinalis. Deze spierlaag ligt in de lengterichting van de wervelkolom.

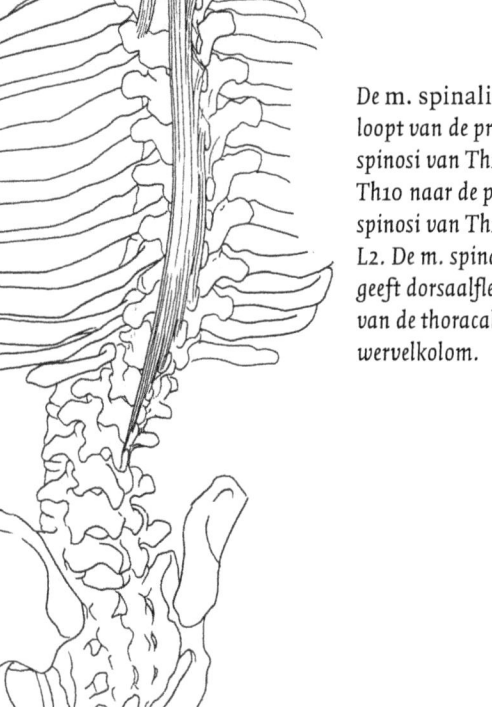

⊖ Figuur 2.184 De m. semispinalis capitis loopt van de procc. spinosi van C7-Th1 en van de procc. transversi van C4-Th4 naar de onderzijde van het os occipitale.

De m. spinalis loopt van de procc. spinosi van Th1-Th10 naar de procc. spinosi van Th11-L2. De m. spinalis geeft dorsaalflexie van de thoracale wervelkolom.

Innervatie: rami dorsales C2-Th10.

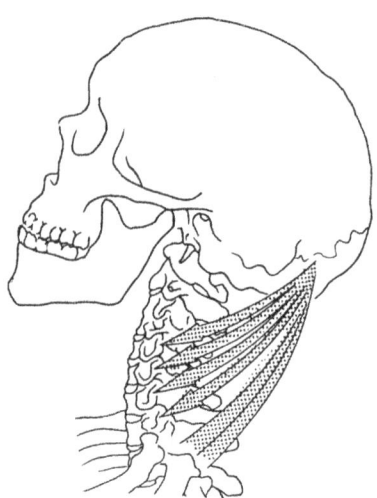

⊖ Figuur 2.185 Als de cervicale wervelkolom het punctum fixum is geeft de m. semispinalis capitis, bij tweezijdige contractie, dorsaalflexie van het hoofd.
Als de cervicale wervelkolom het punctum fixum is geeft de m. semispinalis capitis, bij eenzijdige contractie, naast dorsaalflexie ook enige homolaterale lateroflexie en homolaterale rotatie.

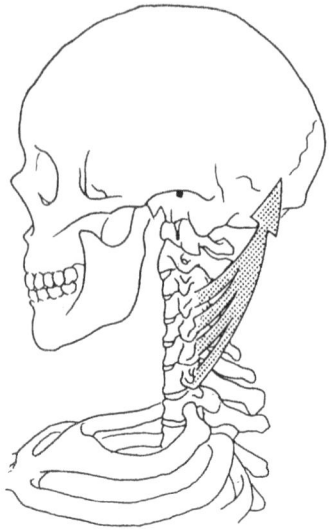

⊖ Figuur 2.186 Als het hoofd het punctum fixum is zwakt m. semispinalis capitis de cervicale lordose af.
Innervatie: rami dorsales C1-C5.

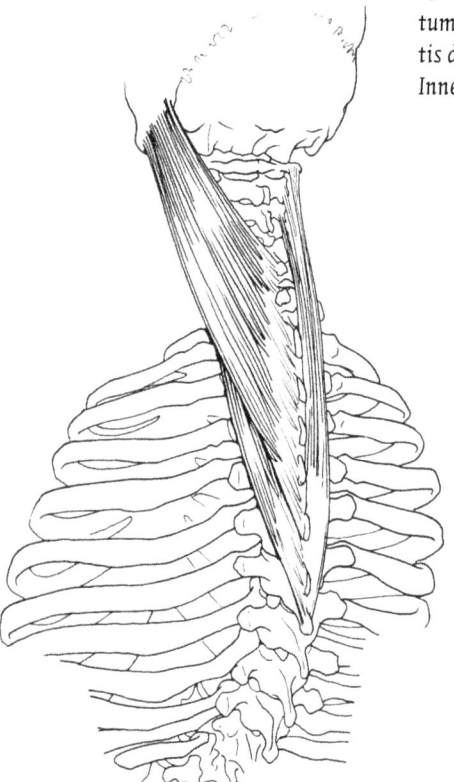

De spieren van de rug die we tot dusverre hebben bestudeerd vormen (samen met nog enige te behandelen spieren) de diepere laag van rugspieren. Ze hebben een kleine momentsarm waardoor ze, bijvoorbeeld, minder geschikt zijn om de wervelkolom vanuit een horizontale stand op te richten. Ze werken echter met grote precisie.
In een verticale positie van de wervelkolom reageren ze voortdurend op standsveranderingen van de wervels ten opzichte van elkaar bij balansverstoringen. Als we rechtop staan zijn ze voortdurend in actie. Dit kan doordat het zogenaamde tonische spieren zijn die langdurig en zonder vermoeidheidsverschijnselen kunnen werken. Zo wordt het hoofd de gehele dag op de nek in balans gehouden.

Oppervlakkig van de m. semispinalis en de m. spinalis liggen de m. splenius en de m. levator scapulae.

① Figuur 2.187 De m. splenius bestaat uit twee delen. De m. splenius capitis loopt van de procc. spinosi van C6-Th7 naar de onderzijde van het os occipitale en de proc. mastoideus van het os temporale. Bij tweezijdige contractie geeft de m. splenius capitis dorsaalflexie van het hoofd en van de cervicale wervelkolom (indien het caudale deel van de wervelkolom het punctum fixum is).
De m. splenius cervicis loopt van de procc. spinosi van Th5-Th7 naar de procc. transversi van de eerste drie cervicale wervels. De functie is gelijk aan die van de m. splenius capitis, maar zonder het effect op het hoofd.
Innervatie: rami dorsales C1-C8.

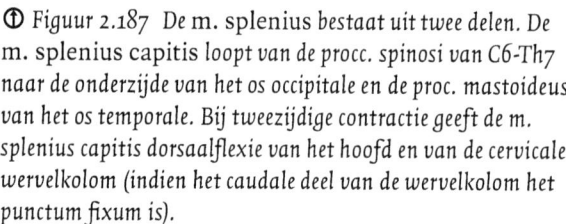

① Figuur 2.188 Bij eenzijdige contractie geeft de m. splenius capitis homolaterale lateroflexie en homolaterale rotatie van het hoofd en de cervicale wervelkolom.

De m. levator scapulae komt uitgebreid aan de orde bij de spieren van de schoudergordel (zie Figuur 3.64 e.v.).

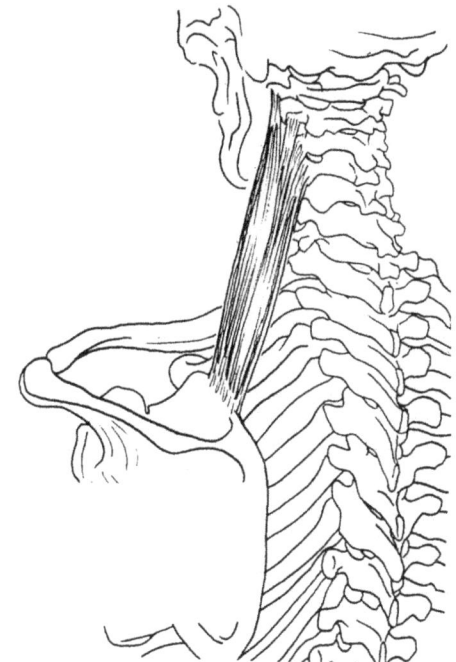

⊖ Figuur 2.189 Indien het schouderblad is gefixeerd, is het effect van de m. levator scapulae op de cervicale wervelkolom gelijk aan dat van de m. splenius cervicis.

De volgende spierlaag wordt gevormd door de m. serratus posterior superior en de m. serratus posterior inferior.

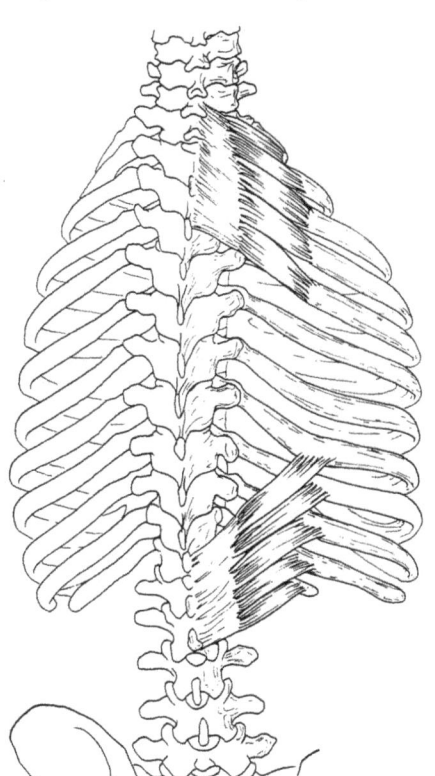

⊖ Figuur 2.190 De m. serratus posterior superior loopt van de procc. spinosi van C7-Th3 naar de eerste vijf ribben. Deze spier heft de ribben en is daarom een inademingsspier.
Innervatie: nn. intercostales (Th1-Th4).

De m. serratus posterior inferior loopt van de procc. spinosi Th12-L2 naar de laatste vier ribben. Deze spier brengt de ribben naar beneden en is daarom een uitademingsspier.
Innervatie: nn. intercostales (Th9-Th11) en n. subcostalis.

De m. rhomboideus, de m. latissimus dorsi en de m. trapezius bespreken we in hoofdstuk 3 (de schouder). Hier kijken we naar het effect van deze spieren op de romp, indien het punctum fixum distaal ligt.

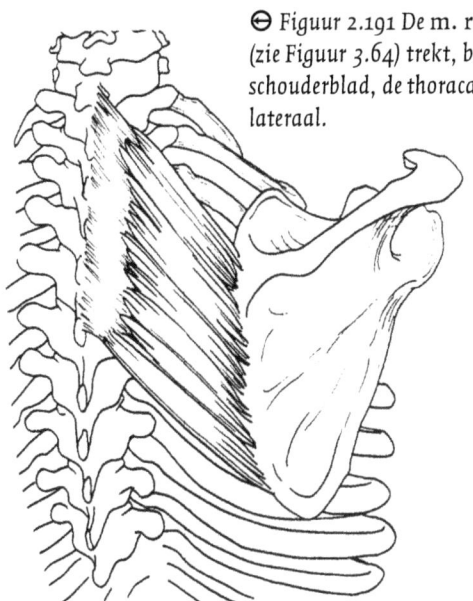

⊖ Figuur 2.191 De m. rhomboideus (zie Figuur 3.64) trekt, bij gefixeerd schouderblad, de thoracale wervels naar lateraal.

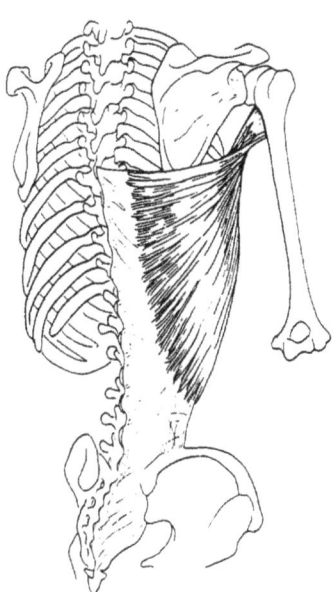

⊖ Figuur 2.192 De m. latissimus dorsi (zie Figuur 3.95) geeft bij tweezijdige contractie dorsaalflexie van de thoracale en lumbale wervelkom.

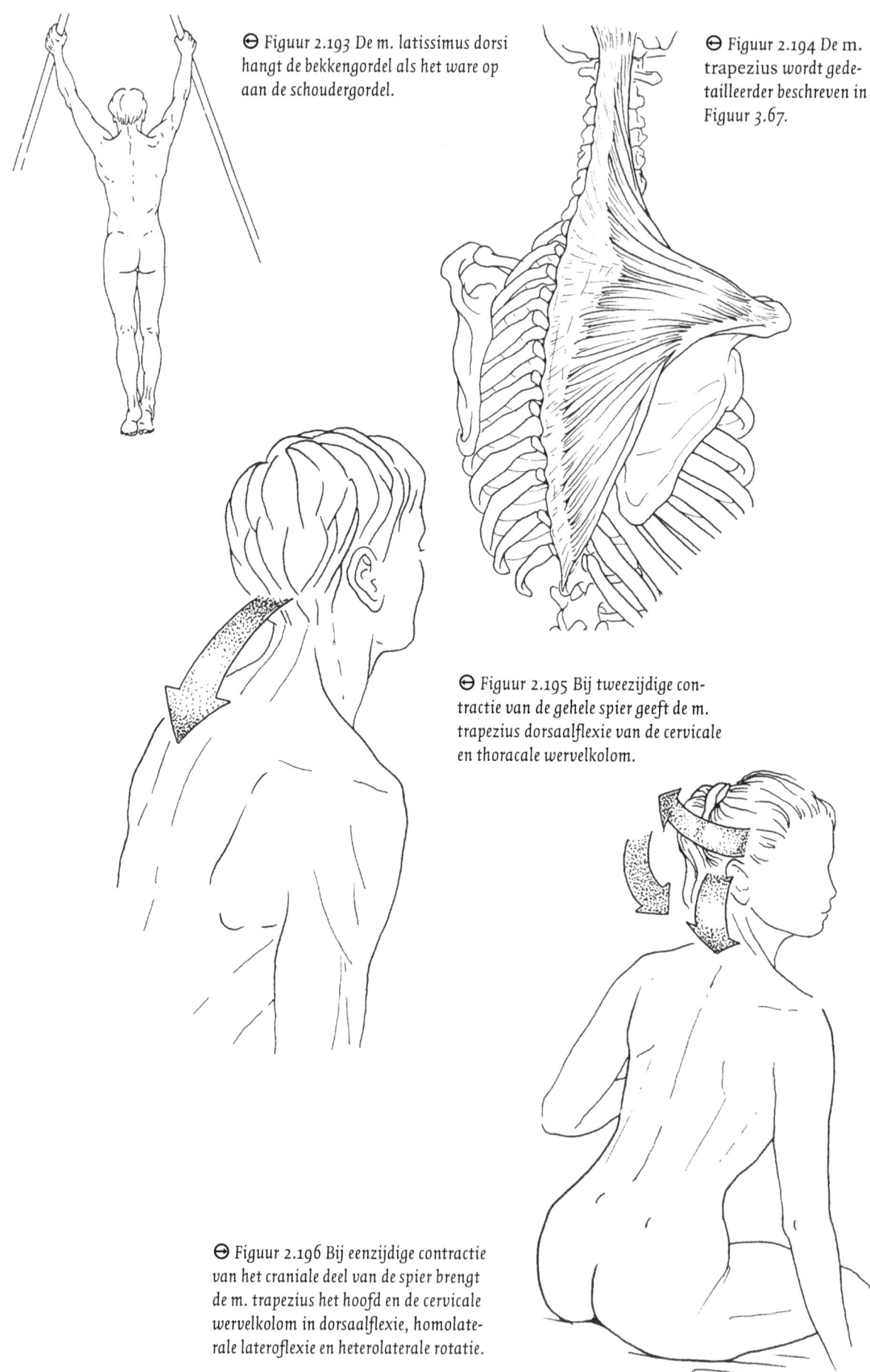

Figuur 2.193 De m. latissimus dorsi hangt de bekkengordel als het ware op aan de schoudergordel.

Figuur 2.194 De m. trapezius wordt gedetailleerder beschreven in Figuur 3.67.

Figuur 2.195 Bij tweezijdige contractie van de gehele spier geeft de m. trapezius dorsaalflexie van de cervicale en thoracale wervelkolom.

Figuur 2.196 Bij eenzijdige contractie van het craniale deel van de spier brengt de m. trapezius het hoofd en de cervicale wervelkolom in dorsaalflexie, homolaterale lateroflexie en heterolaterale rotatie.

2.31 De spieren van de hals

Aan de voorkant en de zijkant van de hals kunnen we een aantal diepgelegen spieren onderscheiden die in de lengterichting van de cervicale wervelkolom lopen. De eerste zit alleen aan de wervels vast.

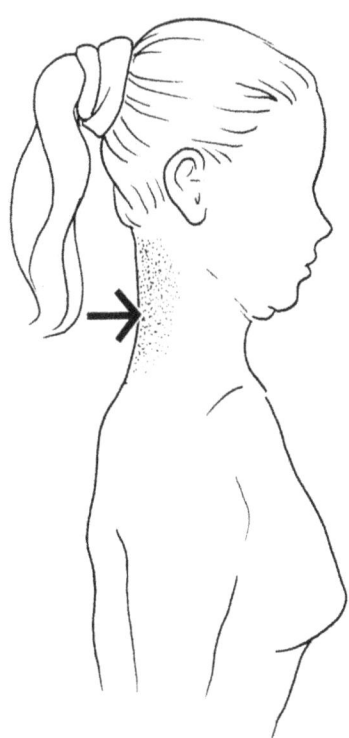

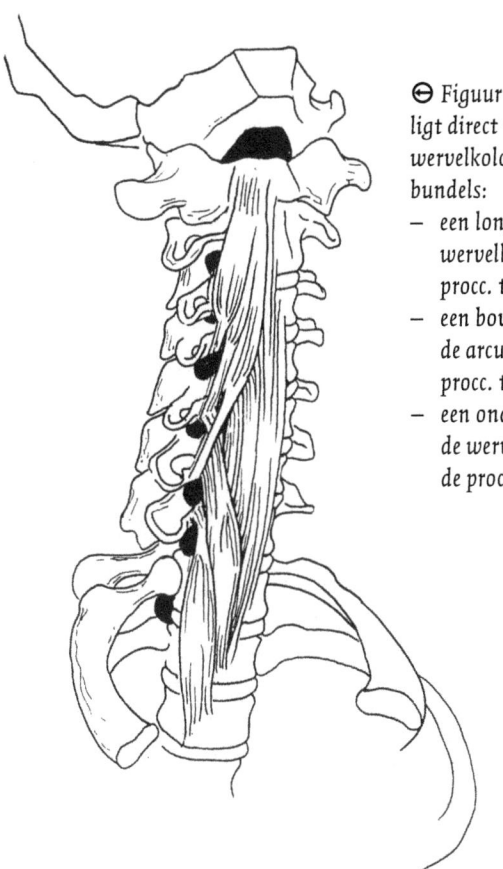

⊖ Figuur 2.197 De m. longus colli ligt direct ventraal van de cervicale wervelkolom en bestaat uit drie vezelbundels:
- een longitudinale bundel die van de wervellichamen van C2-Th3 naar de procc. transversi van C4-C7 loopt;
- een bovenste schuine bundel die van de arcus anterior van de atlas naar de procc. transversi van C3-C6 loopt;
- een onderste schuine bundel die van de wervellichamen van Th1-Th3 naar de procc. transversi van C5-C7 loopt.

⊕ Figuur 2.198 Bij tweezijdige contractie vlakt de m. longus colli de cervicale lordose af en geeft ventraalflexie van de cervicale wervelkolom.
Bij eenzijdige contractie geeft de m. longus colli ventraalflexie en lateroflexie van de cervicale wervelkolom.
Innervatie: plexus cervicalis (C1-C4).

Aan de cervicale wervelkolom en het os occipitale zitten de volgende spieren vast: de m. rectus capitis anterior, m. rectus capitis lateralis en de m. longus capitis.

⊖ Figuur 2.199 De m. rectus capitis anterior is een kleine spier, die van het os occipitale (ventraal van de m. rectus capitis posterior minor) naar de ventrale zijde van de atlas loopt.
Bij tweezijdige contractie geeft hij ventraalflexie van het hoofd ten opzichte van de atlas. Bij eenzijdige contractie geeft hij tevens homolaterale lateroflexie en homolaterale rotatie.
Innervatie: plexus cervicalis (C1).

De m. rectus capitis lateralis is een kleine spier die van het os occipitale naar de proc. transversus van de atlas loopt.
Bij tweezijdige contractie geeft hij ventraalflexie van het hoofd ten opzichte van de atlas.
Bij eenzijdige contractie geeft hij ook lateroflexie van het hoofd.

De m. longus capitis loopt van het os occipitale (ventraal van de m. rectus capitis posterior minor) naar de procc. transversi van C3-C6.

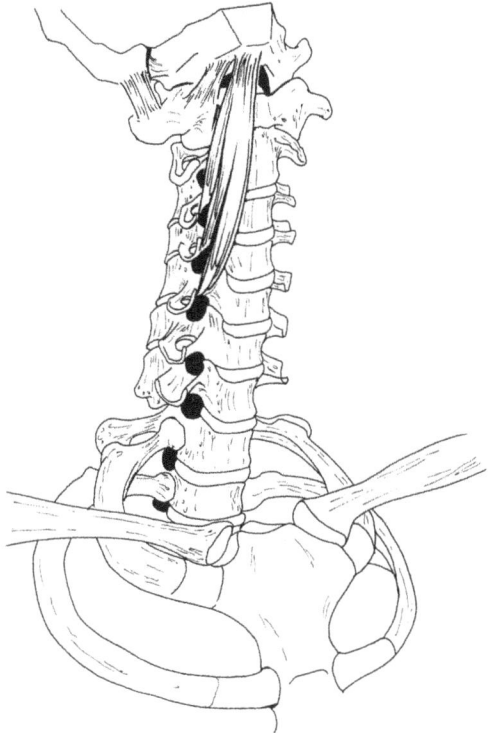

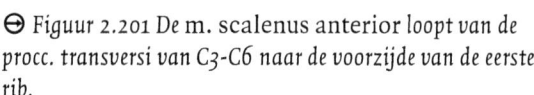

⊖ Figuur 2.200 Bij tweezijdige contractie vlakt de m. longus capitis de lordose van de hoge cervicale wervelkolom af en geeft een lichte ventraalflexie van het hoofd. Bij eenzijdige contractie geeft hij ook een lateroflexie aan het hoge deel van de cervicale wervelkolom.
Innervatie: plexus cervicalis (C1-C4).

De m. longus colli en de m. longus capitis kunnen ook samenwerken met de mm. scaleni. Ze stabiliseren dan de cervicale wervelkolom. Deze wordt dan het punctum fixum voor de mm. scaleni die in dat geval kunnen werken als inademingsspieren (zie Figuur 2.205).

De drie mm. scaleni lopen van de cervicale wervels naar de eerste twee ribben.

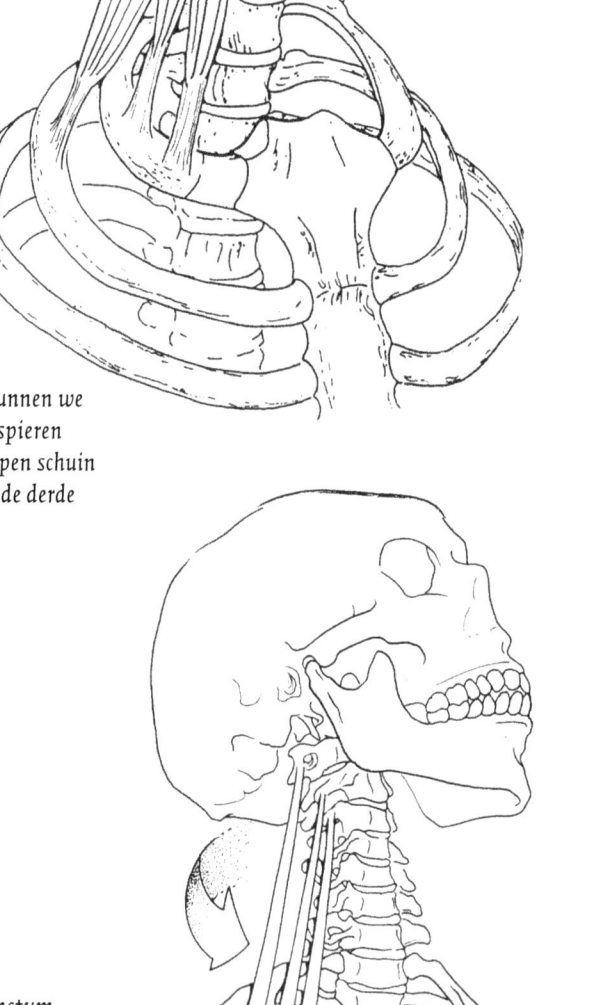

⊖ Figuur 2.201 De m. scalenus anterior loopt van de procc. transversi van C3-C6 naar de voorzijde van de eerste rib.
De m. scalenus medius begint op de procc. transversi van C2-C7 en eindigt iets achter de vorige spier op de eerste rib.
De m. scalenus posterior loopt van de procc. transversi van C4-C6 naar de tweede rib.
Innervatie: plexus brachialis (C4-C8).

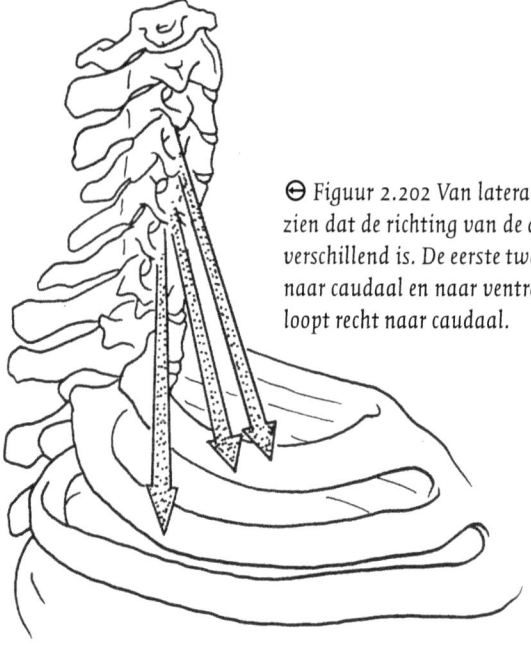

⊖ Figuur 2.202 Van lateraal kunnen we zien dat de richting van de drie spieren verschillend is. De eerste twee lopen schuin naar caudaal en naar ventraal, de derde loopt recht naar caudaal.

⊖ Figuur 2.203 Indien de ribben het punctum fixum zijn, geven de mm. scaleni bij eenzijdige contractie lateroflexie van de cervicale wervelkolom (vooral de m. scalenus posterior). De mm. scaleni anterior en medius geven ook een heterolaterale rotatie.

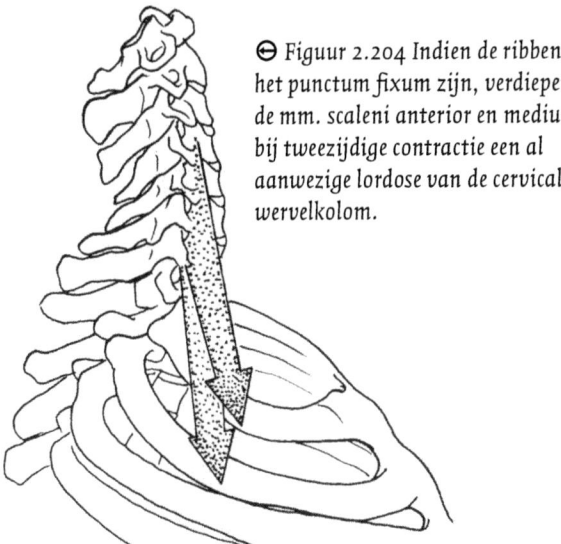

⊖ Figuur 2.204 Indien de ribben het punctum fixum zijn, verdiepen de mm. scaleni anterior en medius bij tweezijdige contractie een al aanwezige lordose van de cervicale wervelkolom.

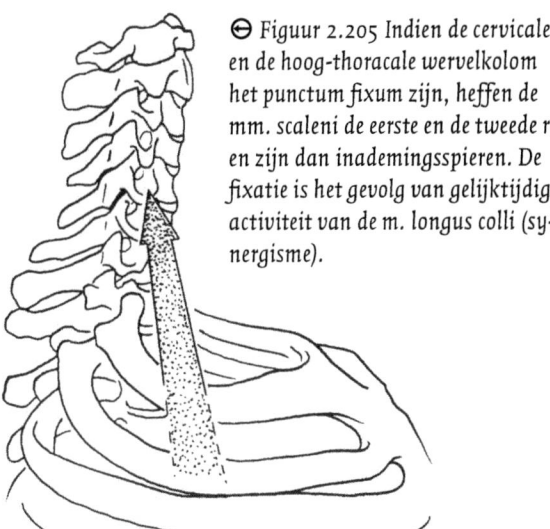

⊖ Figuur 2.205 Indien de cervicale en de hoog-thoracale wervelkolom het punctum fixum zijn, heffen de mm. scaleni de eerste en de tweede rib en zijn dan inademingsspieren. De fixatie is het gevolg van gelijktijdige activiteit van de m. longus colli (synergisme).

① Figuur 2.206 Voor de volledigheid vermelden we de twee groepen van suprahyoidale en infrahyoidale spieren (os hyoideum = tongbeen). Deze spieren lopen vanaf het tongbeen naar craniaal of naar caudaal. De bespreking van deze spieren valt buiten het bestek van dit boek.

Suprahyoidale spieren:
- m. hypoglossus
- m. geniohyoideus
- m. mylohyoideus
- m. digastricus
- m. stylohyoideus

Infrahyoidale spieren:
- m. sternothyroideus
- m. thyrohyoideus
- m. omohyoideus

Naast andere functies kunnen deze spieren ventraalflexie geven van het hoofd en de cervicale wervelkolom.

De m. sternocleidomastoideus ligt oppervlakkig van de hiervoor genoemde spieren. De aanhechtingspunten zijn terug te vinden in de naam van deze spier, namelijk het sternum, de clavicula (cleido) en de proc. mastoideus.

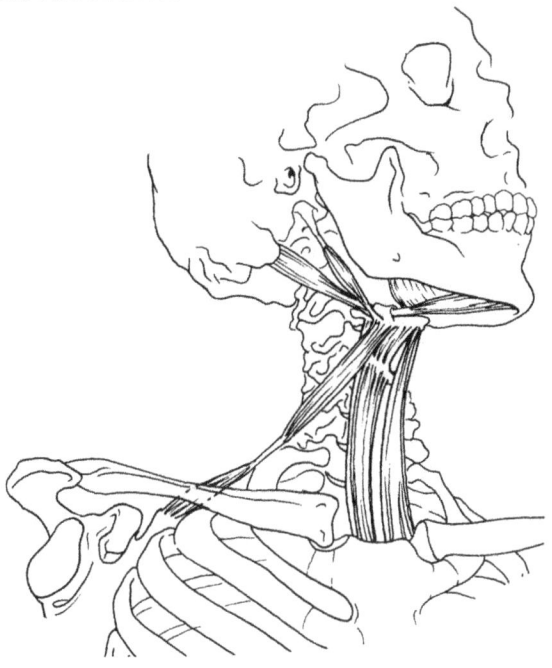

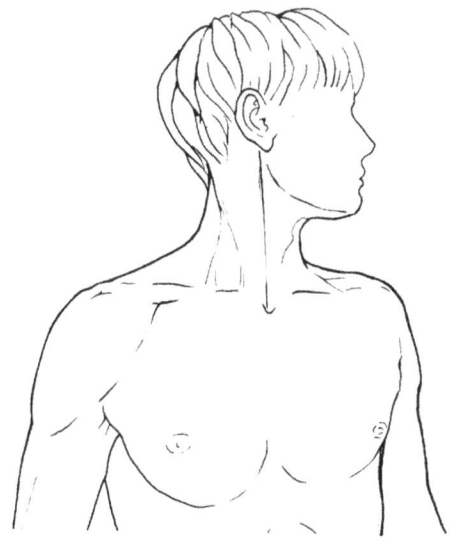

⊖ Figuur 2.207 De m. sternocleidomastoideus heeft een schuin verloop. Deze spier is aan de laterale en ventrale zijde van de hals goed te palperen.

⊖ Figuur 2.208 De m. sternocleidomastoideus zit op het hoofd vast aan de proc. mastoideus en aan de linea nuchalis superior en loopt schuin naar ventraal en caudaal en een beetje naar mediaal.
De spier eindigt op het manubrium sterni en op het mediale deel van de clavicula (sleutelbeen), waar de pezen van de linker en de rechter m. sternocleidomastoideus de begrenzing vormen van de suprasternale (boven het borstbeen gelegen) holte.

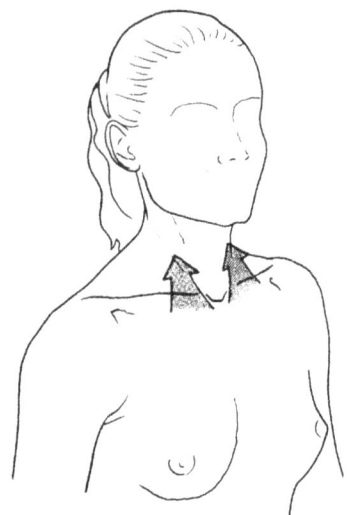

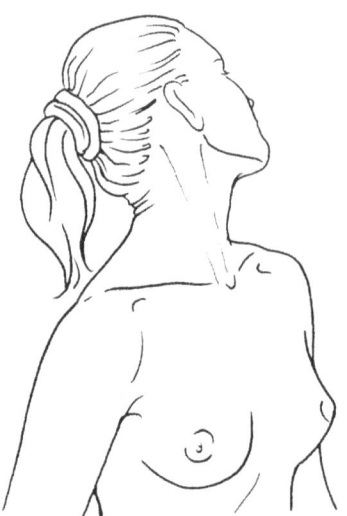

① Figuur 2.210 Indien het hoofd het punctum fixum is, heft de m. sternocleidomastoideus het sternum en het mediale deel van de clavicula. De spier is dan een inademingsspier.

① Figuur 2.209 Indien de thorax het punctum fixum is, geeft de m. sternocleidomastoideus bij eenzijdige contractie heterolaterale rotatie, homolaterale laterofiexie en dorsaalflexie van het hoofd.

2.32 De spieren van de thorax

De intercostale spieren liggen in de ruimte tussen twee boven elkaar gelegen ribben. We kunnen twee lagen van spieren onderscheiden.

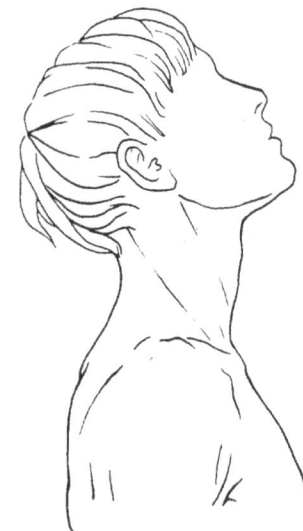

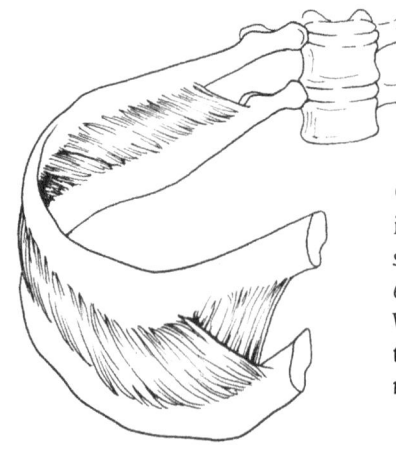

⊖ Figuur 2.212 Van de mm. intercostales interni lopen de spiervezels schuin naar caudaal en naar dorsaal.
Van de mm. intercostales externi lopen de spiervezels schuin naar caudaal en naar ventraal.

① Figuur 2.211 Indien de thorax het punctum fixum is, brengt de m. sternocleidomastoideus bij tweezijdige contractie het hoofd in dorsaalflexie. Tevens verdiept deze spier de lordose van de cervicale wervelkolom.
Innervatie: n. accessorius (elfde hersenzenuw) en plexus cervicalis (C1-C2).

De intercostale spieren vormen een verbinding tussen de ribben onderling en maken zo een stevig geheel van de thorax. Hierdoor is het mogelijk dat een spier die de eerste rib in beweging brengt, zoals de m. scalenus anterior, ook een effect heeft op de overige ribben.
Innervatie: nn. intercostales 1-11.

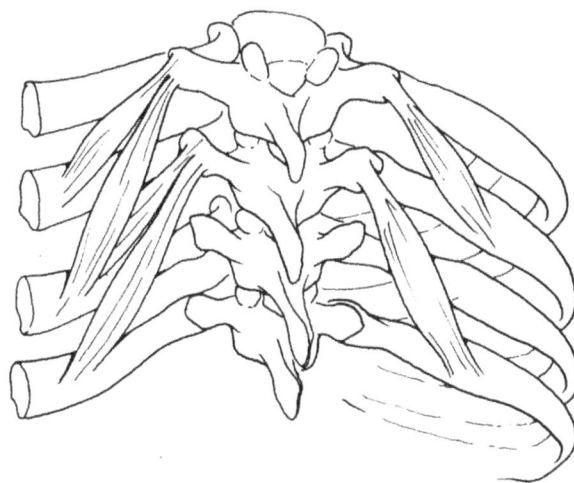

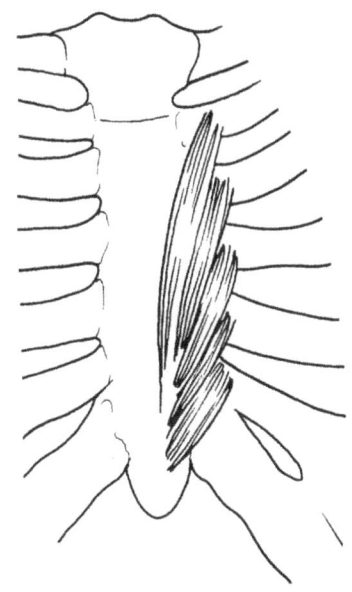

⊖ Figuur 2.213 De mm. levatores costarum lopen van de proc. transversus van een thoracale wervel naar de rib die eronder ligt of naar de rib die daar weer onder ligt.
Afhankelijk van wat het punctum fixum is, dragen ze of bij aan het roteren van de borstwervels of aan het heffen van de ribben.
Innervatie: rami dorsales van de thoracale spinale zenuwen.

⊖ Figuur 2.214 De m. transversus thoracis begint op de achterzijde van het sternum en de proc. xiphoideus. De vezels van deze spier lopen in bundels naar het kraakbeen van de ribben 2-6. De vezelrichting is schuin naar craniaal en lateraal. De m. transversus thoracis trekt het ribkraakbeen naar beneden. Het is dus een uitademingsspier.
Innervatie: nn. intercostales 2-6.

De m. serratus anterior en de m. pectoralis major worden besproken bij de spieren van de schoudergordel (zie Figuur 3.54 en 3.92).

2.33 Het diafragma

⊖ Figuur 2.215 Het diafragma is een grote, platte spier die aan de binnenzijde van de thorax ligt. Hij ligt als een koepel tussen de borstholte en de buikholte.

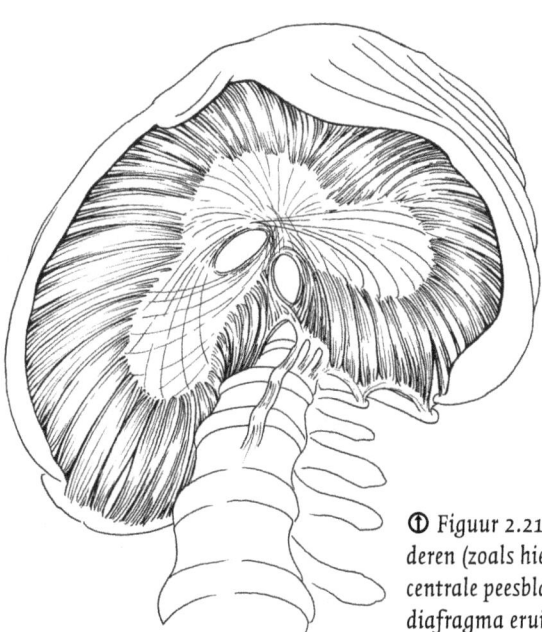

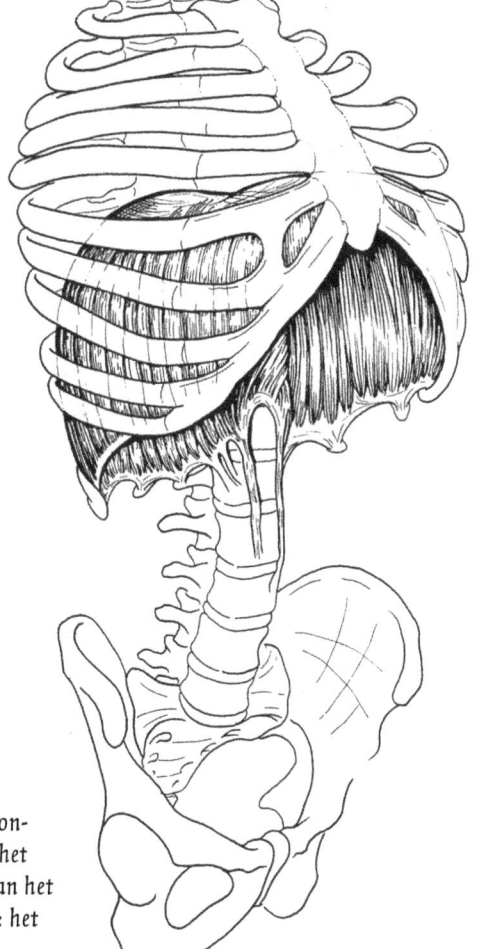

① Figuur 2.216 Van boven of van onderen (zoals hier weergegeven) ziet het centrale peesblad (aponeurose) van het diafragma eruit als een klaverblad: het centrum tendineum.

Vanaf het peesblad van het diafragma stralen drie vezelbundels uit naar een aantal wervels, ribben en het borstbeen. De *pars sternalis* zit vast aan de proc. xiphoideus (binnenzijde). De *pars costalis* loopt naar de ribben 7-12 (binnenzijde): dit deel loopt ter hoogte van de m. transversus abdominis die aan de buitenzijde ligt. De *pars lumbalis* loopt naar de lumbale wervels.
De pars lumbalis hecht door middel van twee dikke strengen, die aan beide zijden van de wervelkolom lopen, vast aan de lumbale wervelkolom:
- een *mediale streng*: deze is afkomstig van de wervellichamen van L1-L4 (rechts) en L1-L3 (links);
- een *laterale streng*: deze is afkomstig van een tweetal peesbogen.

De twee peesbogen die bij de laterale streng behoren, zijn:
- één peesboog die van corpus L5 naar proc. transversus van L5 loopt. Hieronder ligt de m. psoas major;
- één peesboog die van proc. transversus L5 naar de twaalfde rib loopt. Hieronder ligt de m. quadratus lumborum.

Het diafragma heeft een aantal openingen waardoor vaten (aorta, vena cava, vena azygos), zenuwen en de slokdarm lopen.
Functie: het diafragma is de belangrijkste ademhalingsspier (zie Figuur 2.241).
Innervatie: n. phrenicus (C3-C5).

2.34 De laterale rompspieren

Lateraal van de lumbale wervelkolom liggen twee spieren: de m. psoas en m. quadratus lumborum. Dit zijn de *laterale rompspieren*.

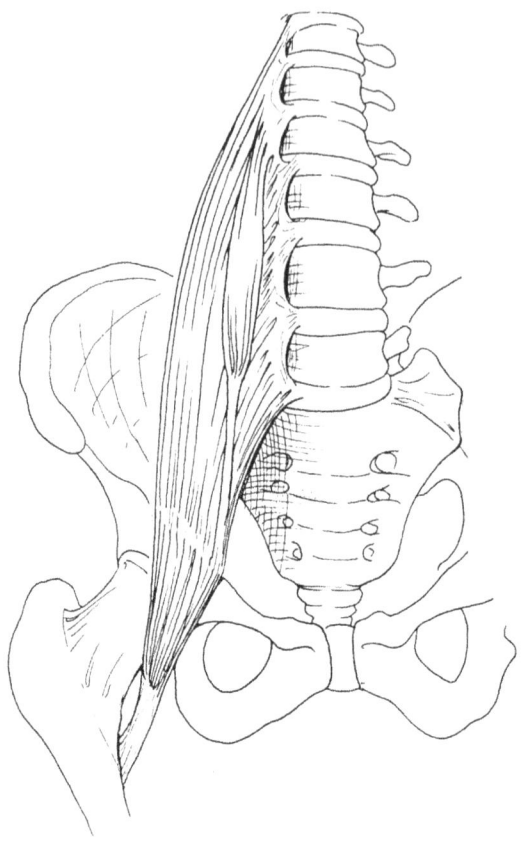

① Figuur 2.217 De m. psoas wordt onderscheiden in de m. psoas major en de m. psoas minor en komt aan de orde in hoofdstuk 6 (Zie Figuur 6.168 e.v.). Hier kijken we naar het effect van deze spier op de wervelkolom.

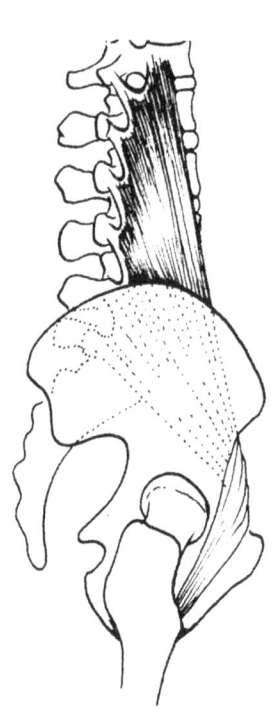

⊖ Figuur 2.218 De m. psoas is een poly-articulaire spier en loopt over acht gewrichten. Hiervan zijn er zes intervertebrale gewrichten. De functie met betrekking tot de lumbale wervelkolom is daarom tamelijk ingewikkeld. Indien het femur het punctum fixum is en de spier aan beide zijden actief is, heeft men vanwege het vezelverloop (schuin naar caudaal en ventraal) altijd aangenomen dat dit de spier is die de lumbale wervelkolom lordoseert.

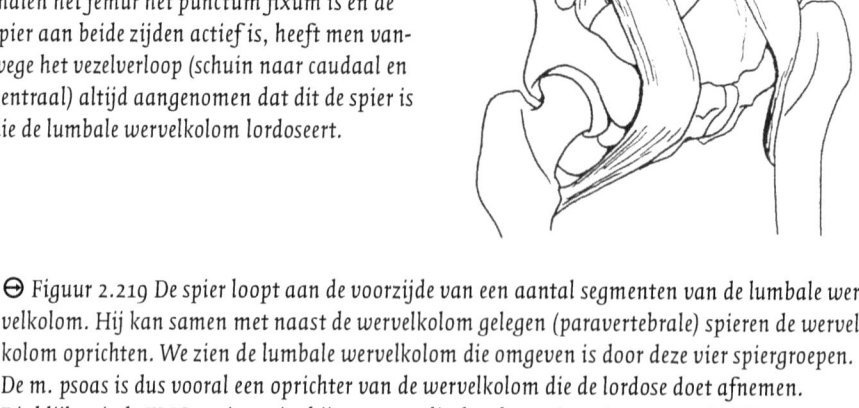

⊖ Figuur 2.219 De spier loopt aan de voorzijde van een aantal segmenten van de lumbale wervelkolom. Hij kan samen met naast de wervelkolom gelegen (paravertebrale) spieren de wervelkolom oprichten. We zien de lumbale wervelkolom die omgeven is door deze vier spiergroepen. De m. psoas is dus vooral een oprichter van de wervelkolom die de lordose doet afnemen. Dit blijkt uit de EMG-registraties bij personen die deze beweging uitvoeren. Hierbij was een elektrode aangebracht in de spierbuik van de m. psoas.

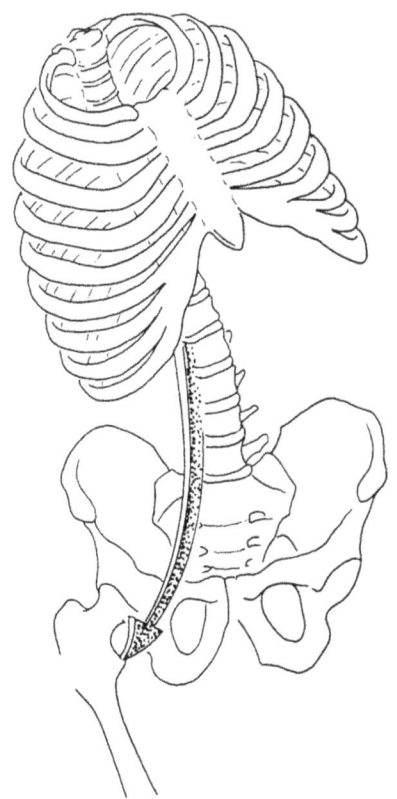

⊖ Figuur 2.220 Indien het femur het punctum fixum is en de spier aan één zijde actief is, geeft de m. psoas homolaterale lateroflexie, ventraalflexie en heterolaterale rotatie van de lumbale wervelkolom.
Innervatie: plexus lumbalis (L1-L3).

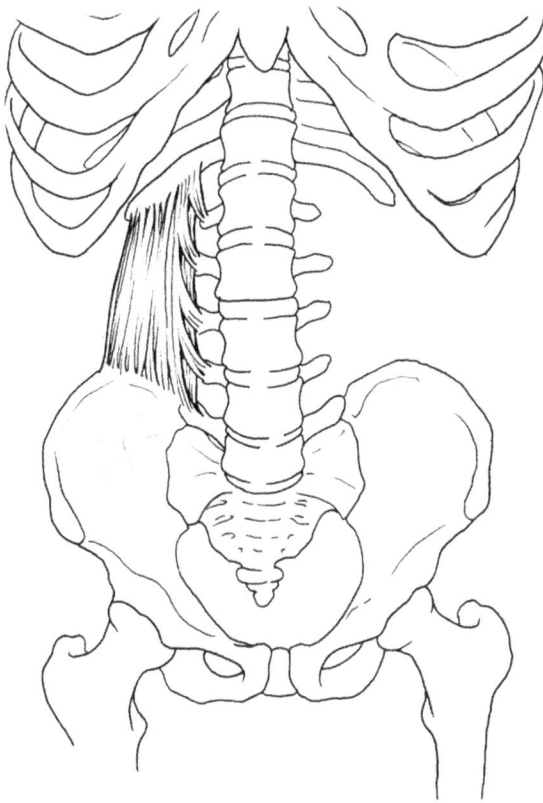

⊖ Figuur 2.221 De m. quadratus lumborum zit vast aan de onderste rib, de procc. transversi van de vijf lumbale wervels en de crista iliaca. De spier is opgebouwd uit elkaar kruisende schuine en verticale vezels.

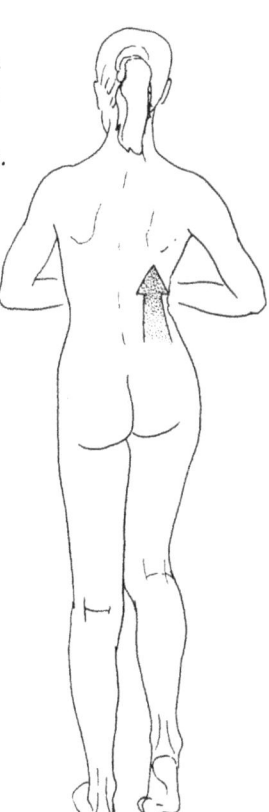

⊖ Figuur 2.223 Indien de ribben het punctum fixum vormen, heft de m. quadratus lumborum het bekken aan de homolaterale zijde.
Innervatie: plexus lumbalis (Th12-L3).

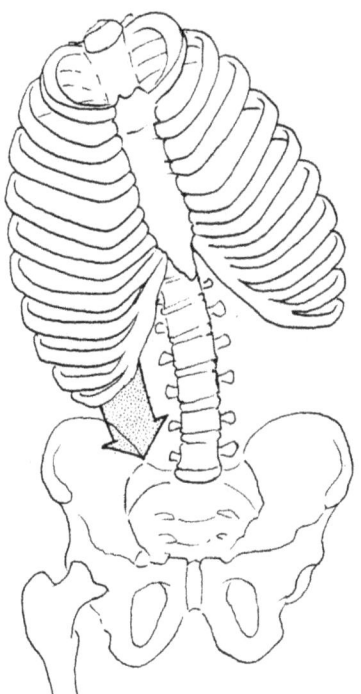

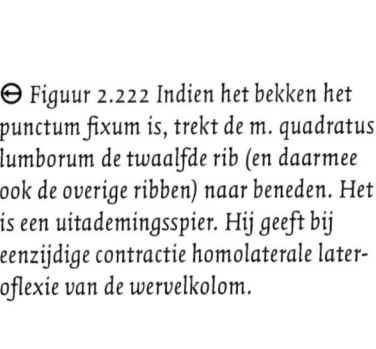

⊖ Figuur 2.222 Indien het bekken het punctum fixum is, trekt de m. quadratus lumborum de twaalfde rib (en daarmee ook de overige ribben) naar beneden. Het is een uitademingsspier. Hij geeft bij eenzijdige contractie homolaterale lateroflexie van de wervelkolom.

2.35 De buikspieren

De buikspieren liggen niet alleen aan de voorzijde van de buikholte. Het merendeel ervan loopt van de ribben naar achteren.

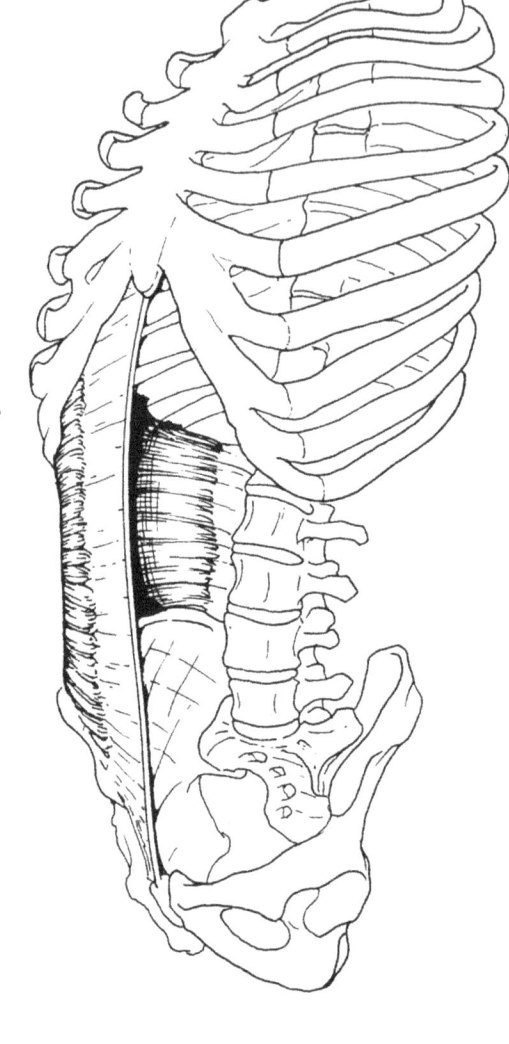

⊖ Figuur 2.224 De m. transversus abdominis is de diepst gelegen buikspier. De spier zit vast aan:
– de binnenzijde van de laatste zeven ribben;
– de procc. transversi van de vijf lumbale wervels (door middel van een peesplaat, de fascia thoracolumbalis);
– de crista iliaca;
– het lig. inguinale.

Vanaf al deze aanhechtingsplaatsen lopen vezels in een horizontale richting naar voren. Daar eindigen ze op een peesblad (aponeurose) dat samenkomt met het peesblad van de andere zijde. De plaats waar dat gebeurt heet de linea alba (witte lijn).

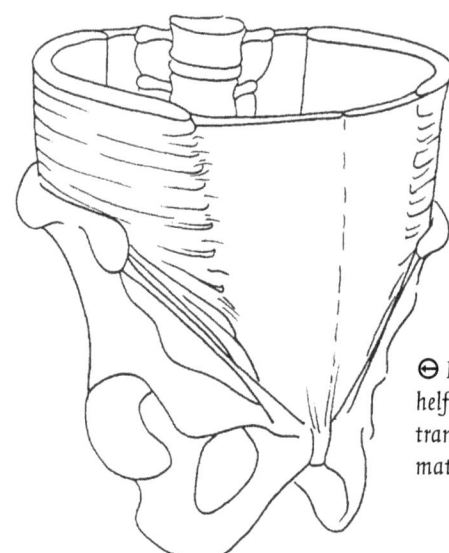

⊖ Figuur 2.225 De onderste helft van de linker en rechter m. transversus abdominis is schematisch weergegeven.

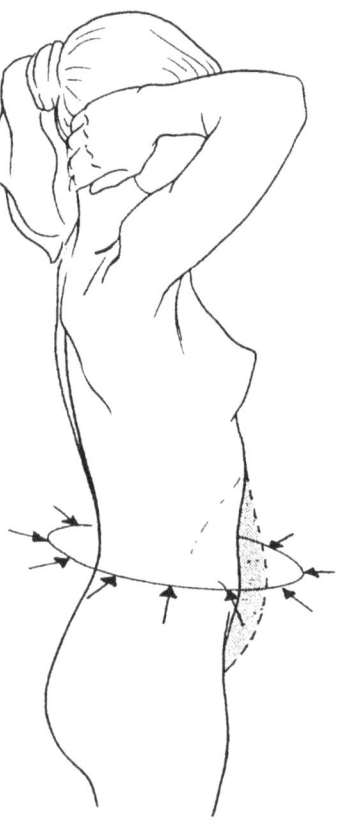

⊖ Figuur 2.226 De m. transversus abdominis van rechts gezien.
Functie:
– door het cirkelvormige verloop van de vezels kan de m. transversus abdominis de buik intrekken, indien de wervelkolom het punctum fixum is;
– indien de aponeurose het punctum fixum is, verdiept deze spier de lumbale lordose.

We kunnen de contractie goed voelen als we de handen op onze zijden plaatsen en hoesten.
Innervatie: nn. intercostales (Th7-Th12) en plexus lumbalis (L1).

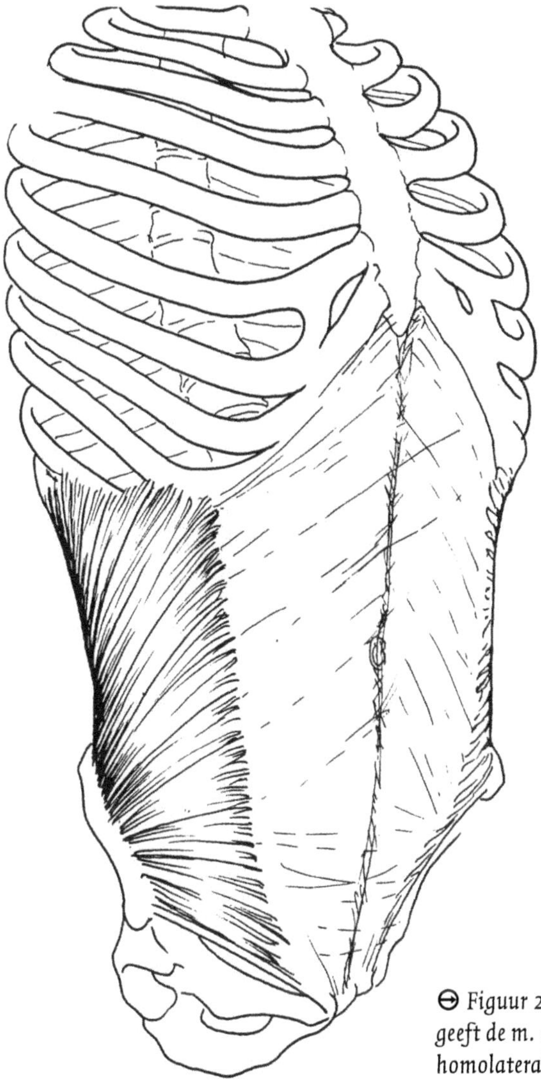

⊖ Figuur 2.227 De m. obliquus internus abdominis is aan de onderzijde verbonden met het lig. inguinale, de crista iliaca en de fascia thoracolumbalis. Daarvandaan lopen de vezels waaiervormig uiteen naar:
- craniaal en eindigen op de laatste vier ribben;
- ventraal en caudaal om te eindigen op een brede peesplaat. Deze peesplaat zit aan de bovenzijde vast aan het ribkraakbeen en aan het sternum. Aan de onderzijde is hij verbonden met het os pubis en aan de voorzijde met de peesplaat van de m. obliquus internus abdominis van de andere zijde. Dit laatste vindt plaats ter hoogte van de linea alba.

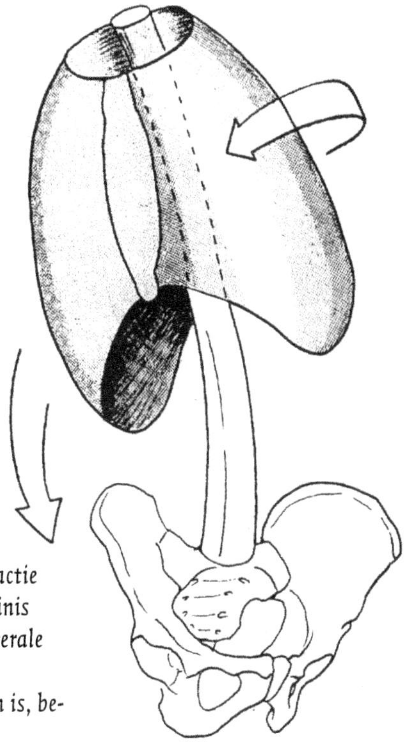

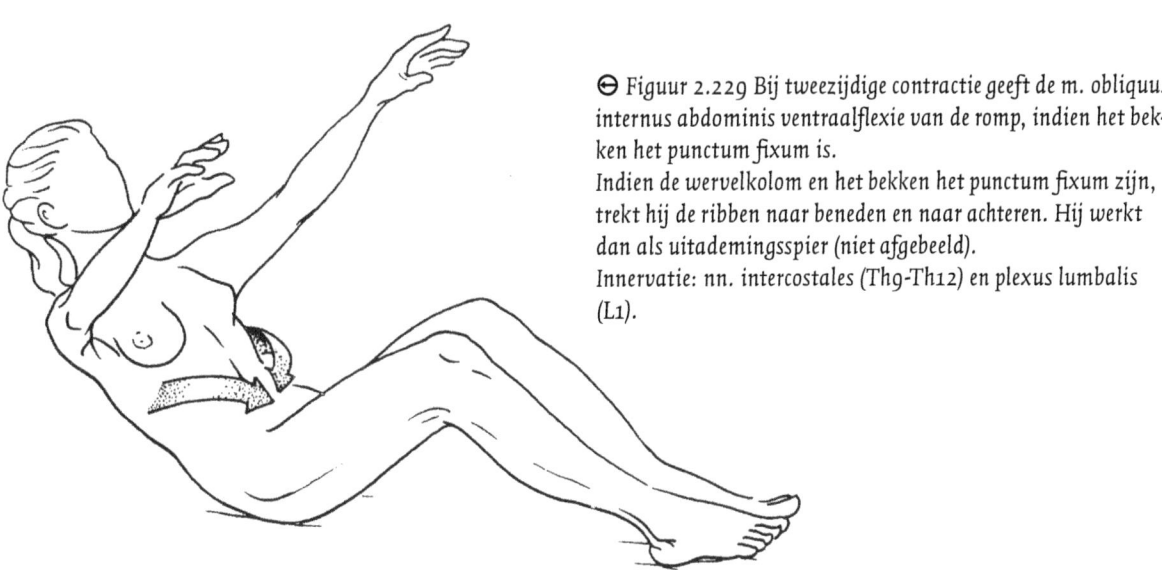

⊖ Figuur 2.228 Bij eenzijdige contractie geeft de m. obliquus internus abdominis homolaterale lateroflexie en homolaterale rotatie van de romp.
Indien het bekken het punctum fixum is, beweegt hij de ribben.
Indien de ribben het punctum fixum zijn, beweegt hij het bekken.

⊖ Figuur 2.229 Bij tweezijdige contractie geeft de m. obliquus internus abdominis ventraalflexie van de romp, indien het bekken het punctum fixum is.
Indien de wervelkolom en het bekken het punctum fixum zijn, trekt hij de ribben naar beneden en naar achteren. Hij werkt dan als uitademingsspier (niet afgebeeld).
Innervatie: nn. intercostales (Th9-Th12) en plexus lumbalis (L1).

De m. obliquus externus abdominis en m. rectus abdominis zijn de *ventrolateraal gelegen buikspieren*.

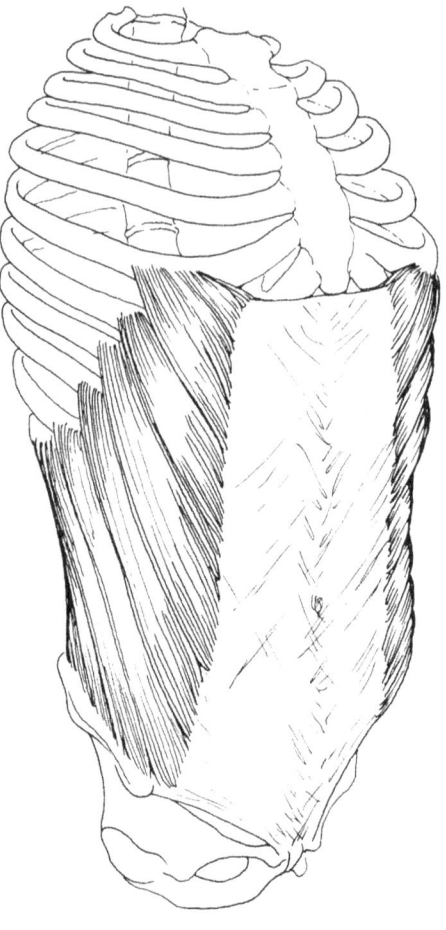

⊖ Figuur 2.230 De m. obliquus externus abdominis zit vast aan:
- de laatste zeven ribben (hier staan afwisselend de koppen van m. obliquus externus abdominis en die van m. serratus anterior);
- de crista iliaca en het lig. inguinale.

De vezels lopen vervolgens schuin naar beneden naar de aponeurose die van het sternum tot aan het os pubis loopt. De aponeurosen van beide zijden fuseren ter hoogte van de linea alba.

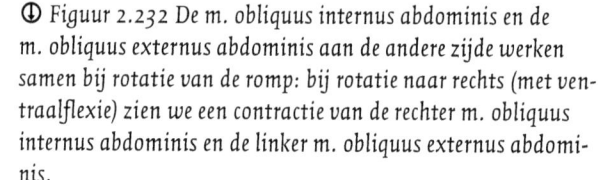

⊖ Figuur 2.231 Bij eenzijdige contractie geeft de m. obliquus externus abdominis homolaterale lateroflexie en heterolaterale rotatie van de romp.

⊕ Figuur 2.232 De m. obliquus internus abdominis en de m. obliquus externus abdominis aan de andere zijde werken samen bij rotatie van de romp: bij rotatie naar rechts (met ventraalflexie) zien we een contractie van de rechter m. obliquus internus abdominis en de linker m. obliquus externus abdominis.

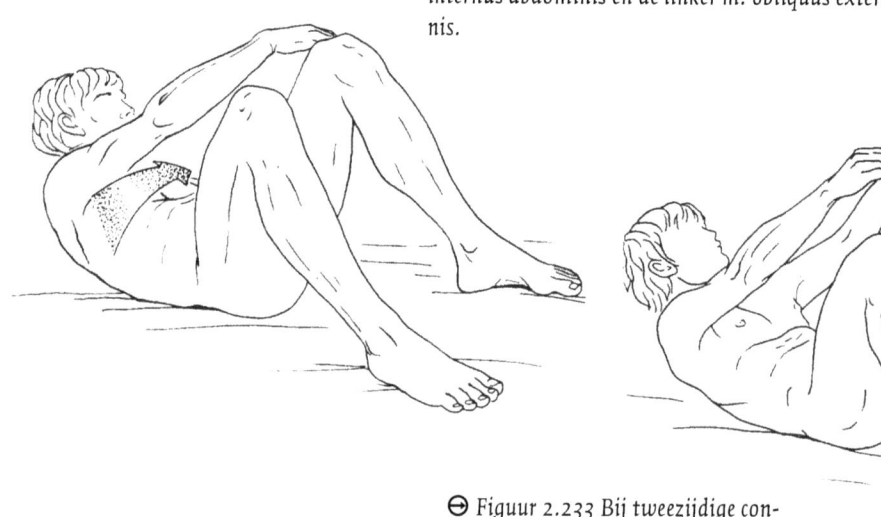

⊖ Figuur 2.233 Bij tweezijdige contractie geeft de spier ventraalflexie van de romp.

Indien het bekken het punctum fixum is, worden de ribben naar beneden getrokken. Het is dan een uitademingsspier (niet afgebeeld).
Innervatie: nn. intercostales (Th7-Th12).

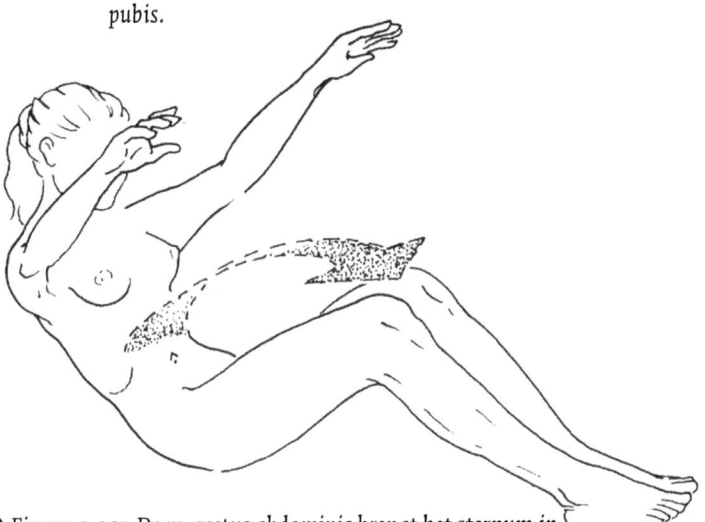

⊖ Figuur 2.234 De m. rectus abdominis is de meest naar voren gelegen buikspier. Hij ligt ventraal van de drie hiervoor besproken buikspieren. De vezelrichting is verticaal. Aan de bovenzijde zit hij vast op de ribben 5, 6 en 7, het ribkraakbeen van deze ribben en op de proc. xiphoideus van het sternum. Hij wordt onderbroken door peesplaten. Hierdoor zijn er bij aanspanning van de spier dwarse groeven te zien die de spier zijn karakteristieke vorm (wasbord, ook wel six pack genoemd) geven.
Aan de onderzijde eindigt de m. rectus abdominis op het os pubis.

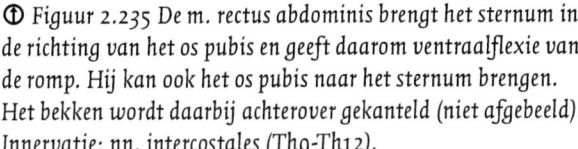

⊕ Figuur 2.235 De m. rectus abdominis brengt het sternum in de richting van het os pubis en geeft daarom ventraalflexie van de romp. Hij kan ook het os pubis naar het sternum brengen. Het bekken wordt daarbij achterover gekanteld (niet afgebeeld).
Innervatie: nn. intercostales (Th9-Th12).

2.36 Het diafragma pelvis

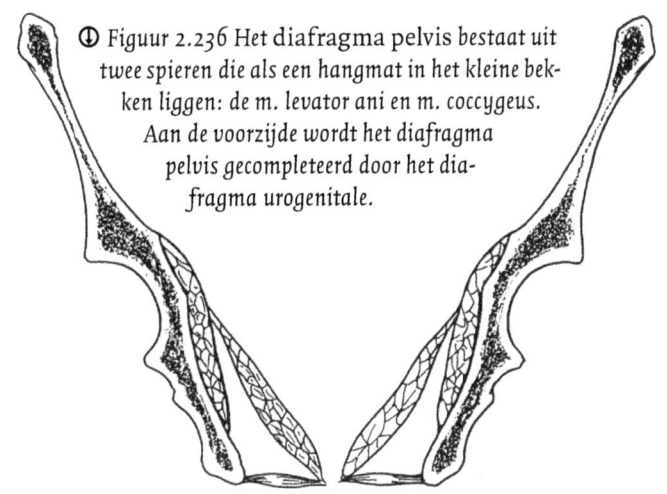

⊕ Figuur 2.236 Het diafragma pelvis bestaat uit twee spieren die als een hangmat in het kleine bekken liggen: de m. levator ani en m. coccygeus. Aan de voorzijde wordt het diafragma pelvis gecompleteerd door het diafragma urogenitale.

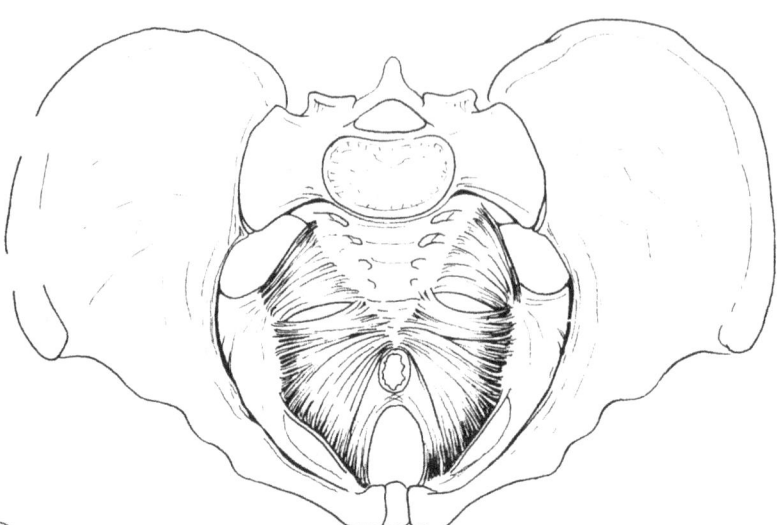

Figuur 2.237 De m. levator ani zit in het kleine bekken vast op een lijn die loopt van het os pubis naar de spina ischiadica. De spier passeert daarbij het foramen obturatum. Voor en achter de anus fuseert hij met de m. levator ani van de andere zijde. Hij is ook verbonden met het os coccygis en het os sacrum (het onderste deel). Het voorste deel van de spier is bij de vrouw verschillend van dat van de man, omdat de urethra en de vagina het diafragma pelvis passeren, zoals hier is afgebeeld. Bij de man passeert alleen de urethra het diafragma pelvis (niet afgebeeld).

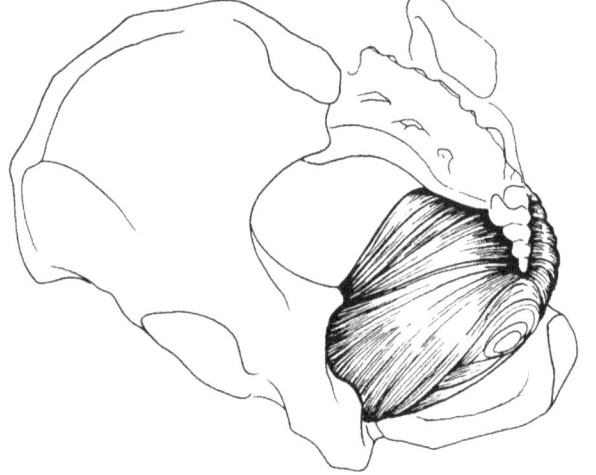

Figuur 2.238 De m. coccygeus loopt van de spina ischiadica naar het os sacrum en naar het os coccygis.
Innervatie: plexus sacralis (S4).

Zowel de m. levator ani als m. coccygeus zijn van belang bij de controle van de stoelgang. Tevens ondersteunen ze de organen van het kleine bekken. Ze geven contra-nutatie van het os sacrum.
Let op: beide spieren hebben geen invloed op de stand van het bekken ten opzichte van de benen, omdat ze niet aan het femur vastzitten.

2.37 De rol van het diafragma en de buikspieren tijdens de ademhaling

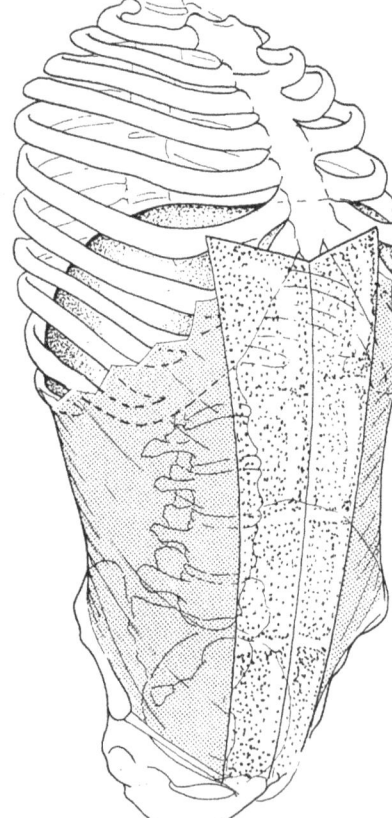

Figuur 2.239 In de buikholte liggen de buikorganen. De buikholte wordt begrensd door:
- de lumbale wervels aan de achterzijde;
- de buikspieren aan de voorkant en zijkant;
- het bekken en de bekkenbodem aan de onderzijde;
- het diafragma, de onderste ribben en het ribkraakbeen daarvan en het sternum aan de bovenzijde.

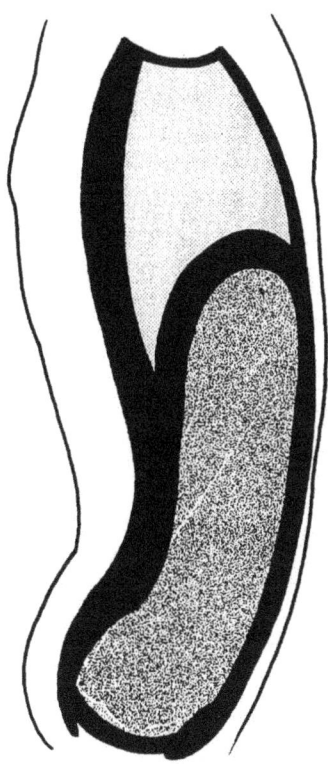

⊖ Figuur 2.240 De twee grote ruimten van de romp, de borstholte en de buikholte, zijn mechanisch gezien verschillend. De buikholte kunnen we vergelijken met een vat dat met vloeistof is gevuld: vervormbaar, maar niet samendrukbaar. De borstholte kunnen we vergelijken met een vat dat met gas is gevuld: vervormbaar en samendrukbaar.
Het diafragma ligt als een soort zuignap tussen deze beide vaten in. Het werkt samen met onder andere de buikspieren.
Deze spieren spelen ook een rol bij drukverandering en vervorming van de beide 'vaten' tijdens de ademhaling, het spreken, het schreeuwen, het hoesten, de defecatie, de hik hebben en het persen tijdens de bevalling.

⊖ Figuur 2.241 Bij de inademing wordt door contractie van het diafragma de positie van het centrale peesblad verlaagd. Hierdoor neemt de verticale afmeting van de borstholte toe. Doordat de pleurabladen meegenomen worden in deze beweging, neemt het volume van de longen toe. De druk in de longen wordt lager waardoor de inademing begint. De rustige inademing verloopt volgens dit proces dat bijna geheel voor de rekening komt van het diafragma.
Indien de centrale peesplaat door andere krachten verhinderd wordt om te dalen, wordt de peesplaat het punctum fixum. Het diafragma wordt dan een heffer van de ribben door de schuin naar boven lopende vezelrichting en, indirect, door de druk van de buikorganen. Deze worden naar beneden gedrukt en oefenen druk uit naar opzij.

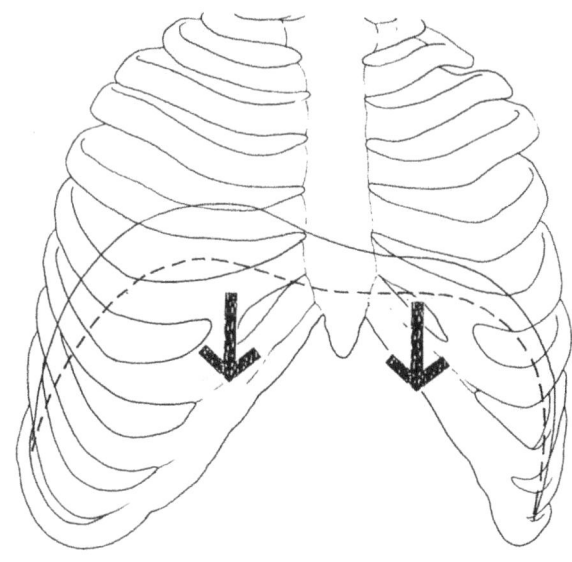

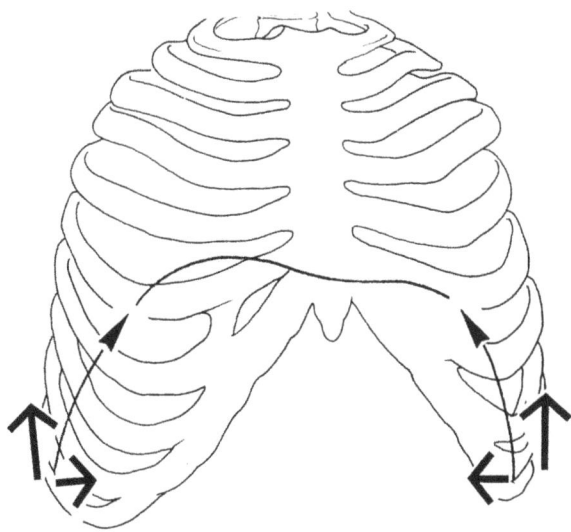

⊖ Figuur 2.242 De uitademing in rust is het gevolg van een omgekeerde beweging van de inademing. De beweging is het gevolg van de elasticiteit van het longweefsel dat tijdens de inademing was uitgerekt. Hierdoor neemt de druk in de borstholte toe en begint de uitademing. De longen worden bij de uitademing niet volledig geleegd.
Bij geforceerde uitademing zijn uitademingsspieren actief, met name de buikspieren. Dit gebeurt op twee manieren:
– ze duwen de buikorganen naar boven, in de richting van de borstholte;
– ze trekken de borstkas naar beneden.
Hierdoor verhogen de buikspieren de druk in de borstholte, waardoor de longen verder geleegd worden. Hoe geforceerd de uitademing ook is, er blijft altijd een zekere hoeveelheid lucht in de longen. Dit heet het restvolume.

3 De schoudergordel

De *schoudergordel* bestaat uit verschillende anatomische en functionele gewrichten die ervoor zorgen dat de arm aan de thorax bevestigd is. De schoudergordel heeft twee belangrijke functies:
- hij staat een grote bewegingsuitslag van de arm toe. Indien de bewegingen van de elleboog en de pols hiermee worden gecombineerd kan de hand in veel posities ten opzichte van de romp gebracht worden;
- hij waarborgt een goede stabiliteit voor het geval dat we met de arm met kracht een handeling moeten uitvoeren, zoals trekken, een zwaar voorwerp tillen, iets met de handen ondersteunen, enzovoort.

Het belangrijkste gewricht van de schoudergordel is de art. humeri (het schoudergewricht), dat de verbinding vormt tussen de bovenarm (humerus) en het schouderblad (scapula). Het schouderblad ligt als een beweeglijke plaat op de achterzijde van de thorax en heeft alleen door middel van het sleutelbeen een benige verbinding met de romp.
Er spelen nog twee andere gewrichten een rol bij bewegingen van de schoudergordel:
- de art. acromioclavicularis is het gewricht tussen het schouderblad en het sleutelbeen;
- de art. sternoclavicularis is het gewricht tussen het sleutelbeen en het borstbeen.

De schoudergordel bestaat zodoende uit drie anatomische gewrichten, die alle een rol spelen bij het bewegen. We kunnen bewegingen onderscheiden in:
- de *schoudergordel* (art. humeri, art. acromioclavicularis en art. sternoclavicularis);
- het *schoudergewricht* (art. humeri).

3.1 Zichtbare en palpabele oriëntatiepunten van de schoudergordel

Ventraal aanzicht

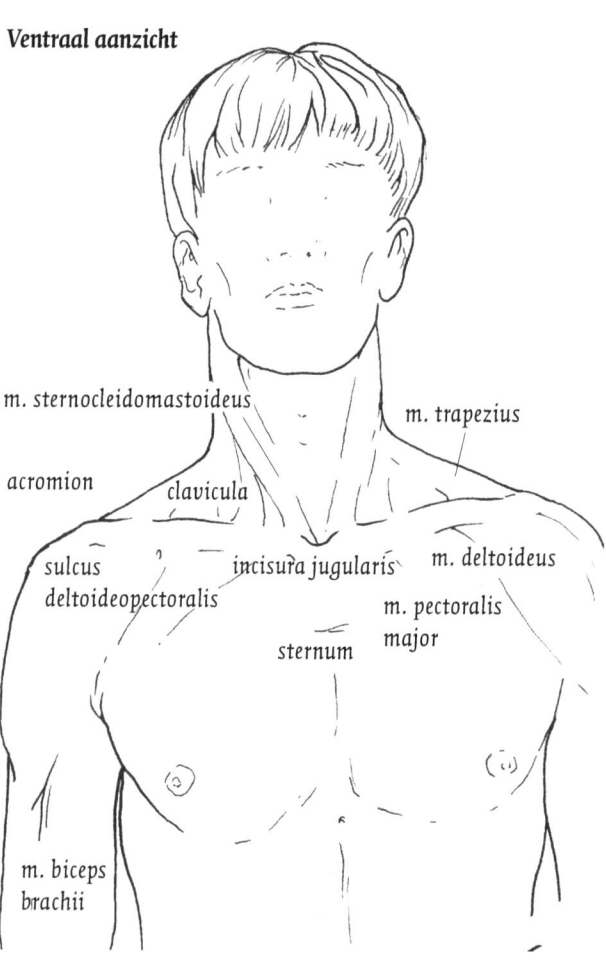

① Figuur 3.1

Dorsaal aanzicht

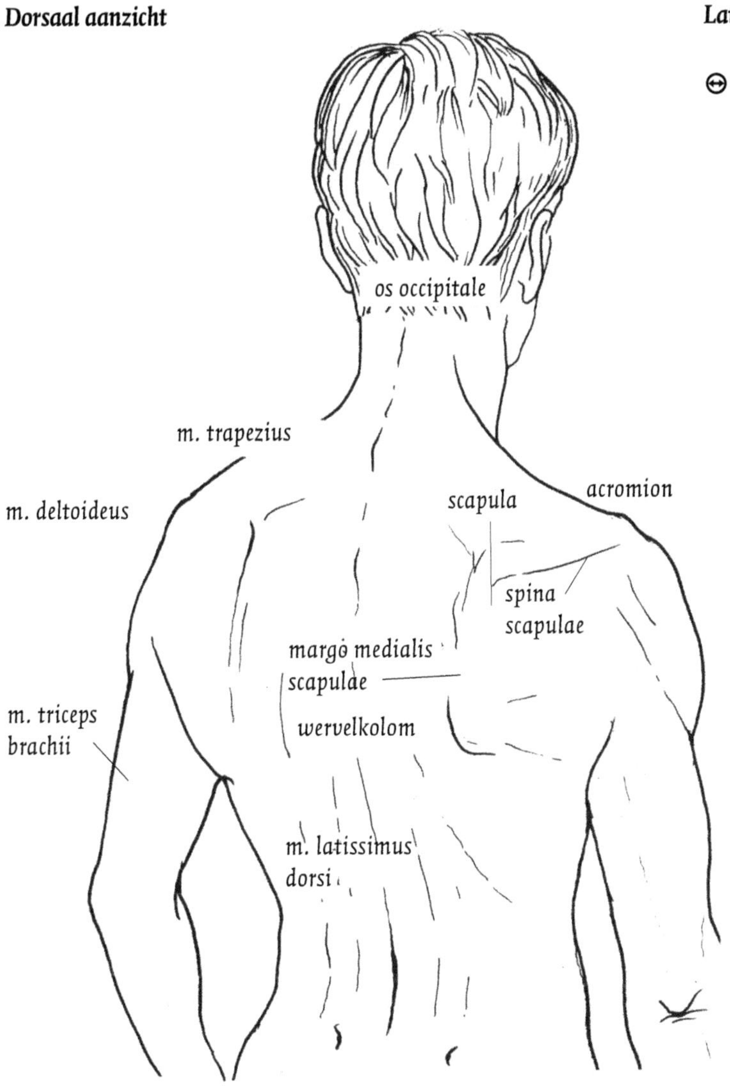
os occipitale
m. trapezius
m. deltoideus
scapula
acromion
spina scapulae
margo medialis scapulae
wervelkolom
m. triceps brachii
m. latissimus dorsi

Lateraal aanzicht

⊖ Figuur 3.2

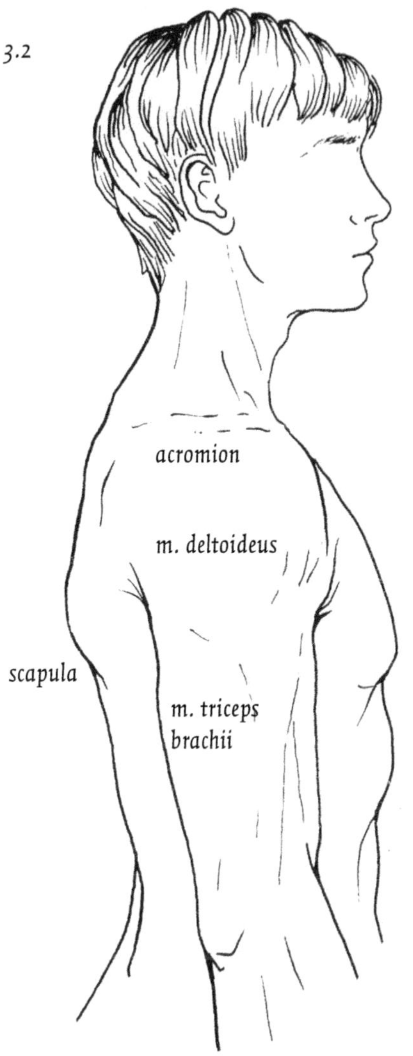
acromion
m. deltoideus
scapula
m. triceps brachii

Craniolateraal aanzicht

⊕ Figuur 3.3

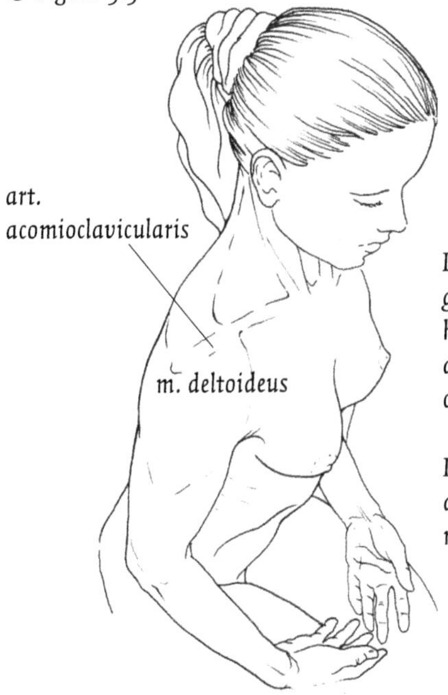
art. acomioclavicularis
m. deltoideus

Caudolateraal aanzicht

⊖ Figuur 3.4 Bij abductie van de arm wordt de oksel zichtbaar.

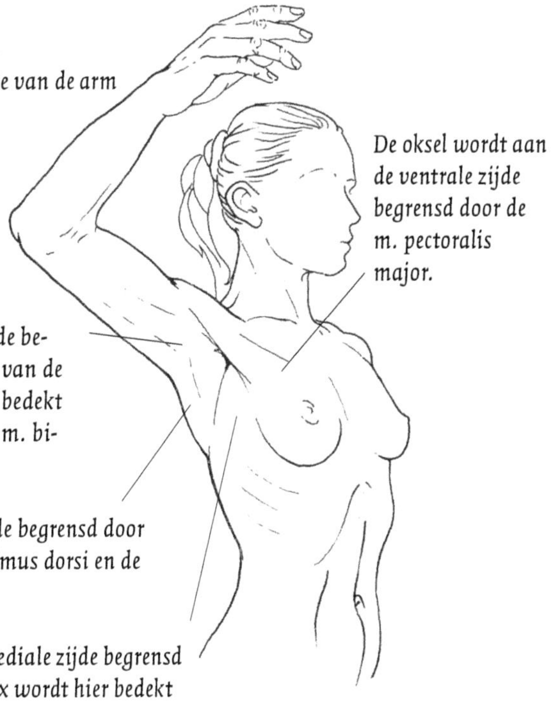
De oksel wordt aan de ventrale zijde begrensd door de m. pectoralis major.
De oksel wordt aan de laterale zijde begrensd door het bovenste gedeelte van de humerus. Hier wordt de humerus bedekt door de m. coracobrachialis en de m. biceps brachii caput breve.
De oksel wordt aan de dorsale zijde begrensd door de m. subscapularis, de m. latissimus dorsi en de m. teres major.
De oksel wordt aan de mediale zijde begrensd door de thorax. De thorax wordt hier bedekt door de m. serratus anterior.

3.2 De bewegingen van het schouderblad

We kunnen verschillende bewegingen van de schoudergordel onderscheiden:
- beweging van het schouderblad ten opzichte van de thorax;
- beweging in de art. humeri;
- beweging van de gehele schoudergordel (zie paragraaf 3.5.6).

We kunnen verscheidene translaties en rotaties van het schouderblad ten opzichte van de romp beschrijven.

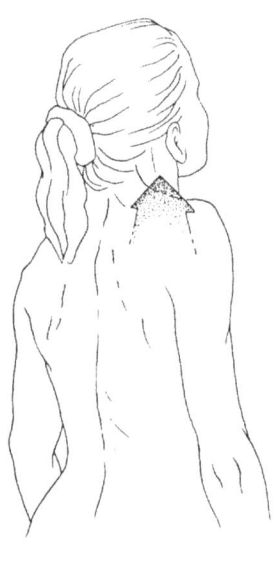

Figuur 3.5 Elevatie: het schouderblad beweegt naar craniaal.

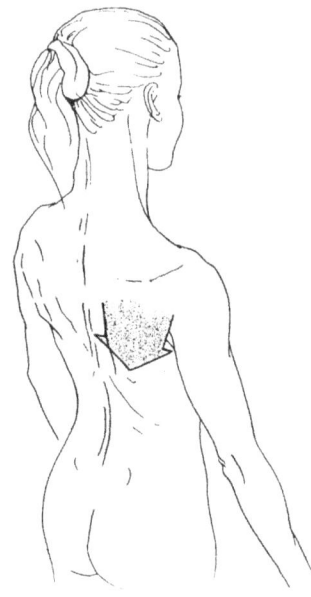

Figuur 3.6 Depressie/detractie: het schouderblad beweegt naar caudaal.

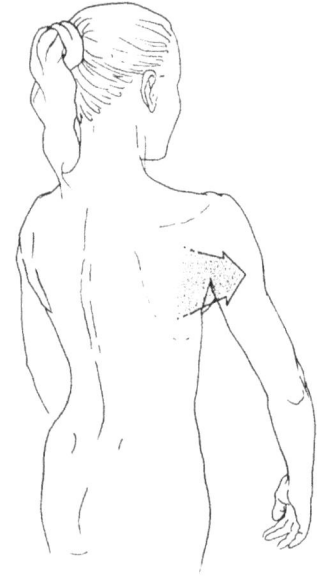

Figuur 3.7 Protractie: het schouderblad beweegt naar lateraal, waarbij de schouder tevens naar ventraal gaat.

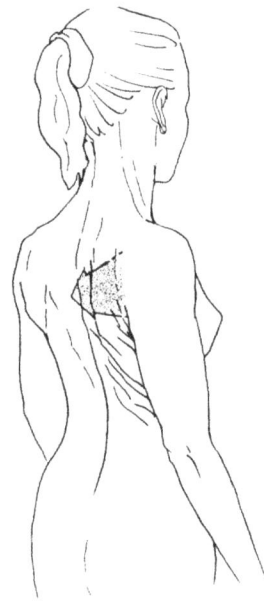

Figuur 3.8 Retractie: het schouderblad beweegt naar mediaal.

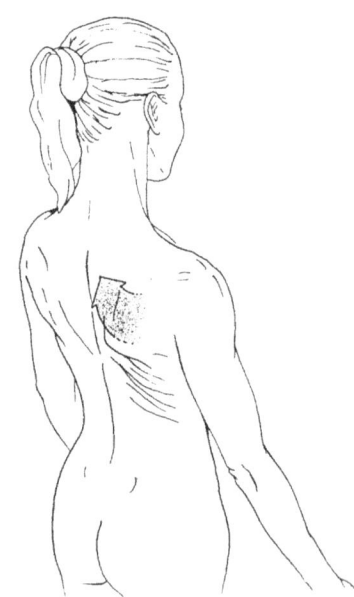

Figuur 3.9 Mediorotatie: de onderste punt (angulus inferior) van het schouderblad beweegt naar mediaal.

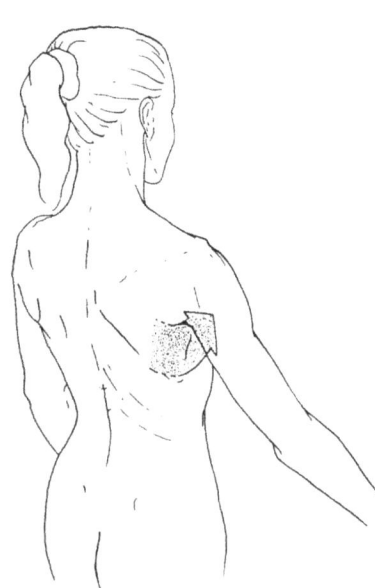

Figuur 3.10 Laterorotatie: de onderste punt (angulus inferior) van het schouderblad beweegt naar lateraal.

3.3 De bewegingen in de art. humeri

We kunnen bewegingen beschrijven waarbij de arm ten opzichte van het schouderblad beweegt.

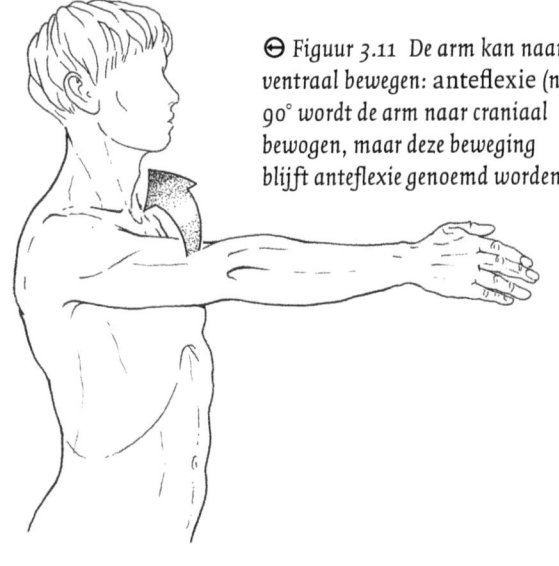

⊖ Figuur 3.11 De arm kan naar ventraal bewegen: anteflexie (na 90° wordt de arm naar craniaal bewogen, maar deze beweging blijft anteflexie genoemd worden).

⊖ Figuur 3.12 De arm kan naar dorsaal bewegen: retroflexie (de bewegingsuitslag daarvan is veel kleiner dan van anteflexie).

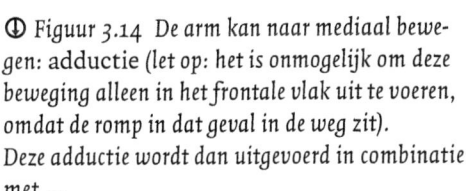

⊕ Figuur 3.13 De arm kan lateraal bewegen: abductie (let op: na 90° wordt de arm naar mediaal bewogen, maar deze beweging blijft abductie genoemd worden).

⊕ Figuur 3.14 De arm kan naar mediaal bewegen: adductie (let op: het is onmogelijk om deze beweging alleen in het frontale vlak uit te voeren, omdat de romp in dat geval in de weg zit). Deze adductie wordt dan uitgevoerd in combinatie met ...
...anteflexie

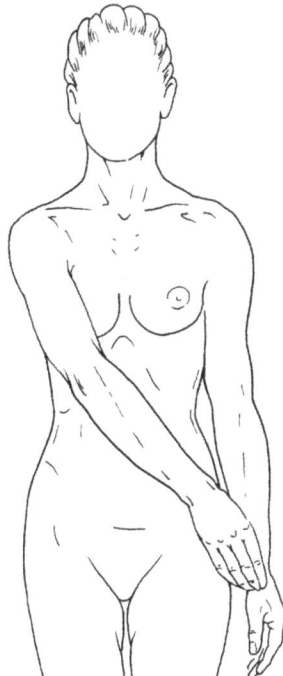
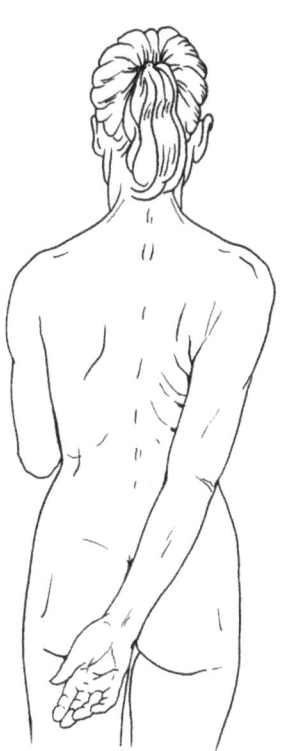

⊖ Figuur 3.15 ... of retroflexie.

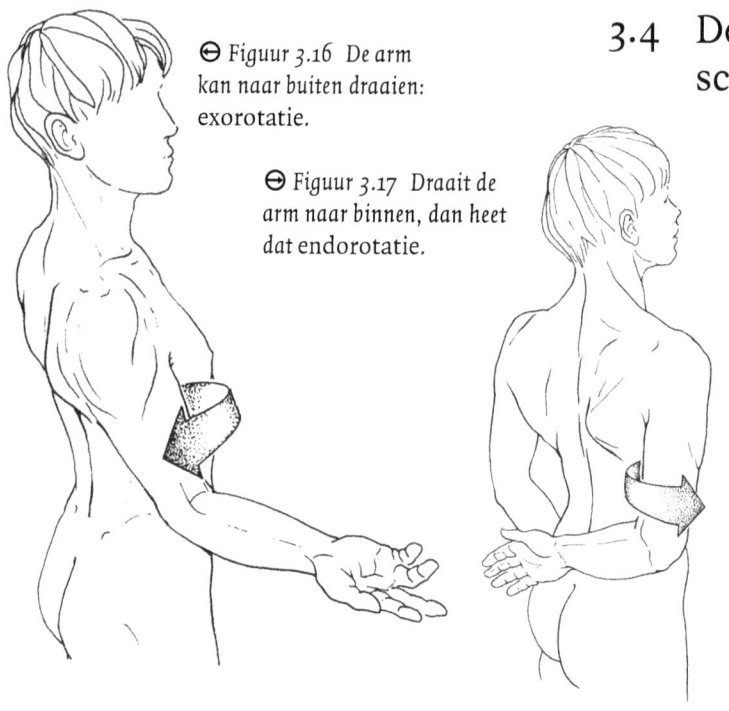

⊖ Figuur 3.16 De arm kan naar buiten draaien: exorotatie.

⊖ Figuur 3.17 Draait de arm naar binnen, dan heet dat endorotatie.

3.4 De bewegingen van de schoudergordel

① Figuur 3.18 Anteflexie van de arm veroorzaakt dorsaalflexie van de wervelkolom en het 'openen' van de ventrale zijde van de thorax (hierbij bewegen de ribben uit elkaar).

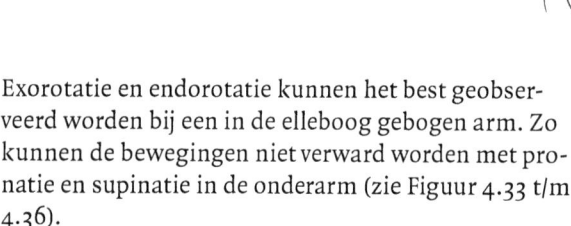

Exorotatie en endorotatie kunnen het best geobserveerd worden bij een in de elleboog gebogen arm. Zo kunnen de bewegingen niet verward worden met pronatie en supinatie in de onderarm (zie Figuur 4.33 t/m 4.36).

Bij grote bewegingsuitslagen van de arm worden ook de thorax en wervelkolom meebewogen.

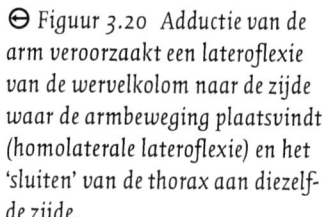

⊖ Figuur 3.20 Adductie van de arm veroorzaakt een lateroflexie van de wervelkolom naar de zijde waar de armbeweging plaatsvindt (homolaterale lateroflexie) en het 'sluiten' van de thorax aan diezelfde zijde.

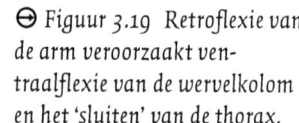

⊖ Figuur 3.19 Retroflexie van de arm veroorzaakt ventraalflexie van de wervelkolom en het 'sluiten' van de thorax.

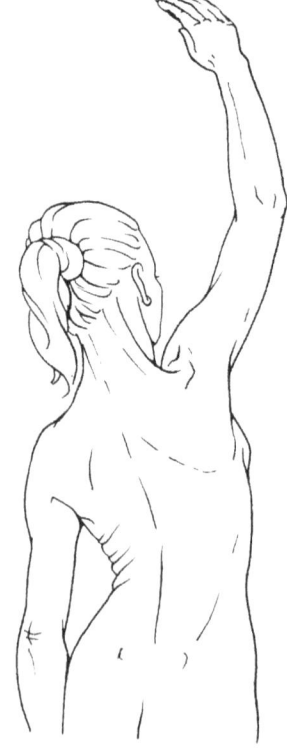

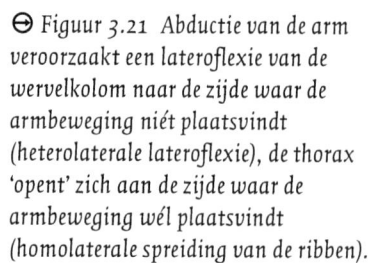

⊖ Figuur 3.21 Abductie van de arm veroorzaakt een lateroflexie van de wervelkolom naar de zijde waar de armbeweging niét plaatsvindt (heterolaterale lateroflexie), de thorax 'opent' zich aan de zijde waar de armbeweging wél plaatsvindt (homolaterale spreiding van de ribben).

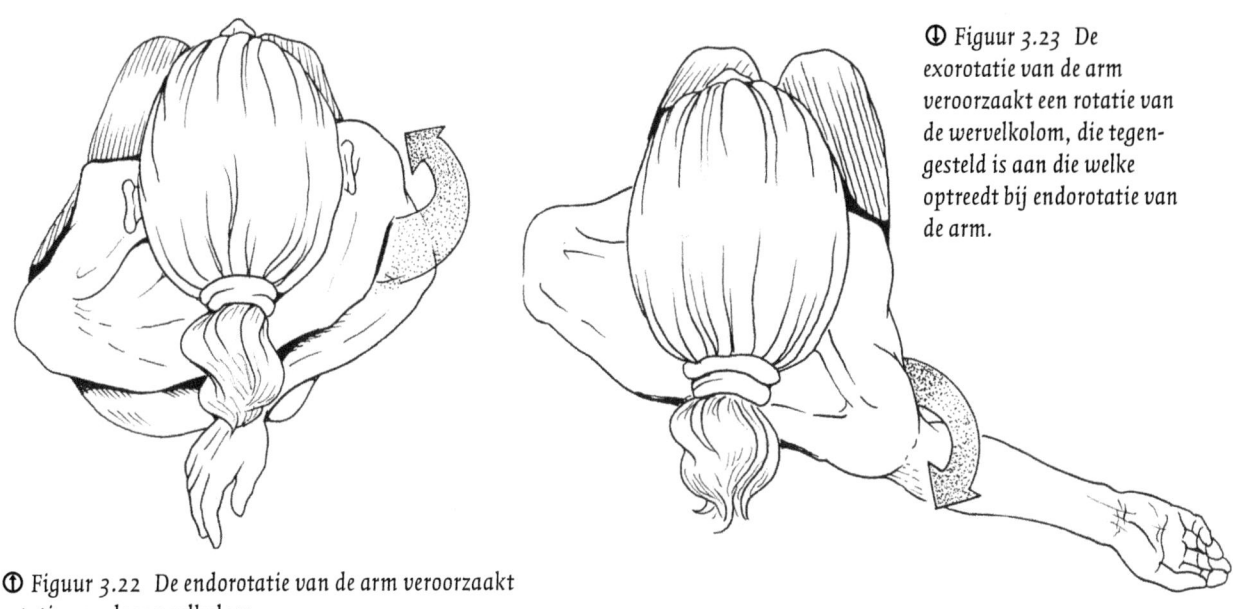

① Figuur 3.23 De exorotatie van de arm veroorzaakt een rotatie van de wervelkolom, die tegengesteld is aan die welke optreedt bij endorotatie van de arm.

① Figuur 3.22 De endorotatie van de arm veroorzaakt rotatie van de wervelkolom.

3.5 De schoudergordel

De *schoudergordel* bestaat uit de bovenarm, het schouderblad, het sleutelbeen en het borstbeen.

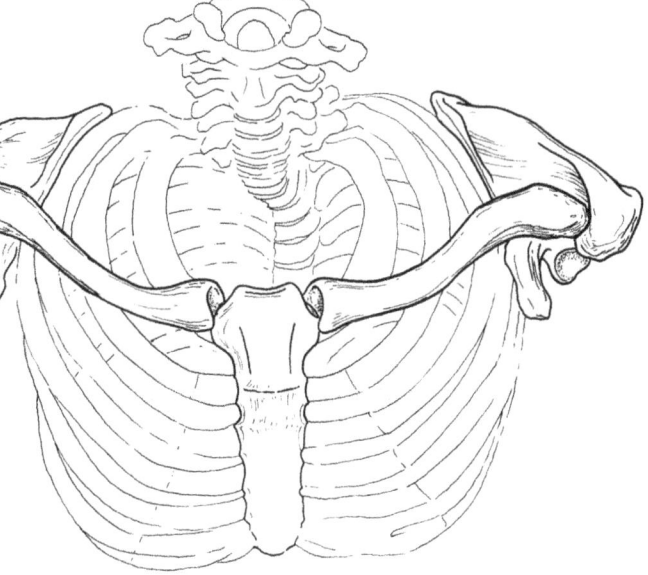

⊖ Figuur 3.24 Ventrocraniaal aanzicht van de schoudergordel en de thorax.

3.5.1 De clavicula

De *clavicula* (sleutelbeen) is een kort rond botstuk en is (als een steunbeer) tussen het borstbeen en het schouderblad geklemd. Vanaf craniaal gezien heeft de clavicula de vorm van een schuin gedrukte letter 'S'.

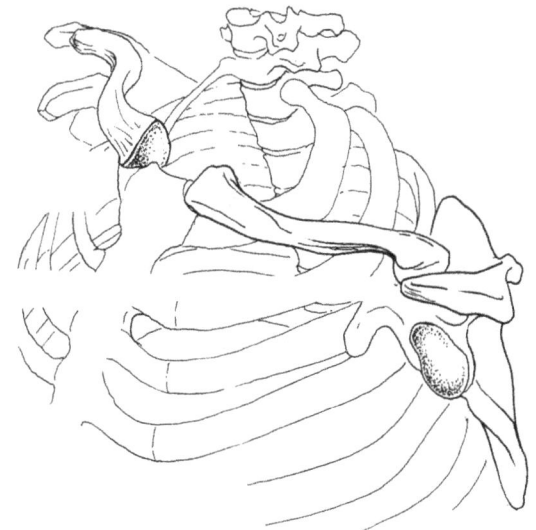

⊖ Figuur 3.25 Het mediale uiteinde van de clavicula articuleert met het borstbeen (sternum, zie Figuur 2.114). Het laterale uiteinde van de clavicula articuleert met het schouderblad.

3.5.2 De art. sternoclavicularis

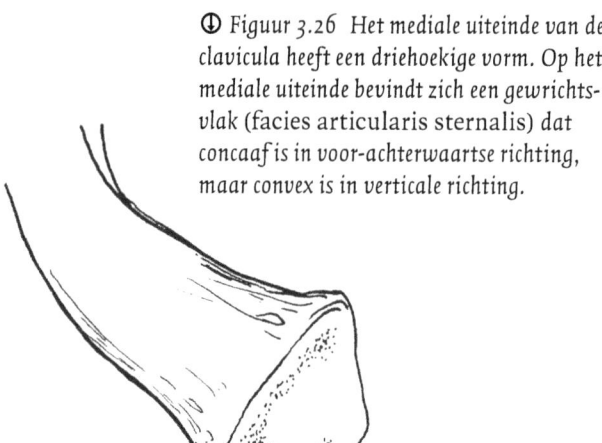

ⓘ Figuur 3.26 Het mediale uiteinde van de clavicula heeft een driehoekige vorm. Op het mediale uiteinde bevindt zich een gewrichtsvlak (facies articularis sternalis) dat concaaf is in voor-achterwaartse richting, maar convex is in verticale richting.

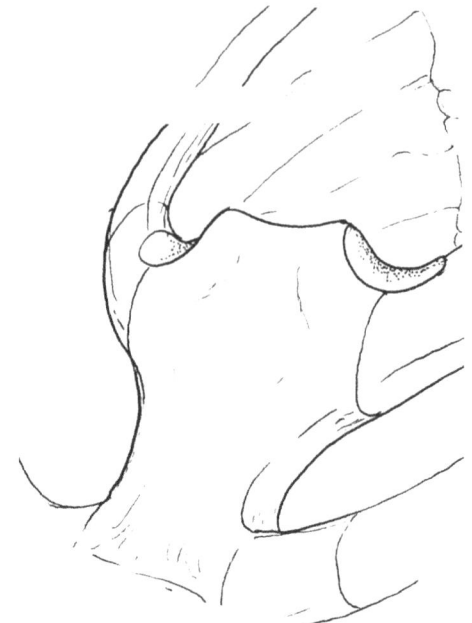

ⓘ Figuur 3.27 Het gewrichtsvlak van de clavicula correspondeert met het gewrichtskraakbeen dat op de eerste rib en op het sternum te vinden is. Hier heeft het oppervlak de omgekeerde vorm van het gewrichtsvlak van de clavicula. Een dergelijk gewricht heet een zadelgewricht (zie Figuur 1.42 en 1.43).

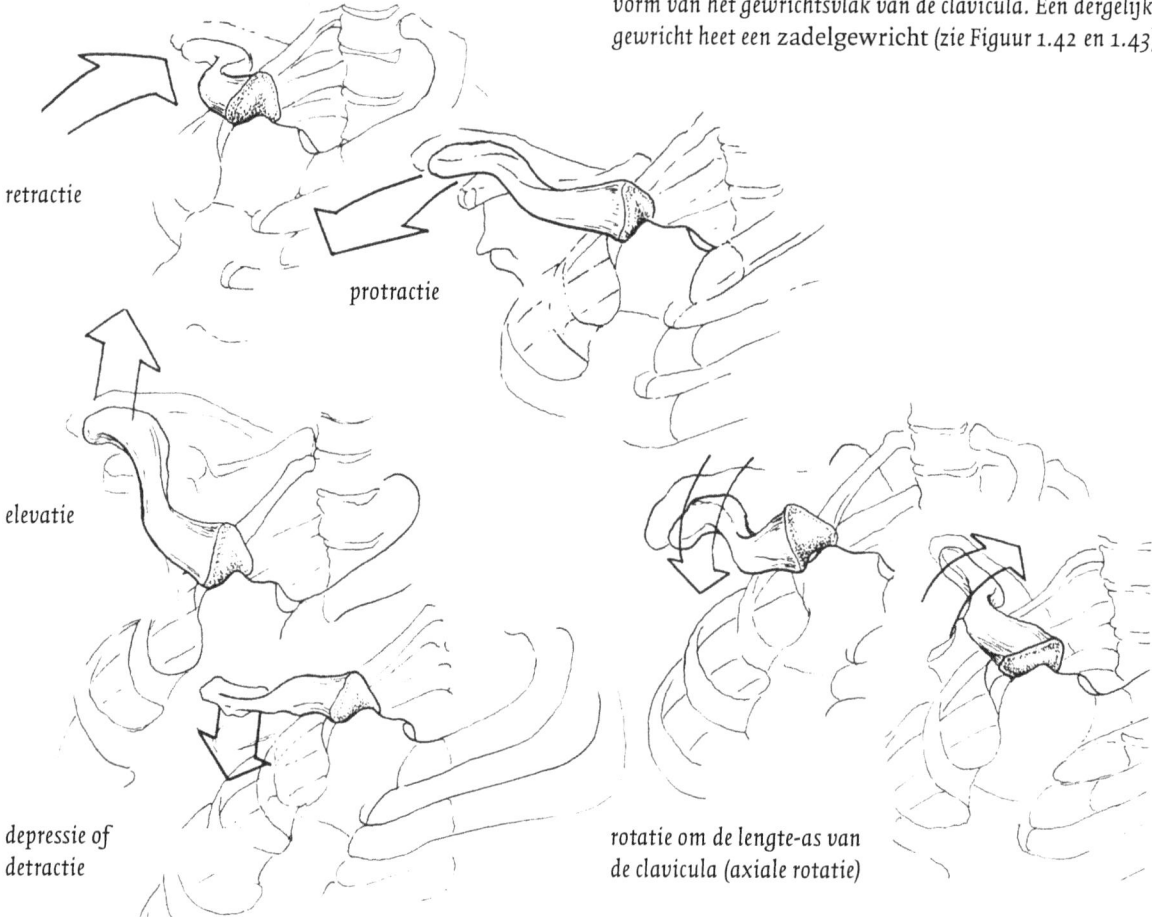

ⓘ Figuur 3.28 De volgende bewegingen zijn in de art. sternoclavicularis mogelijk:

retractie

protractie

elevatie

depressie of detractie

rotatie om de lengte-as van de clavicula (axiale rotatie)

Bij deze bewegingen wordt het schouderblad in dezelfde richting als het sleutelbeen meebewogen. Aan de ventrale en dorsale zijde van dit gewricht liggen ligamenten (niet afgebeeld).

3.5.3 De scapula

⊖ Figuur 3.29 De scapula (schouderblad) is een driehoekig plat botstuk met twee zijden (een voor- en achterzijde), drie hoekpunten (anguli) en drie randen (margines).

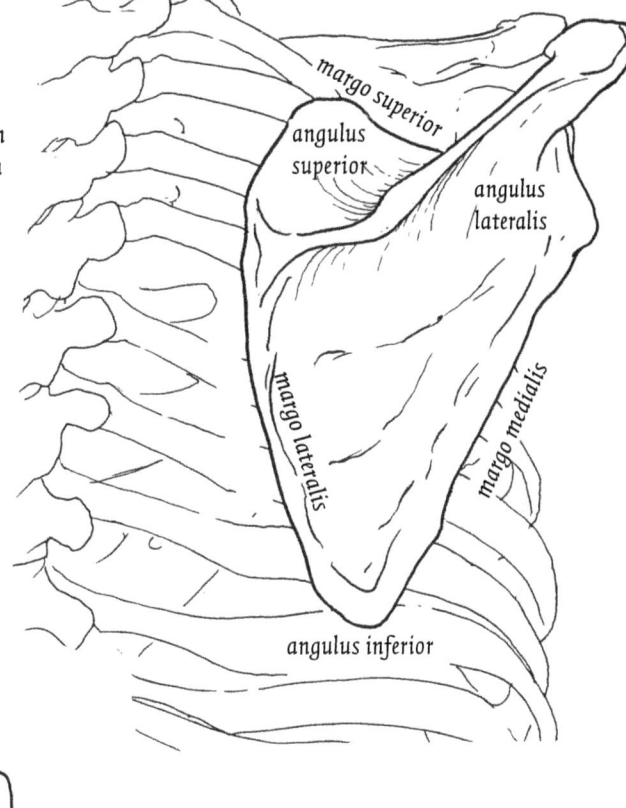

① Figuur 3.30 Ter hoogte van de angulus lateralis bevindt zich een ovaal gewrichtsvlak dat articuleert met de kop van de bovenarm (caput humeri). Dit gewrichtsvlak noemen we de cavitas glenoidalis (1).

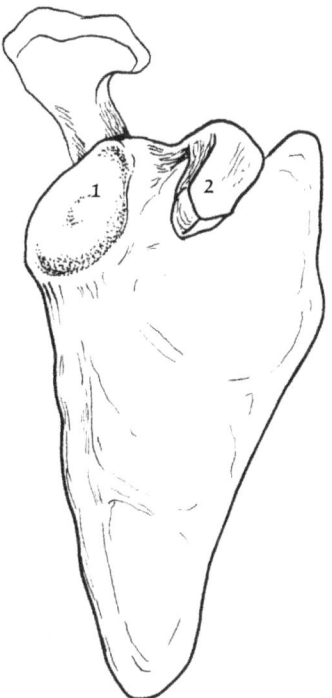

Aan de voorzijde zit een uitsteeksel in de vorm van een gebogen vinger, dat zich vanaf de margo superior voortzet. Dit is de proc. coracoideus (2). De voorzijde van de scapula is enigszins concaaf en kan daardoor gemakkelijk langs de thorax bewegen.

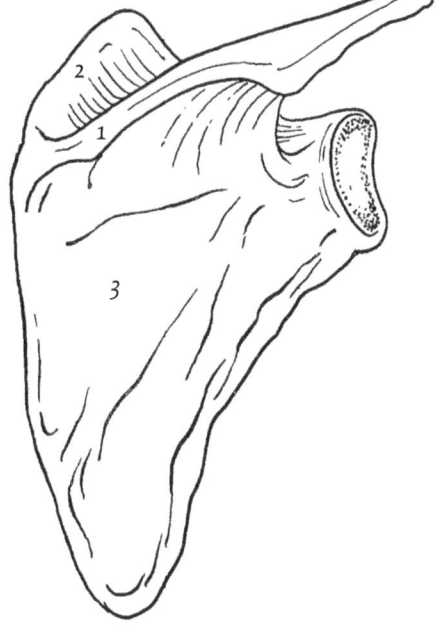

⊖ Figuur 3.31 De achterzijde van de scapula is convex en heeft op ¼ deel van boven een brede, uitstekende botrand. Dit is de spina scapulae (1) die de scapula verdeelt in een holte aan de bovenzijde (de fossa supraspinata) (2) en een holte aan de onderzijde (de fossa infraspinata) (3).

De spina scapulae

⊖ Figuur 3.32 De spina scapulae (1) is een botrand, die naar dorsaal uitsteekt vanaf het platte gedeelte van de scapula. Naar lateraal is de botrand breder en vormt een afgeplat uitsteeksel, het acromion (2). Dit staat loodrecht op de rest van de spina scapulae. De achterste rand van het acromion is goed palpabel onder de huid. Het voorste gedeelte ervan hangt over de facies glenoidalis heen en heeft aan de voorzijde een ovaal gewrichtsvlak dat articuleert met het laterale uiteinde van de clavicula.
Vanaf dorsaal is te zien dat de spina scapulae door een verdikking verdeeld wordt in twee delen.

3.5.4 De art. acromioclavicularis

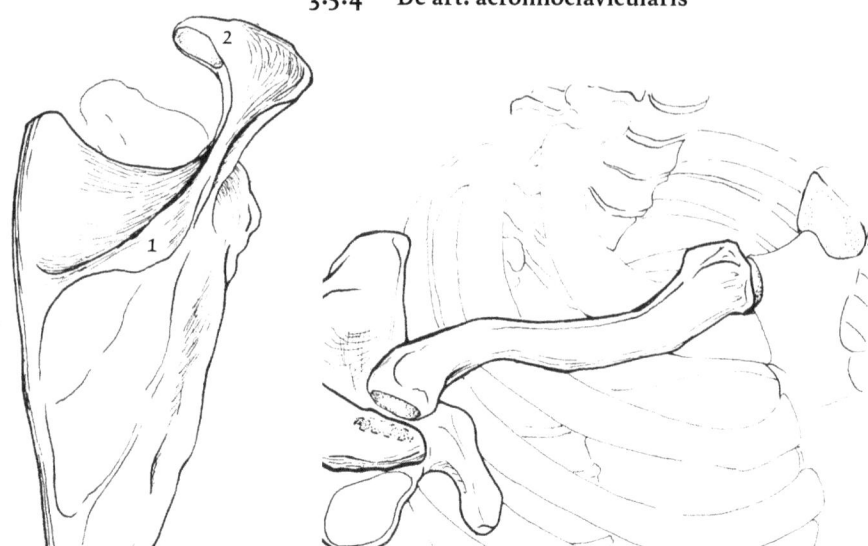

⊕ Figuur 3.33 De art. acromioclavicularis verbindt twee ovale gewrichtsvlakken met elkaar. Het ene gewrichtsvlak ligt op het acromion, het andere op het laterale uiteinde van de clavicula. In dit gewricht is soms een discus aanwezig. De vorm van het gewricht staat glijbewegingen toe, waardoor de hoeken tussen twee botstukken vergroot en verkleind kunnen worden.

⊕ Figuur 3.34 Het gewrichtskapsel is los en het gewricht wordt bij elkaar gehouden door ligamenten. Twee ligamenten versterken het gewrichtskapsel van de art. acromioclavicularis. Eén ligament ligt aan de bovenzijde en één aan de onderzijde.

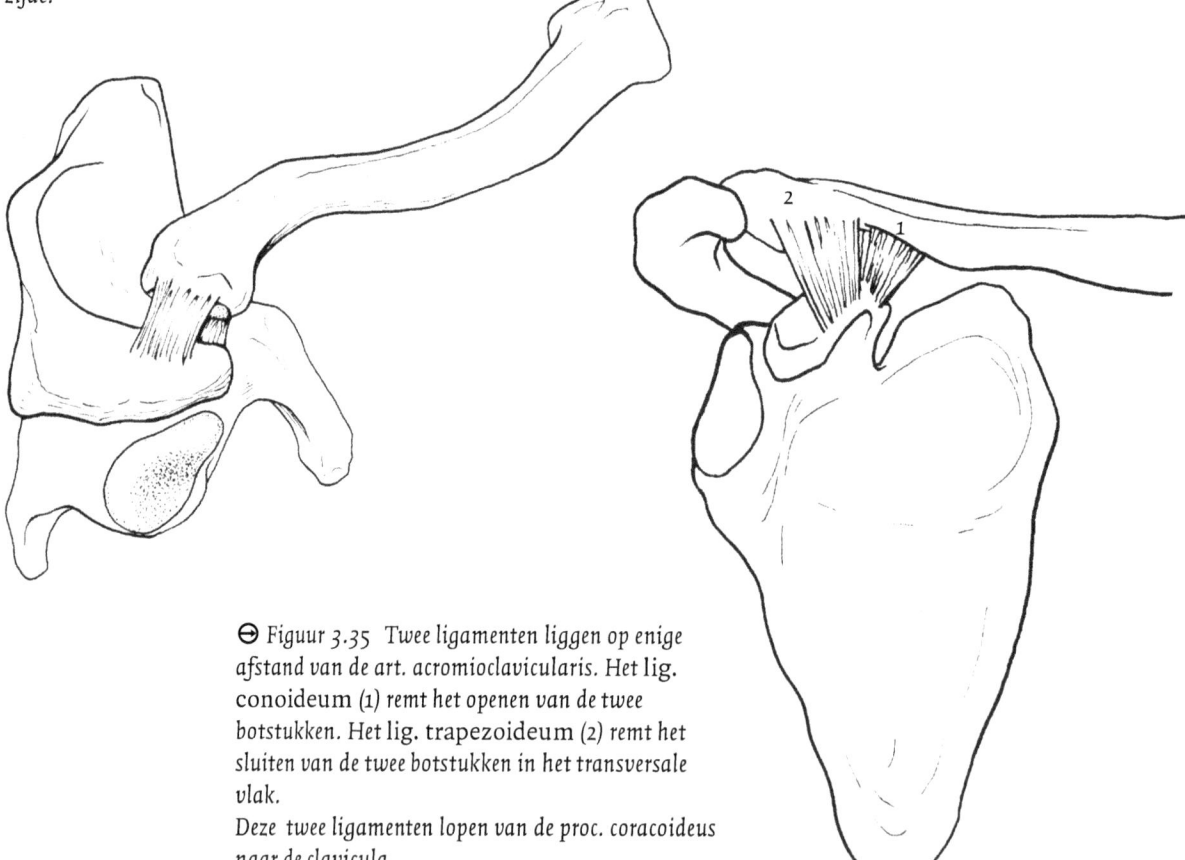

⊖ Figuur 3.35 Twee ligamenten liggen op enige afstand van de art. acromioclavicularis. Het lig. conoideum (1) remt het openen van de twee botstukken. Het lig. trapezoideum (2) remt het sluiten van de twee botstukken in het transversale vlak.
Deze twee ligamenten lopen van de proc. coracoideus naar de clavicula.

3.5.5 De bewegingen van de scapula

Dankzij bewegingsmogelijkheden in de art. sternoclavicularis en de art. acromioclavicularis kan de scapula veel bewegingen maken.

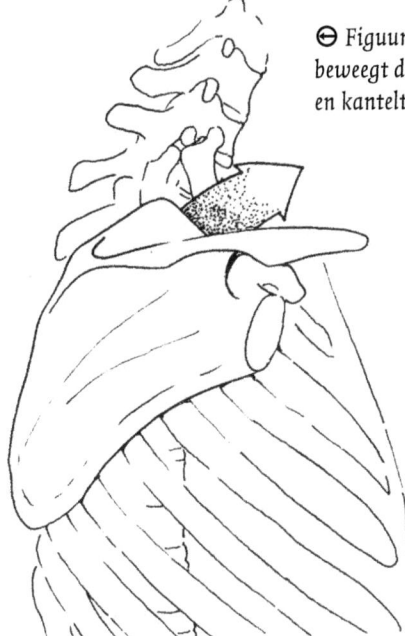

⊖ Figuur 3.36 Bij elevatie beweegt de scapula omhoog en kantelt licht naar voren.

⊖ Figuur 3.37 Bij detractie (of depressie) wordt de scapula tegen de thorax aan gedrukt.

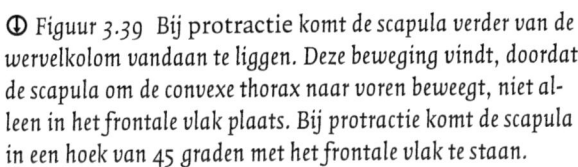

⊖ Figuur 3.38 Bij retractie (naar achteren brengen van de schouders) beweegt de scapula dichter naar de wervelkolom toe.

⊕ Figuur 3.39 Bij protractie komt de scapula verder van de wervelkolom vandaan te liggen. Deze beweging vindt, doordat de scapula om de convexe thorax naar voren beweegt, niet alleen in het frontale vlak plaats. Bij protractie komt de scapula in een hoek van 45 graden met het frontale vlak te staan.

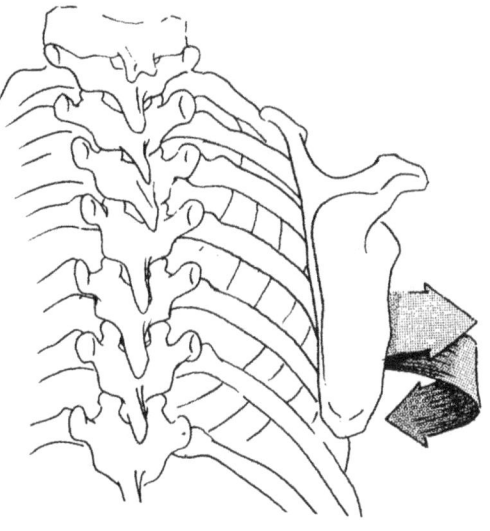

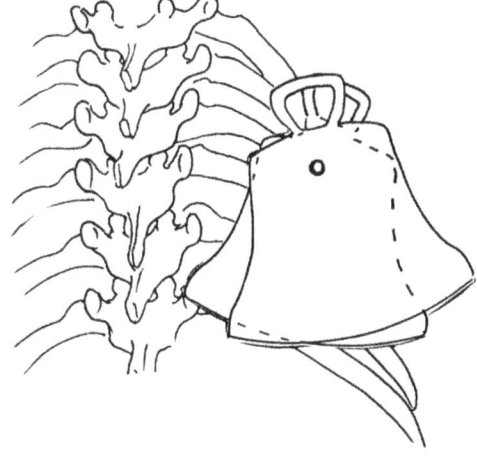

⊕ Figuur 3.40 De scapula kan ook roteren om een as die loodrecht op de scapula staat. Om deze beweging goed voor te stellen, kunnen we de scapula het beste beschouwen als een platte koebel. De koebel kan vrij bewegen over de thorax om een as die hier loodrecht op staat, en kan een rotatie maken.

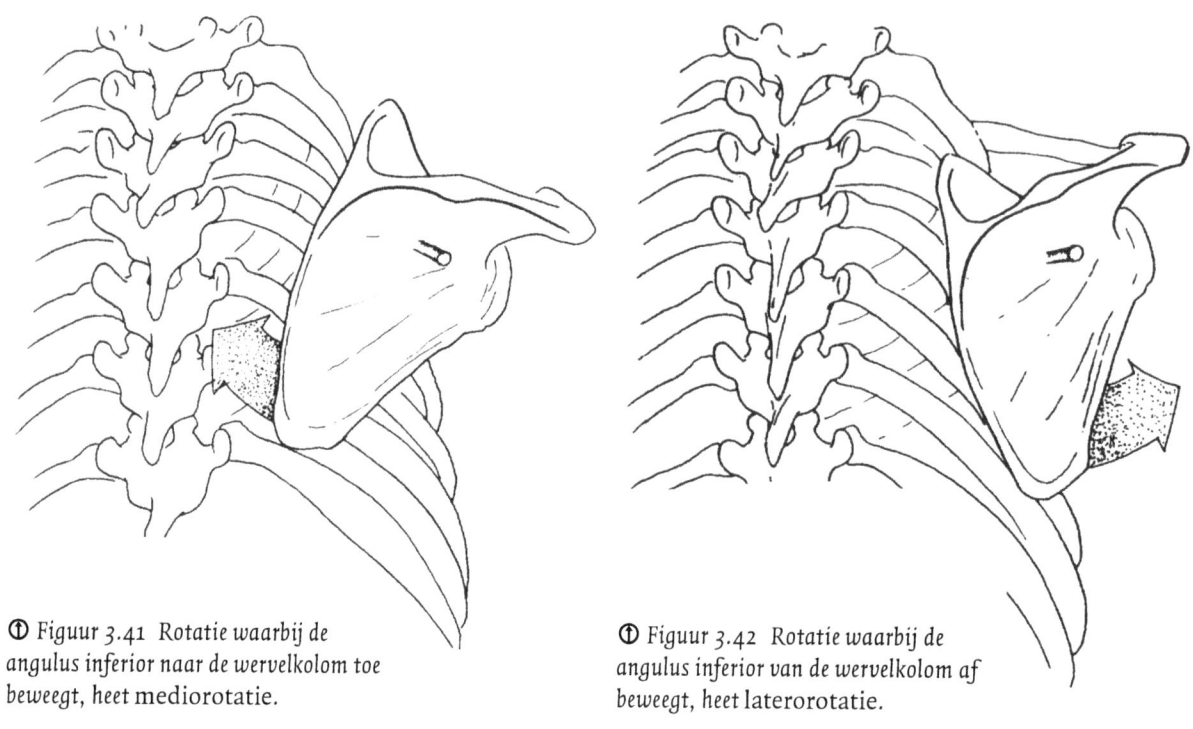

① Figuur 3.41 *Rotatie waarbij de angulus inferior naar de wervelkolom toe beweegt, heet* mediorotatie.

① Figuur 3.42 *Rotatie waarbij de angulus inferior van de wervelkolom af beweegt, heet* laterorotatie.

3.5.6 Bewegingen van de scapula en de art. humeri samen

Vanwege alle bewegingsmogelijkheden van de scapula kan de cavitas glenoidalis vele richtingen op bewegen. De arm heeft hierdoor veel meer bewegingsvrijheid dan als alleen in de art. humeri bewogen zou kunnen worden. Indien bewogen wordt in de schoudergordel en de arm in het frontale vlak geheven wordt, noemen we dit *abductie-elevatie*. Bij het heffen van de arm in het sagittale vlak spreken we van *anteflexie-elevatie*.

① Figuur 3.43 *Abductie in de art. humeri: zonder beweging van de scapula.*

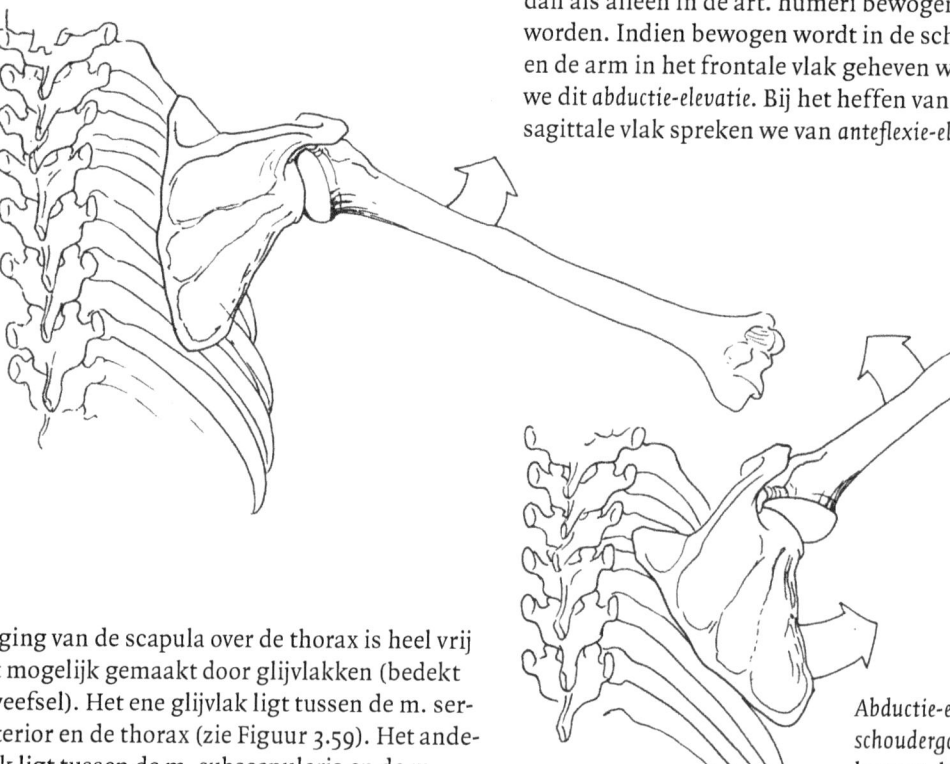

De beweging van de scapula over de thorax is heel vrij en wordt mogelijk gemaakt door glijvlakken (bedekt met vetweefsel). Het ene glijvlak ligt tussen de m. serratus anterior en de thorax (zie Figuur 3.59). Het andere glijvlak ligt tussen de m. subscapularis en de m. serratus anterior. De twee glijvlakken samen noemen we het scapulothoracale glijvlak.

Abductie-elevatie van de schoudergordel: hierbij beweegt de gehele schoudergordel, dus ook de scapula.

3.5.7 De humerus

De humerus is het botstuk van de bovenarm: een lang bot bestaande uit twee uiteinden en een corpus.

① Figuur 3.44 Het bovenste uiteinde van de humerus heeft drie kenmerkende botpunten.

Het tuberculum majus (1). Dit is een grote knobbel aan de laterale zijde.

Het tuberculum minus (2). Dit is een kleinere knobbel die meer naar mediaal aan de ventrale zijde ligt. Op deze knobbels zijn diepe schouderspieren aangehecht.

De sulcus intertubercularis (3). Deze verticaal lopende groeve met opstaande randen scheidt de twee knobbels van elkaar.
Het corpus (of de diafyse) van de humerus is proximaal rond van vorm...

...en distaal driehoekig.

Het uiteinde aan de onderkant is breder. Hierop zijn gewrichtsvlakken te vinden die in verbinding staan met de botten van de onderarm. Gezamenlijk maken deze gewrichtsvlakken deel uit van het ellebooggewricht.

① Figuur 3.45 Op de humerus zijn drie zijden en drie randen van elkaar te onderscheiden:

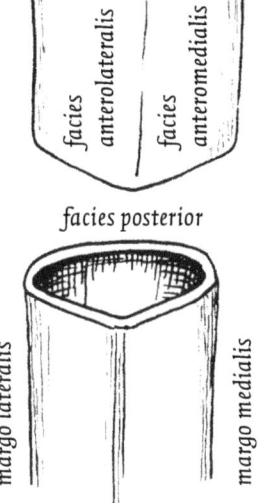

De margo anterior is een voortzetting van de sulcus intertubercularis en splitst in het distale deel van de humerus naar weerszijden.

Aan de mediale zijde is de kop van de humerus (caput humeri) te vinden met zijn bolvormige gewrichtsvlak. Deze is met het corpus verbonden door het collum anatomicum.

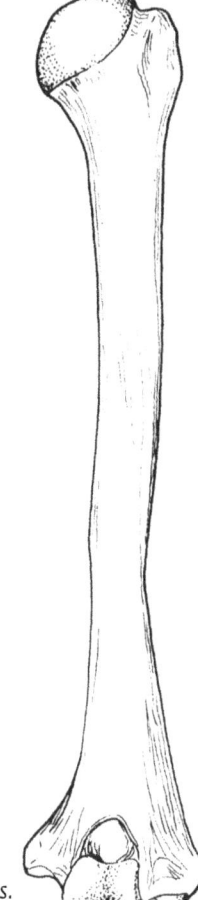

⊖ Figuur 3.46 Dorsaal aanzicht van de humerus.

3.5.8 De art. humeri

Het gewrichtsvlak op de humerus wordt het caput humeri genoemd. Vanaf ventraal gezien wijst het caput humeri naar mediaal en craniaal. Vanaf caudaal gezien wijst het caput humeri naar dorsaal (niet afgebeeld).

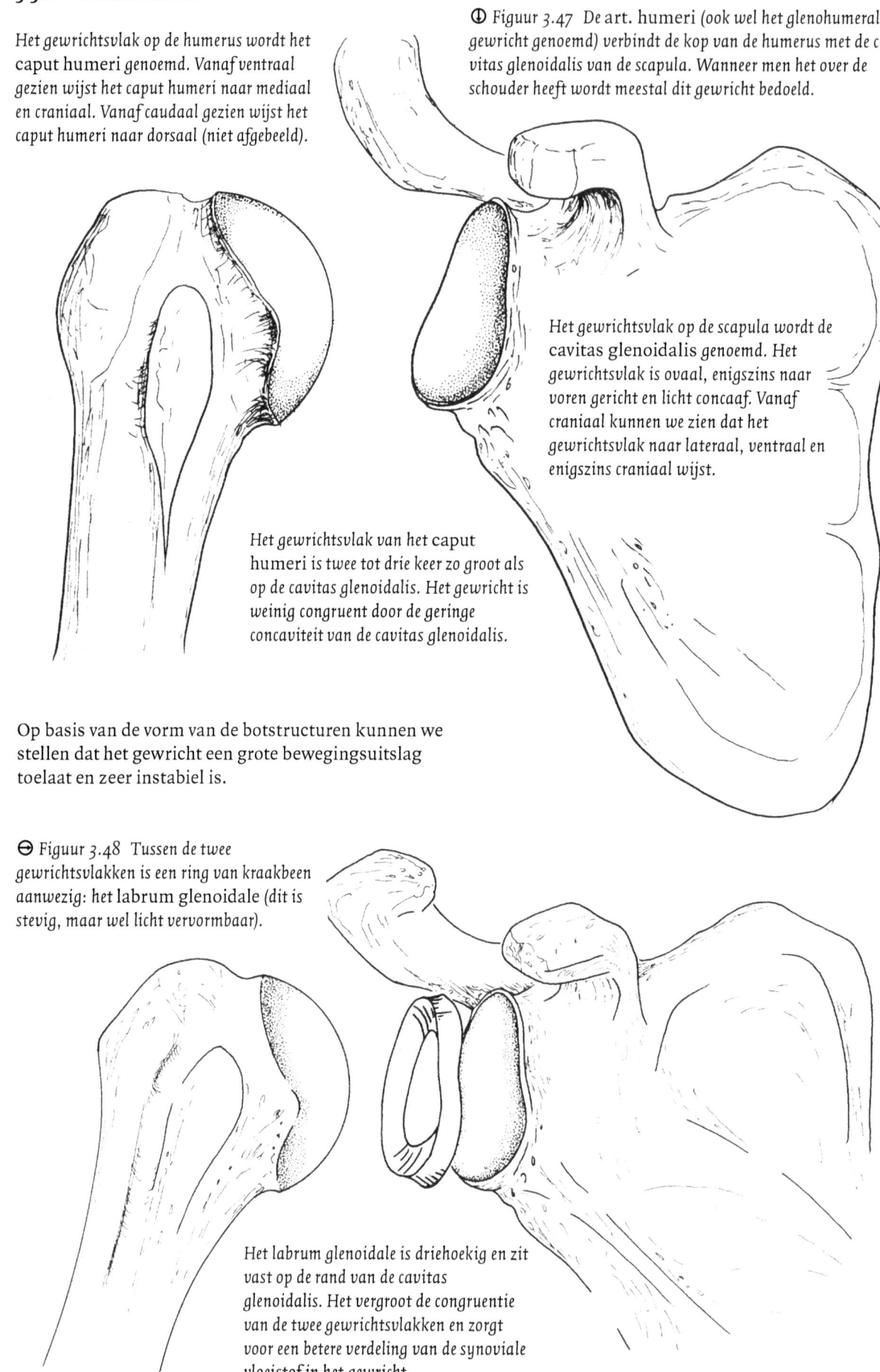

⊕ Figuur 3.47 De art. humeri (ook wel het glenohumerale gewricht genoemd) verbindt de kop van de humerus met de cavitas glenoidalis van de scapula. Wanneer men het over de schouder heeft wordt meestal dit gewricht bedoeld.

Het gewrichtsvlak op de scapula wordt de cavitas glenoidalis genoemd. Het gewrichtsvlak is ovaal, enigszins naar voren gericht en licht concaaf. Vanaf craniaal kunnen we zien dat het gewrichtsvlak naar lateraal, ventraal en enigszins craniaal wijst.

Het gewrichtsvlak van het caput humeri is twee tot drie keer zo groot als op de cavitas glenoidalis. Het gewricht is weinig congruent door de geringe concaviteit van de cavitas glenoidalis.

Op basis van de vorm van de botstructuren kunnen we stellen dat het gewricht een grote bewegingsuitslag toelaat en zeer instabiel is.

⊖ Figuur 3.48 Tussen de twee gewrichtsvlakken is een ring van kraakbeen aanwezig: het labrum glenoidale (dit is stevig, maar wel licht vervormbaar).

Het labrum glenoidale is driehoekig en zit vast op de rand van de cavitas glenoidalis. Het vergroot de congruentie van de twee gewrichtsvlakken en zorgt voor een betere verdeling van de synoviale vloeistof in het gewricht.

3.5.9 Kapsel en ligamenten van de art. humeri

Het kapselbandapparaat van de art. humeri is niet sterk. Dit gewricht wordt hoofdzakelijk gestabiliseerd door diepgelegen spieren, die er dicht langs lopen. Deze spieren zijn de actieve stabilisatoren van het gewricht en worden samen de *rotator cuff* genoemd (zie Figuur 3.77 t/m 3.86).

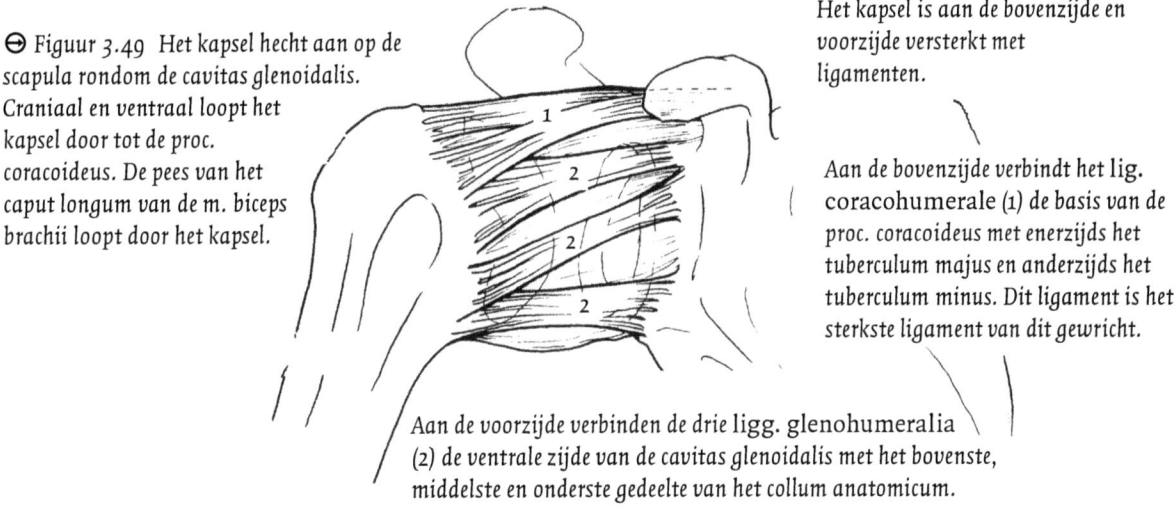

⊖ Figuur 3.49 Het kapsel hecht aan op de scapula rondom de cavitas glenoidalis. Craniaal en ventraal loopt het kapsel door tot de proc. coracoideus. De pees van het caput longum van de m. biceps brachii loopt door het kapsel.

Het kapsel is aan de bovenzijde en voorzijde versterkt met ligamenten.

Aan de bovenzijde verbindt het lig. coracohumerale (1) de basis van de proc. coracoideus met enerzijds het tuberculum majus en anderzijds het tuberculum minus. Dit ligament is het sterkste ligament van dit gewricht.

Aan de voorzijde verbinden de drie ligg. glenohumeralia (2) de ventrale zijde van de cavitas glenoidalis met het bovenste, middelste en onderste gedeelte van het collum anatomicum.

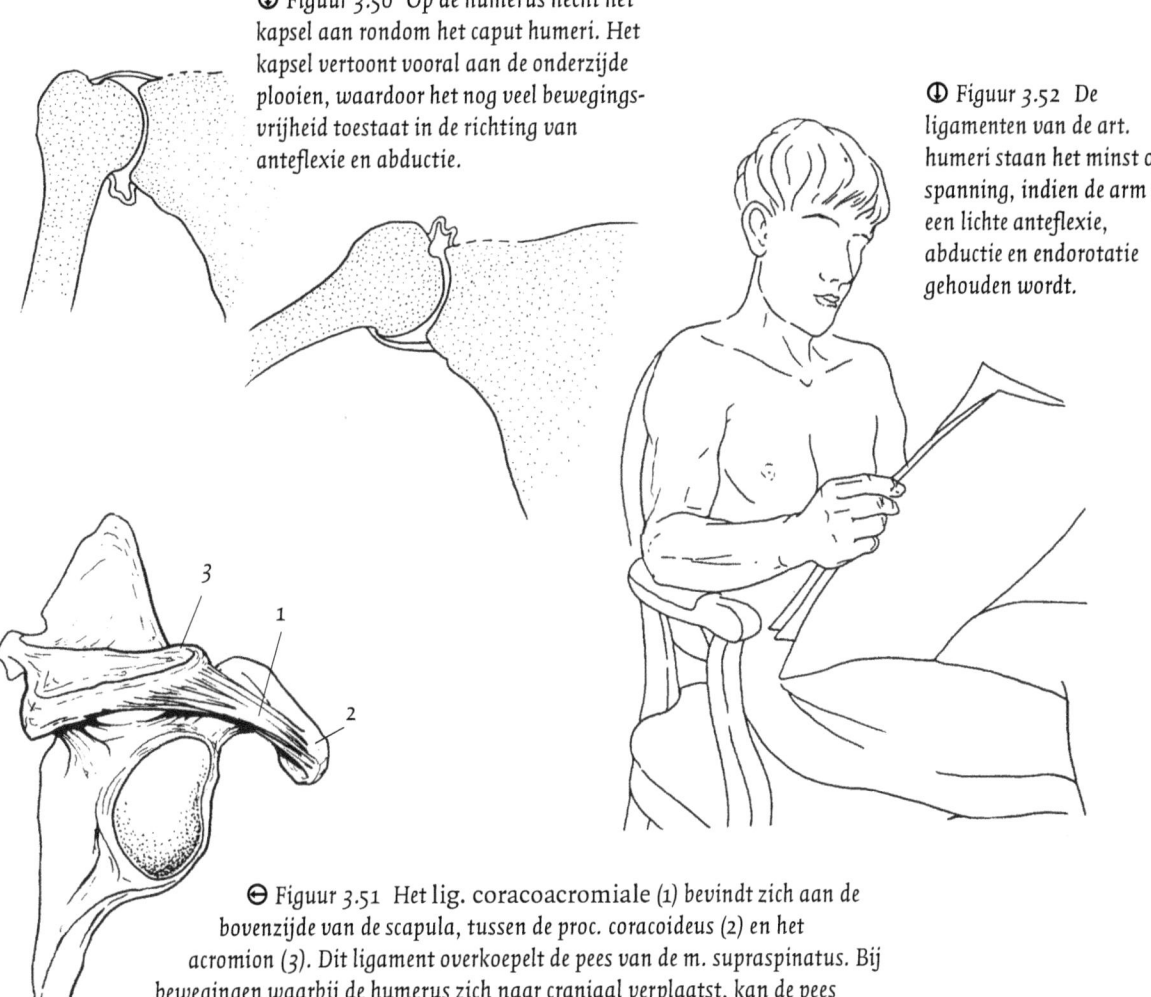

① Figuur 3.50 Op de humerus hecht het kapsel aan rondom het caput humeri. Het kapsel vertoont vooral aan de onderzijde plooien, waardoor het nog veel bewegingsvrijheid toestaat in de richting van anteflexie en abductie.

① Figuur 3.52 De ligamenten van de art. humeri staan het minst op spanning, indien de arm in een lichte anteflexie, abductie en endorotatie gehouden wordt.

⊖ Figuur 3.51 Het lig. coracoacromiale (1) bevindt zich aan de bovenzijde van de scapula, tussen de proc. coracoideus (2) en het acromion (3). Dit ligament overkoepelt de pees van de m. supraspinatus. Bij bewegingen waarbij de humerus zich naar craniaal verplaatst, kan de pees echter klem komen te zitten tussen de humerus en het ligament, waardoor de pees beschadigd kan raken.

3.6 Aanhechtingen van de schouderspieren

De schouderspieren zijn hier in twee verschillende groepen vermeld:
– Spieren die de scapula en/of de clavicula ten opzichte van de romp in beweging kunnen brengen. Dit zijn de spieren van romp naar schoudergordel.
– Spieren die de humerus ten opzichte van de scapula in beweging kunnen zetten. Dit zijn de spieren van schoudergordel en romp naar de humerus. Deze spieren staan cursief gedrukt.

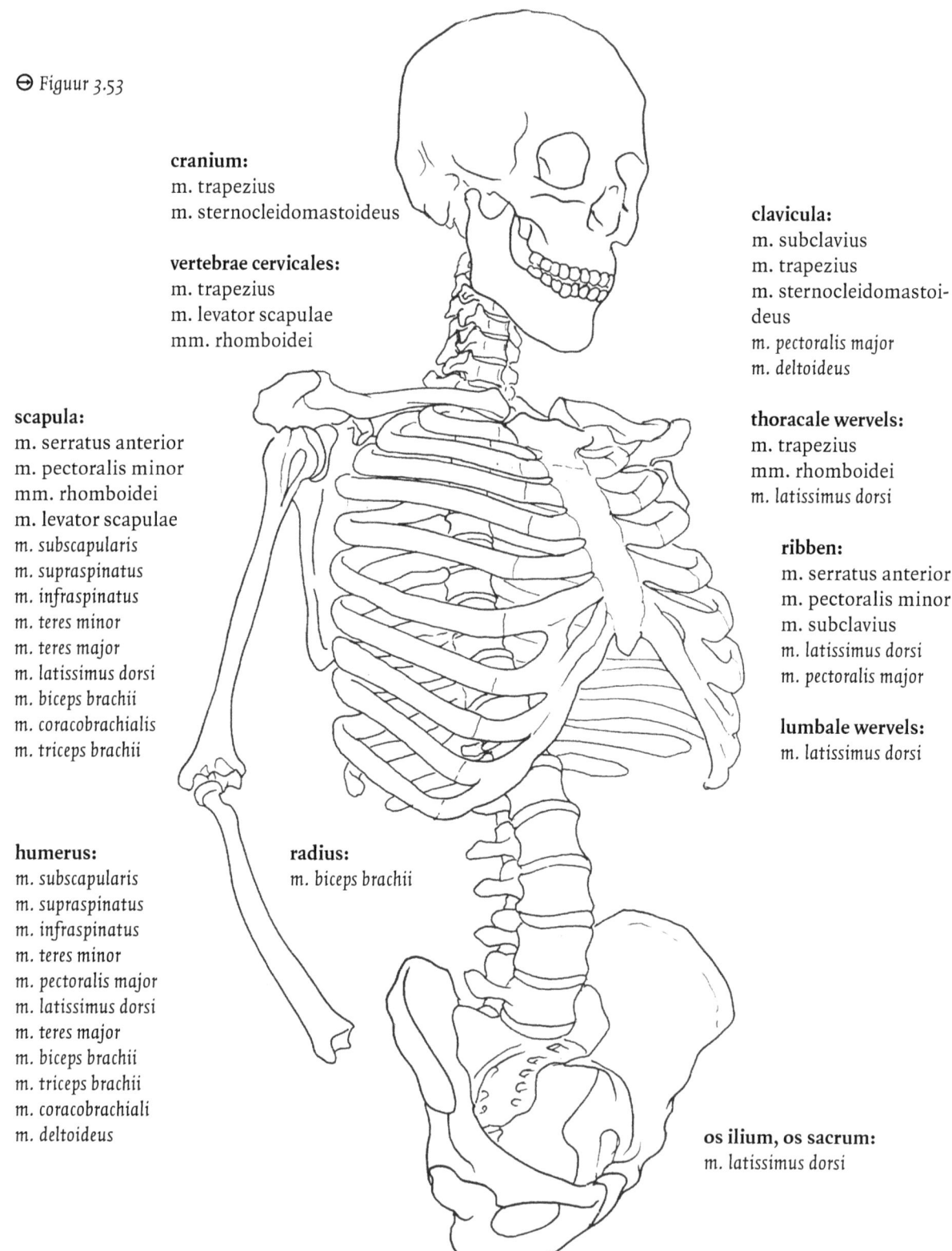

⊖ *Figuur 3.53*

cranium:
m. trapezius
m. sternocleidomastoideus

vertebrae cervicales:
m. trapezius
m. levator scapulae
mm. rhomboidei

scapula:
m. serratus anterior
m. pectoralis minor
mm. rhomboidei
m. levator scapulae
m. subscapularis
m. supraspinatus
m. infraspinatus
m. teres minor
m. teres major
m. latissimus dorsi
m. biceps brachii
m. coracobrachialis
m. triceps brachii

humerus:
m. subscapularis
m. supraspinatus
m. infraspinatus
m. teres minor
m. pectoralis major
m. latissimus dorsi
m. teres major
m. biceps brachii
m. triceps brachii
m. coracobrachiali
m. deltoideus

radius:
m. biceps brachii

clavicula:
m. subclavius
m. trapezius
m. sternocleidomastoideus
m. pectoralis major
m. deltoideus

thoracale wervels:
m. trapezius
mm. rhomboidei
m. latissimus dorsi

ribben:
m. serratus anterior
m. pectoralis minor
m. subclavius
m. latissimus dorsi
m. pectoralis major

lumbale wervels:
m. latissimus dorsi

os ilium, os sacrum:
m. latissimus dorsi

3.7 De spieren van de romp naar de schoudergordel

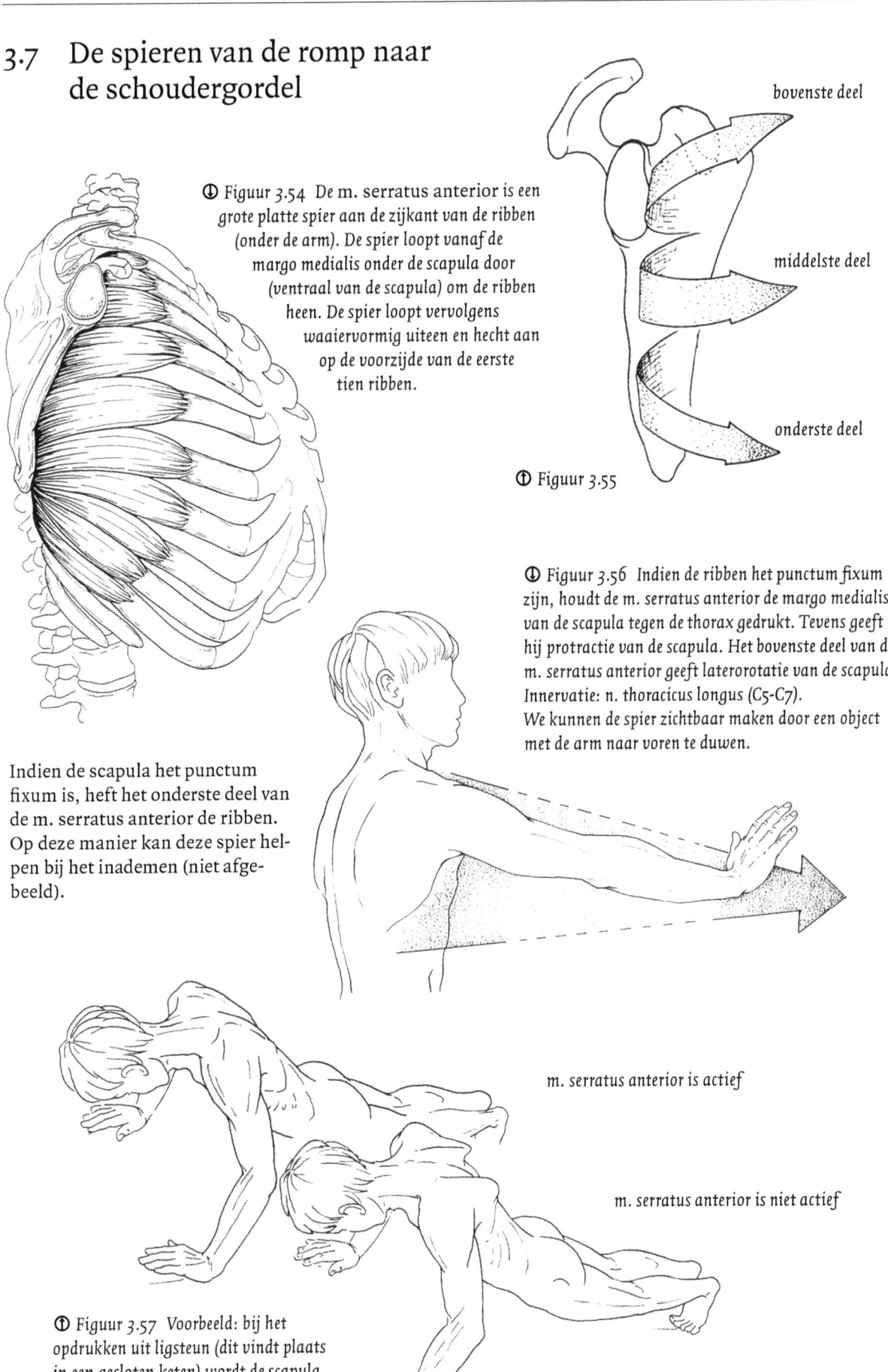

◐ Figuur 3.54 De m. serratus anterior is een grote platte spier aan de zijkant van de ribben (onder de arm). De spier loopt vanaf de margo medialis onder de scapula door (ventraal van de scapula) om de ribben heen. De spier loopt vervolgens waaiervormig uiteen en hecht aan op de voorzijde van de eerste tien ribben.

◐ Figuur 3.55

Indien de scapula het punctum fixum is, heft het onderste deel van de m. serratus anterior de ribben. Op deze manier kan deze spier helpen bij het inademen (niet afgebeeld).

◐ Figuur 3.56 Indien de ribben het punctum fixum zijn, houdt de m. serratus anterior de margo medialis van de scapula tegen de thorax gedrukt. Tevens geeft hij protractie van de scapula. Het bovenste deel van de m. serratus anterior geeft laterorotatie van de scapula. Innervatie: n. thoracicus longus (C5-C7).
We kunnen de spier zichtbaar maken door een object met de arm naar voren te duwen.

◐ Figuur 3.57 Voorbeeld: bij het opdrukken uit ligsteun (dit vindt plaats in een gesloten keten) wordt de scapula tegen de thorax gedrukt.

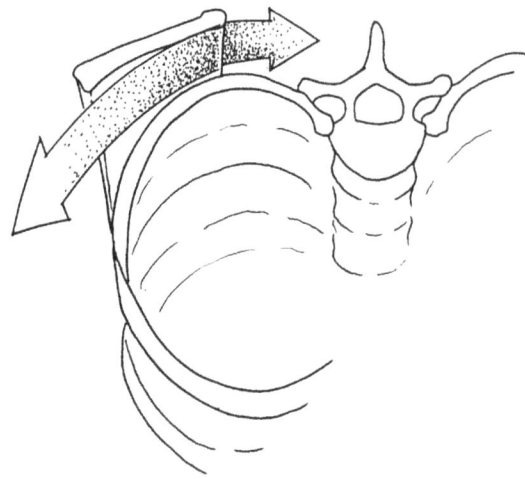

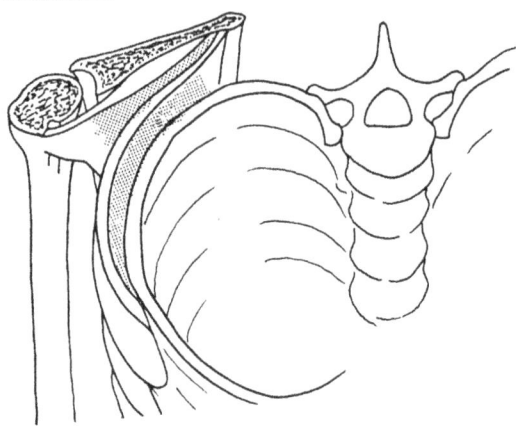

Figuur 3.58 Bij alle bewegingen waarbij de scapula gefixeerd moet worden, zoals bij bewegingen waarbij de arm kracht moet leveren, werkt de m. serratus anterior samen met de m. trapezius pars transversa. Deze geeft retractie van de scapula en heeft dus een functie tegengesteld aan die van de m. serratus anterior. Op deze manier kunnen ze samen de scapula stabiliseren.

Figuur 3.59 De m. serratus anterior ligt tussen de scapula en de thorax in, maar wordt van beide gescheiden door vetweefsel. De laag vetweefsel is noodzakelijk voor een goede glijbeweging van de scapula over de thorax en vormt op deze manier een functioneel gewricht van de schoudergordel.

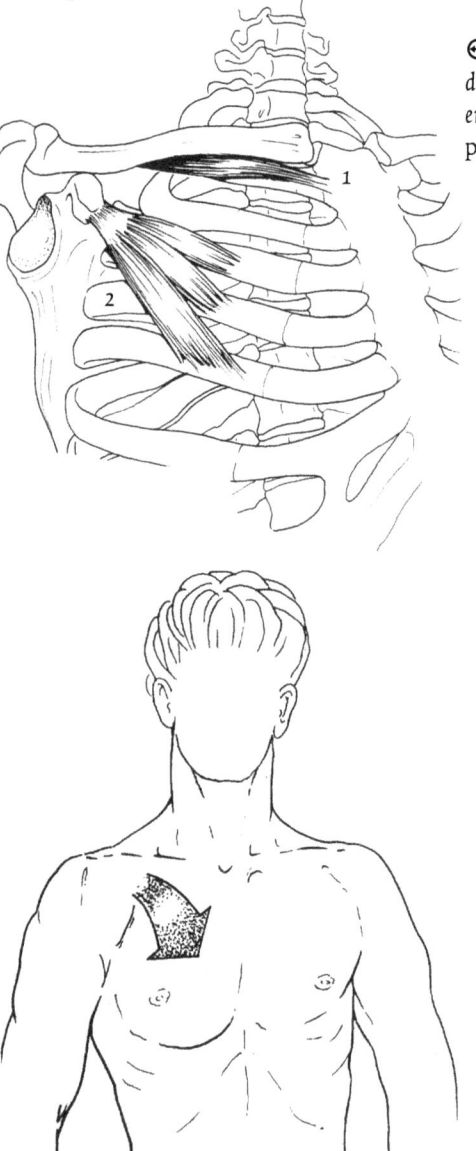

Figuur 3.60 De m. subclavius (1) loopt vanaf de onderzijde van de clavicula (middelste gedeelte) naar de bovenzijde van de eerste rib en het bijbehorende ribkraakbeen. De andere afgebeelde spier is de m. pectoralis minor (2).

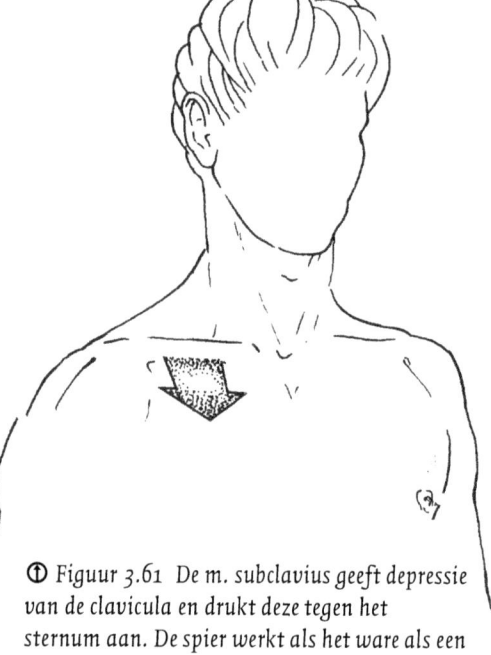

Figuur 3.61 De m. subclavius geeft depressie van de clavicula en drukt deze tegen het sternum aan. De spier werkt als het ware als een actief ligament van de art. sternoclavicularis. Innervatie: n. subclavius (C5-C6).

Figuur 3.62 De m. pectoralis minor begint op rib 3, 4, en 5 en loopt naar de proc. coracoideus.

Indien de ribben het punctum fixum zijn, trekt de m. pectoralis minor de proc. coracoideus naar voren en beneden, waardoor de scapula voorover kantelt en de angulus inferior loskomt van de thorax. Indien de scapula het punctum fixum is, heft de spier de ribben en kan helpen bij het inademen.
Innervatie: nn. pectorales (C7-Th1).

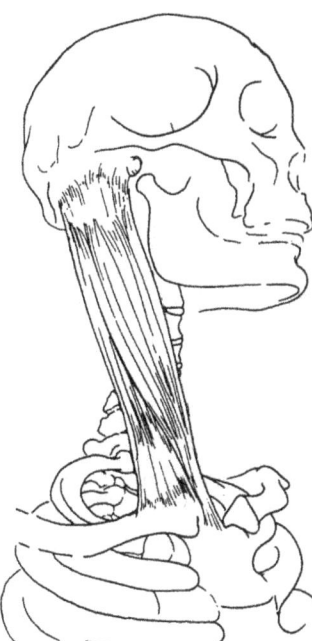

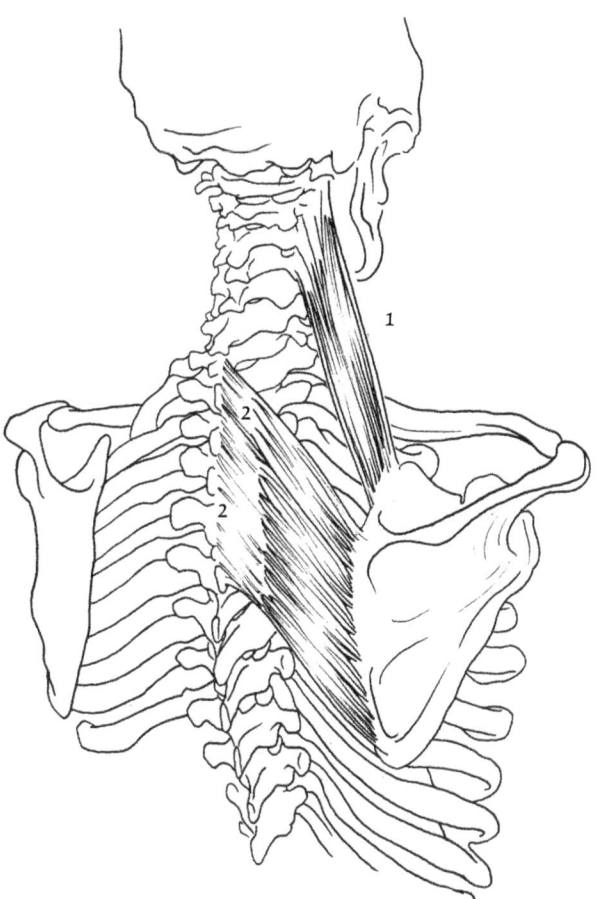

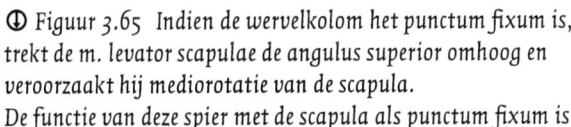

⊖ Figuur 3.63 De m. sternocleidomastoideus is besproken bij de spieren van de hals (zie Figuur 2.208). Hier wordt zijn functie nogmaals besproken met het hoofd als punctum fixum. De spier trekt dan aan het borstbeen en het mediale uiteinde van de clavicula. Op deze manier kan de spier helpen bij het inademen.

⊕ Figuur 3.64 De m. levator scapulae (2) loopt vanaf de angulus superior (van de scapula) naar de procc. transversi van de eerste vier cervicale wervels. Verder zien we de beide mm. rhomboidei (2).

⊕ Figuur 3.65 Indien de wervelkolom het punctum fixum is, trekt de m. levator scapulae de angulus superior omhoog en veroorzaakt hij mediorotatie van de scapula.
De functie van deze spier met de scapula als punctum fixum is besproken bij Figuur 2.189.

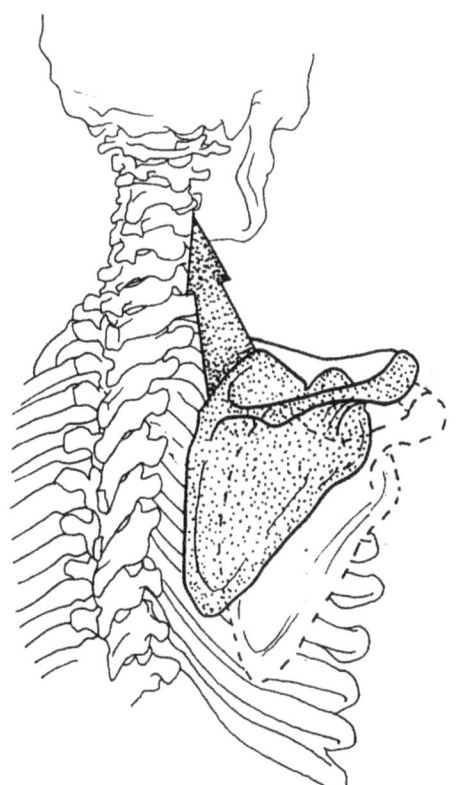

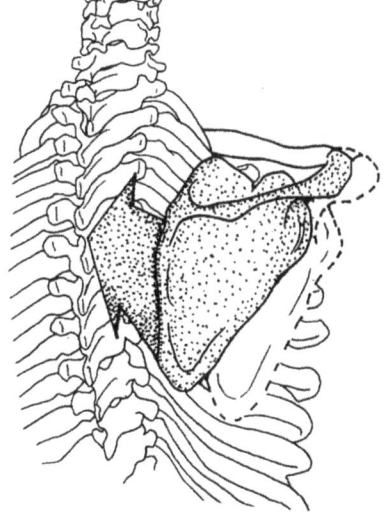

⊖ Figuur 3.66 De mm. rhomboidei zijn twee platte spieren die evenwijdig aan elkaar tussen de scapula en de wervelkolom lopen. Ze hechten aan op de margo medialis (van de scapula) en lopen naar de procc. spinosi van wervels C7-Th4.

Indien de wervelkolom het punctum fixum is, geeft de spier retractie en mediorotatie van de scapula. De functie van deze spier met de scapula als punctum fixum is besproken bij Figuur 2.191.
Innervatie: n. dorsalis scapulae (C4-C5).

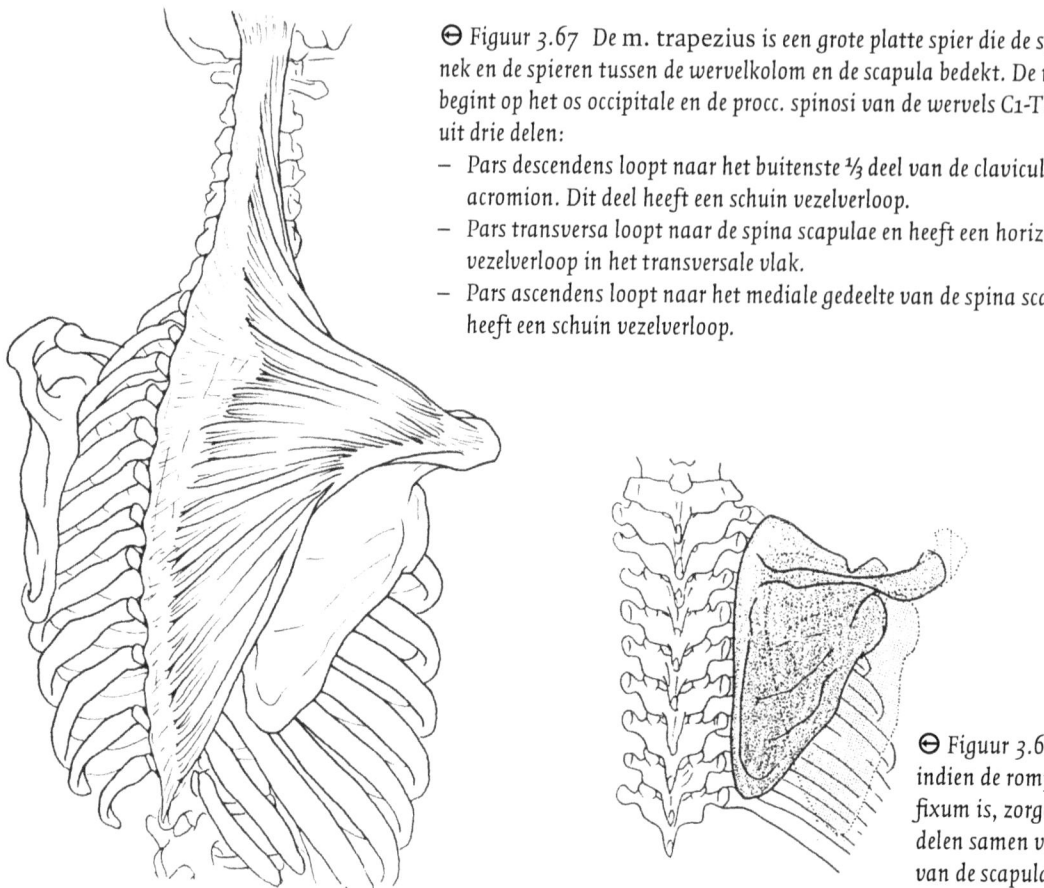

Figuur 3.67 De m. trapezius is een grote platte spier die de spieren van de nek en de spieren tussen de wervelkolom en de scapula bedekt. De m. trapezius begint op het os occipitale en de procc. spinosi van de wervels C1-Th10 en bestaat uit drie delen:
- Pars descendens loopt naar het buitenste ⅓ deel van de clavicula en het acromion. Dit deel heeft een schuin vezelverloop.
- Pars transversa loopt naar de spina scapulae en heeft een horizontaal vezelverloop in het transversale vlak.
- Pars ascendens loopt naar het mediale gedeelte van de spina scapulae. Dit deel heeft een schuin vezelverloop.

Figuur 3.68 Functie: indien de romp het punctum fixum is, zorgen de drie delen samen voor retractie van de scapula.
Innervatie: n. accessorius en plexus cervicalis (C2-C4).

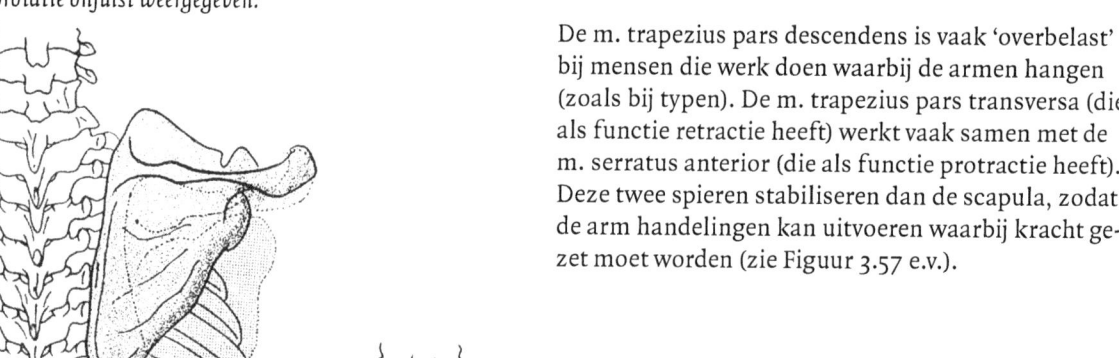

Figuur 3.69 Pars descendens geeft naast retractie tevens elevatie en laterorotatie van de scapula. In de figuur is de laterorotatie onjuist weergegeven.

De m. trapezius pars descendens is vaak 'overbelast' bij mensen die werk doen waarbij de armen hangen (zoals bij typen). De m. trapezius pars transversa (die als functie retractie heeft) werkt vaak samen met de m. serratus anterior (die als functie protractie heeft). Deze twee spieren stabiliseren dan de scapula, zodat de arm handelingen kan uitvoeren waarbij kracht gezet moet worden (zie Figuur 3.57 e.v.).

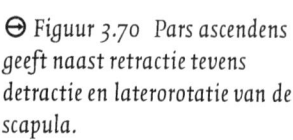

Figuur 3.70 Pars ascendens geeft naast retractie tevens detractie en laterorotatie van de scapula.

3.8 De bewegingen van de scapula met bijbehorende spieren

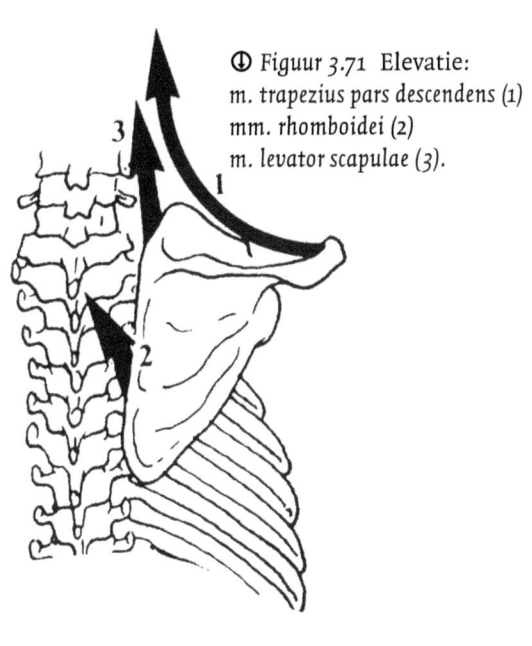

Figuur 3.71 Elevatie:
m. trapezius pars descendens (1)
mm. rhomboidei (2)
m. levator scapulae (3).

Figuur 3.72 Depressie (detractie):
m. trapezius pars ascendens (1)
m. serratus anterior (caudale vezels) (2).

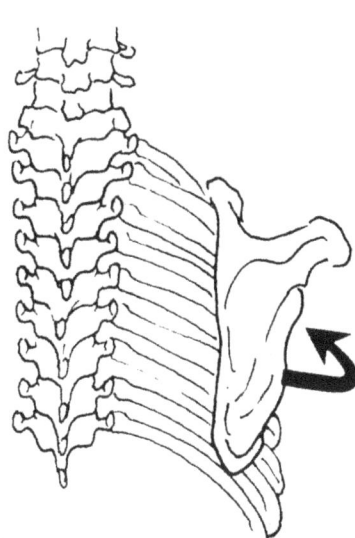

Figuur 3.73 Protractie:
m. serratus anterior.

Figuur 3.74 Retractie:
m. trapezius (1)
mm. rhomboidei (2).

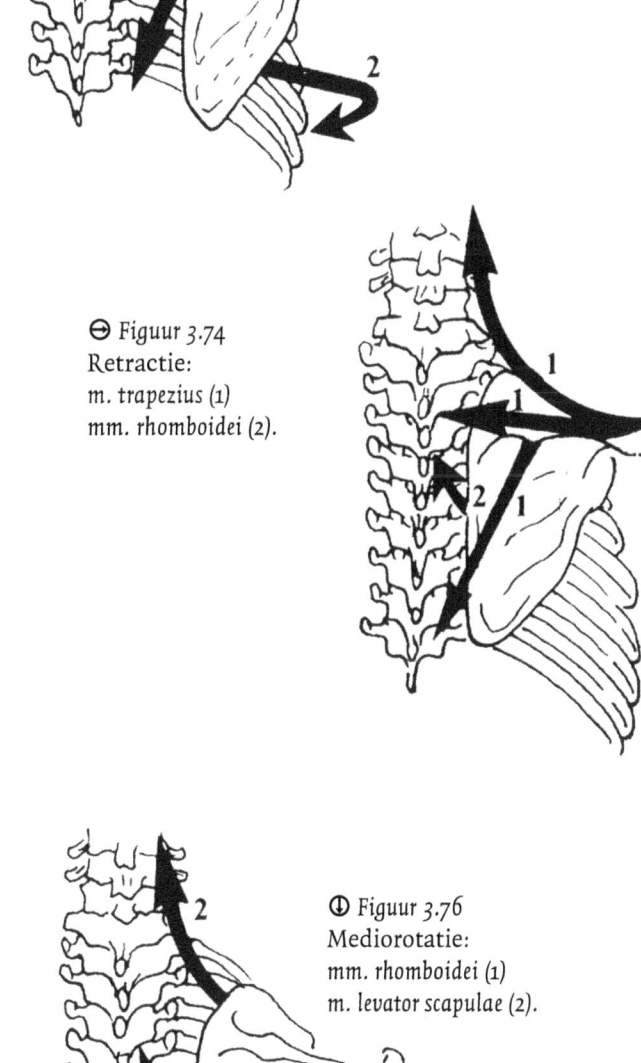

Figuur 3.75 Laterorotatie:
m. serratus anterior (1)
m. trapezius pars descendens (2)
m. trapezius pars ascendens (3).

Figuur 3.76 Mediorotatie:
mm. rhomboidei (1)
m. levator scapulae (2).

3.9 De spieren van de schoudergordel naar de arm (I)

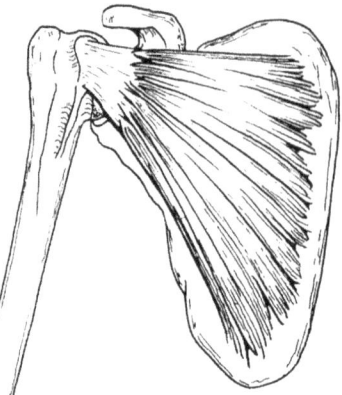

⊖ Figuur 3.77 De m. subscapularis loopt van de gehele voorzijde van de scapula naar het tuberculum minor van de humerus. De figuur toont de scapula in vooraanzicht.

① Figuur 3.78 Functie: de m. subscapularis is de belangrijkste endorotator van de humerus. Innervatie: nn. subscapulares (C5-C6).

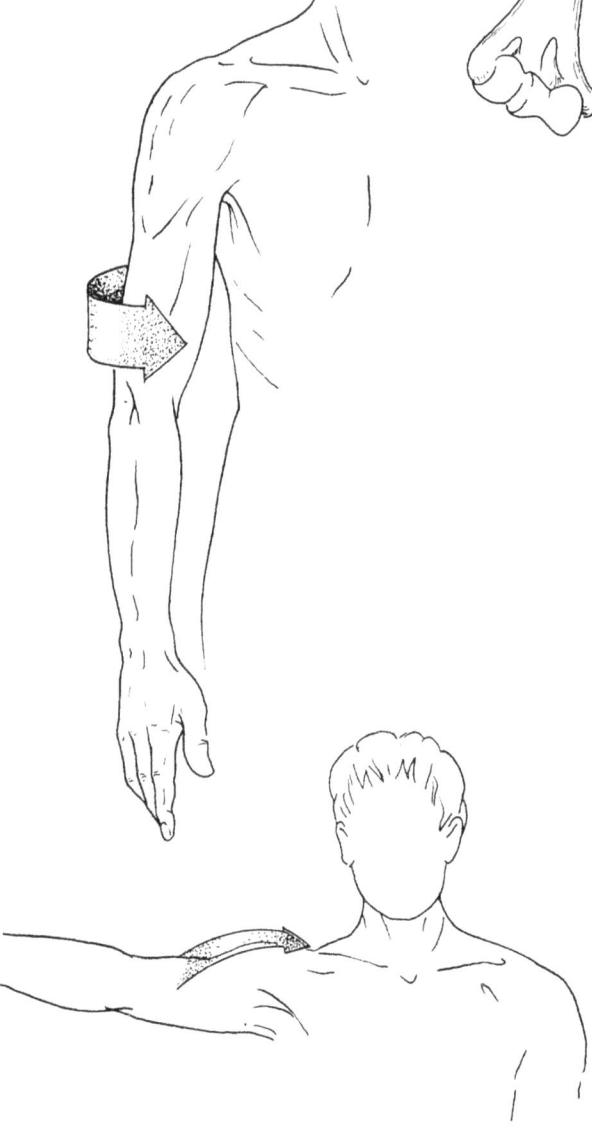

Dorsocraniaal aanzicht van de scapula

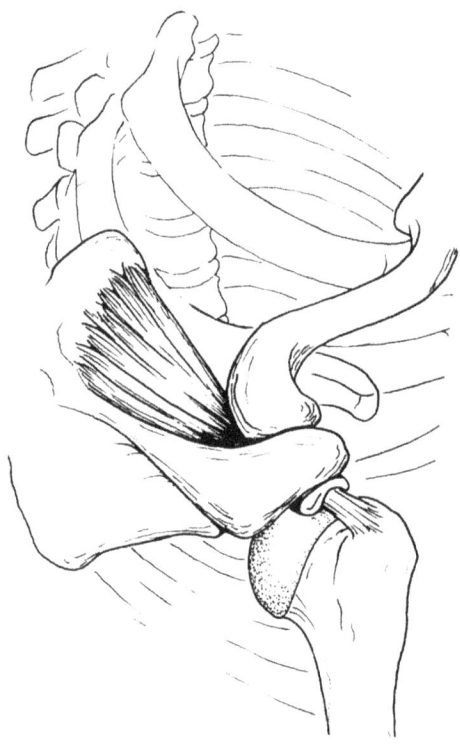

① Figuur 3.79 De m. supraspinatus begint in de fossa supraspinata (aan de achterzijde van de scapula) en loopt met zijn pees onder het schouderdak door. Het schouderdak wordt gevormd door het acromion, de proc. coracoideus en het ligament dat deze twee botdelen met elkaar verbindt (lig. coracoacromiale). De pees van de m. supraspinatus eindigt op de bovenzijde van het tuberculum majus van de humerus. De pees van de m. supraspinatus wordt op de plaats waar hij het schouderdak passeert, van de bovenzijde bedekt door een bursa. De bursa scheidt de pees van zowel de onderkant van het schouderdak als van de m. deltoideus. Dit complex (pees, bursa en schouderdak) wordt gezien als een functioneel gewricht van de schoudergordel.
Bij aandoeningen van de bursa (denk aan verklevingen) worden de bewegingen in de art. humeri beperkt.

① Figuur 3.80 De m. supraspinatus geeft abductie van de humerus. Deze spier kan maar weinig kracht leveren maar werkt samen met de m. deltoideus (zie Figuur 3.99). Innervatie: n. suprascapularis (C5-C6).

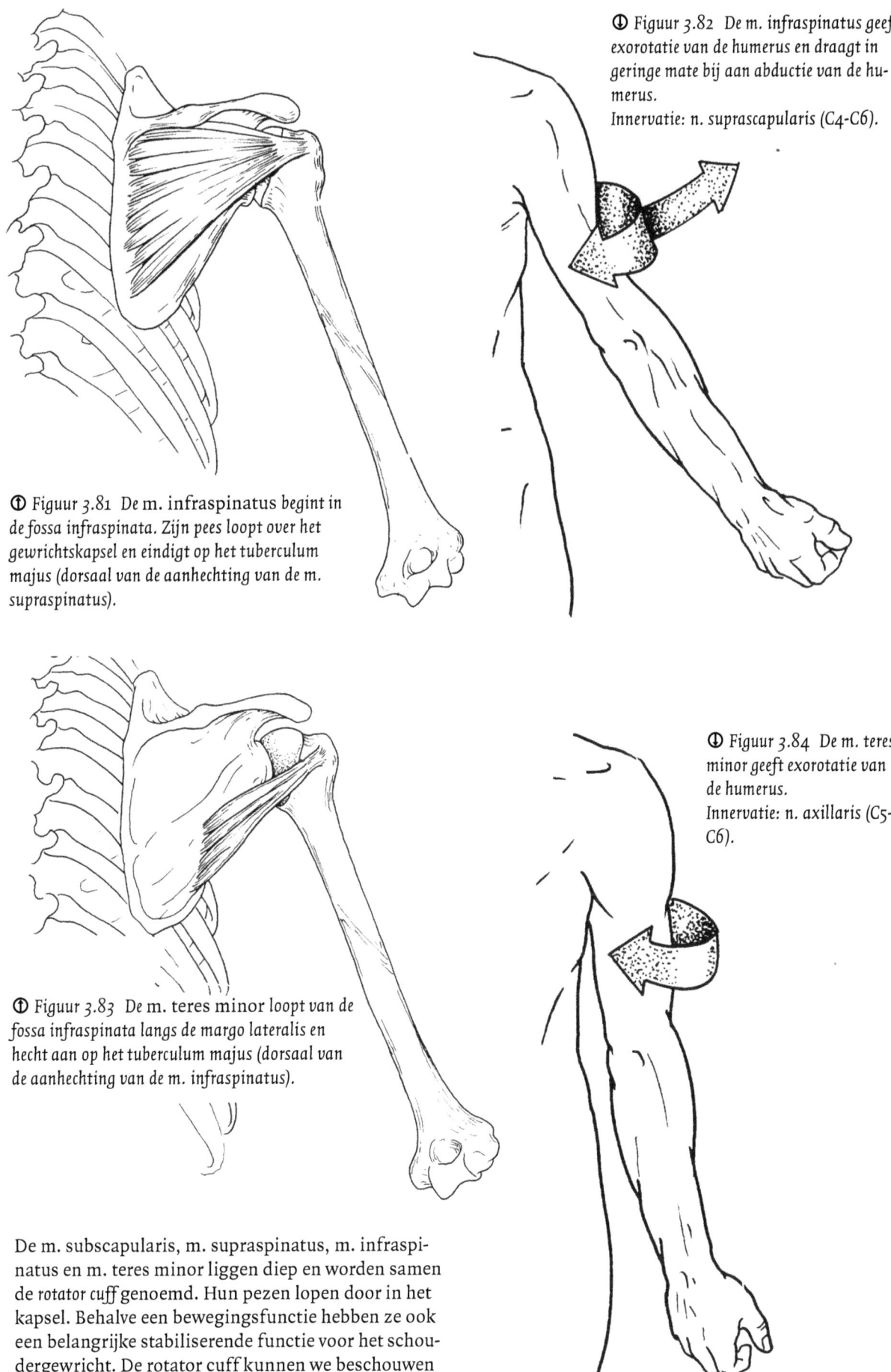

① Figuur 3.82 De m. infraspinatus geeft exorotatie van de humerus en draagt in geringe mate bij aan abductie van de humerus.
Innervatie: n. suprascapularis (C4-C6).

① Figuur 3.81 De m. infraspinatus begint in de fossa infraspinata. Zijn pees loopt over het gewrichtskapsel en eindigt op het tuberculum majus (dorsaal van de aanhechting van de m. supraspinatus).

① Figuur 3.84 De m. teres minor geeft exorotatie van de humerus.
Innervatie: n. axillaris (C5-C6).

① Figuur 3.83 De m. teres minor loopt van de fossa infraspinata langs de margo lateralis en hecht aan op het tuberculum majus (dorsaal van de aanhechting van de m. infraspinatus).

De m. subscapularis, m. supraspinatus, m. infraspinatus en m. teres minor liggen diep en worden samen de *rotator cuff* genoemd. Hun pezen lopen door in het kapsel. Behalve een bewegingsfunctie hebben ze ook een belangrijke stabiliserende functie voor het schoudergewricht. De rotator cuff kunnen we beschouwen als de 'actieve ligamenten'.

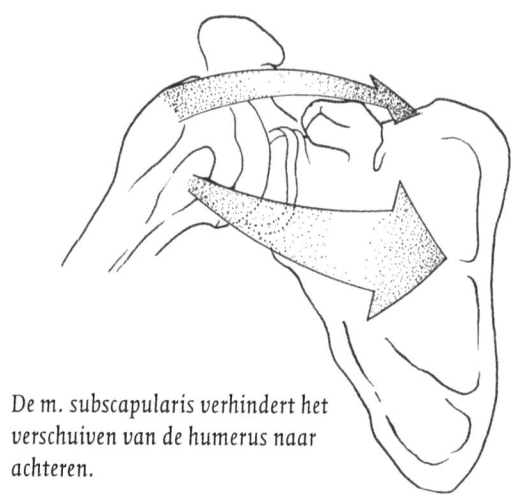

Figuur 3.85 De m. supraspinatus verhindert het verschuiven van de humerus naar boven.

De m. subscapularis verhindert het verschuiven van de humerus naar achteren.

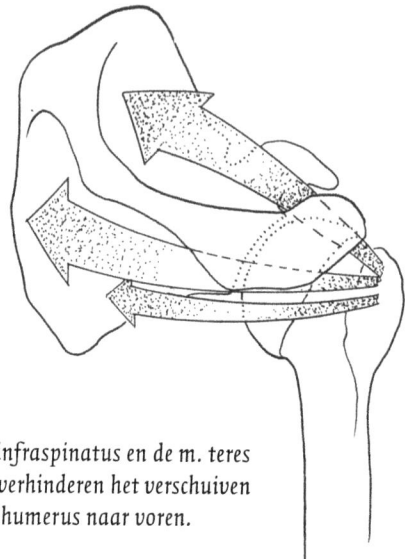

Figuur 3.86 De m. supraspinatus verhindert ook het verschuiven naar voren en achter.

De m. infraspinatus en de m. teres minor verhinderen het verschuiven van de humerus naar voren.

We kunnen stellen dat het schoudergewricht wat betreft de vorm en de passieve stabiliteit (kapsel en ligamenten) een instabiel gewricht is. Het gewricht heeft zijn stabiliteit vooral te danken aan de spieractiviteit rondom het gewricht. Als er veranderingen optreden in het samenspel van deze spieren kunnen klachten aan het schoudergewricht ontstaan.

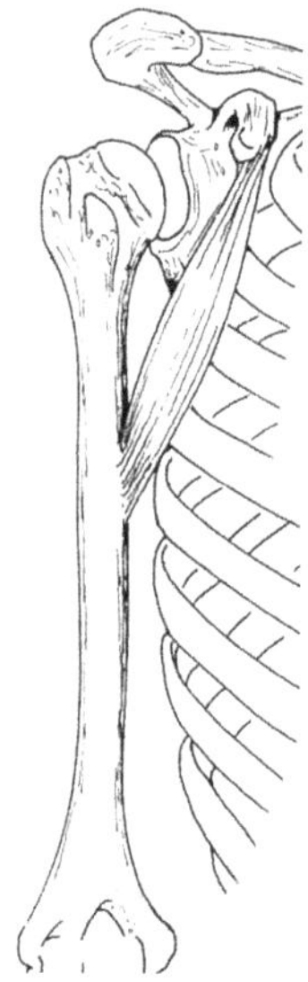

Figuur 3.87 De m. coracobrachialis loopt van de proc. coracoideus naar de margo medialis van de humerus (het middelste deel).

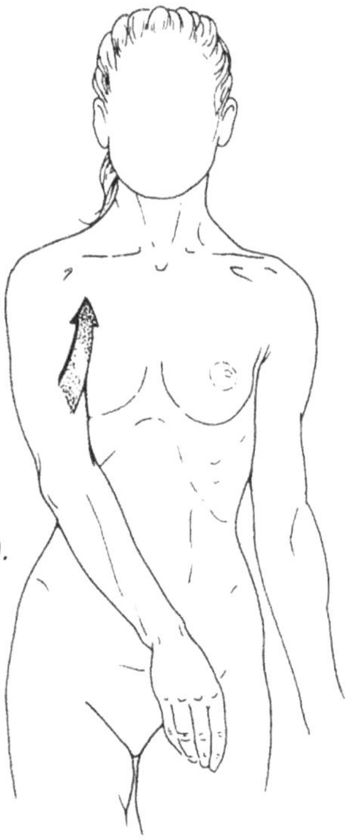

Figuur 3.88 De m. coracobrachialis geeft anteflexie en adductie van de humerus.
Innervatie: n. musculocutaneus (C6-C7).

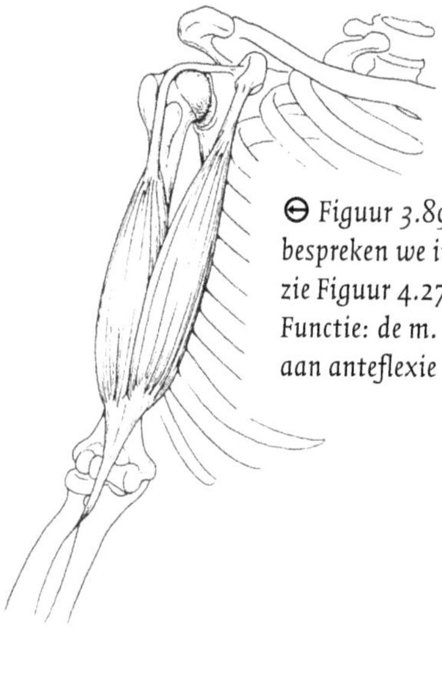

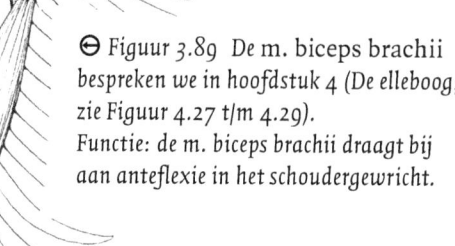

Figuur 3.89 De m. biceps brachii bespreken we in hoofdstuk 4 (De elleboog; zie Figuur 4.27 t/m 4.29).
Functie: de m. biceps brachii draagt bij aan anteflexie in het schoudergewricht.

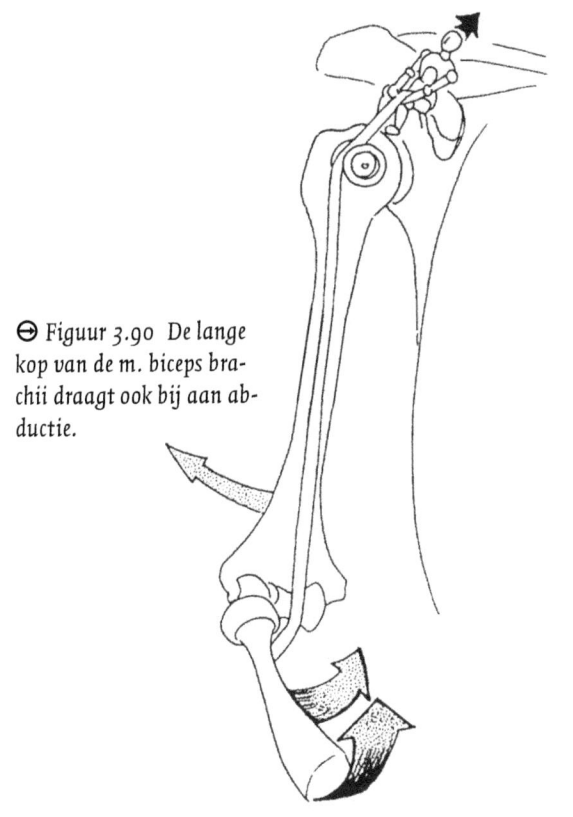

Figuur 3.90 De lange kop van de m. biceps brachii draagt ook bij aan abductie.

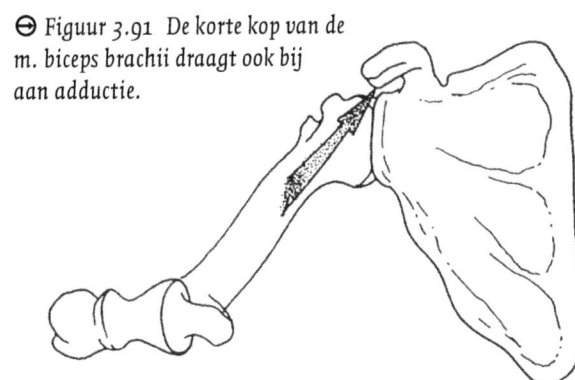

Figuur 3.91 De korte kop van de m. biceps brachii draagt ook bij aan adductie.

De m. triceps caput longum bespreken we in hoofdstuk 4 (De elleboog; zie Figuur 4.30).
De m. triceps caput longum draagt bij aan adductie in het schoudergewricht.

3.10 De spieren van de romp naar de arm

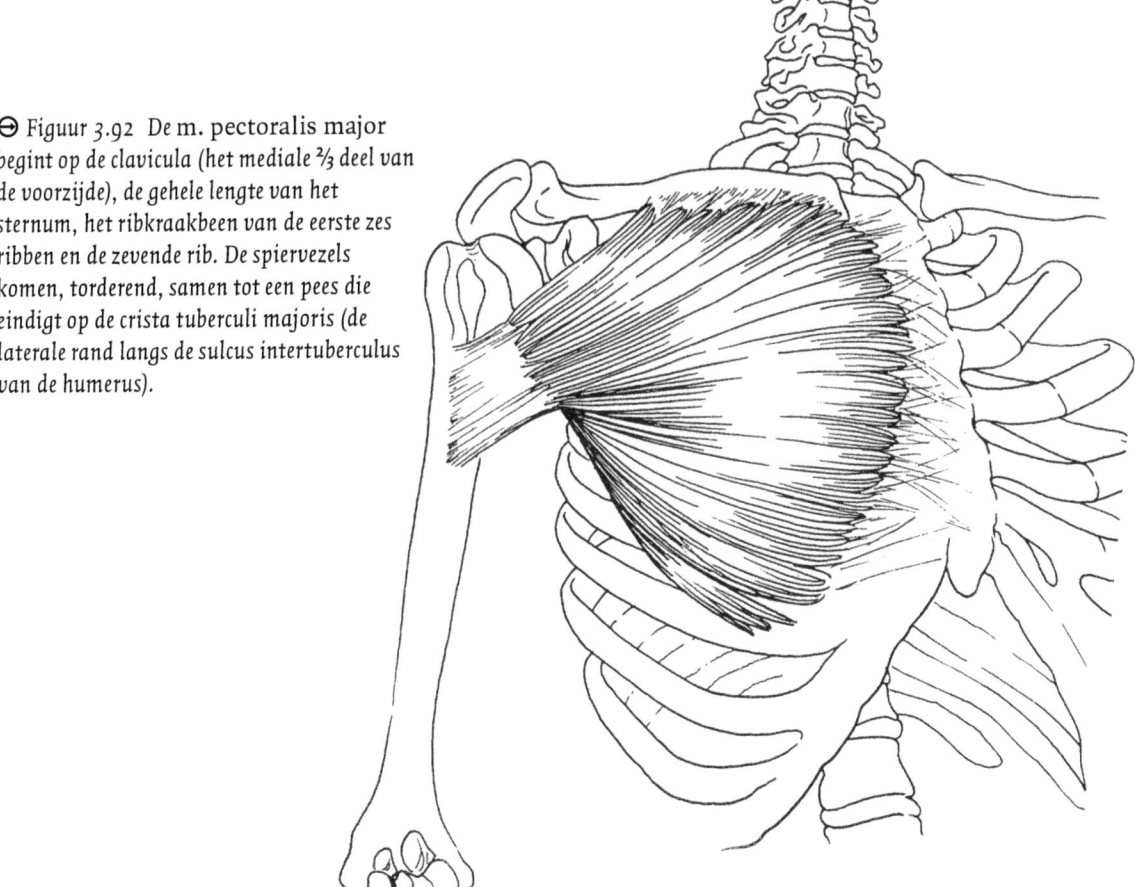

Figuur 3.92 De m. pectoralis major begint op de clavicula (het mediale ⅔ deel van de voorzijde), de gehele lengte van het sternum, het ribkraakbeen van de eerste zes ribben en de zevende rib. De spiervezels komen, torderend, samen tot een pees die eindigt op de crista tuberculi majoris (de laterale rand langs de sulcus intertuberculus van de humerus).

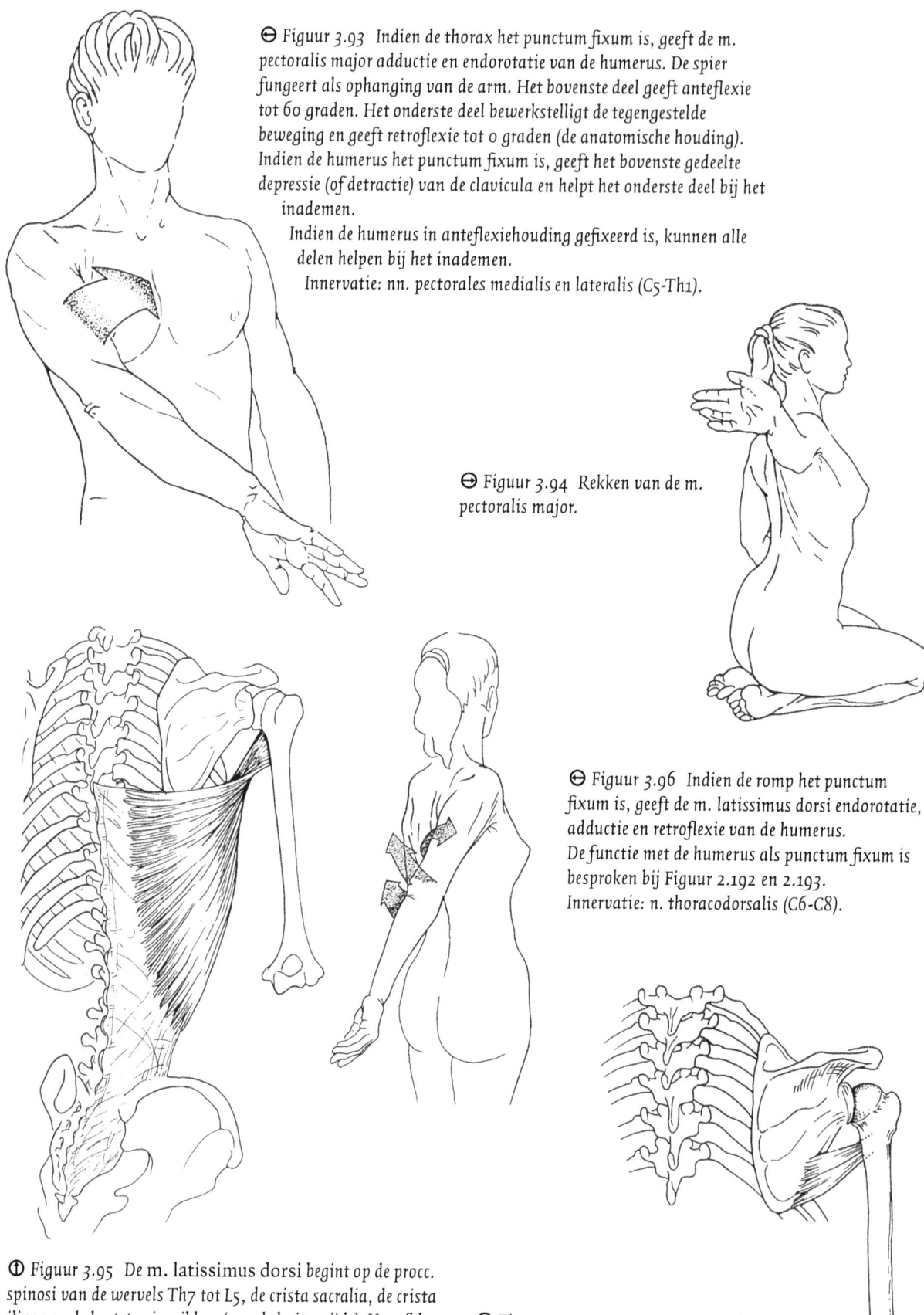

⊖ Figuur 3.93 Indien de thorax het punctum fixum is, geeft de m. pectoralis major adductie en endorotatie van de humerus. De spier fungeert als ophanging van de arm. Het bovenste deel geeft anteflexie tot 60 graden. Het onderste deel bewerkstelligt de tegengestelde beweging en geeft retroflexie tot 0 graden (de anatomische houding). Indien de humerus het punctum fixum is, geeft het bovenste gedeelte depressie (of detractie) van de clavicula en helpt het onderste deel bij het inademen.
Indien de humerus in anteflexiehouding gefixeerd is, kunnen alle delen helpen bij het inademen.
Innervatie: nn. pectorales medialis en lateralis (C5-Th1).

⊖ Figuur 3.94 Rekken van de m. pectoralis major.

⊖ Figuur 3.96 Indien de romp het punctum fixum is, geeft de m. latissimus dorsi endorotatie, adductie en retroflexie van de humerus.
De functie met de humerus als punctum fixum is besproken bij Figuur 2.192 en 2.193.
Innervatie: n. thoracodorsalis (C6-C8).

① Figuur 3.95 De m. latissimus dorsi begint op de procc. spinosi van de wervels Th7 tot L5, de crista sacralia, de crista iliaca en de laatste vier ribben (aan de buitenzijde). Vanaf deze origo loopt de m. latissumus dorsi als platte brede spier over de rug. Vervolgens convergeert hij en tordeert een slag op weg naar zijn insertie. Dit is de crista tuberculi minoris (de mediale rand langs de sulcus intertubercularis van de humerus).

⊖ Figuur 3.97 De m. teres major loopt van het onderste deel van de margo lateralis van de scapula naar boven en voren en hecht (net als de m. latissimus dorsi) aan op de crista tuberculi minoris.

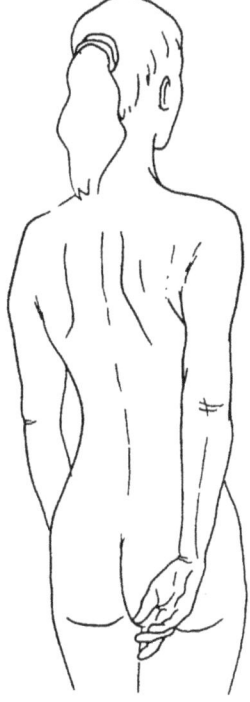

⊖ Figuur 3.98 De m. teres major heeft hetzelfde effect op de arm als de m. latissimus dorsi. De m. teres major is echter minder krachtig. Innervatie: n. subscapularis (C6-C7).

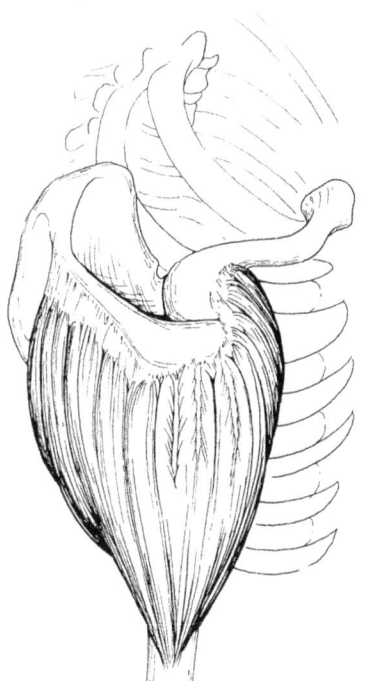

⊕ Figuur 3.99 De m. deltoideus geeft vorm aan de schouder. Deze oppervlakkige spier bestaat uit drie delen:
– het voorste deel van de m. deltoideus begint op de clavicula (op de voorzijde van het laterale gedeelte);
– het middelste deel van de m. deltoideus begint op het laterale deel van het acromion;
– het achterste deel van de m. deltoideus begint op de spina scapulae (aan de onderrand).
De drie delen convergeren naar de arm en eindigen op de laterale zijde van de humerus.
Innervatie: n. axillaris (C5-C6).

3.11 De spieren van de schoudergordel naar de arm (2)

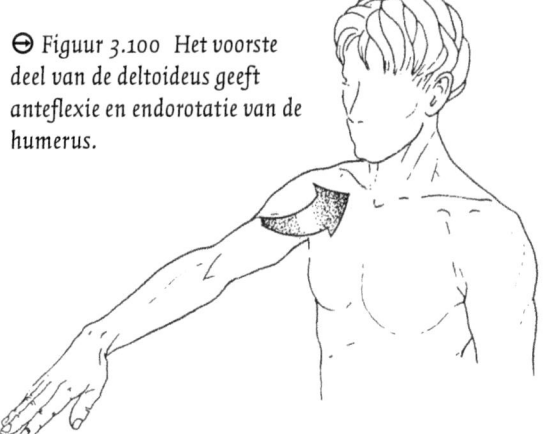

⊖ Figuur 3.100 Het voorste deel van de deltoideus geeft anteflexie en endorotatie van de humerus.

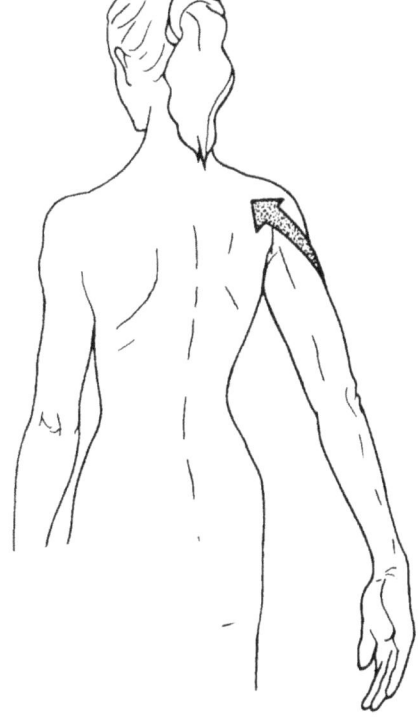

⊖ Figuur 3.102 Het achterste deel van de deltoideus geeft retroflexie en exorotatie van de humerus.

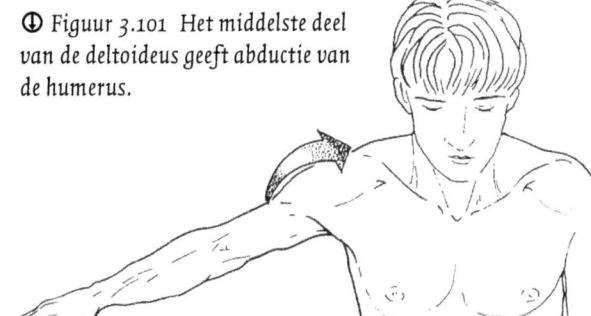

⊕ Figuur 3.101 Het middelste deel van de deltoideus geeft abductie van de humerus.

3.12 De bewegingen in de art. humeri met bijbehorende spieren

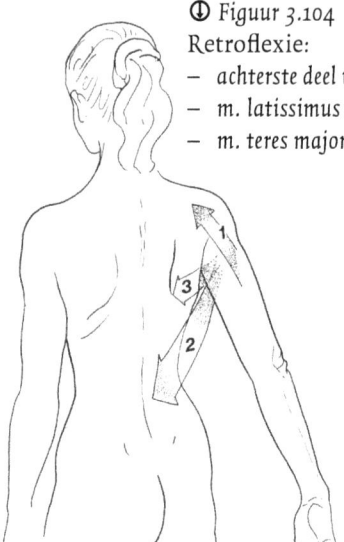

⊕ Figuur 3.104
Retroflexie:
- achterste deel van de m. deltoideus (1);
- m. latissimus dorsi (2);
- m. teres major (3).

⊖ Figuur 3.103
Anteflexie:
- voorste deel van de m. deltoideus (1);
- m. pectoralis major (2);
- m. coracobrachialis (3).
Ook de m. biceps brachii en m. subscapularis leveren een bijdrage aan deze beweging.

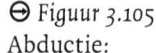

⊖ Figuur 3.105
Abductie:
- m. deltoideus (1);
- m. supraspinatus (2).
De m. infraspinatus en de m. biceps brachii caput longum dragen ook bij aan deze beweging.

Adductie:
- m. latissimus dorsi (1);
- m. pectoralis major (2);
- m. teres major (3).
De m. teres minor, de m. biceps brachii caput breve, de m. triceps brachii caput longum en de m. coracobrachialis dragen ook bij aan deze beweging.

Exorotatie:
- m. infraspinatus (1);
- m. teres minor (2);
- achterste deel van de m. deltoideus (3).

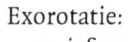
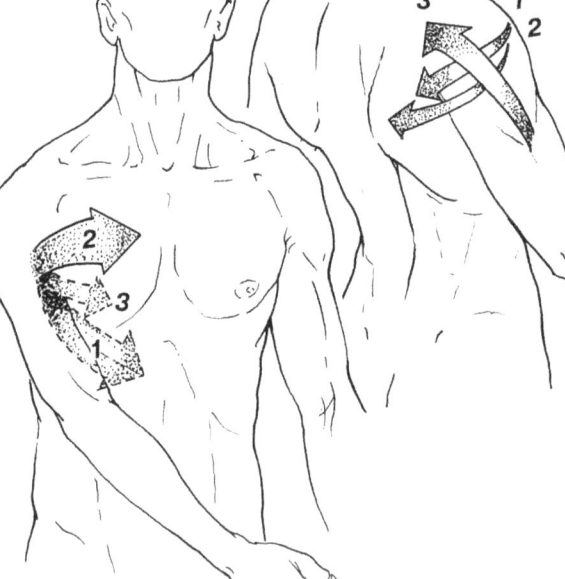

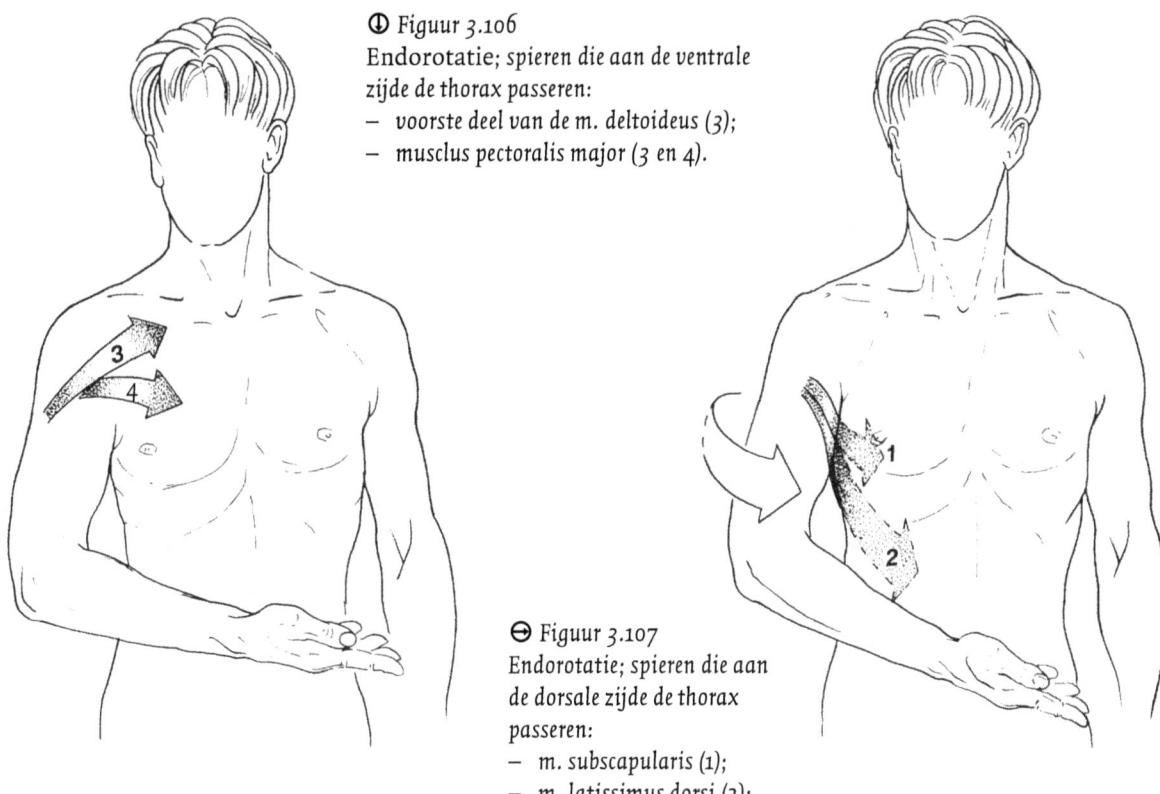

◐ Figuur 3.106
Endorotatie; spieren die aan de ventrale zijde de thorax passeren:
- voorste deel van de m. deltoideus (3);
- musculus pectoralis major (3 en 4).

⊖ Figuur 3.107
Endorotatie; spieren die aan de dorsale zijde de thorax passeren:
- m. subscapularis (1);
- m. latissimus dorsi (2);
- m. teres major (1).

De hiervoor beschreven spierfuncties gelden voor een schouder in de anatomische houding.
We zien dat de spieren niet evenwichtig verdeeld zijn over de verschillende functies, maar dat de adductoren en endorotatoren in de schouder overheersen.

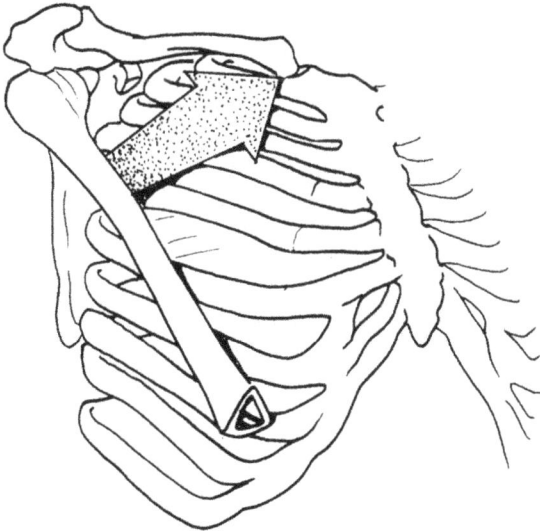

① Figuur 3.108 De functie van een spier kan veranderen tijdens een beweging. Hij kan zelfs een tegengestelde functie krijgen. Voorbeeld: de m. pectoralis major geeft anteflexie van de humerus tot 60°.

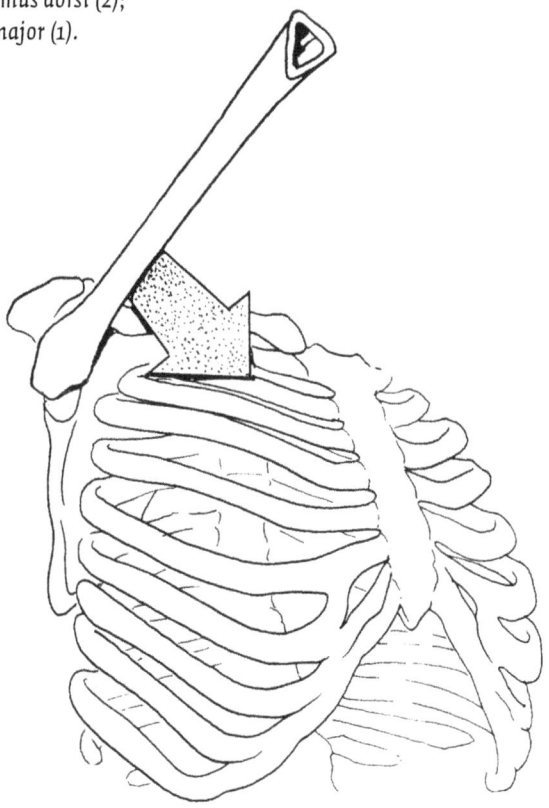

① Figuur 3.109 Boven de 90° kan deze spier de arm niet meer in anteflexie houden. De spier zal dan juist retroflexie geven.

4 De elleboog

De elleboog (art. cubiti) is een gewricht met twee functies.

Enerzijds maakt de elleboog het mogelijk dat de arm kan buigen en strekken. We noemen dit respectievelijk flexie en extensie. De elleboog kan hierdoor de afstand tussen hand en schouder verkorten en verlengen. Door de elleboog te buigen is het mogelijk de handen op het hoofd te leggen of de hand naar de mond te brengen. Door de elleboog te strekken is het bijvoorbeeld mogelijk om die delen van het lichaam te bereiken die ver van de schouder vandaan liggen. Anderzijds maakt de elleboog het mogelijk dat de onderarm om zijn lengte-as kan draaien. Hierdoor kan de hand in allerlei posities gebracht worden. Bij het draaien van de onderarm om zijn lengte-as zal de elleboog een supinatie- of pronatiebeweging maken.

We zullen in dit hoofdstuk deze functies van de elleboog afzonderlijk van elkaar bestuderen.

4.1 Zichtbare en palpabele oriëntatiepunten van de art. cubiti

Ventraal aanzicht

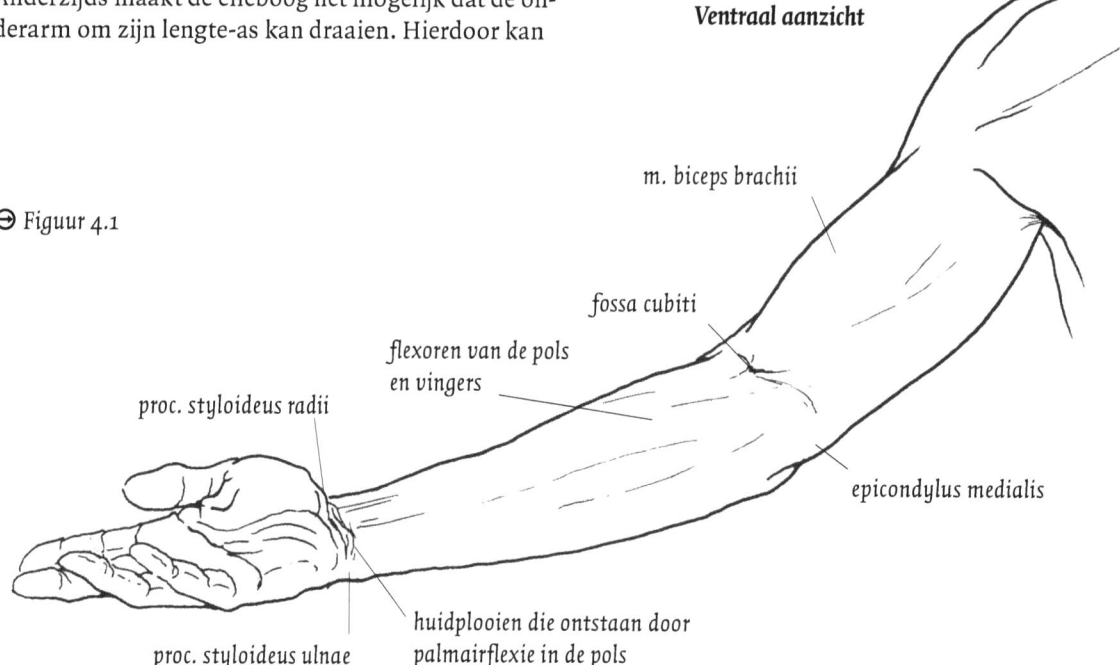

⊖ Figuur 4.1

Dorsaal aanzicht

Dorsaal aanzicht van de gebogen arm

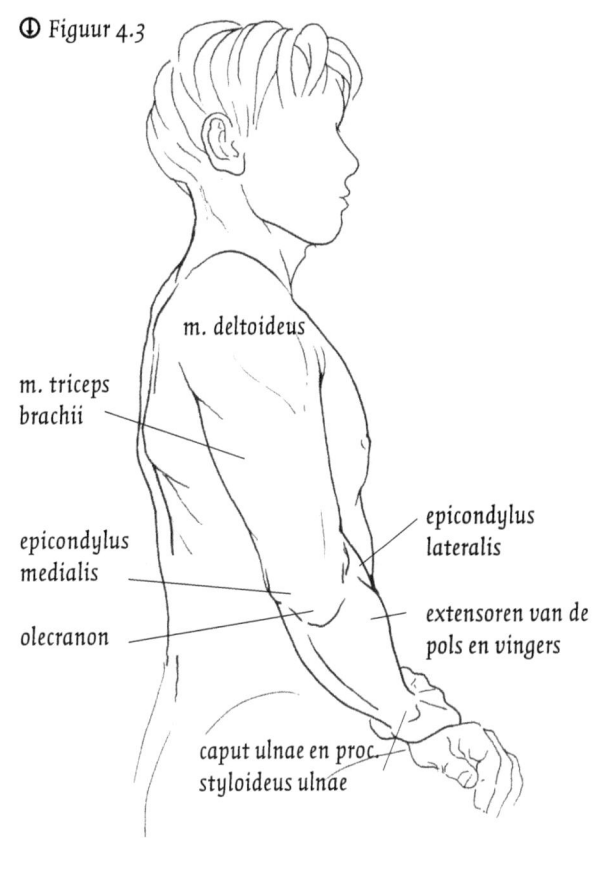

ⓘ Figuur 4.3

- m. deltoideus
- m. triceps brachii
- epicondylus medialis
- olecranon
- epicondylus lateralis
- extensoren van de pols en vingers
- caput ulnae en proc. styloideus ulnae

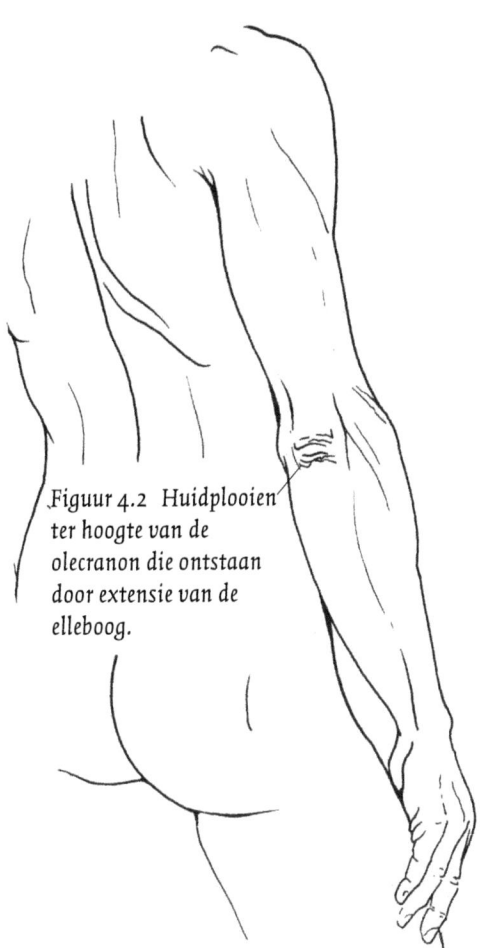

Figuur 4.2 Huidplooien ter hoogte van de olecranon die ontstaan door extensie van de elleboog.

4.2 De bewegingen in de art. cubiti: flexie en extensie

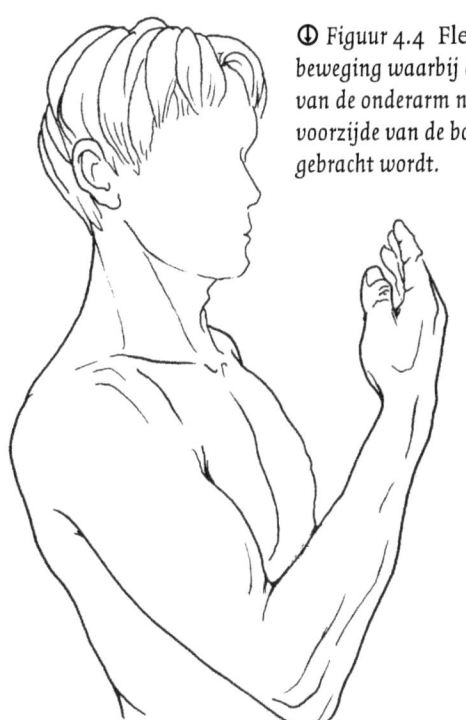

ⓘ Figuur 4.4 Flexie is een beweging waarbij de voorzijde van de onderarm naar de voorzijde van de bovenarm gebracht wordt.

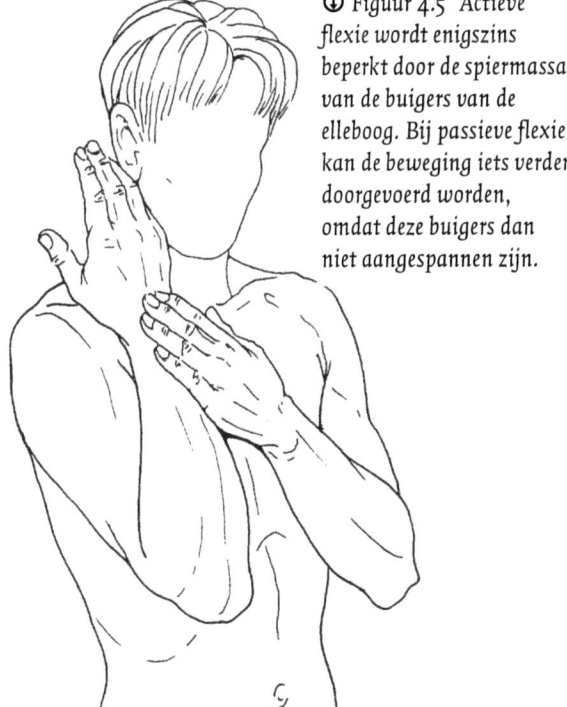

ⓘ Figuur 4.5 Actieve flexie wordt enigszins beperkt door de spiermassa van de buigers van de elleboog. Bij passieve flexie kan de beweging iets verder doorgevoerd worden, omdat deze buigers dan niet aangespannen zijn.

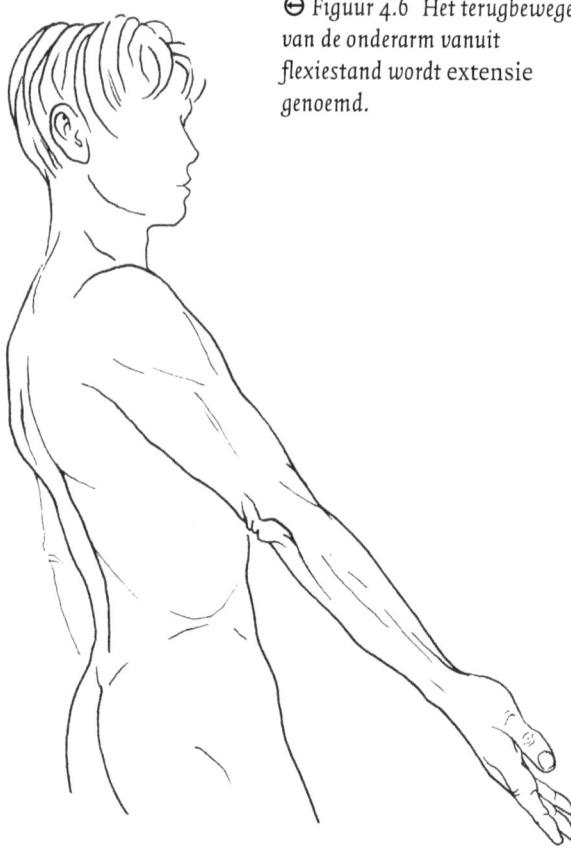

⊖ Figuur 4.6 Het terugbewegen van de onderarm vanuit flexiestand wordt extensie genoemd.

⊕ Figuur 4.7 De elleboog kan normaliter niet verder in extensie gebracht worden dan de anatomische positie. Bij maximale extensie van de elleboog komen de botten van de arm in elkaars verlengde te liggen. De humerus en de ulna lopen dan tegen elkaar vast en blokkeren verdere beweging (zie Figuur 4.20). Sommige mensen kunnen toch nog wat verder in extensierichting doorbewegen. We spreken dan van overstrekking in de elleboog (hyperextensie).

4.3 De radius en de ulna

Twee botten vormen samen het skelet van de onderarm. Dit zijn de radius en de ulna. Het zijn twee lange botten, die elk uit drie delen bestaan: het corpus en de twee uiteinden. In doorsnede zijn de botten driehoekig, waardoor ze drie zijden en drie randen hebben.

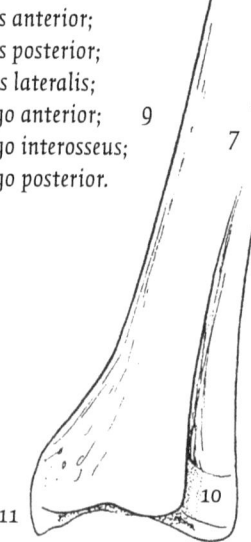

⊖ Figuur 4.8 De radius. De radius is distaal massiever dan proximaal. Het proximale uiteinde bestaat uit twee delen: het caput radii (de kop) en het collum radii (de hals). Aan het caput radii onderscheiden we: het bovenste deel: de fovea (1); de omtrek: de circumferentia (2); een schuine rand ertussen (3).

Het corpus is cilindervormig. In doorsnede heeft het drie zijden en drie randen:
(4) facies anterior;
(5) facies posterior;
(6) facies lateralis;
(7) margo anterior;
(8) margo interosseus;
(9) margo posterior.

De margo interosseus splitst zich naar distaal, waardoor het distale uiteinde vier zijden heeft. Dit uiteinde vormt een onderdeel van de pols. Het vlak op de radius dat door de splitsing van de margo interosseus is ontstaan, articuleert met de ulna. Hierop is een klein gewrichtsvlak zichtbaar, de incisura ulnaris (10). De uitstekende punt aan het distale uiteinde is de proc. styloideus radii (11).

⊖ Figuur 4.9 De ulna is proximaal massiever dan distaal. Proximaal heeft de ulna twee uitsteeksels: het olecranon (1) en de proc. coronoideus (2).

Het corpus is cilindervormig. Het heeft drie zijden en drie randen:
(3) facies anterior;
(4) facies posterior;
(5) facies medialis;
(6) margo anterior;
(7) margo posterior;
(8) margo interosseus.

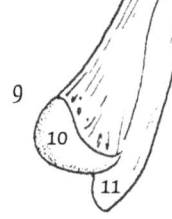

Het distale uiteinde heet het caput ulnae (9). De omtrek hiervan, de circumferentia articularis (10), is bedekt met gewrichtskraakbeen en articuleert met de radius. De proc. styloideus ulnae (11) is een uitsteeksel op het caput ulnae.
Het distale gewrichtsvlak van de ulna articuleert met een driehoekige discus. De discus articuleert op zijn beurt weer met de proximale rij handwortelbeentjes.

4.4 De botpunten en de gewrichtsvlakken in de art. cubiti

① Figuur 4.10

De humerus is breder en platter naar distaal en heeft aan weerszijden een uitsteeksel:
(1) aan de mediale zijde de epicondylus medialis;
(2) aan de laterale zijde de epicondylus lateralis.

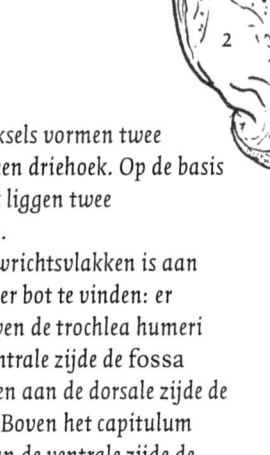

Deze twee uitsteeksels vormen twee hoekpunten van een driehoek. Op de basis van deze driehoek liggen twee gewrichtsvlakken.
Boven de twee gewrichtsvlakken is aan weerszijden minder bot te vinden: er liggen holtes. Boven de trochlea humeri (3) ligt aan de ventrale zijde de fossa coronoidea (4) en aan de dorsale zijde de fossa olecrani. Boven het capitulum humeri (5) ligt aan de ventrale zijde de fossa radialis (6).

① Figuur 4.11 Het mediale gewrichtsvlak van de humerus wordt de trochlea humeri genoemd en heeft de vorm van een diabolo. Hiervan loopt de as scheef. Dit gewrichtsvlak articuleert met de grote kom van de ulna. Het laterale gewrichtsvlak wordt het capitulum humeri genoemd. Het ziet eruit als een deel van een bol van ongeveer 1 centimeter.

Op de grens van de trochlea humeri en het capitulum humeri ligt een schuine rand.

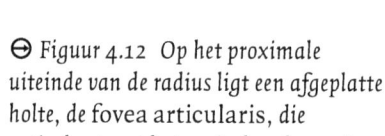

⊖ Figuur 4.12 Op het proximale uiteinde van de radius ligt een afgeplatte holte, de fovea articularis, die articuleert met het capitulum humeri.

De schuine rand tussen de fovea articularis en de circumferentia articularis articuleert met de schuine rand tussen de twee gewrichtsvlakken op de humerus.

① Figuur 4.13 Tussen het olecranon en de incisura coronoidea ligt een gewrichtsvlak, de incisura trochlearis, die de vorm heeft van de binnenkant van een cilinder. Dit gewrichtsvlak is bedekt met gewrichtskraakbeen, en wordt door een opstaande rand in de lengterichting in twee goten gedeeld. Deze incisura trochlearis articuleert met de trochlea humeri.

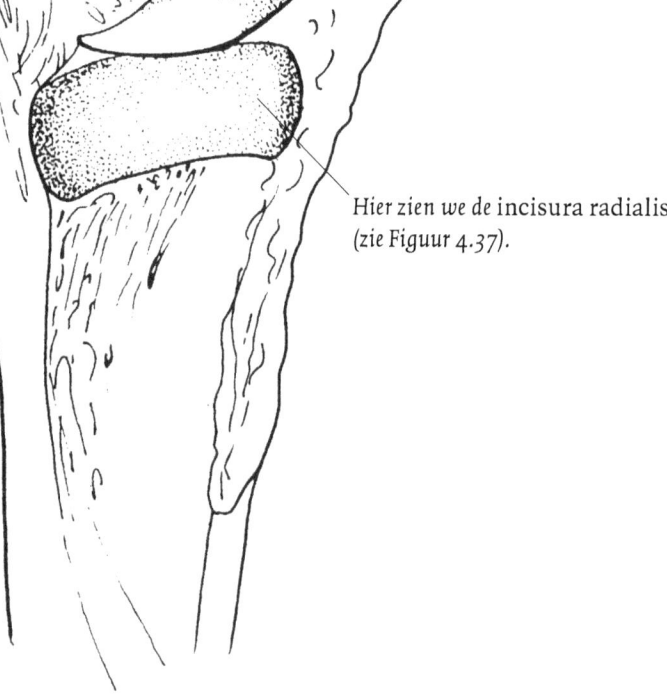

Hier zien we de incisura radialis (zie Figuur 4.37).

4.5 Het kapsel en de ligamenten van de art. cubiti

⊖ Figuur 4.14 De humerus, de radius en de ulna staan met een gemeenschappelijk kapsel met elkaar in verbinding. Op de humerus loopt het kapsel boven de holten langs en is het wat teruggetrokken ter hoogte van de epicondylen, die buiten het kapsel liggen. Op de radius zit het rondom de collum vast. Op de ulna zit het kapsel vast op de randen van de incisura trochlearis.
Om het kapsel beter te zien is het gewricht hier wat uit elkaar getrokken.

Het kapsel aan de ventrale en laterale zijde staat op spanning.

⊖ Figuur 4.15 Het kapsel aan de dorsale zijde vertoont plooien en staat een grote bewegingsuitslag in de richting van flexie toe.

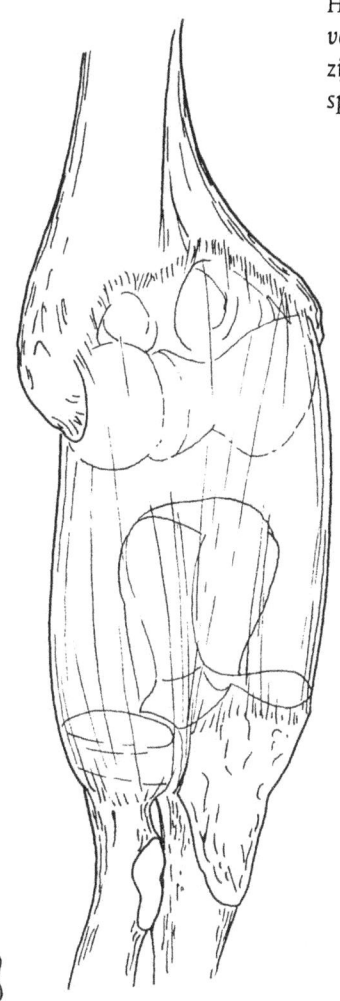

⊖ Figuur 4.16 Aan de dorsale zijde kruisen de vezels van de ligamenten elkaar. Dat is hier afgebeeld bij een gebogen elleboog.

Aan de ventrale zijde zijn de ligamenten van weinig betekenis. Ze vormen een waaier die het kapsel versterkt.

De ligamenten laten de flexie-extensie beweging goed toe.

De belangrijkste ligamenten van de elleboog zijn de ligg. collateralia.

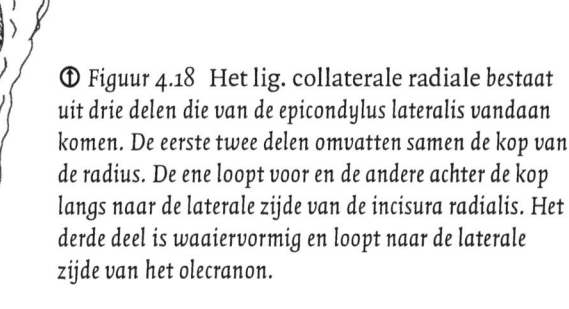

① Figuur 4.17 Het lig. collaterale ulnare bestaat uit drie delen die van de epicondylus medialis naar de laterale zijde van de proc. coronoideus en het olecranon lopen.

① Figuur 4.18 Het lig. collaterale radiale bestaat uit drie delen die van de epicondylus lateralis vandaan komen. De eerste twee delen omvatten samen de kop van de radius. De ene loopt voor en de andere achter de kop langs naar de laterale zijde van de incisura radialis. Het derde deel is waaiervormig en loopt naar de laterale zijde van het olecranon.

4.6 De bewegingen in de art. cubiti: flexie en extensie

Het distale uiteinde van de humerus articuleert met zowel de radius als de ulna. De ulna en de radius kunnen samen om de transversale as draaien en een beweging maken in het sagittale vlak.

⊖ Figuur 4.19 Bij flexie biedt de kromming van de botten ruimte aan de spiermassa van de buigers

De fossa radialis biedt ruimte aan het caput humeri.

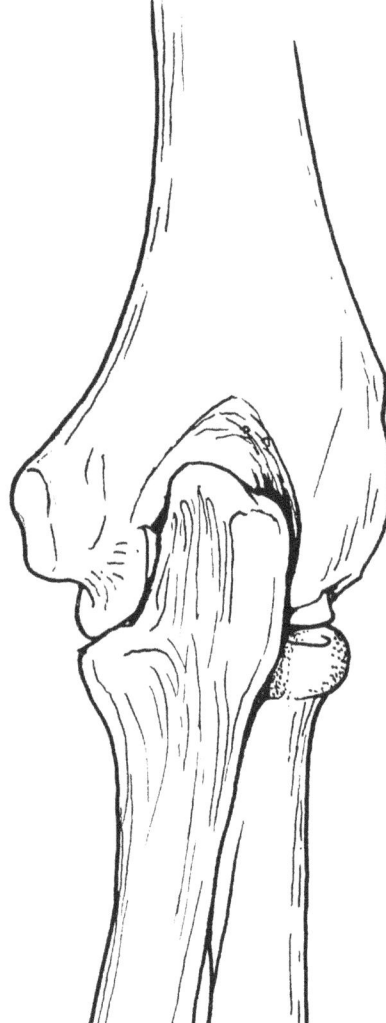

⊖ Figuur 4.20 Bij extensie ligt het olecranon in de fossa olecrani.

De fossa coronoidea biedt ruimte aan de processus coroideus.

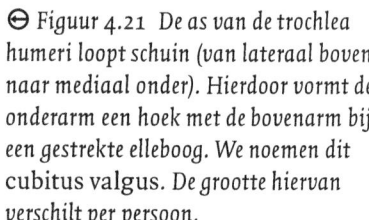

⊖ Figuur 4.21 De as van de trochlea humeri loopt schuin (van lateraal boven naar mediaal onder). Hierdoor vormt de onderarm een hoek met de bovenarm bij een gestrekte elleboog. We noemen dit cubitus valgus. De grootte hiervan verschilt per persoon.

4.7 Aanhechtingen van de flexoren en extensoren in de art. cubiti

De spieren zijn ingedeeld in twee groepen: de belangrijkste spieren zijn recht gedrukt, de hulpspieren zijn cursief gedrukt (en staan voor het overgrote deel beschreven in hoofdstuk 5, de pols en de hand).

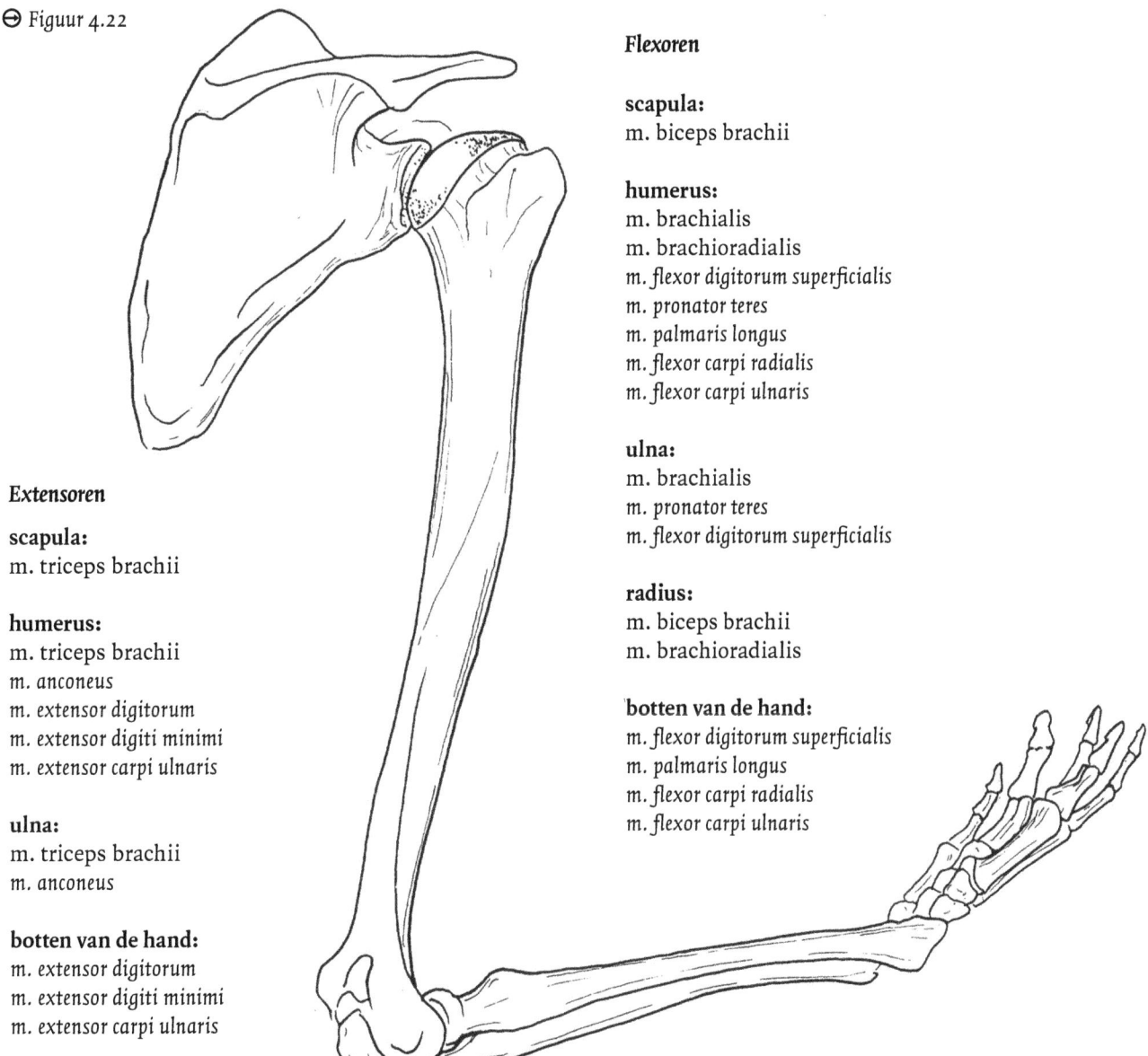

Figuur 4.22

Extensoren

scapula:
m. triceps brachii

humerus:
m. triceps brachii
m. anconeus
m. extensor digitorum
m. extensor digiti minimi
m. extensor carpi ulnaris

ulna:
m. triceps brachii
m. anconeus

botten van de hand:
m. extensor digitorum
m. extensor digiti minimi
m. extensor carpi ulnaris

Flexoren

scapula:
m. biceps brachii

humerus:
m. brachialis
m. brachioradialis
m. flexor digitorum superficialis
m. pronator teres
m. palmaris longus
m. flexor carpi radialis
m. flexor carpi ulnaris

ulna:
m. brachialis
m. pronator teres
m. flexor digitorum superficialis

radius:
m. biceps brachii
m. brachioradialis

botten van de hand:
m. flexor digitorum superficialis
m. palmaris longus
m. flexor carpi radialis
m. flexor carpi ulnaris

4.8 De flexoren van de art. cubiti

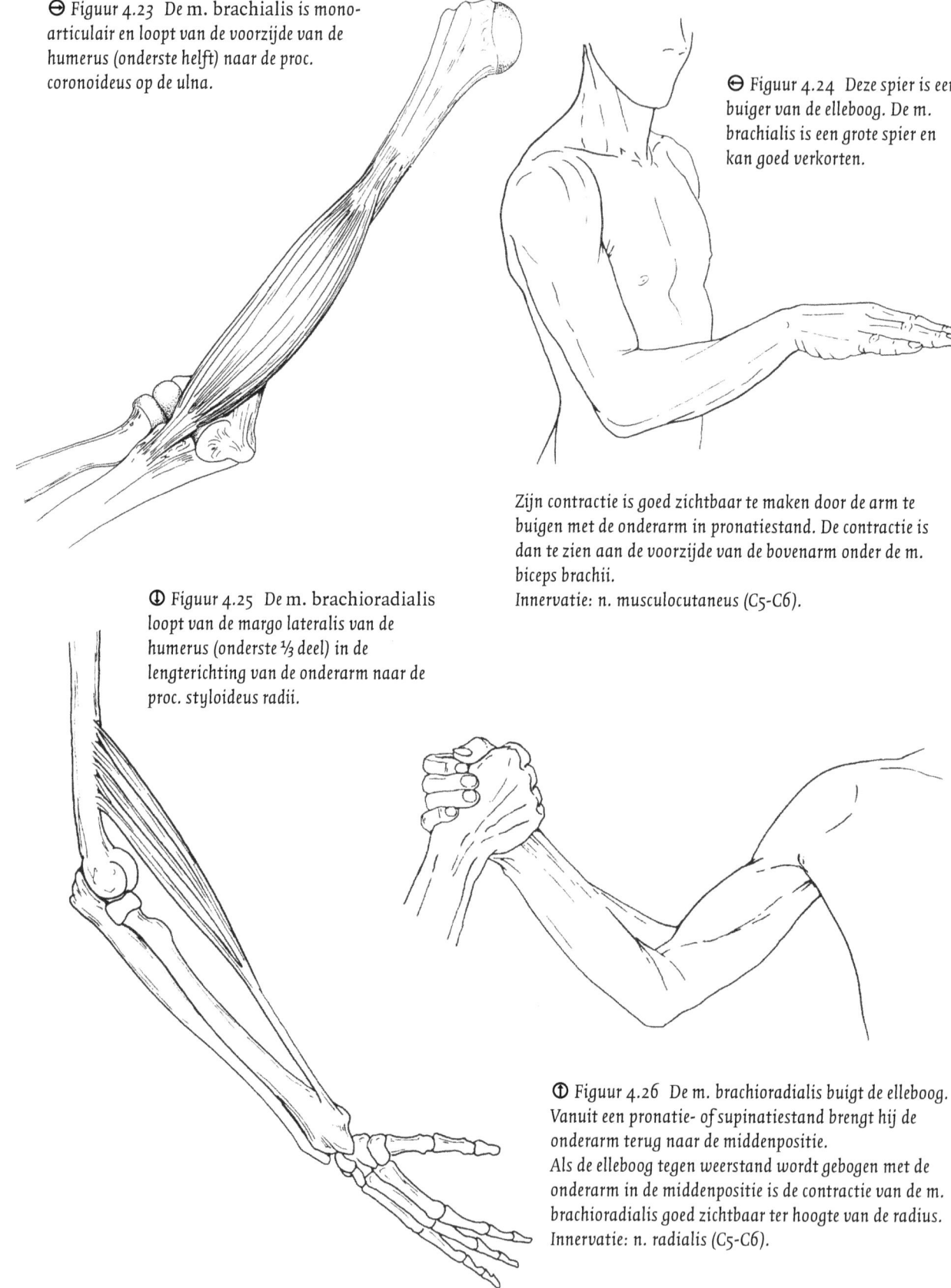

⊖ Figuur 4.23 De m. brachialis is mono-articulair en loopt van de voorzijde van de humerus (onderste helft) naar de proc. coronoideus op de ulna.

⊖ Figuur 4.24 Deze spier is een buiger van de elleboog. De m. brachialis is een grote spier en kan goed verkorten.

Zijn contractie is goed zichtbaar te maken door de arm te buigen met de onderarm in pronatiestand. De contractie is dan te zien aan de voorzijde van de bovenarm onder de m. biceps brachii.
Innervatie: n. musculocutaneus (C5-C6).

① Figuur 4.25 De m. brachioradialis loopt van de margo lateralis van de humerus (onderste ⅓ deel) in de lengterichting van de onderarm naar de proc. styloideus radii.

① Figuur 4.26 De m. brachioradialis buigt de elleboog. Vanuit een pronatie- of supinatiestand brengt hij de onderarm terug naar de middenpositie.
Als de elleboog tegen weerstand wordt gebogen met de onderarm in de middenpositie is de contractie van de m. brachioradialis goed zichtbaar ter hoogte van de radius.
Innervatie: n. radialis (C5-C6).

De m. biceps brachii heeft proximaal twee origo's. Een dergelijke spier heet een tweekoppige spier. De functies van deze twee delen verschillen wat van elkaar.

⊖ Figuur 4.27 De m. biceps caput longum: begint aan de bovenzijde van de cavitas glenoidalis. Hij loopt met een lange ronde pees door het gewrichtskapsel en via de sulcus intertubercularis in de richting van de elleboog. Na het passeren van de sulcus intertubercularis loopt het peesweefsel door in het contractiele gedeelte van de spier. Het spierweefsel van deze lange kop fuseert met het spierweefsel van de korte kop.

De m. biceps brachii caput breve: begint met zijn pees op de proc. coracoideus (aan de laterale zijde van het uiterste puntje). Vervolgens loopt het contractiele gedeelte van de korte kop verder en fuseert met het spierweefsel van de lange kop.

De twee koppen lopen samen verder en vormen één pees. De pees passeert de elleboog aan de voorzijde en eindigt op de tuberositas radii.

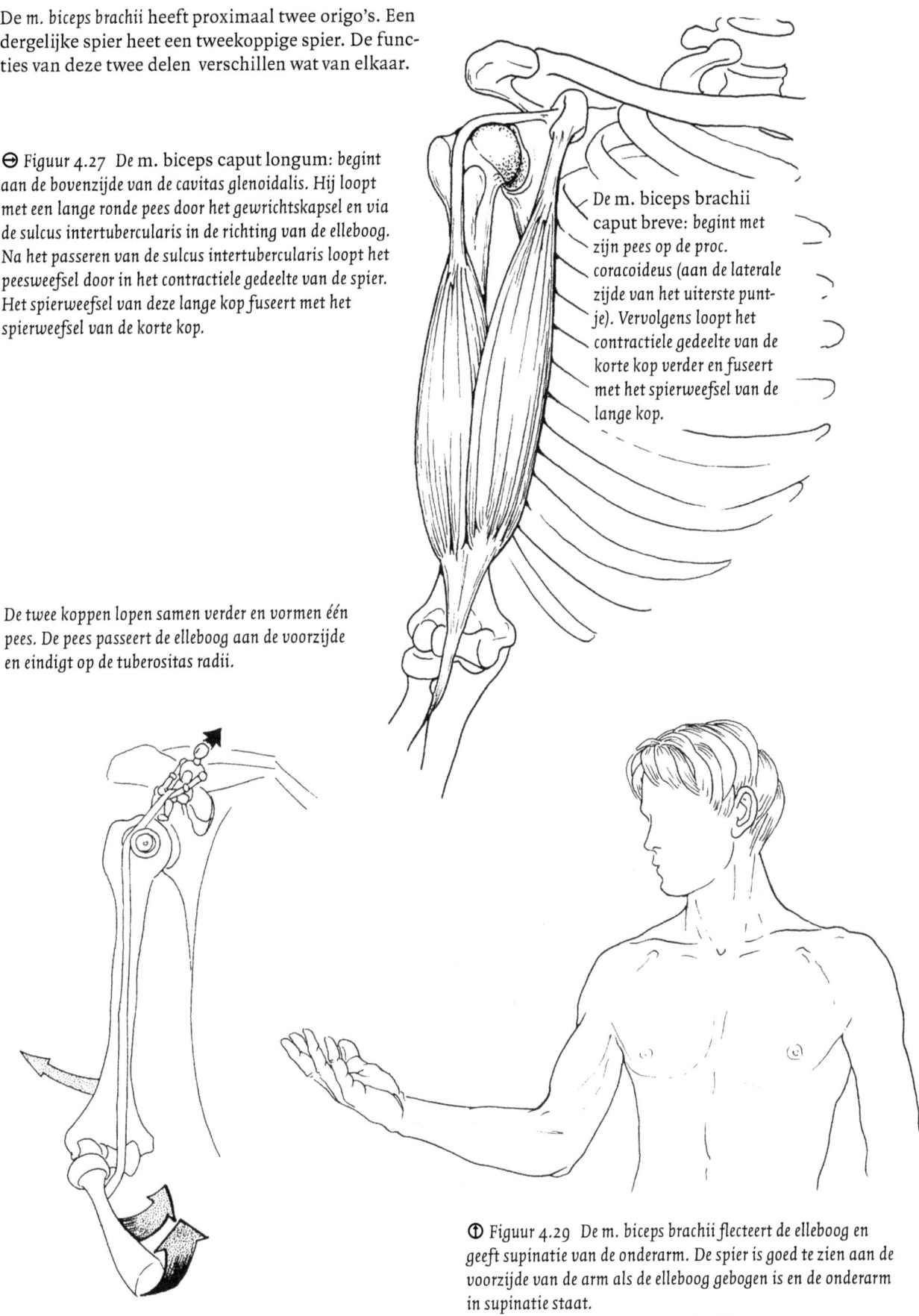

① Figuur 4.28 Ter hoogte van de art. humeri hebben de twee koppen verschillende functies (zie Figuur 3.89 t/m 3.91).

① Figuur 4.29 De m. biceps brachii flecteert de elleboog en geeft supinatie van de onderarm. De spier is goed te zien aan de voorzijde van de arm als de elleboog gebogen is en de onderarm in supinatie staat.
Innervatie: n. musculocutaneus (C5-C6).

4.9 De extensoren van de art. cubiti

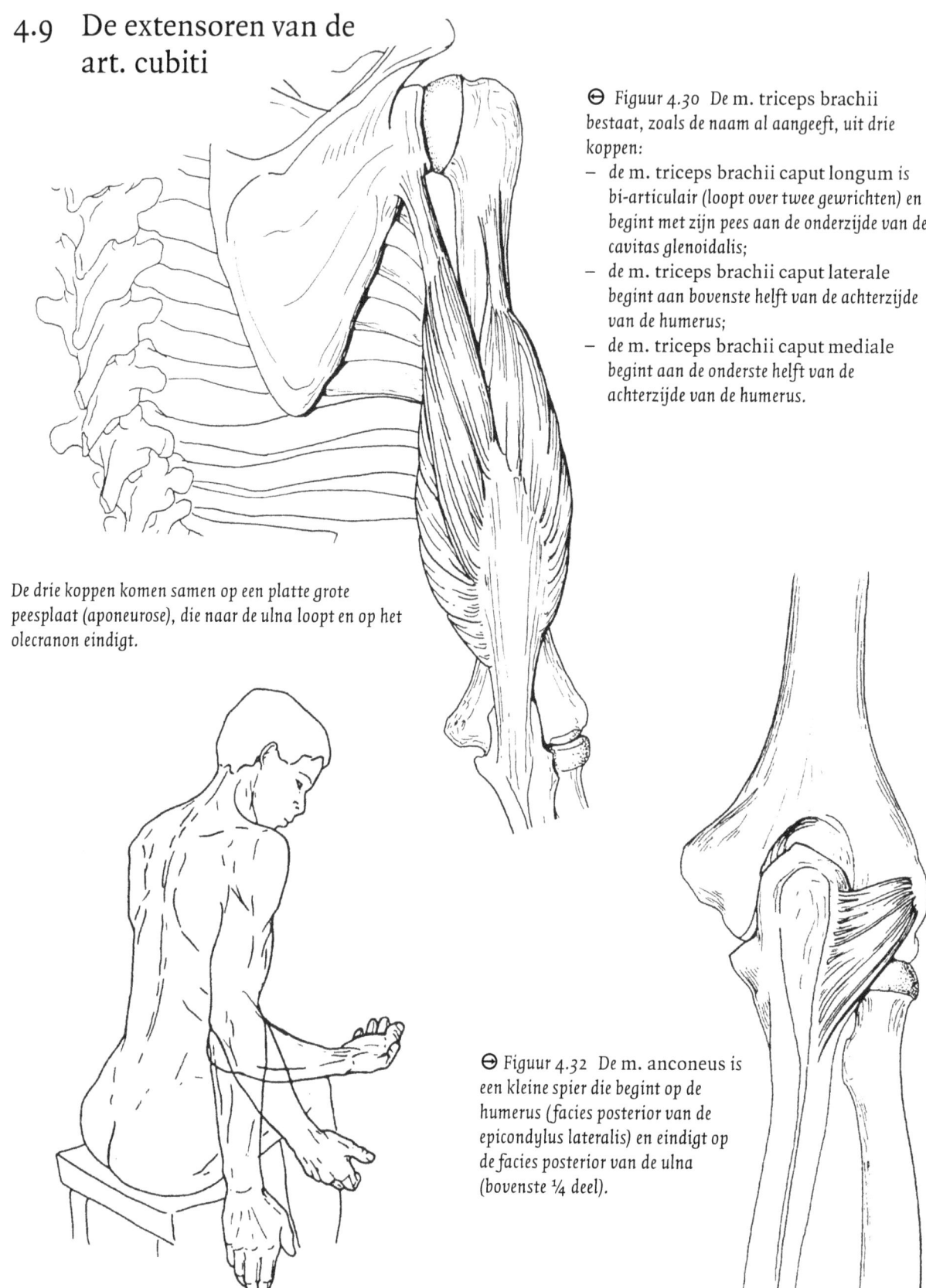

Figuur 4.30 De m. triceps brachii bestaat, zoals de naam al aangeeft, uit drie koppen:
- de m. triceps brachii caput longum is bi-articulair (loopt over twee gewrichten) en begint met zijn pees aan de onderzijde van de cavitas glenoidalis;
- de m. triceps brachii caput laterale begint aan bovenste helft van de achterzijde van de humerus;
- de m. triceps brachii caput mediale begint aan de onderste helft van de achterzijde van de humerus.

De drie koppen komen samen op een platte grote peesplaat (aponeurose), die naar de ulna loopt en op het olecranon eindigt.

Figuur 4.32 De m. anconeus is een kleine spier die begint op de humerus (facies posterior van de epicondylus lateralis) en eindigt op de facies posterior van de ulna (bovenste ¼ deel).

Figuur 4.31 De m. triceps brachii geeft extensie van de elleboog. Doordat de m. triceps brachii caput longum op de scapula is aangehecht kan deze spier ook adductie en retroflexie van de art. humeri ondersteunen.
Innervatie: n. radialis (C7-C8).

De m. anconeus geeft extensie van de elleboog. Tevens kan de spier de geringe abductie van de ulna ondersteunen bij pronatiebewegingen.
Innervatie: n. radialis (C7-C8).

4.10 De bewegingen in de art. cubiti: pronatie en supinatie

Pronatie en supinatie zijn bewegingen om de lengte-as van de onderarm. Ze vinden plaats in het elleboog-gewricht en het distale gewricht tussen de radius en de ulna. We bekijken de bewegingen hier met de elleboog in flexie.

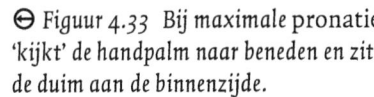

⊖ Figuur 4.33 Bij maximale pronatie 'kijkt' de handpalm naar beneden en zit de duim aan de binnenzijde.

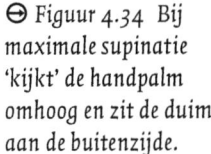

⊖ Figuur 4.34 Bij maximale supinatie 'kijkt' de handpalm omhoog en zit de duim aan de buitenzijde.

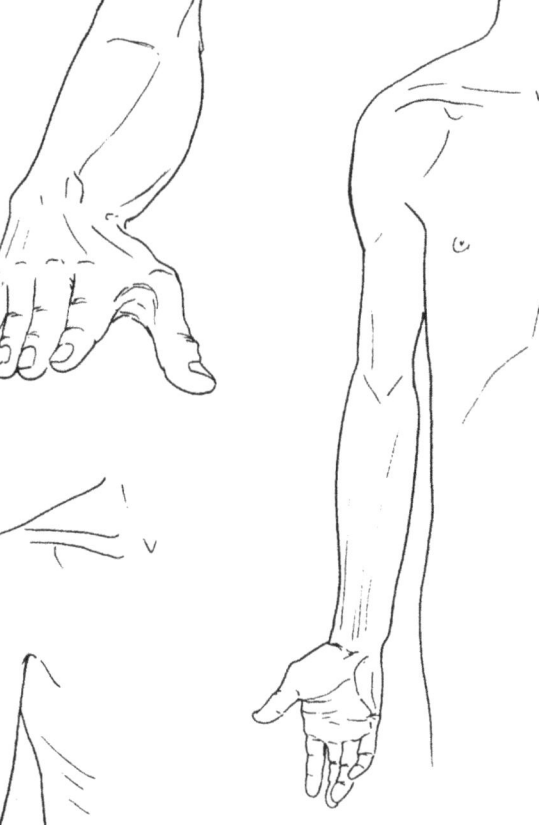

Pronatie en supinatie kunnen worden verward met bewegingen in de art. humeri.

⊕ Figuur 4.36 De supinatie kan worden verward met de exorotatie in de art. humeri.

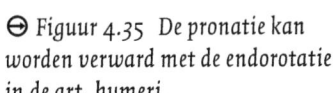

⊖ Figuur 4.35 De pronatie kan worden verward met de endorotatie in de art. humeri.

Om deze verwarring te voorkomen beoordelen we de bewegingsuitslagen van pronatie en supinatie met gebogen elleboog.

4.10.1 De artt. radio-ulnares proximalis en distalis

Zowel proximaal als distaal vinden wij gewrichten tussen de radius en de ulna die pronatie en supinatie mogelijk maken. Het proximale gewricht is de art. radio-ulnaris proximalis, het distale gewricht heet de art. radio-ulnaris distalis.

⊖ Figuur 4.37 Proximaal is op de ulna een gewrichtsvlak te vinden aan de laterale zijde van de proc. coronoideus. Dit gewrichtsvlak is concaaf van voren naar achteren: de incisura radialis.

⊕ Figuur 4.38 Het lig. anulare radii is een voortzetting van de kom die gevormd wordt door de incisura radialis. Het lig. anulare radii zit aan de voor- en achterzijde van de incisura radialis vast.

⊖ Figuur 4.39 Het gewrichtsvlak aan de binnenzijde van het lig. anulare radii is bedekt met kraakbeen.

De incisura radialis vormt samen met het lig. anulare radii een ring waarbinnen zich de circumferentia articularis radii bevindt. Samen vormen ze de art. radio-ulnaris proximalis.

⊖ Figuur 4.40 Door de ringvormige constructie kan de kop van de radius om de lengte-as van de radius draaien, waarbij de ligamenten licht op spanning komen. Extreme bewegingen worden door deze ligamenten geremd.

⊖ Figuur 4.42 De ring wordt aan de mediale zijde versterkt door een ligament dat vanaf de incisura radialis naar de kop van de radius loopt.

⊖ Figuur 4.41 De ring is aan de distale zijde iets nauwer dan aan de proximale zijde. Het lijkt een beetje op de vorm van een trechter. Hierdoor wordt het radiuskopje in de ring gehouden ondanks trekkrachten in de lengterichting.

De bovenzijde van het radiuskopje wordt de fovea articularis genoemd. Deze articuleert met het capitulum humeri. In paragraaf 4.6 kwam de flexie-extensie-beweging van dit gewricht aan de orde. Dit gewricht tussen de humerus en de radius staat ook de bewegingen pronatie en supinatie toe.

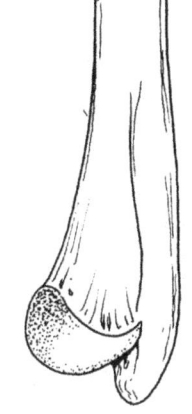

① Figuur 4.43 Distaal liggen op de radius en de ulna ook gewrichtsvlakken. Aan de ulnaire zijde van de radius bevindt zich de incisura ulnaris die articuleert met de circumferentia articularis ulnae. Deze gewrichtsvlakken vormen samen een rolgewricht. Het distale deel van de radius kan om de kop van de ulna heen draaien.

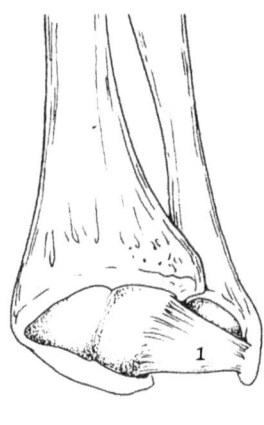

① Figuur 4.44 Een andere verbinding tussen de ulna en de radius wordt gevormd door de discus articularis (1). Deze loopt van de binnenzijde van de proc. styloideus ulnae naar de distale rand van de incisura ulnaris op de radius. De randen van de discus zijn dikker dan het midden, waardoor de discus aan beide zijden concaaf is. De discus heeft proximaal een vlak dat articuleert met de kop van de ulna en distaal een vlak dat articuleert met de handwortelbeentjes. De discus heeft ook een ligamentaire functie: hij verbindt de ulna met de radius. De discus glijdt bij pronatie en supinatie als een soort ruitenwisser over de ulna.

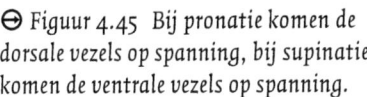

⊖ Figuur 4.45 Bij pronatie komen de dorsale vezels op spanning, bij supinatie komen de ventrale vezels op spanning.

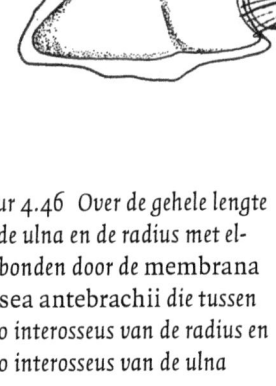

⊖ Figuur 4.46 Over de gehele lengte worden de ulna en de radius met elkaar verbonden door de membrana interossea antebrachii die tussen de margo interosseus van de radius en de margo interosseus van de ulna loopt.
Dit membraan is zeer sterk en bestaat uit twee lagen:
– een laag met vezels in het midden die schuin naar distaal en ulnair lopen;
– een laag met vezels proximaal die schuin naar proximaal en ulnair lopen.

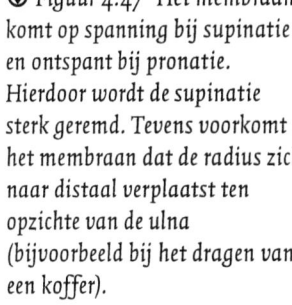

① Figuur 4.47 Het membraan komt op spanning bij supinatie en ontspant bij pronatie. Hierdoor wordt de supinatie sterk geremd. Tevens voorkomt het membraan dat de radius zich naar distaal verplaatst ten opzichte van de ulna (bijvoorbeeld bij het dragen van een koffer).

4.10.2 Pronatie en supinatie en de vorm van radius en ulna

Bij pronatie draait de radius om de ulna. Het proximale uiteinde van de radius draait om zijn eigen lengte-as. Hierbij doen zich kleine nevenbewegingen voor die mogelijk gemaakt worden door de flexibiliteit van het lig. anulare radii. Het distale uiteinde van de radius draait om de kop van de ulna naar ventraal en mediaal.

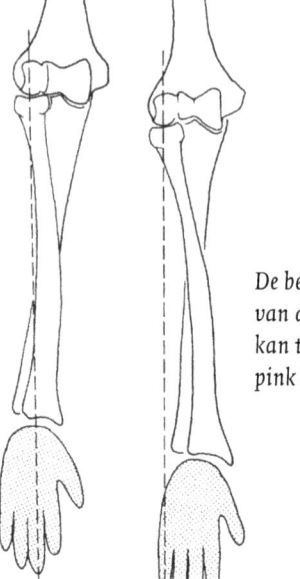

⊖ Figuur 4.49 De ulna kan op twee manieren betrokken zijn bij de pronatiebeweging. De bewegingsas van de onderarm loopt door de middelvinger.

De bewegingsas van de onderarm kan tevens door de pink lopen.

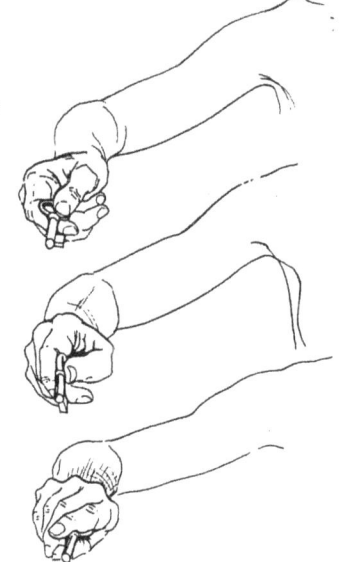

⊖ Figuur 4.48

Indien de bewegingsas door de middelvinger loopt, beweegt de ulna tegelijkertijd met de radius naar de laterale zijde.

Deze beweging van de ulna wordt veroorzaakt door de m. anconeus (zie Figuur 4.32).

Hiervan is bijvoorbeeld sprake bij het draaien van een sleutel in een sleutelgat.

⊖ Figuur 4.50 Indien de bewegingsas door de pink loopt, beweegt de ulna niet. Hiervan is bijvoorbeeld sprake bij het omslaan van een bladzijde.

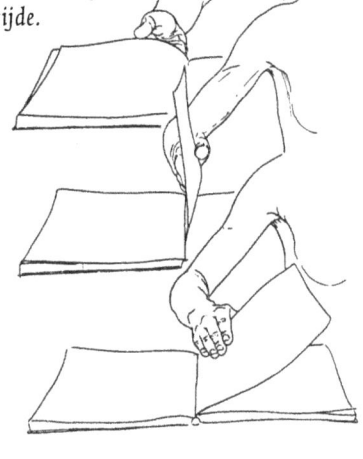

⊖ Figuur 4.51 Zowel de ulna als radius zijn aan de ventrale zijde concaaf. Daardoor kunnen zij elkaar bij pronatie kruisen.

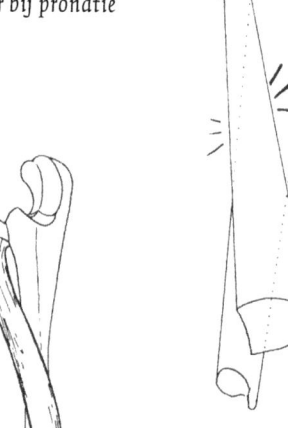

⊖ Figuur 4.53 Zonder kromming zouden de botten tegen elkaar botsen, waardoor ze niet goed kunnen kruisen.

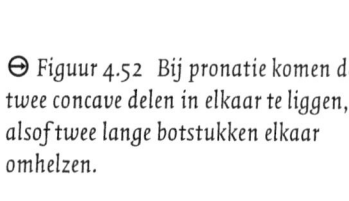

⊖ Figuur 4.52 Bij pronatie komen de twee concave delen in elkaar te liggen, alsof twee lange botstukken elkaar omhelzen.

Een botbreuk kan deze kromming van het bot beïnvloeden, waardoor de bewegingsuitslag van de pronatie en supinatie kan veranderen. Dit is vooral van belang bij houdingen waarbij de arm extreem gedraaid wordt (bijvoorbeeld bij oosterse gevechtssporten).

4.11 Aanhechtingen van de pronatoren van de onderarm

⊖ Figuur 4.54

humerus:
m. pronator teres
m. brachioradialis

radius:
m. pronator teres
m. brachioradialis
m. pronator quadratus

ulna:
m. pronator teres
m. pronator quadratus

De m. pronator teres loopt zowel vanaf de humerus (epicondylus medialis) als vanaf de ulna (ventrale zijde van de proc. coronoideus) naar de facies lateralis van de radius (middelste gedeelte).
De m. pronator teres geeft pronatie van de onderarm en ondersteunt flexie in het ellebooggewricht (zie Figuur 4.22).
Innervatie: n. medianus (C6-C7).

De m. pronator quadratus heeft de vorm van een vierkant en is te vinden in het onderste ¼ deel van de onderarm. Hij loopt van de facies anterior van de ulna naar de facies anterior van de radius.
De m. pronator quadratus geeft pronatie van de onderarm.
Innervatie: n. medianus (C8-Th1).

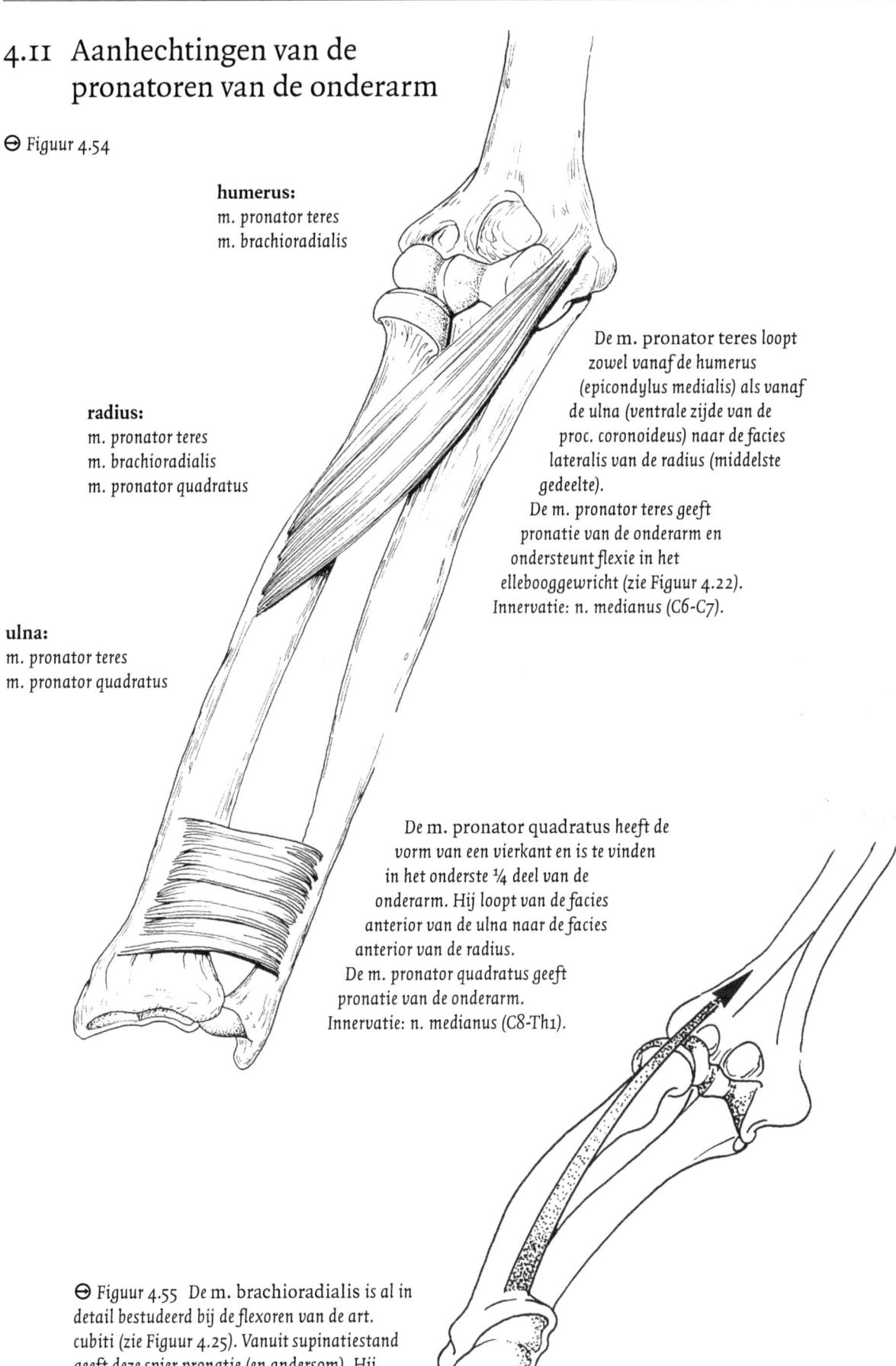

⊖ Figuur 4.55 De m. brachioradialis is al in detail bestudeerd bij de flexoren van de art. cubiti (zie Figuur 4.25). Vanuit supinatiestand geeft deze spier pronatie (en andersom). Hij houdt de onderarm in de middenpositie tussen pronatie en supinatie.

4.12 Aanhechtingen van de supinatoren van de onderarm

⊖ Figuur 4.56

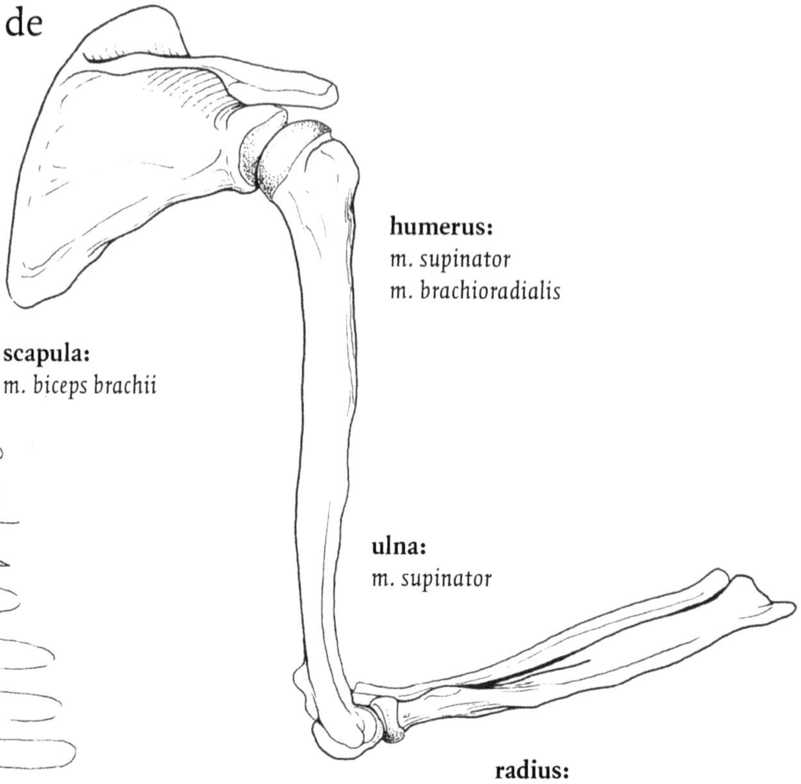

scapula:
m. biceps brachii

humerus:
m. supinator
m. brachioradialis

ulna:
m. supinator

radius:
m. biceps brachii
m. brachioradialis
m. supinator

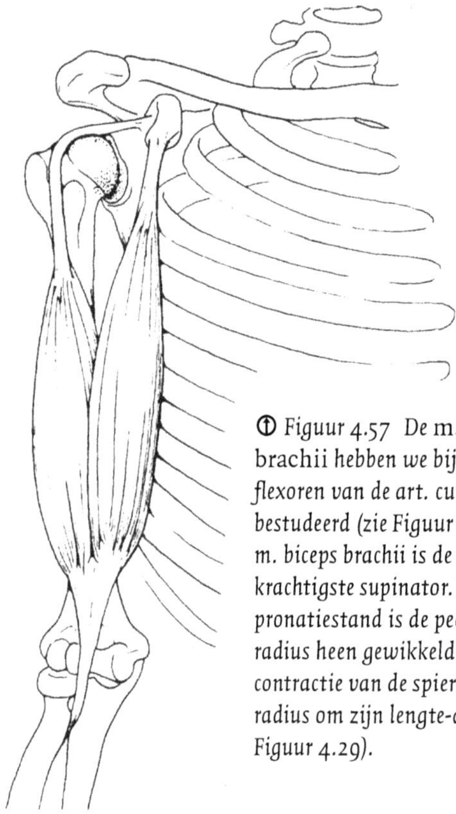

① Figuur 4.57 De m. biceps brachii hebben we bij de flexoren van de art. cubiti al bestudeerd (zie Figuur 4.27). De m. biceps brachii is de krachtigste supinator. In pronatiestand is de pees om de radius heen gewikkeld. Door contractie van de spier rolt de radius om zijn lengte-as (zie Figuur 4.29).

De m. brachioradialis hebben we ook al bij de flexoren van de art. cubiti bestudeerd (zie Figuur 4.25). Vanuit pronatiestand geeft deze spier supinatie van de onderarm (en andersom). Hij houdt de onderarm in de middenstand tussen pronatie en supinatie en is daarom ook reeds besproken bij de pronatoren van de onderarm (zie Figuur 4.55).

⊖ Figuur 4.58 De m. supinator bestaat uit twee delen: een diep deel (hier afgebeeld) en een oppervlakkig deel (zie Figuur 4.59). De spier loopt vanaf de ulna (proximale deel aan de laterale zijde) en vanaf de humerus (epicondylus lateralis) rondom de radius en hecht daarop vast. Het diepe deel hecht aan op het collum van de radius.

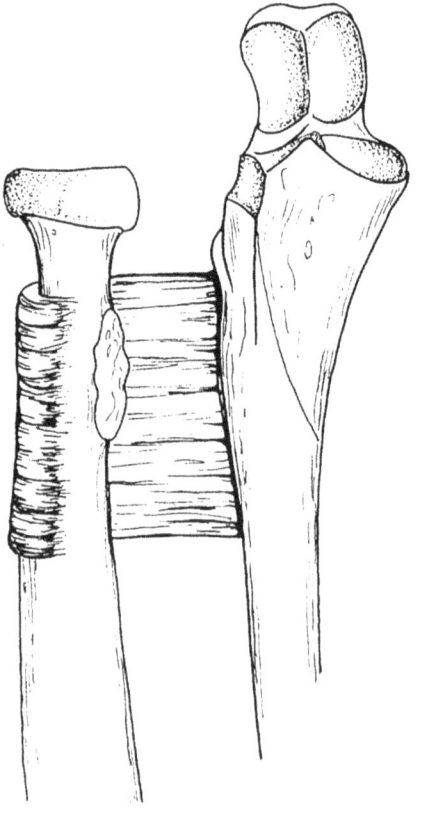

Indien de m. supinator aangespannen wordt, rolt de radius om zijn lengte-as. De spier geeft dan supinatie. Innervatie: n. medianus (C6-C7).

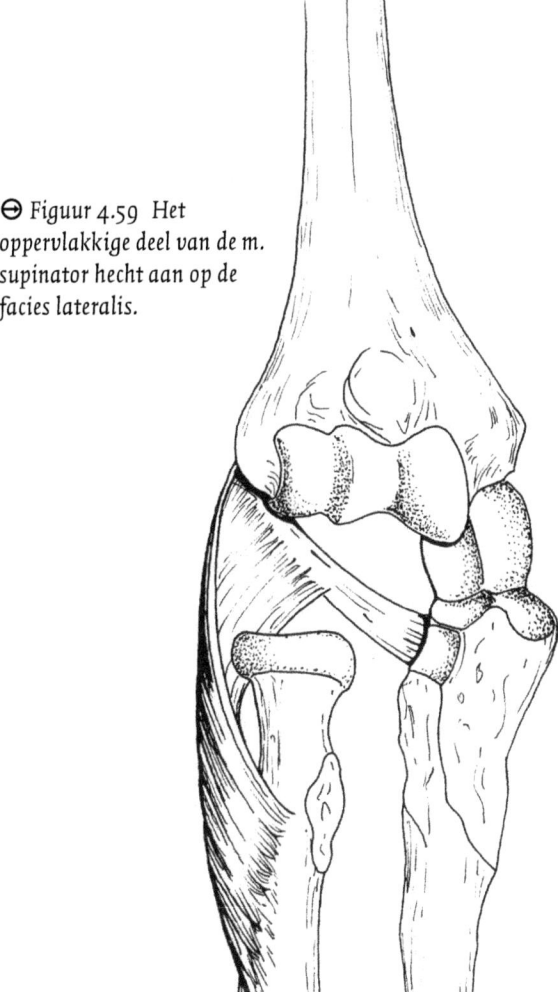

⊖ Figuur 4.59 Het oppervlakkige deel van de m. supinator hecht aan op de facies lateralis.

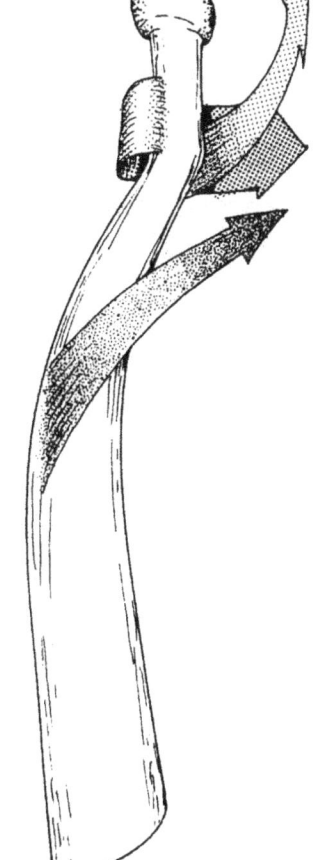

⊕ Figuur 4.60 De radius vertoont naar één kant een kromming op het punt waar de m. biceps brachii (en de m. supinator) is aangehecht.

De radius vertoont een kromming naar de andere kant op het punt waar de m. pronator teres is aangehecht.

De m. biceps brachii en de m. pronatores kunnen door hun gunstige ligging de radius draaien, zoals we de slinger van een krik kunnen draaien.

5 De pols en de hand

Aan het uiteinde van de bovenste extremiteit is een 'werktuig' met zeer veel mogelijkheden te vinden: de hand.
Deze grote variëteit aan mogelijkheden is te danken aan de vingers. Hierbij spelen de peesconstructies een grote rol (denk aan de handbewegingen van een pianist).
Ook de duim speelt een belangrijke rol. Hij kan tegenover de andere vingers geplaatst worden. Hierdoor kunnen we met de hand verschillende grijpbewegingen maken: van precisiegrepen (een naald vasthouden) tot zeer grove, krachtige grepen (een zware koffer tillen of iemand vasthouden).

Het meest proximale deel van de hand heet de handwortel (carpus). De handwortel vormt tezamen met de onderarm een gewricht: de pols. In dit hoofdstuk zullen we de hand en pols gezamenlijk bespreken, omdat sommige spieren effect hebben op beide gewrichten. De duim bespreken we afzonderlijk van de overige delen van de hand aan het einde van het hoofdstuk. De reden hiervan is dat de duim vanwege zijn talrijke functies zo'n belangrijke vinger is.

5.1 Zichtbare en palpabele oriëntatiepunten van de pols en de vingers

Palmaire zijde

⊖ Figuur 5.1

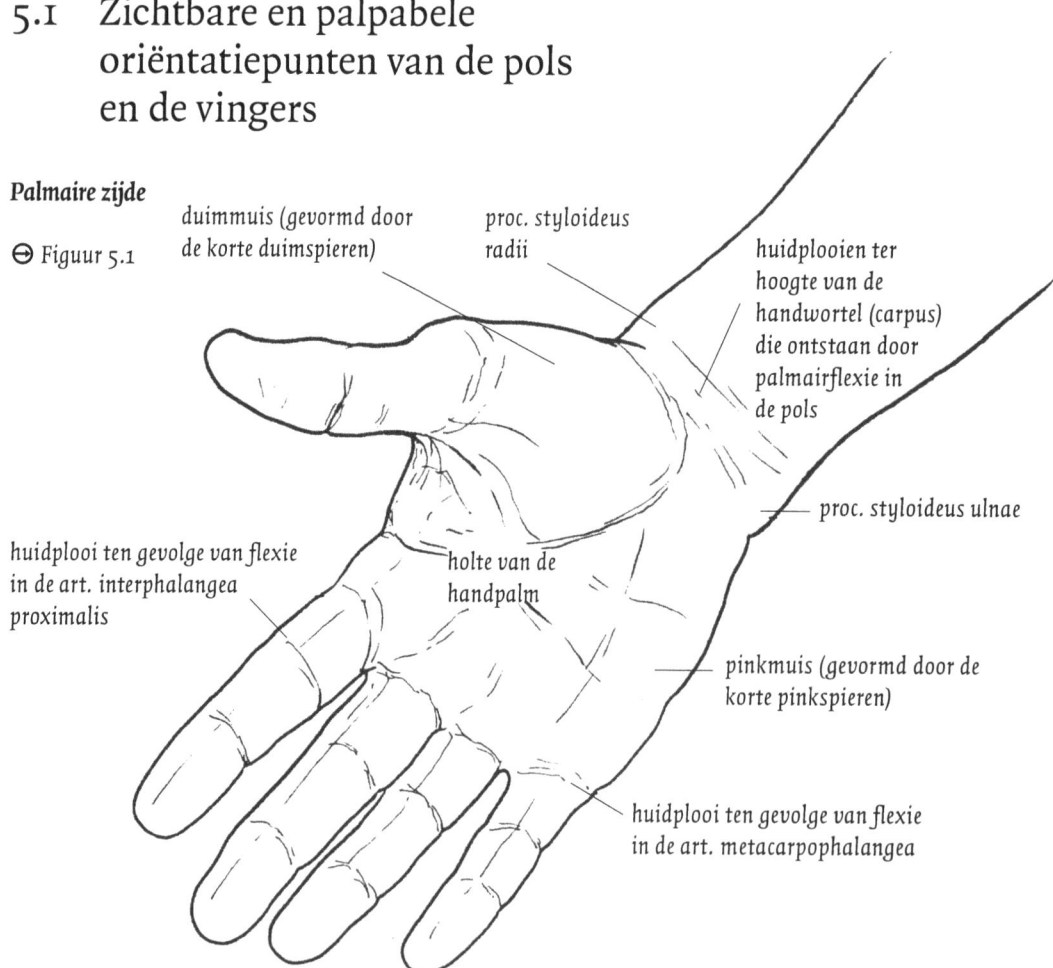

Dorsale zijde

⊖ Figuur 5.2

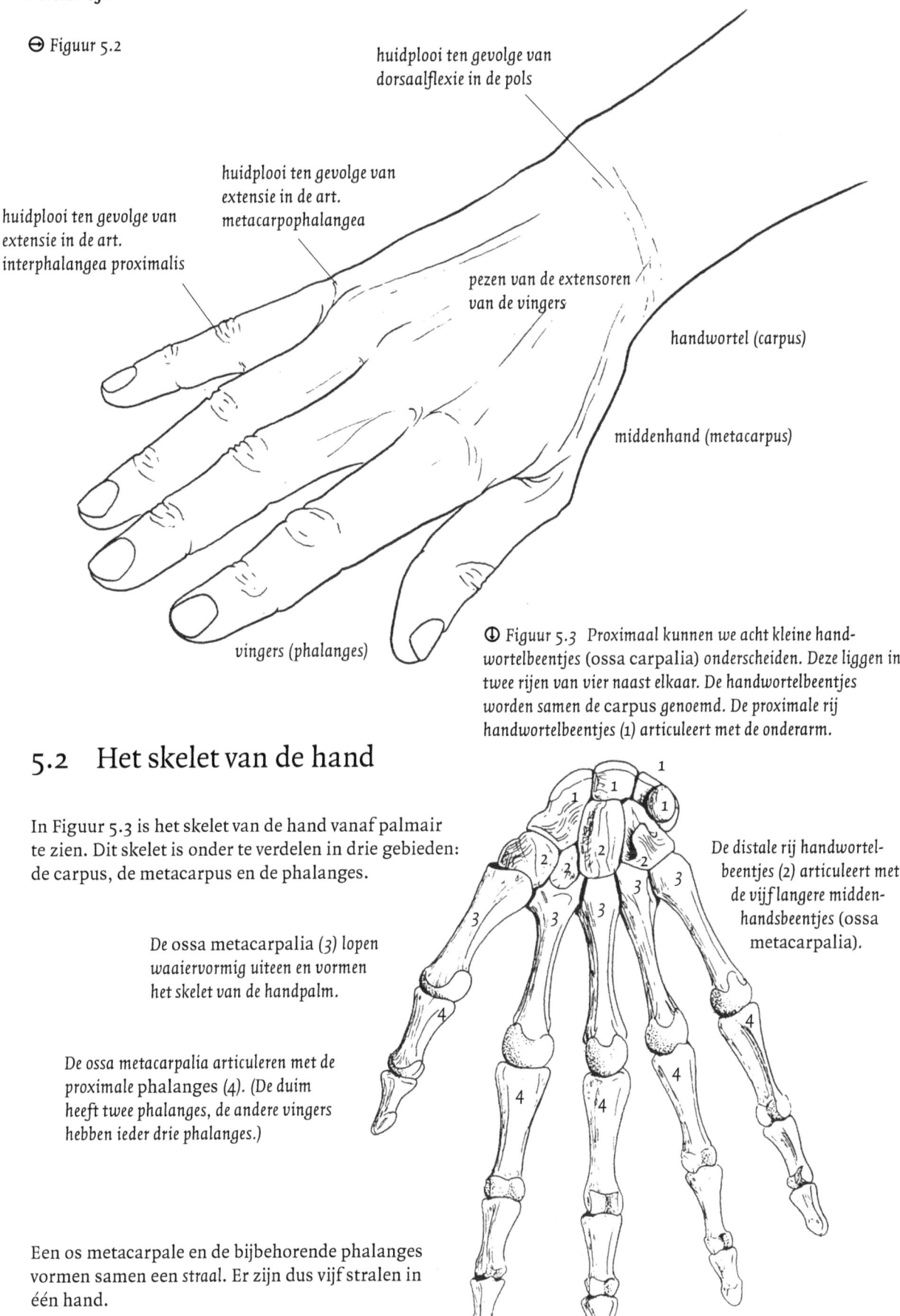

huidplooi ten gevolge van dorsaalflexie in de pols

huidplooi ten gevolge van extensie in de art. metacarpophalangea

huidplooi ten gevolge van extensie in de art. interphalangea proximalis

pezen van de extensoren van de vingers

handwortel (carpus)

middenhand (metacarpus)

vingers (phalanges)

⊕ Figuur 5.3 Proximaal kunnen we acht kleine handwortelbeentjes (ossa carpalia) onderscheiden. Deze liggen in twee rijen van vier naast elkaar. De handwortelbeentjes worden samen de carpus genoemd. De proximale rij handwortelbeentjes (1) articuleert met de onderarm.

5.2 Het skelet van de hand

In Figuur 5.3 is het skelet van de hand vanaf palmair te zien. Dit skelet is onder te verdelen in drie gebieden: de carpus, de metacarpus en de phalanges.

De ossa metacarpalia (3) lopen waaiervormig uiteen en vormen het skelet van de handpalm.

De ossa metacarpalia articuleren met de proximale phalanges (4). (De duim heeft twee phalanges, de andere vingers hebben ieder drie phalanges.)

De distale rij handwortelbeentjes (2) articuleert met de vijf langere middenhandsbeentjes (ossa metacarpalia).

Een os metacarpale en de bijbehorende phalanges vormen samen een *straal*. Er zijn dus vijf stralen in één hand.

5.3 De bewegingen van de pols (1)

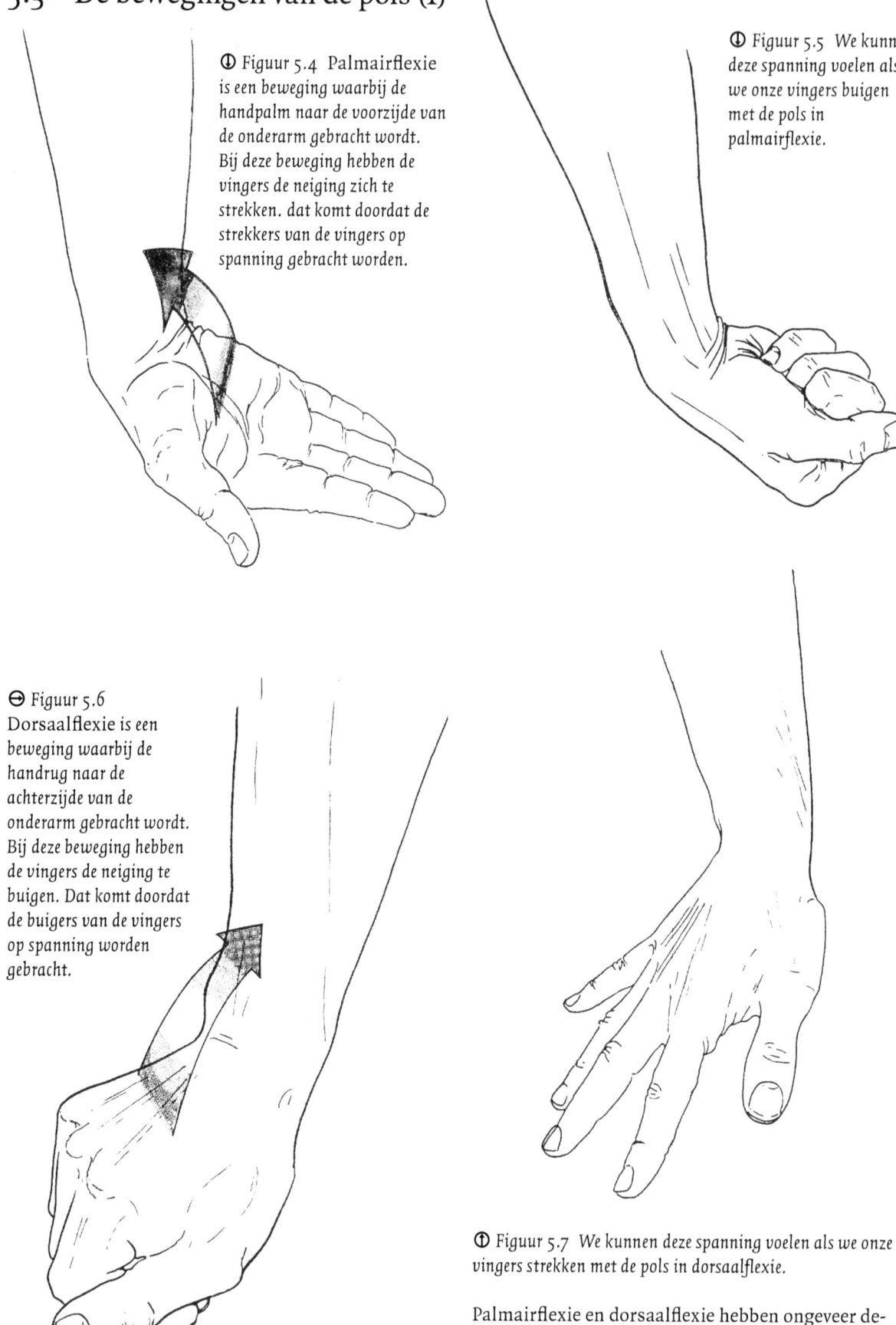

ⓘ Figuur 5.4 Palmairflexie is een beweging waarbij de handpalm naar de voorzijde van de onderarm gebracht wordt. Bij deze beweging hebben de vingers de neiging zich te strekken. dat komt doordat de strekkers van de vingers op spanning gebracht worden.

ⓘ Figuur 5.5 We kunnen deze spanning voelen als we onze vingers buigen met de pols in palmairflexie.

⊖ Figuur 5.6 Dorsaalflexie is een beweging waarbij de handrug naar de achterzijde van de onderarm gebracht wordt. Bij deze beweging hebben de vingers de neiging te buigen. Dat komt doordat de buigers van de vingers op spanning worden gebracht.

ⓘ Figuur 5.7 We kunnen deze spanning voelen als we onze vingers strekken met de pols in dorsaalflexie.

Palmairflexie en dorsaalflexie hebben ongeveer dezelfde mate van bewegingsuitslag.

⊖ Figuur 5.8 Radiaalabductie is een beweging in de pols waarbij de duimzijde van de hand naar de onderarm gebracht wordt.

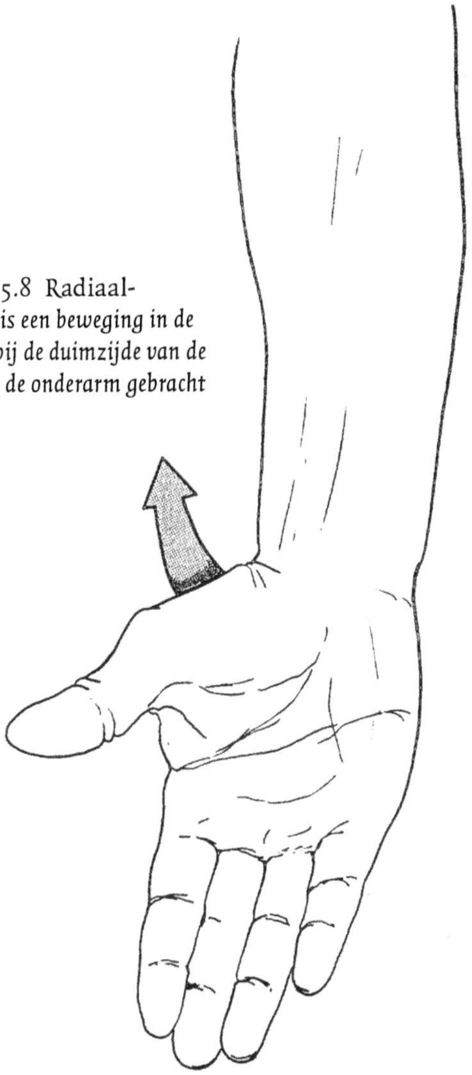

Ulnairabductie is een beweging in de pols waarbij de pinkzijde van de hand naar de onderarm gebracht wordt.

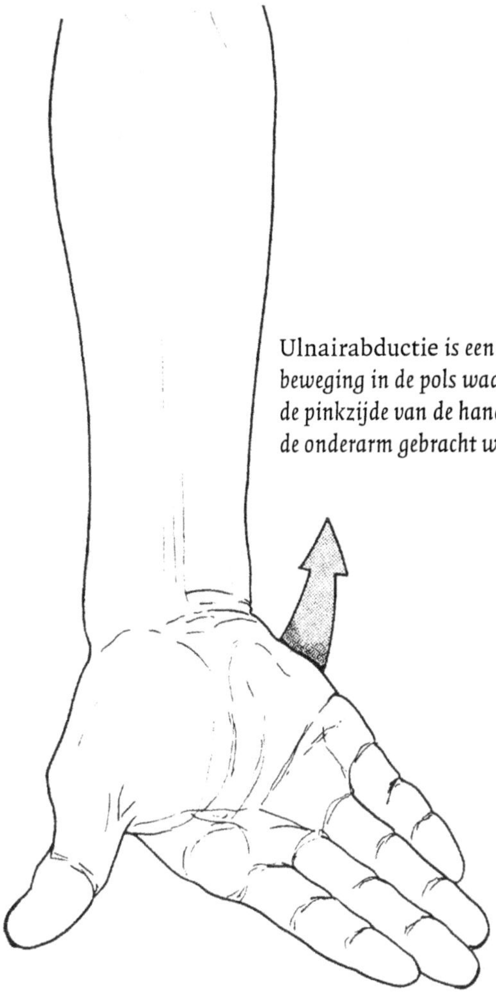

De bewegingsuitslag van ulnairabductie is veel groter dan die van radiaalabductie.

Meestal vinden de bewegingen van de pols gecombineerd plaats.

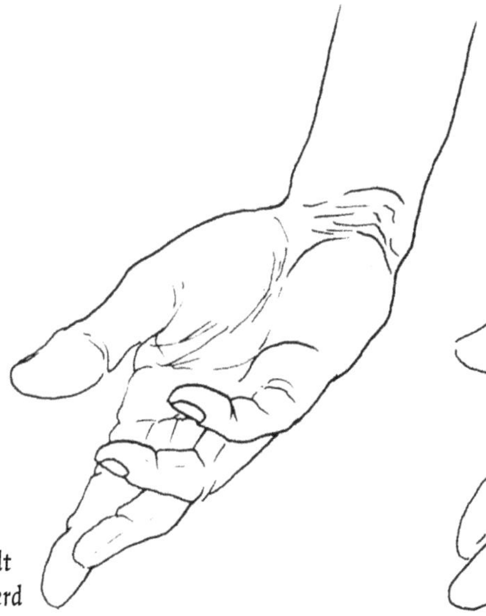

① Figuur 5.10 Hier wordt dorsaalflexie gecombineerd met radiaalabductie.

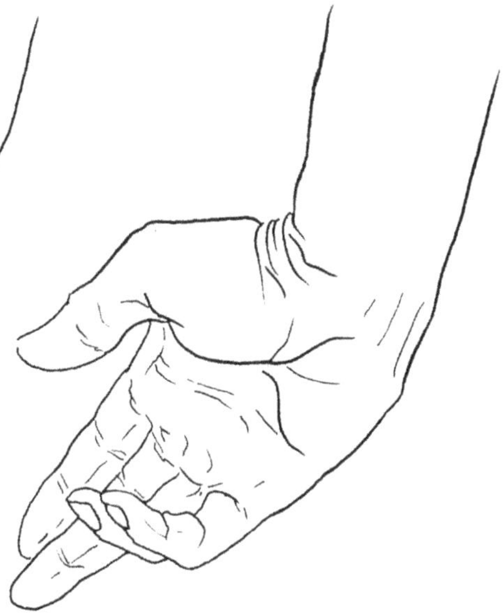

⊖ Figuur 5.9 Hier wordt palmairflexie gecombineerd met ulnairabductie.

De bewegingen van de vingers staan beschreven bij de gewrichten van de vingers (vanaf Figuur 5.50).

5.4 De carpus

De *ossa carpalia* (handwortelbeentjes) liggen in twee rijen en nemen weinig plaats in: ongeveer drie centimeter in de lengte en vijf centimeter in de breedte. De proximale rij handwortelbeentjes articuleert met de radius.

⊖ Figuur 5.11 Het os scaphoideum (1) is een gekromd bot. Het articuleert proximaal met de radius en distaal met het os trapezium en het os trapezoideum.

① Figuur 5.14 Het os trapezium heeft een naar de palmaire zijde uitstekende knobbel. Het articuleert distaal met het os metacarpale I.

① Figuur 5.12 Het os lunatum (2) is maanvormig. Het articuleert proximaal met de radius en de discus, en distaal met het os capitatum.

① Figuur 5.13 Het os triquetrum (3) heeft de vorm van een afgeknotte piramide. Het articuleert proximaal met de discus, en distaal met het os capitatum en het os hamatum.
Het os pisiforme (4) heeft de vorm van een erwt. Het bot ligt aan de palmaire zijde van het os triquetrum en articuleert daarmee.

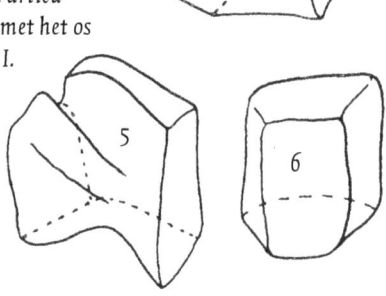

① Figuur 5.15 Het os trapezoideum (6) heeft de vorm van een afgeknotte piramide. Het articuleert distaal met het os metacarpale II.

① Figuur 5.16 Het os capitatum (7) is het grootste handwortelbeentje en heeft een knobbel aan de palmaire zijde. Het articuleert distaal met het os metacarpale III en via twee gewrichtsvlakjes met de twee aangrenzende ossa metacarpalia.

① Figuur 5.17 Het os hamatum (8) heeft aan de palmaire zijde een uitsteeksel: de hamulus ossis hamati. Het articuleert distaal met de ossa metacarpalia IV en V.

De distale rij handwortelbeentjes articuleert met de ossa metacarpalia.

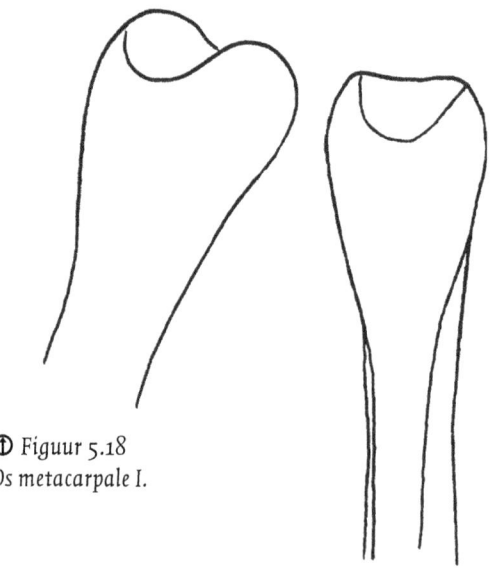

① Figuur 5.18
Os metacarpale I.

① Figuur 5.19
Os metacarpale II.

① Figuur 5.20
Os metacarpale III.

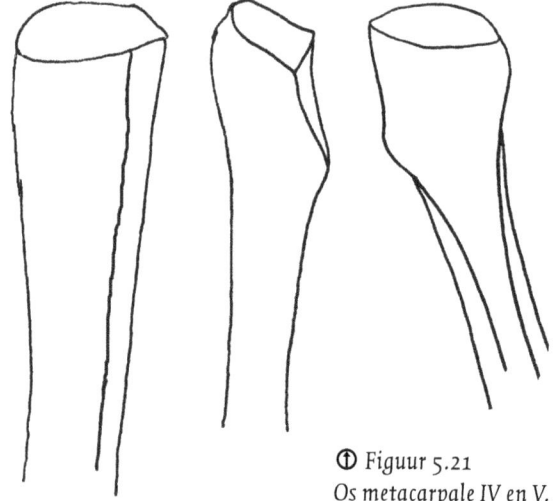

① Figuur 5.21
Os metacarpale IV en V.

Palmair aanzicht van de handwortelbeentjes die uit elkaar getrokken zijn

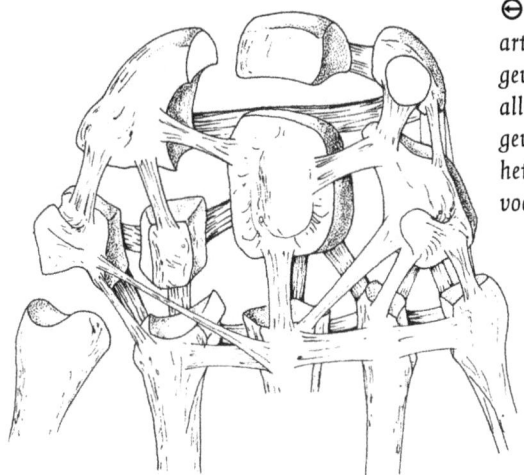

⊖ Figuur 5.22 De handwortelbeentjes articuleren met elkaar door middel van gewrichtsvlakken aan de zijkanten. Het zijn allemaal gewrichtsvlakken die bedekt zijn met gewrichtskraakbeen. Er zijn veel ligamenten die het ene bot met het andere verbinden. Zij zorgen voor stabiliteit.

① Figuur 5.23 De acht handwortelbeentjes samen vormen de handwortel (carpus). Aan de palmaire zijde vormen ze een holte: de carpale tunnel (zie Figuur 5.49).

De carpale tunnel wordt aan de radiale zijde begrensd door:
– het tuberculum van het os scaphoideum;
– het tuberculum van het os trapezium.

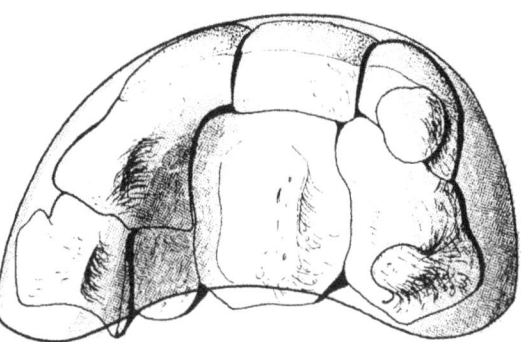

Aan de ulnaire zijde wordt de carpale tunnel begrensd door:
– het os pisiforme;
– de hamulus ossis hamati.

① Figuur 5.24 Het dak van de carpale tunnel wordt gevormd door een band, het retinaculum flexorum. Dit zit vast aan de bovengenoemde begrenzingen van de carpale tunnel.

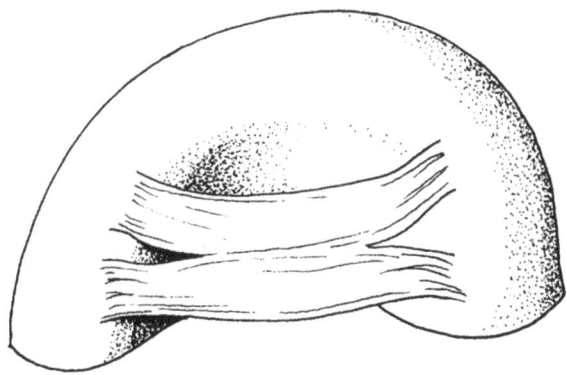

Aan het retinaculum flexorum zijn de m. palmaris longus en de intrinsieke handspiertjes vastgehecht. Spieren die vanuit de onderarm naar de hand lopen, gaan door de carpale tunnel heen.

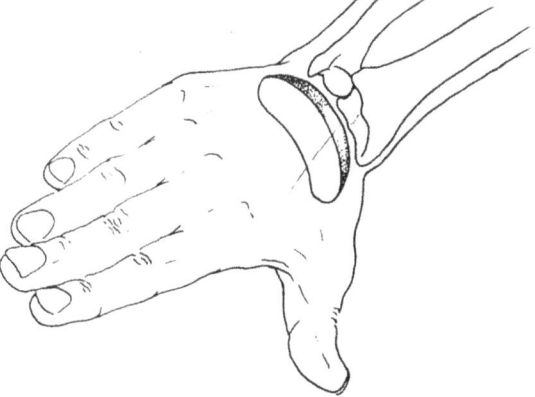

① Figuur 5.25 Het proximale deel van de carpus articuleert met de radius en de discus. Dit gedeelte is convex.
De carpus is aan de dorsale zijde ook convex. De botten worden aan de dorsale zijde op dezelfde manier door middel van ligamenten bijeengehouden als aan de ventrale zijde (zie Figuur 5.31 voor de palmaire zijde).

5.5 Het polsgewricht

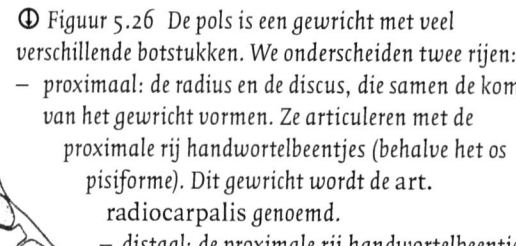

ⓘ Figuur 5.26 De pols is een gewricht met veel verschillende botstukken. We onderscheiden twee rijen:
- proximaal: de radius en de discus, die samen de kom van het gewricht vormen. Ze articuleren met de proximale rij handwortelbeentjes (behalve het os pisiforme). Dit gewricht wordt de art. radiocarpalis genoemd.
- distaal: de proximale rij handwortelbeentjes die articuleren met de distale rij handwortelbeentjes (behalve het os pisiforme). Dit gewricht wordt de art. mediocarpalis genoemd.

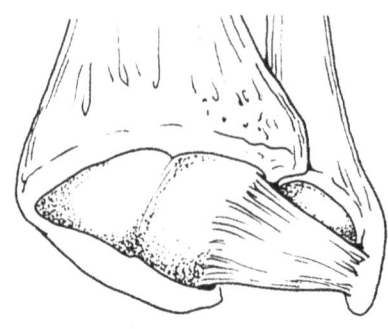

ⓘ Figuur 5.27 De radius en de discus vormen samen een ovale kom, waarvan de dorsale zijde iets verder doorloopt dan de ventrale zijde. Zowel het gewrichtsvlak van de radius als van de discus is bedekt met gewrichtskraakbeen.

5.5.1 De gewrichtsvlakken van de art. radiocarpalis

⊖ Figuur 5.28 De discus vormt samen met de radius een continu lopend gewrichtsvlak voor de carpus, zowel bij pronatie als bij supinatie. Bij deze pronatie- en supinatiebewegingen glijdt de discus als een soort ruitenwisser over de ulna (zie Figuur 4.45).

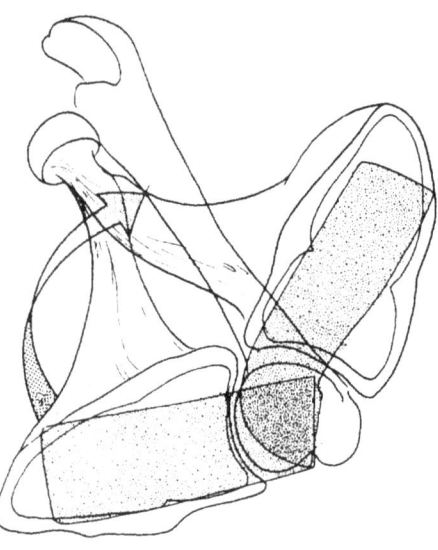

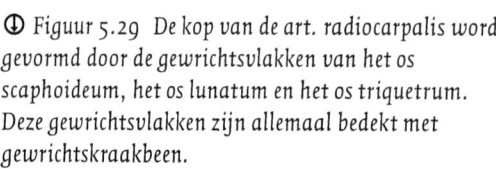

ⓘ Figuur 5.29 De kop van de art. radiocarpalis wordt gevormd door de gewrichtsvlakken van het os scaphoideum, het os lunatum en het os triquetrum. Deze gewrichtsvlakken zijn allemaal bedekt met gewrichtskraakbeen.

5.5.2 De gewrichtsvlakken van de art. mediocarpalis

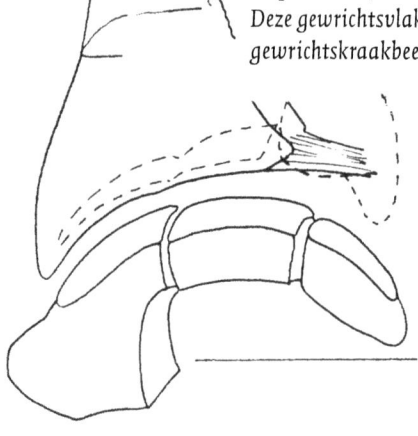

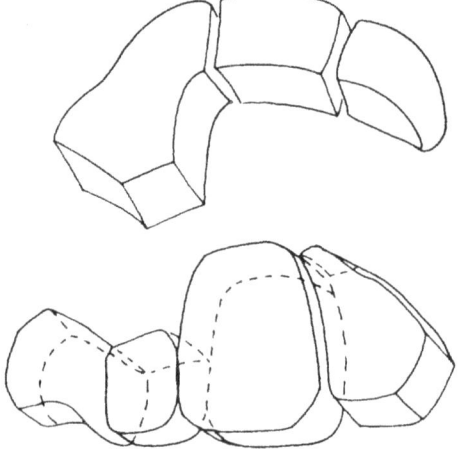

De gewrichtslijn van de art. mediocarpalis vormt een schuine 'S'. We kunnen het gewricht in twee delen onderverdelen:
- de ulnaire zijde waar een concaaf proximaal deel articuleert met een convex distaal deel;
- de radiale zijde waar vlakke gewrichtsvlakken met elkaar articuleren.

⊖ Figuur 5.30 De art. mediocarpalis wordt proximaal gevormd door de gewrichtsvlakken van het os scaphoideum, het os lunatum en het os triquetrum, en distaal door de gewrichtsvlakken van het os trapezium, het os trapezoideum, het os capitatum en het os hamatum.

5.5.3 De kapsels van de art. radiocarpalis

Het kapsel is aangehecht rondom de gewrichtsvlakken van de art. radiocarpalis. Aan de ventrale en dorsale zijde is het kapsel los. Aan de mediale en laterale zijde (collaterale zijden) is het kapsel verstevigd en remt het extreme bewegingen. De binnenzijde van het kapsel wordt gevormd door de membrana synovialis. Ter hoogte van de art. mediocarpalis zijn er aparte gewrichtskapsels voor elk gewricht. De kapsels zijn min of meer met elkaar verbonden en de membranae synoviales staan met elkaar in contact (hier niet afgebeeld).

5.5.4 De ligamenten van de art. radiocarpalis

De art. radiocarpalis heeft talrijke kleine ligamenten, die ingedeeld kunnen worden in drie groepen.

Palmair aanzicht

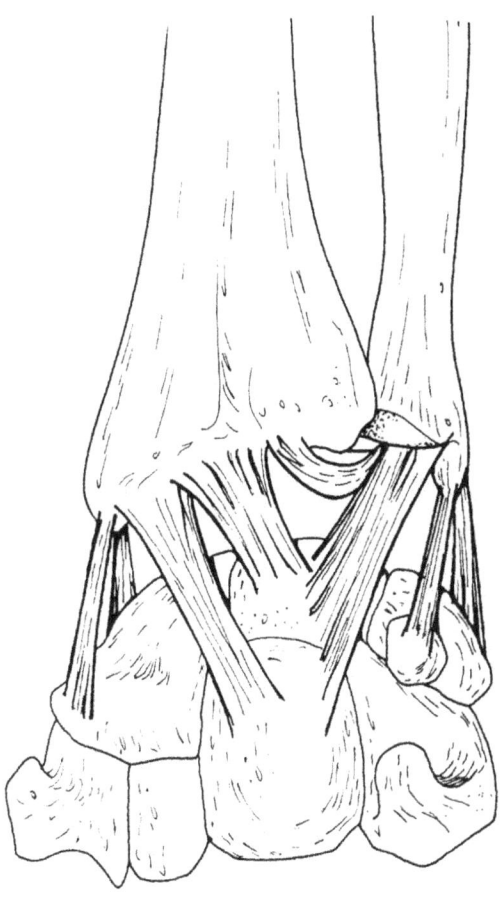

⊖ Figuur 5.31 Ligamenten aan de palmaire zijde: deze lopen van de rand van de radius naar de handwortelbeentjes.
Ligamenten aan de mediale en laterale zijde: deze lopen van de proc. styloideus radii en de proc. styloideus ulnae naar het distaal ervan gelegen handwortelbeentje.

Dorsaal aanzicht

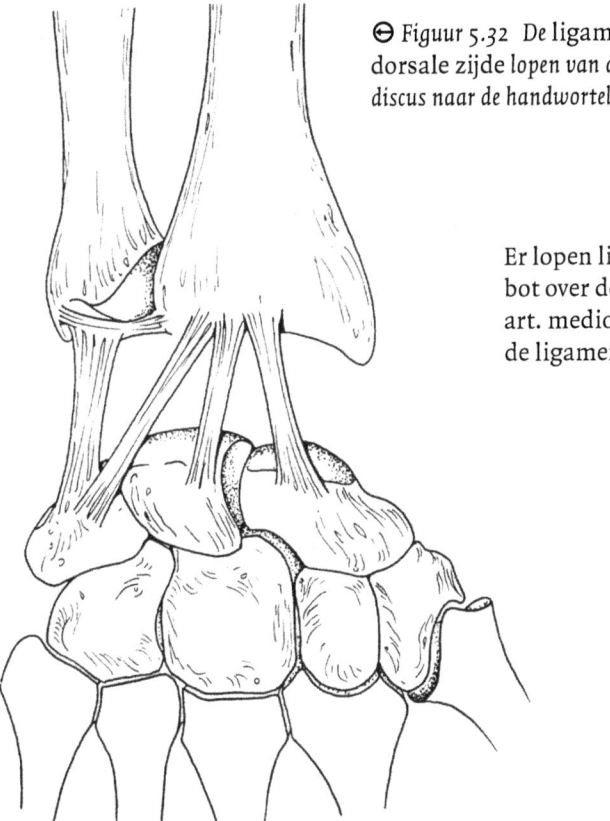

⊖ Figuur 5.32 De ligamenten aan de dorsale zijde lopen van de radius en de discus naar de handwortelbeentjes.

Er lopen ligamenten van het ene bot naar het andere bot over de art. mediocarpalis. De ligamenten van de art. mediocarpalis worden versterkt met strengen van de ligamenten van de art. radiocarpalis.

5.6 De bewegingen van de pols (2)

De bewegingen van de pols komen tot stand door een combinatie van bewegingen in de twee gewrichtsrijen (art. radiocarpalis en art. mediocarpalis).

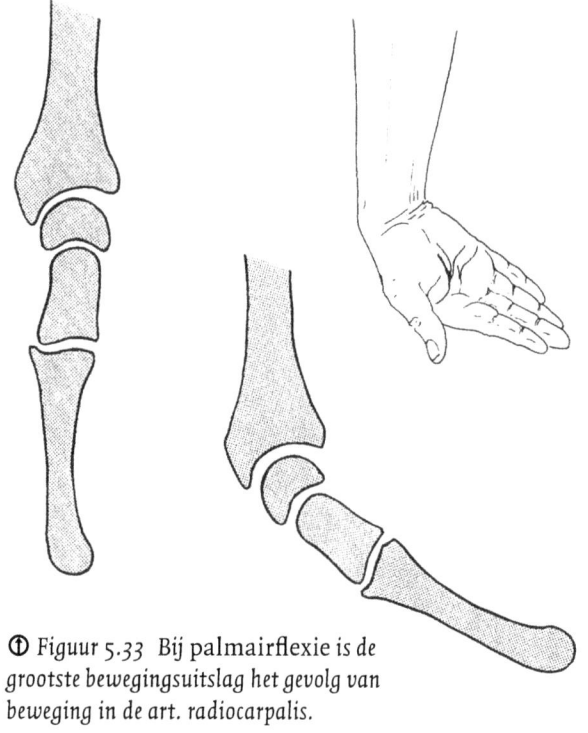

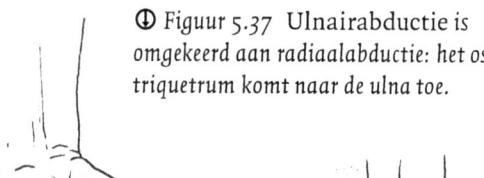

① Figuur 5.34 Bij dorsaalflexie is de grootste bewegingsuitslag het gevolg van beweging in de art. mediocarpalis. De dorsaalflexie wordt beperkt in de art. radiocarpalis door de rand aan de dorsale zijde van de radius.

① Figuur 5.33 Bij palmairflexie is de grootste bewegingsuitslag het gevolg van beweging in de art. radiocarpalis.

De proximale rij handwortelbeentjes maakt bij radiaalabductie tevens rotaties in de richting van pronatie en palmairflexie. De distale rij handwortelbeentjes maakt evens rotaties in de richting van supinatie en dorsaalflexie.

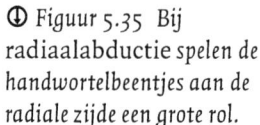

① Figuur 5.35 Bij radiaalabductie spelen de handwortelbeentjes aan de radiale zijde een grote rol.

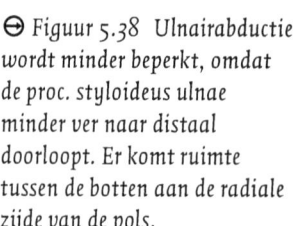

① Figuur 5.37 Ulnairabductie is omgekeerd aan radiaalabductie: het os triquetrum komt naar de ulna toe.

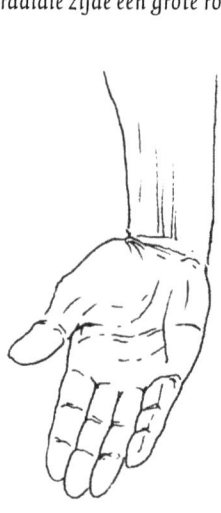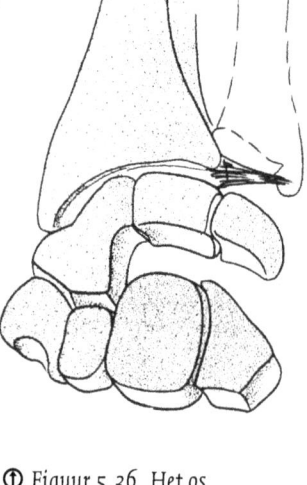

① Figuur 5.36 Het os scaphoideum komt naar de radius toe en de beweging wordt uiteindelijk geremd door de proc. styloideus radii. Er komt dan ruimte tussen de botten aan de ulnaire zijde van de pols.

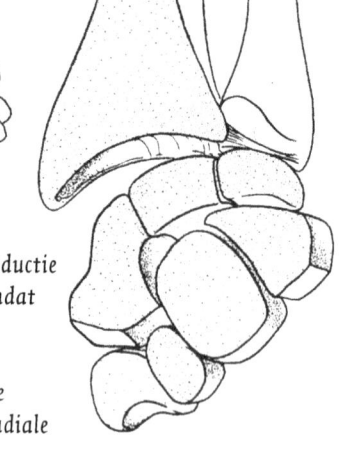

⊖ Figuur 5.38 Ulnairabductie wordt minder beperkt, omdat de proc. styloideus ulnae minder ver naar distaal doorloopt. Er komt ruimte tussen de botten aan de radiale zijde van de pols.

5.7 De metacarpus en de phalanges

De hand heeft vijf stralen. Elke straal bestaat uit één os metacarpale en bijbehorende *phalanges*. De duim heeft twee phalanges; de andere vingers hebben elk drie phalanges. Ondanks hun geringe lengte zijn alle botten lange pijpbeenderen.

Figuur 5.39 Alle botten bestaan uit drie delen:

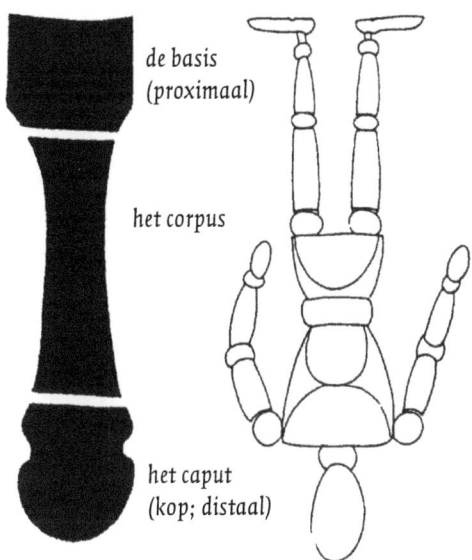

de basis (proximaal)

het corpus

het caput (kop; distaal)

Figuur 5.40 We bestuderen hier de stralen 2, 3, 4 en 5. De straal van de duim bestuderen we in paragraaf 5.18.

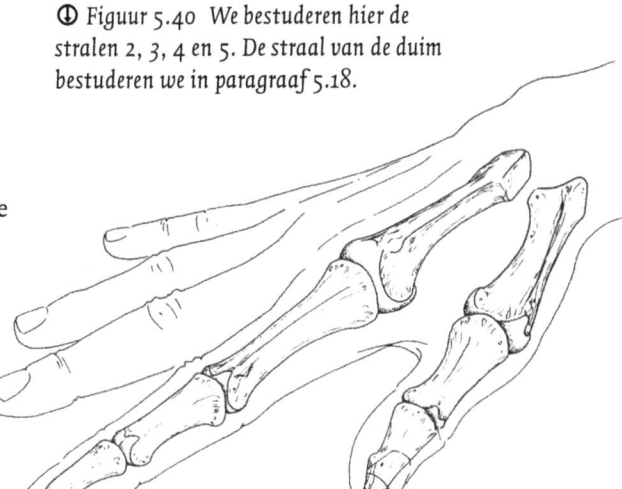

Het os metacarpale

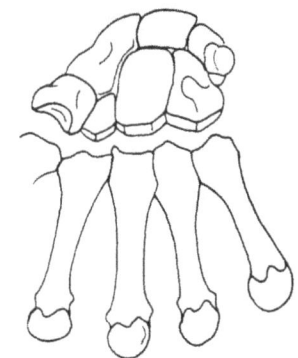

Figuur 5.41 De basis van het os metacarpale is vierhoekig en heeft aan de proximale zijde een gewrichtsvlak dat articuleert met de carpus. Aan de zijkanten liggen gewrichtsvlakken die articuleren met de aangrenzende ossa metacarpalia.

Figuur 5.42 Het corpus van het os metacarpale is in doorsnede driehoekig en heeft drie zijden en drie randen.

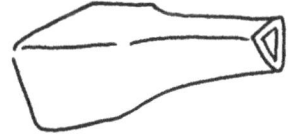

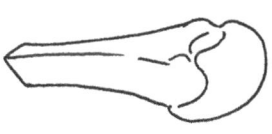

Figuur 5.43 Het caput heeft een gewrichtsvlak dat aan de palmaire, dorsale, ulnaire en radiale zijde rond loopt. Aan weerszijden van het caput is een klein knobbeltje aanwezig.

De phalanges

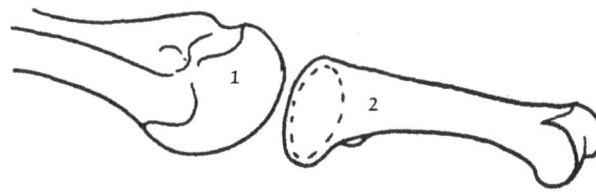

De phalanx media (3). Op de basis (proximale zijde) zit een concaaf gewrichtsvlak dat door een opstaande rand in het midden in tweeën gedeeld wordt. Dit gewrichtsvlak articuleert met de kop van de phalanx proximalis. De kop van de phalanx media ziet er hetzelfde uit als die van de phalanx proximalis

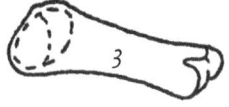

Figuur 5.44 De phalanx proximalis (2). Op de basis (proximale zijde) zit een enigszins concaaf gewrichtsvlak. Dit gewrichtsvlak articuleert met de kop van het os metacarpale (1). De kop van de proximale phalanx heeft de vorm van een katrol.

De phalanx distalis (4). De basis van de phalanx distalis ziet er hetzelfde uit als die van de phalanx media. Op de palmaire zijde van de kop bevindt zich een knobbel die contact maakt met de vingertop.

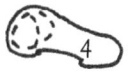

5.8 De art. carpometacarpalis

In deze paragraaf bestuderen we de artt. carpometacarpales II t/m V. De naam van dit gewricht wordt vaak afgekort tot CMC. De art. carpometacarpalis I bestuderen we in Figuur 5.98 t/m 5.105.

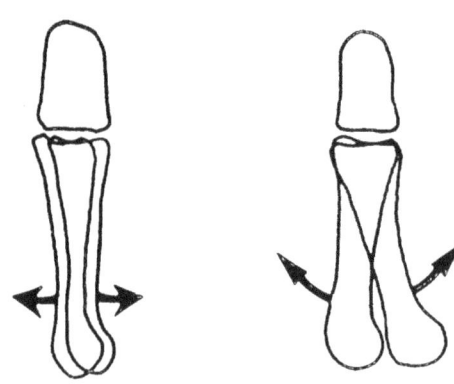

① Figuur 5.46 *De gewrichtsvlakken van de art. carpometacarpalis zijn vlak. Hierdoor zijn kleine glijbewegingen mogelijk. Tevens is enige beweging in de richting van flexie en extensie mogelijk.*

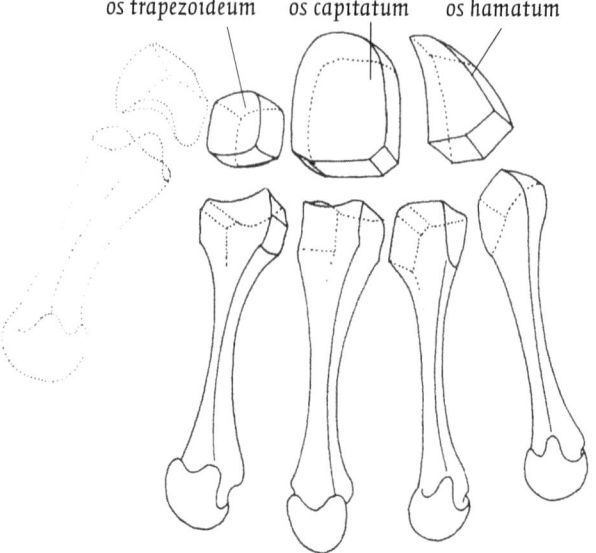

① Figuur 5.45 *De artt. carpometacarpales van straal II t/m V worden gevormd door de distale gewrichtsvlakken van de distale rij handwortelbeentjes en de bases van de ossa metacarpalia (proximale zijden).*

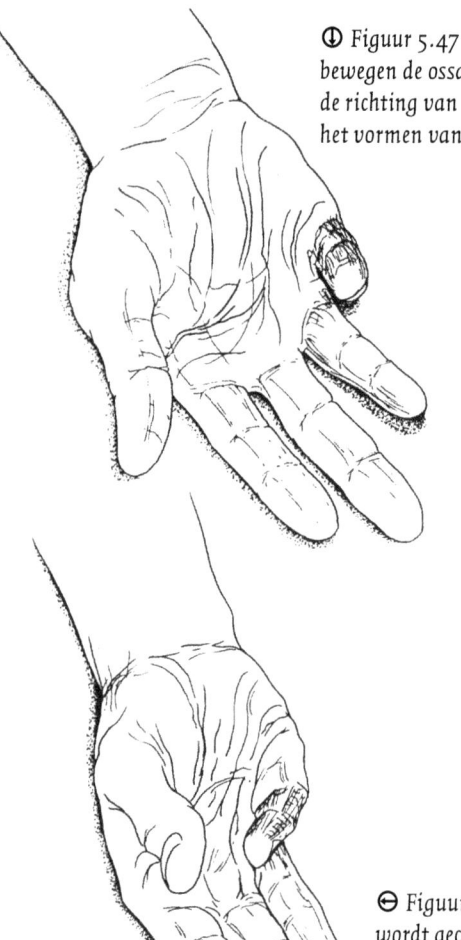

① Figuur 5.47 *Bij flexie in de CMC IV en V bewegen de ossa metacarpalia IV en V tevens in de richting van de duim. Zo dragen ze bij aan het vormen van een holte in de handpalm.*

① Figuur 5.49 *De bewegings- mogelijkheden nemen toe van het tweede naar het vijfde CMC-gewricht.*

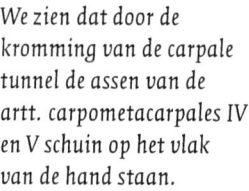
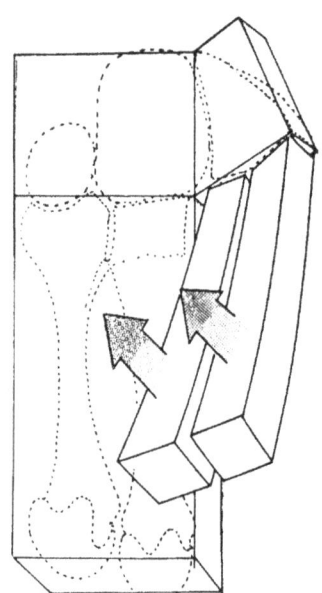

We zien dat door de kromming van de carpale tunnel de assen van de artt. carpometacarpales IV en V schuin op het vlak van de hand staan.

⊖ Figuur 5.48 *De holte in de handpalm wordt gecompleteerd door oppositie in het art. CMC I (zie Figuur 5.100 en 5.101).*

5.9 De art. metacarpophalangea

Als voorbeeld van de art. metacarpophalangea bestuderen we hier de middelvinger.

⓵ Figuur 5.50 In de art. metacarpophalangea zijn flexie, extensie, abductie, adductie en enige rotatie mogelijk.

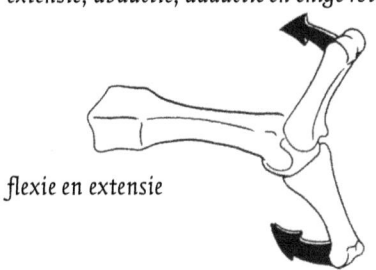

flexie en extensie

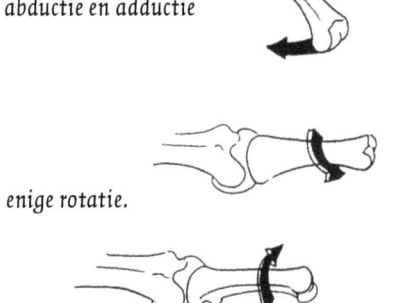

abductie en adductie

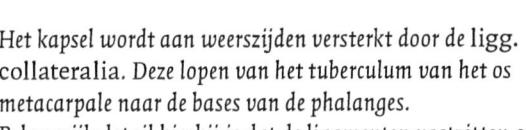

enige rotatie.

⓵ Figuur 5.51

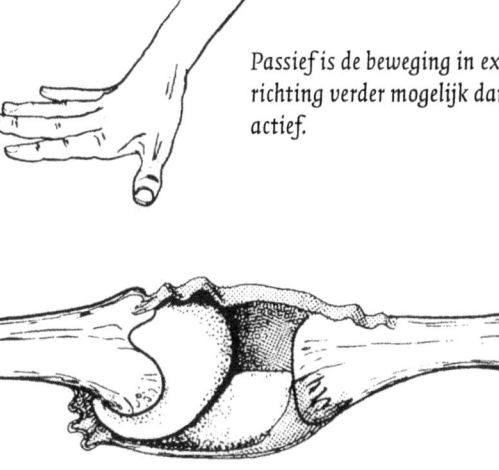

Passief is de beweging in extensierichting verder mogelijk dan actief.

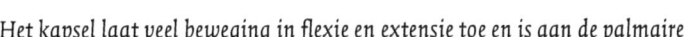

Het kapsel laat veel beweging in flexie en extensie toe en is aan de palmaire zijde verstevigd door een palmaire plaat van vezelig kraakbeen die naar de zijkanten ligt uitgestrekt. Deze palmaire plaat wordt onderbroken op de rand van de phalanx, waardoor zich een soort scharnier in het bindweefsel vormt. Bij extensie vormt deze palmaire plaat een deel van de kom van het gewrichtsvlak van de basis van de phalanx.

Bij flexie trekt de palmaire plaat zich terug dankzij de scharnierende werking van het bindweefsel en de plooien van het kapsel.

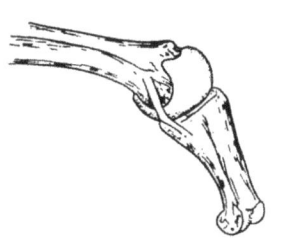

Het kapsel wordt aan weerszijden versterkt door de ligg. collateralia. Deze lopen van het tuberculum van het os metacarpale naar de bases van de phalanges.
Belangrijk detail hierbij is dat de ligamenten vastzitten op de dorsale zijde van het os metacarpale. De kop van het os metacarpale is aan de palmaire zijde ook veel groter dan aan de dorsale zijde. Hierdoor worden de ligamenten bij flexie op spanning gebracht en hebben ze bij extensie meer bewegingsvrijheid. Het gevolg hiervan is dat in flexiestand de bewegingen in de richting van ulnairabductie, radiaalabductie en rotatie niet mogelijk zijn.

⊖ Figuur 5.52 Door de ligging van de collaterale ligamenten kunnen de vingers alleen in extensie of enige flexie uit elkaar bewegen, draaien en zich aanpassen aan de vorm van een voorwerp dat men wil oppakken.

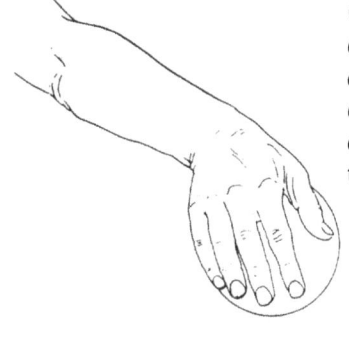

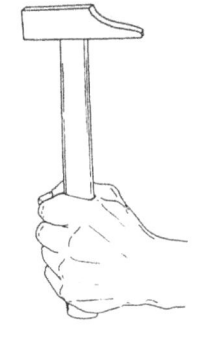

Bij flexie worden de artt. metacarpophalangeae echter gestabiliseerd, waardoor een krachtgreep goed mogelijk is.

De ligg. collateralia lopen waaiervormig door in de palmaire plaat aan de palmaire zijde van het gewricht.

5.10 De artt. interphalangeae manus

Als voorbeeld van de artt. interphalangeae manus bestuderen we hier de wijsvinger. De art. interphalangea is wat betreft de vorm te vergelijken met twee autowielen die ieder in een uitgehold spoor rijden. Beweging in de art. interphalangea is alleen mogelijk in het sagittale vlak (om de transversale as).

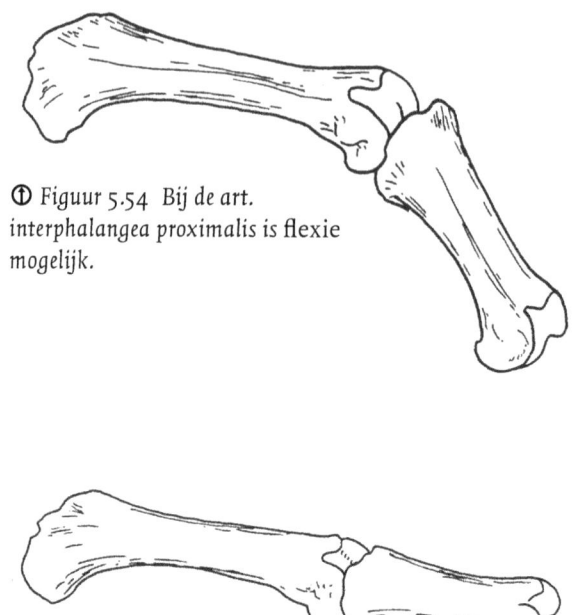

⊕ Figuur 5.54 Bij de art. interphalangea proximalis is flexie mogelijk.

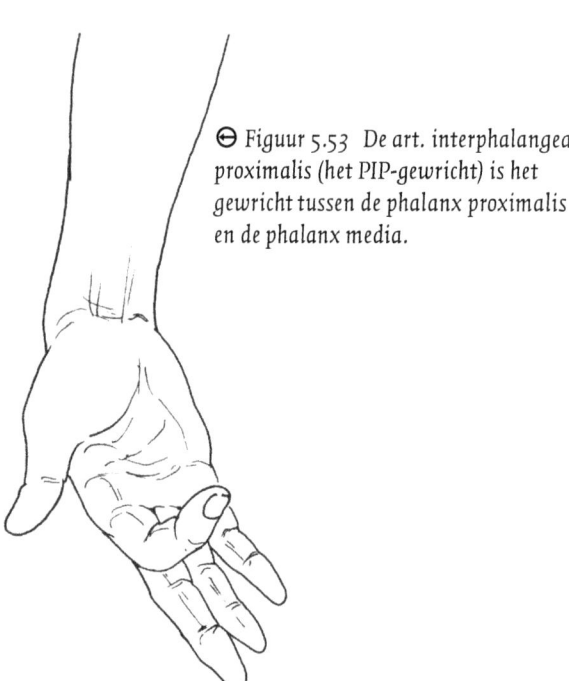

⊖ Figuur 5.53 De art. interphalangea proximalis (het PIP-gewricht) is het gewricht tussen de phalanx proximalis en de phalanx media.

⊕ Figuur 5.55 Extensie in het PIP-gewricht gaat niet verder dan de anatomische houding.

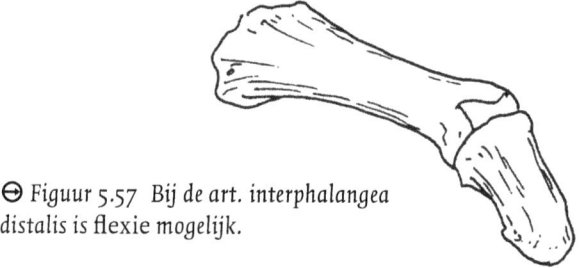

⊖ Figuur 5.57 Bij de art. interphalangea distalis is flexie mogelijk.

Het kapsel en de ligamenten zijn op een zelfde manier aangelegd in de art. interphalangea (IP-gewrichten) als in de art. metacarpophalangea (MCP-gewrichten; zie paragraaf 5.9 e.v.).

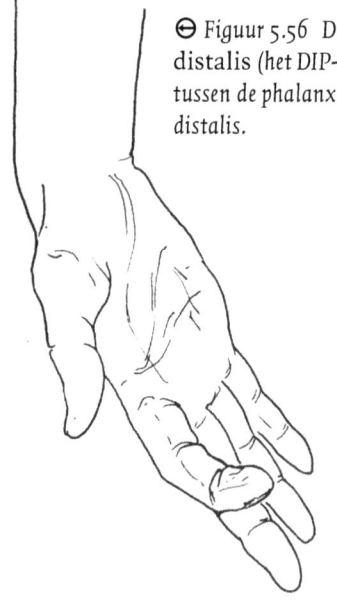

⊖ Figuur 5.56 De art. interphalangea distalis (het DIP-gewricht) is het gewricht tussen de phalanx media en de phalanx distalis.

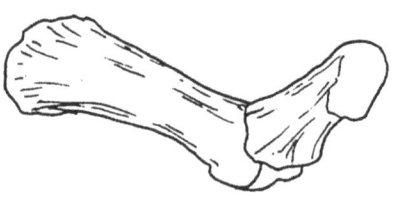

⊕ Figuur 5.58 Extensie in het DIP-gewricht voorbij de anatomische houding is in geringe mate mogelijk.

5.11 Aanhechtingen van de spieren die over de pols lopen

⊕ Figuur 5.59 De spieren die over de pols lopen zijn ingedeeld in twee groepen:
- de spieren die alleen een effect op de pols hebben zijn cursief gedrukt;
- de spieren die een effect op de vingers (en indirect op de pols) hebben zijn recht gedrukt.

Spieren die alleen aanhechten op botten in de hand noemen we de intrinsieke handspieren of korte handspieren. De intrinsieke handspieren die een effect op de duim hebben vormen samen de duimmuis (thenar). De intrinsieke handspieren die een effect hebben op de pink vormen samen de pinkmuis (hypothenar). Tevens zijn er intrinsieke handspieren aanwezig tussen de ossa metacarpalia. Dit zijn de mm. interossei en de mm. lumbricales.

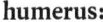

humerus:
m. palmaris longus
m. flexor carpi radialis
m. flexor carpi ulnaris
m. flexor digitorum superficialis
mm. extensores carpi radiales longus en brevis
m. extensor digitorum
m. extensor digiti minimi
m. extensor carpi ulnaris

radius:
m. flexor digitorum superficialis
m. flexor pollicis longus
m. abductor pollicis longus

phalanges:
mm. flexores digitorum superficialis en profundus
m. flexor pollicis longus
mm. extensores pollicis longus en brevis
m. extensor digitorum
m. extensor indicis
m. extensor digiti minimi

ulna:
m. flexor digitorum profundus
m. flexor digitorum superficialis
m. flexor pollicis longus
m. flexor carpi ulnaris
m. abductor pollicis longus
m. extensor pollicis longus
m. extensor pollicis brevis
m. extensor indicis
m. extensor carpi ulnaris

carpus en metacarpus:
m. palmaris longus
m. flexor carpi radialis
m. flexor carpi ulnaris
mm. extensores carpi radiales longus en brevis
m. extensor carpi ulnaris
m. abductor pollicis longus

5.12 De flexoren van de pols

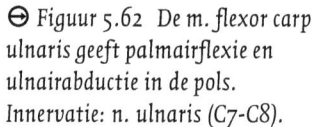

⊖ Figuur 5.60 Er lopen drie spieren aan de ventrale zijde van de onderarm: m. flexor carpi ulnaris, m. palmaris longus en m. flexor carpi radialis. Ze lopen van de epicondylus medialis naar de polsregio.

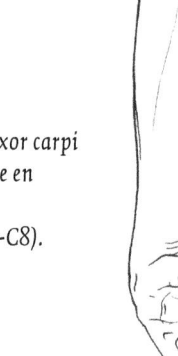

⊖ Figuur 5.61 De m. flexor carpi ulnaris begint op de epicondylus medialis, het olecranon en de margo posterior van de ulna. De pees loopt langs de ulna en de proc. styloideus naar het os pisiforme (en met een klein deel naar het os hamatum).

⊖ Figuur 5.62 De m. flexor carpi ulnaris geeft palmairflexie en ulnairabductie in de pols.
Innervatie: n. ulnaris (C7-C8).

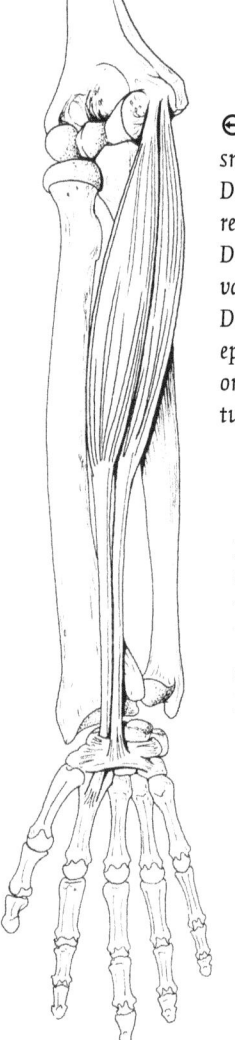

⊖ Figuur 5.63 De m. palmaris longus is een smalle spier en begint op de epicondylus medialis. De pees eindigt op de palmaire zijde van het retinaculum flexorum en de aponeurosis palmaris. Deze pees van de m. palmaris longus is ter hoogte van de pols goed zichtbaar te maken.
De m. flexor carpi radialis loopt van de epicondylus medialis in de lengterichting van de onderarm en vormt een pees die door de carpale tunnel naar de basis van os metacarpale II gaat.

⊖ Figuur 5.64 Functie: de m. palmaris longus geeft palmairflexie in de pols en is een zwakke flexor van de elleboog. Bewegingen in de richting van ulnair- of radiaalabductie worden niet door de m. palmaris longus ondersteund, omdat deze spier door de sagittale as van het polsgewricht loopt.
Innervatie: n. medianus (C8-Th1).

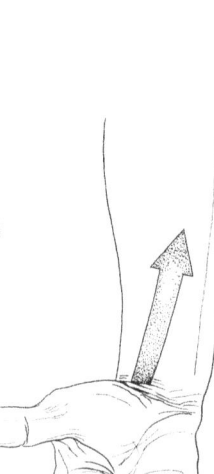

⊖ Figuur 5.65 De m. flexor carpi radialis geeft palmairflexie in de pols over zowel de art. radiocarpalis als de art. mediocarpalis. Tevens geeft deze spier radiaalabductie van de pols en is hij een zwakke flexor van de elleboog.
Innervatie: n. medianus (C8-Th1).

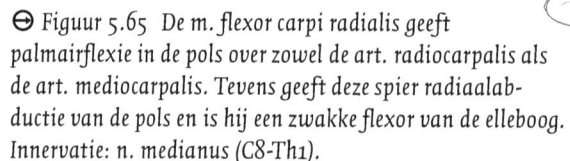

5.13 De extensoren van de pols

De mm. extensores carpi radiales longus en brevis liggen aan de dorsolaterale zijde van de onderarm langs de radius. Ze lopen ter hoogte van de pols door een bindweefselschede en hechten aan op de dorsale zijde van de hand.

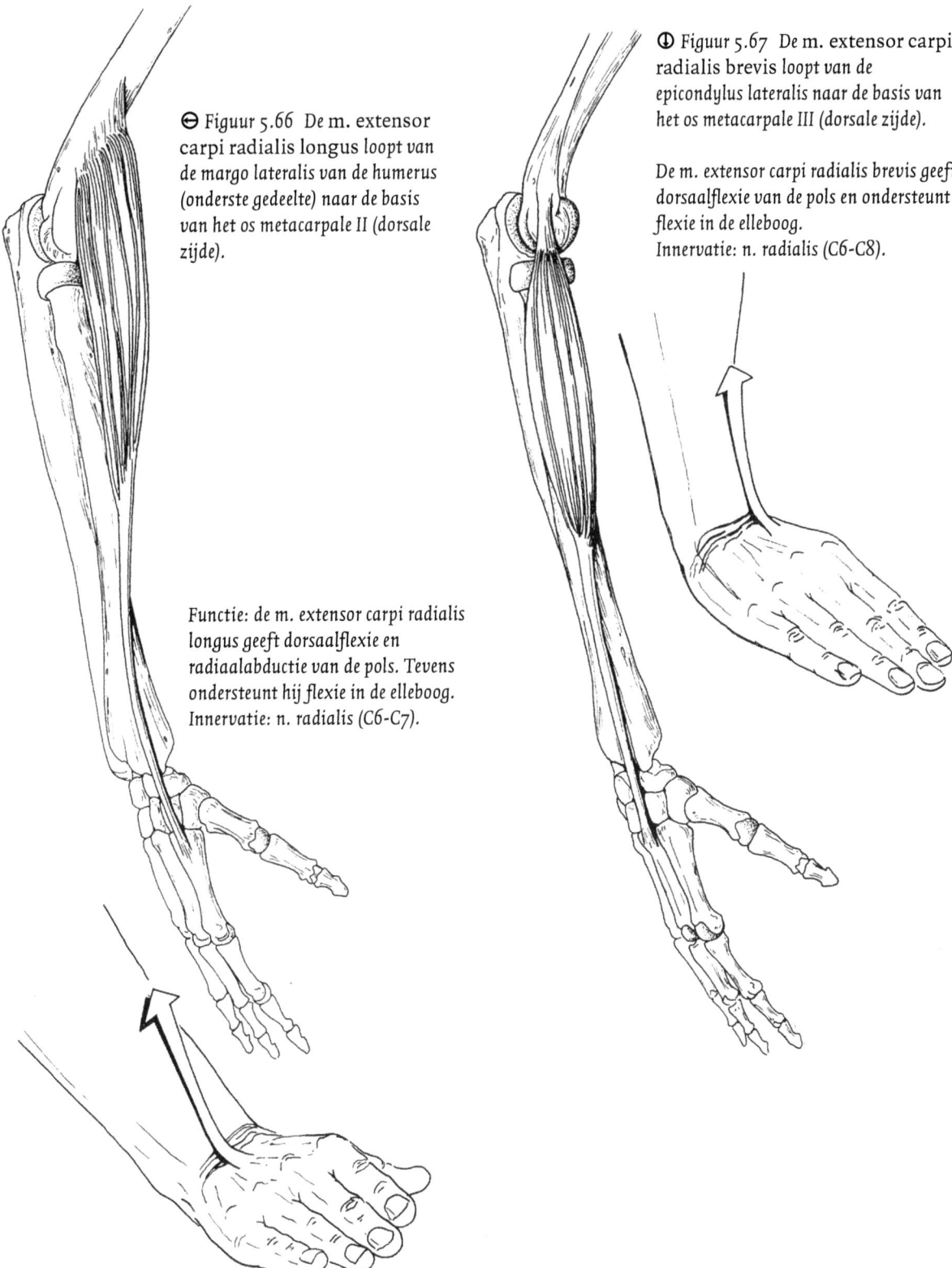

⊖ Figuur 5.66 De m. extensor carpi radialis longus loopt van de margo lateralis van de humerus (onderste gedeelte) naar de basis van het os metacarpale II (dorsale zijde).

Functie: de m. extensor carpi radialis longus geeft dorsaalflexie en radiaalabductie van de pols. Tevens ondersteunt hij flexie in de elleboog.
Innervatie: n. radialis (C6-C7).

⊕ Figuur 5.67 De m. extensor carpi radialis brevis loopt van de epicondylus lateralis naar de basis van het os metacarpale III (dorsale zijde).

De m. extensor carpi radialis brevis geeft dorsaalflexie van de pols en ondersteunt flexie in de elleboog.
Innervatie: n. radialis (C6-C8).

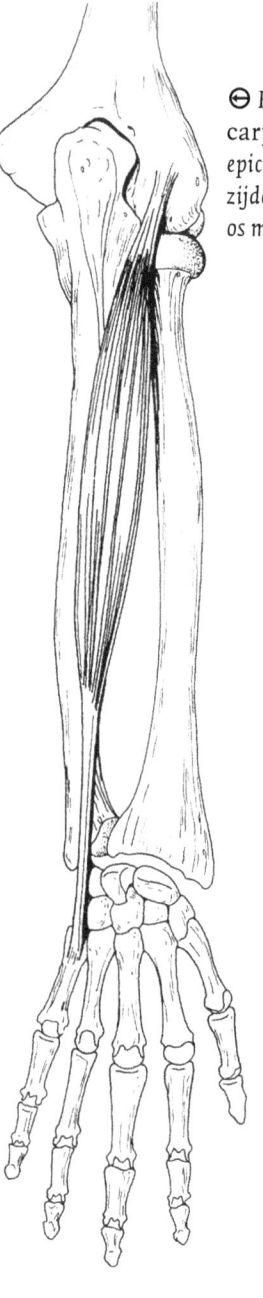

⊖ Figuur 5.68 De m. extensor carpi ulnaris loopt van de epicondylus lateralis en de dorsale zijde van de ulna naar de basis van het os metacarpale V (dorsale zijde).

⊖ Figuur 5.69 Functie: de m. extensor carpi ulnaris geeft dorsaalflexie en ulnairabductie van de pols. Tevens ondersteunt hij in lichte mate extensie in de elleboog. Innervatie: n. radialis (C7-C8).

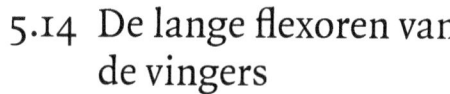

5.14 De lange flexoren van de vingers

Er zijn twee lange flexoren van de vingers II t/m V: de m. flexor digitorum profundus en m. flexor digitorum superficialis. Ze liggen in twee lagen in de onderarm. Van beide spieren eindigen de pezen op de palmaire zijde van de phalanges.

⊖ Figuur 5.70 De m. flexor digitorum profundus komt van de ventrale zijde van de ulna en de membrana interossea, en vormt naar distaal vier pezen. De vier pezen lopen door de carpale tunnel en gaan ieder naar één van de bases van de distale phalanges II t/m V. Ter hoogte van de ossa metacarpalia zitten de mm. lumbricales (zie Figuur 5.92) vastgehecht aan de pezen van de m. flexor digitorum profundus.

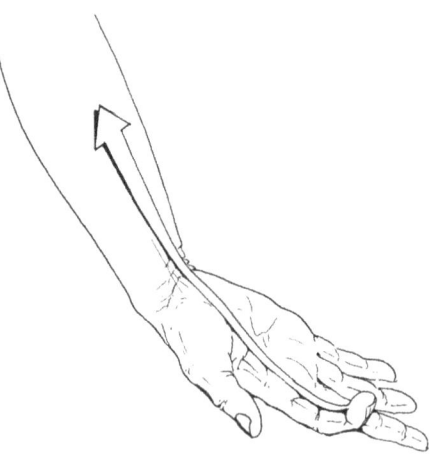

① Figuur 5.71 De m. flexor digitorum profundus geeft flexie in de artt. interphalangeales distales en ondersteunt flexie van de rest van de vingergewrichten.
Innervatie: n. ulnaris (C7-Th1) en n. medianus (C7-Th1).

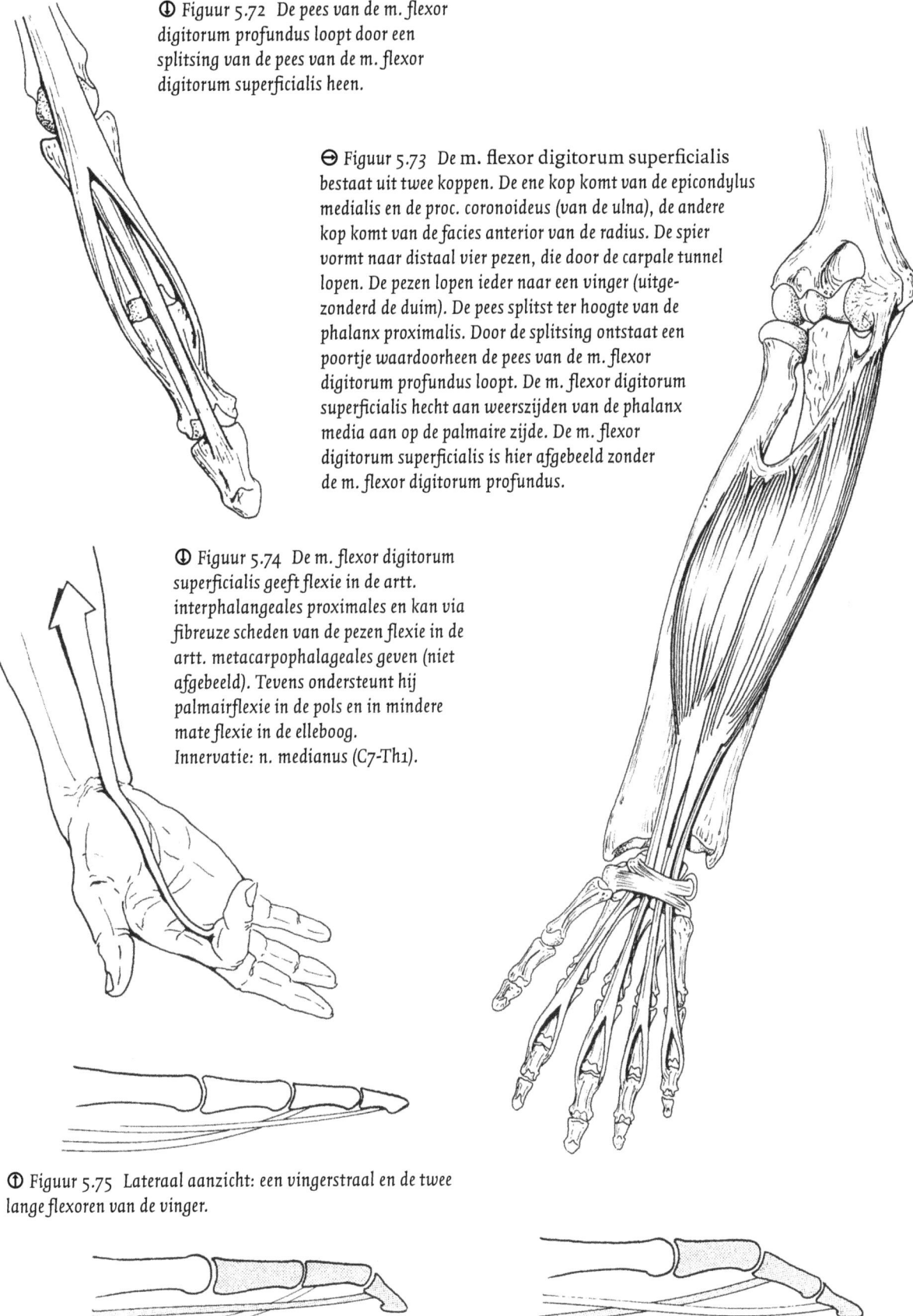

⊕ Figuur 5.72 De pees van de m. flexor digitorum profundus loopt door een splitsing van de pees van de m. flexor digitorum superficialis heen.

⊖ Figuur 5.73 De m. flexor digitorum superficialis bestaat uit twee koppen. De ene kop komt van de epicondylus medialis en de proc. coronoideus (van de ulna), de andere kop komt van de facies anterior van de radius. De spier vormt naar distaal vier pezen, die door de carpale tunnel lopen. De pezen lopen ieder naar een vinger (uitgezonderd de duim). De pees splitst ter hoogte van de phalanx proximalis. Door de splitsing ontstaat een poortje waardoorheen de pees van de m. flexor digitorum profundus loopt. De m. flexor digitorum superficialis hecht aan weerszijden van de phalanx media aan op de palmaire zijde. De m. flexor digitorum superficialis is hier afgebeeld zonder de m. flexor digitorum profundus.

⊕ Figuur 5.74 De m. flexor digitorum superficialis geeft flexie in de artt. interphalangeales proximales en kan via fibreuze scheden van de pezen flexie in de artt. metacarpophalageales geven (niet afgebeeld). Tevens ondersteunt hij palmairflexie in de pols en in mindere mate flexie in de elleboog.
Innervatie: n. medianus (C7-Th1).

⊕ Figuur 5.75 Lateraal aanzicht: een vingerstraal en de twee lange flexoren van de vinger.

⊕ Figuur 5.76 De m. flexor digitorm profundus is actief.

⊕ Figuur 5.77 De m. flexor digitorm superficialis is actief.

5.15 De lange extensoren van de vingers

Er lopen drie spieren aan de dorsale zijde van de onderarm: m. extensor digitorum, m. extensor indicis en m. extensor digiti minimi. Hun pezen eindigen op de dorsale zijde van de vingers.

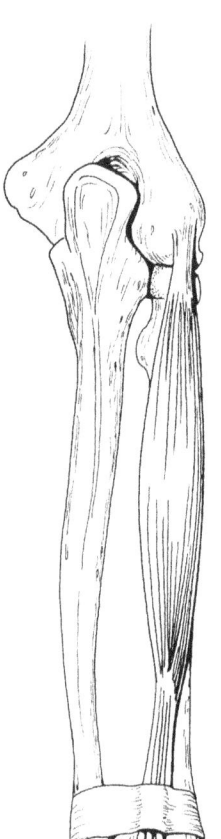

⊖ Figuur 5.78 De m. extensor digitorum komt van de onderzijde van de epicondylus lateralis en loopt via de dorsale zijde van de onderarm naar distaal in vier pezen uiteen. Elke pees loopt naar een vinger (uitgezonderd de duim) en splitst zich in drie delen (zie Figuur 5.79 en 5.80).

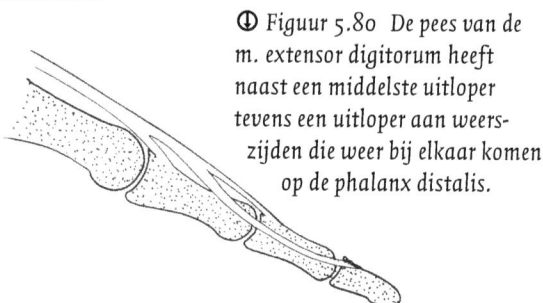

⊖ Figuur 5.79 De pees van de m. extensor digitorum heeft een middelste uitloper die eindigt op de phalanx proximalis en phalanx media.

⊕ Figuur 5.80 De pees van de m. extensor digitorum heeft naast een middelste uitloper tevens een uitloper aan weerszijden die weer bij elkaar komen op de phalanx distalis.

⊕ Figuur 5.81 Functie: met zijn aanhechting op de phalanx proximalis kan de m. extensor digitorum extensie geven in de art. metacarpophalangea. De spier kan dorsaalflexie van de pols ondersteunen. Samen met de mm. lumbricales en de mm. interossei (zie Figuur 5.86) kan de m. extensor digitorum helpen bij extensie van de artt. interphalangeales proximales en distales.
Innervatie: n. radialis (C6-C8).

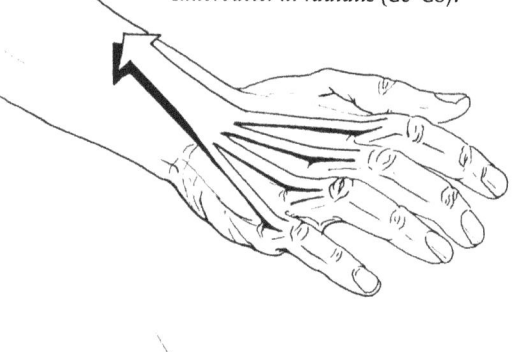

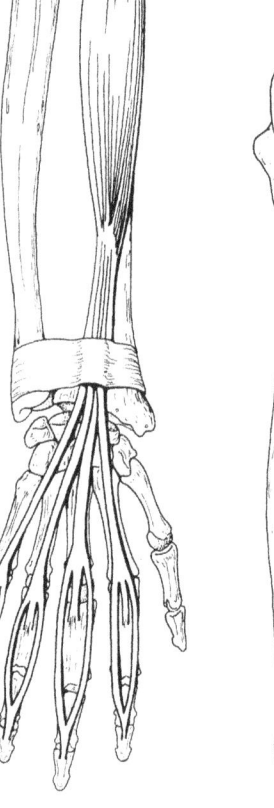

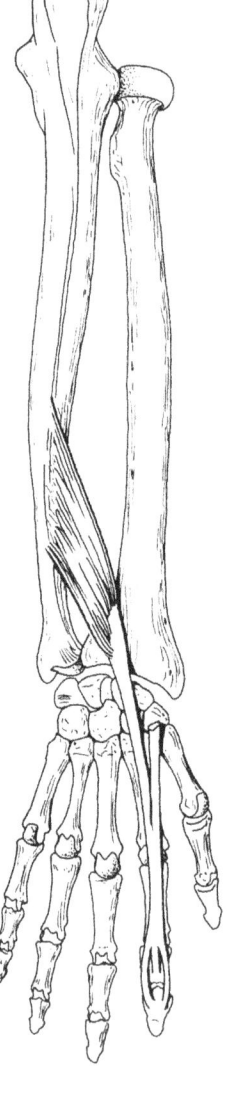

⊖ Figuur 5.82 De m. extensor indicis komt van de dorsale zijde van de ulna (distaal van de m. extensor pollicis longus, zie Figuur 5.113) en fuseert met de pees van de m. extensor digitorum, die naar de wijsvinger loopt.

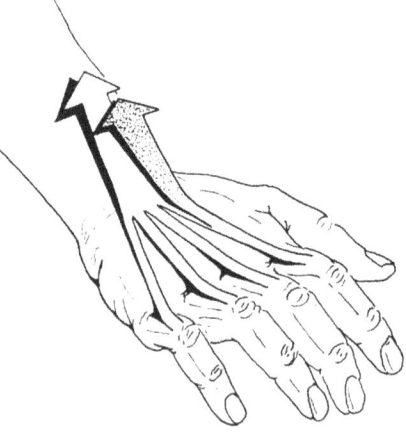

⊕ Figuur 5.83 De m. extensor indicis versterkt het effect van de m. extensor digitorum op de wijsvinger. De spier ondersteunt ulnairabductie van de wijsvinger.
Innervatie: n. radialis (C6-C8).

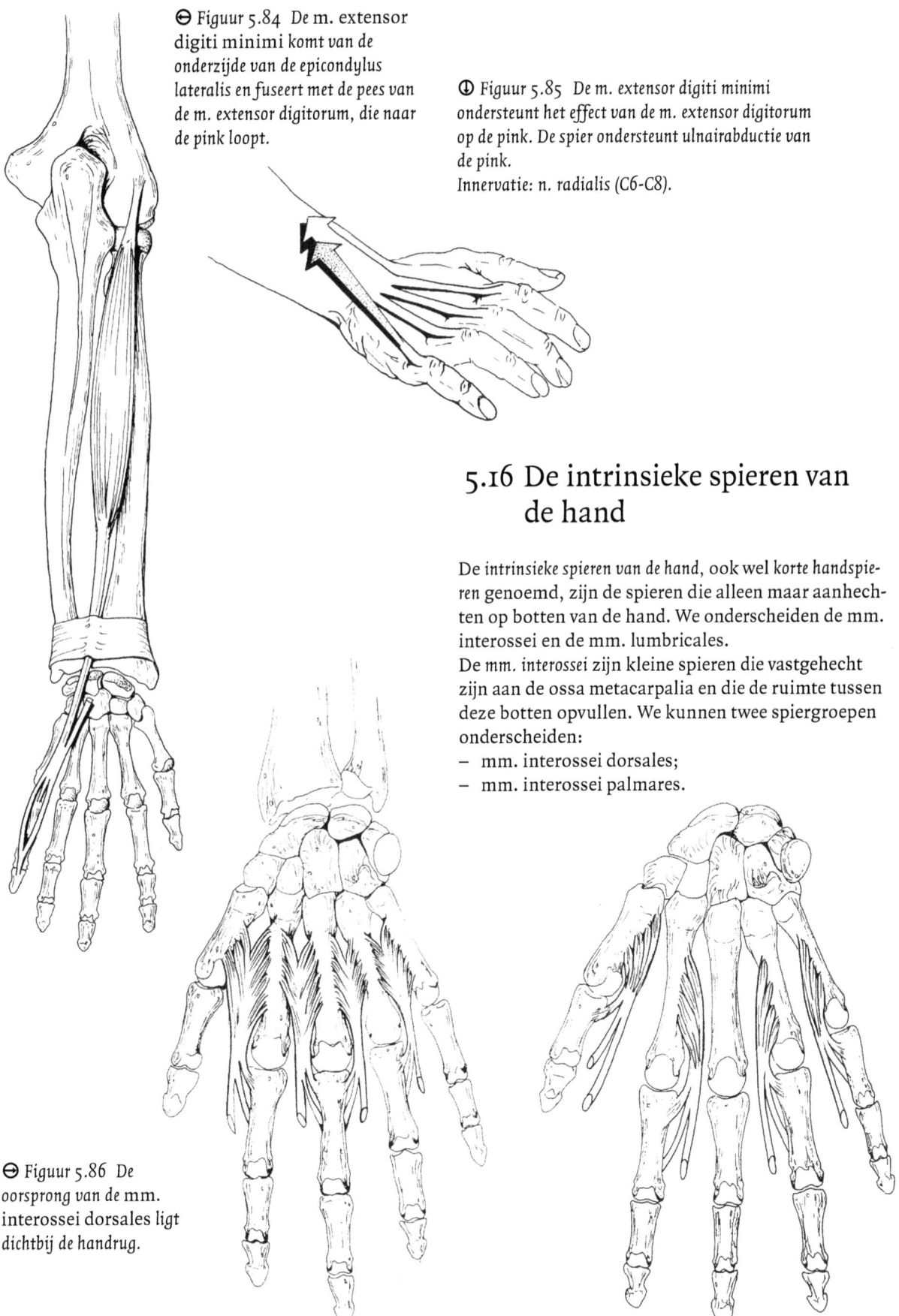

⊖ Figuur 5.84 De m. extensor digiti minimi komt van de onderzijde van de epicondylus lateralis en fuseert met de pees van de m. extensor digitorum, die naar de pink loopt.

⊕ Figuur 5.85 De m. extensor digiti minimi ondersteunt het effect van de m. extensor digitorum op de pink. De spier ondersteunt ulnairabductie van de pink.
Innervatie: n. radialis (C6-C8).

5.16 De intrinsieke spieren van de hand

De intrinsieke spieren van de hand, ook wel korte handspieren genoemd, zijn de spieren die alleen maar aanhechten op botten van de hand. We onderscheiden de mm. interossei en de mm. lumbricales.

De mm. interossei zijn kleine spieren die vastgehecht zijn aan de ossa metacarpalia en die de ruimte tussen deze botten opvullen. We kunnen twee spiergroepen onderscheiden:
– mm. interossei dorsales;
– mm. interossei palmares.

⊖ Figuur 5.86 De oorsprong van de mm. interossei dorsales ligt dichtbij de handrug.

⊕ Figuur 5.87 De oorsprong van de mm. interossei palmares ligt meer aan de zijde van de handpalm.

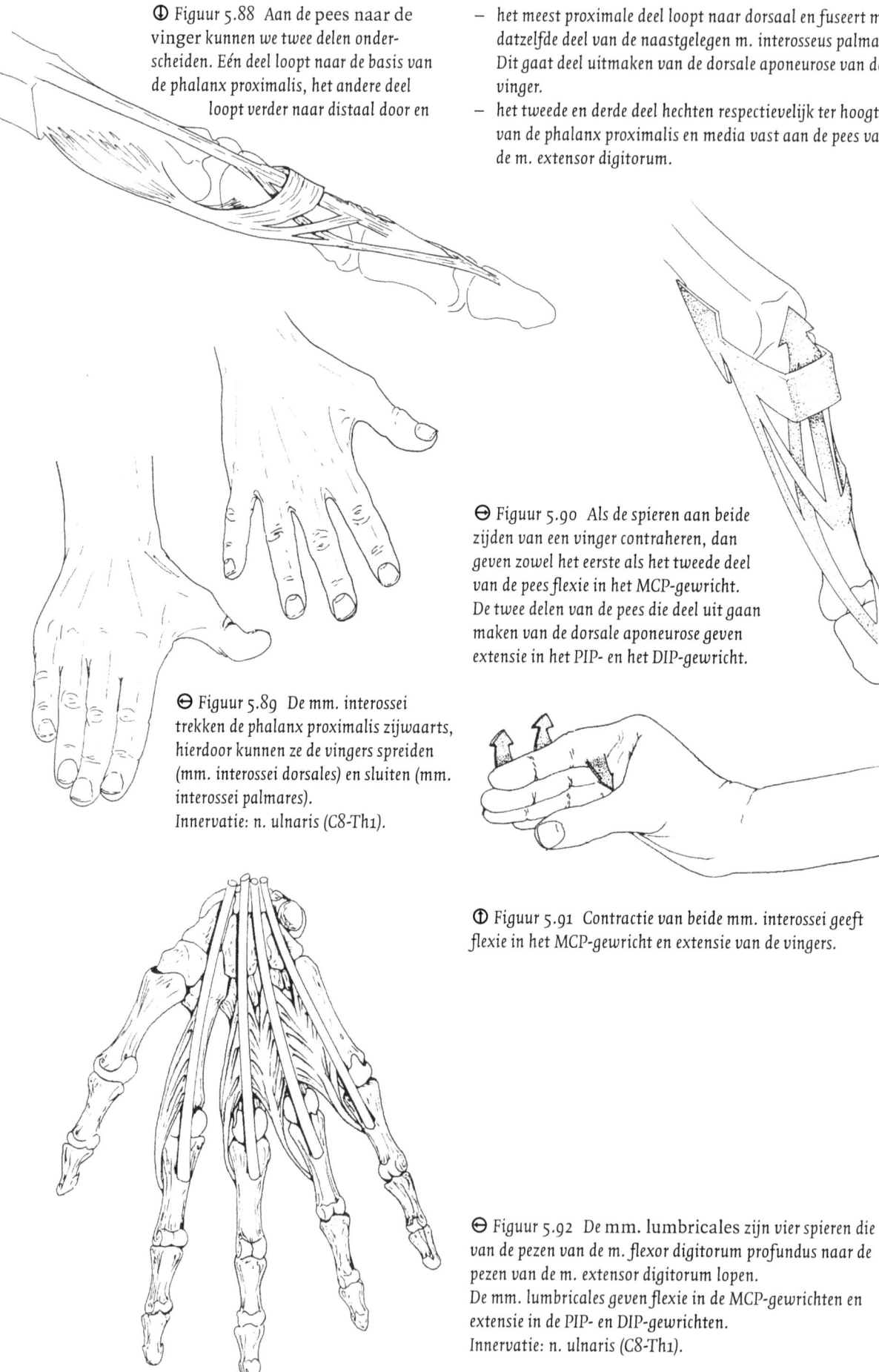

⊕ Figuur 5.88 Aan de pees naar de vinger kunnen we twee delen onderscheiden. Eén deel loopt naar de basis van de phalanx proximalis, het andere deel loopt verder naar distaal door en

- het meest proximale deel loopt naar dorsaal en fuseert met datzelfde deel van de naastgelegen m. interosseus palmaris. Dit gaat deel uitmaken van de dorsale aponeurose van de vinger.
- het tweede en derde deel hechten respectievelijk ter hoogte van de phalanx proximalis en media vast aan de pees van de m. extensor digitorum.

⊖ Figuur 5.89 De mm. interossei trekken de phalanx proximalis zijwaarts, hierdoor kunnen ze de vingers spreiden (mm. interossei dorsales) en sluiten (mm. interossei palmares).
Innervatie: n. ulnaris (C8-Th1).

⊖ Figuur 5.90 Als de spieren aan beide zijden van een vinger contraheren, dan geven zowel het eerste als het tweede deel van de pees flexie in het MCP-gewricht. De twee delen van de pees die deel uit gaan maken van de dorsale aponeurose geven extensie in het PIP- en het DIP-gewricht.

⊕ Figuur 5.91 Contractie van beide mm. interossei geeft flexie in het MCP-gewricht en extensie van de vingers.

⊖ Figuur 5.92 De mm. lumbricales zijn vier spieren die van de pezen van de m. flexor digitorum profundus naar de pezen van de m. extensor digitorum lopen.
De mm. lumbricales geven flexie in de MCP-gewrichten en extensie in de PIP- en DIP-gewrichten.
Innervatie: n. ulnaris (C8-Th1).

5.17 De intrinsieke spieren van de pink

Drie spieren vormen samen de pinkmuis (hypothenar): de m. opponens digiti minimi, de m. flexor digiti minimi brevis en de m. abductor digiti minimi.

⊖ Figuur 5.93 De m. opponens digiti minimi loopt van het os hamatum (hamulus ossis hamati) en van het retinaculum flexorum naar het os metacarpale V (ulnaire zijde).

⊖ Figuur 5.94 De m. opponens digiti minimi trekt het os metacarpale V naar palmair en radiaal, waardoor de pink in de richting van de duim beweegt. Zo draagt deze spier bij aan het hol maken van de hand.
Innervatie: n. ulnaris (C8-Th1).

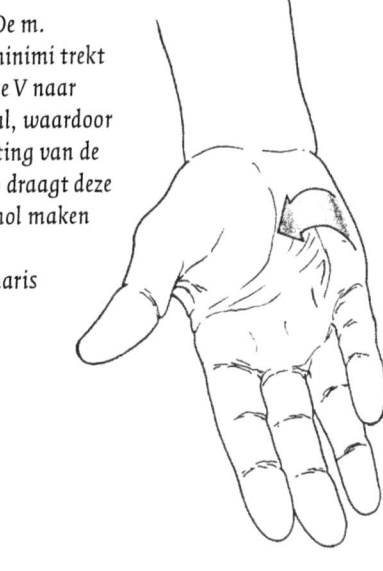

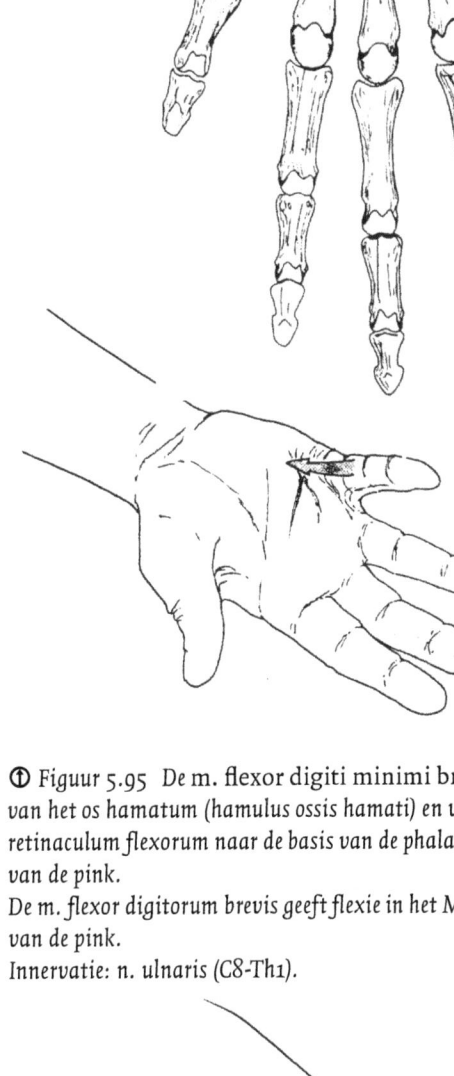

⊖ Figuur 5.96 De m. abductor digiti minimi loopt van het os pisiforme en het retinaculum flexorum naar dezelfde aanhechtingsplaats als de m. flexor digitorum brevis.

① Figuur 5.95 De m. flexor digiti minimi brevis loopt van het os hamatum (hamulus ossis hamati) en van het retinaculum flexorum naar de basis van de phalanx proximalis van de pink.
De m. flexor digitorum brevis geeft flexie in het MCP-gewricht van de pink.
Innervatie: n. ulnaris (C8-Th1).

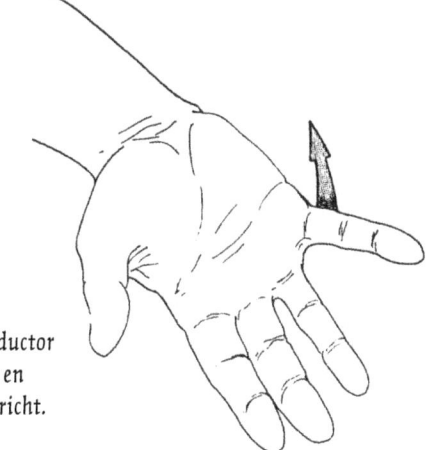

⊖ Figuur 5.97 Functie: de m. abductor digiti minimi geeft ulnairabductie en flexie van de pink in het MCP-gewricht.
Innervatie: n. ulnaris (C8-Th1).

5.18 De duim

⊖ Figuur 5.98 De art. carpometacarpalis pollicis (afgekort CMCI) is het gewricht tussen het os metacarpale I en het os trapezoideum. De vorm van de gewrichtsvlakken is in de figuur weergegeven.

① Figuur 5.99 Samen vormen de twee gewrichtsvlakken een zadelgewricht. Door zijn specifieke vorm staat dít zadelgewricht beweging toe in drie vlakken (zie Figuur 1.2 t/m 1.24).

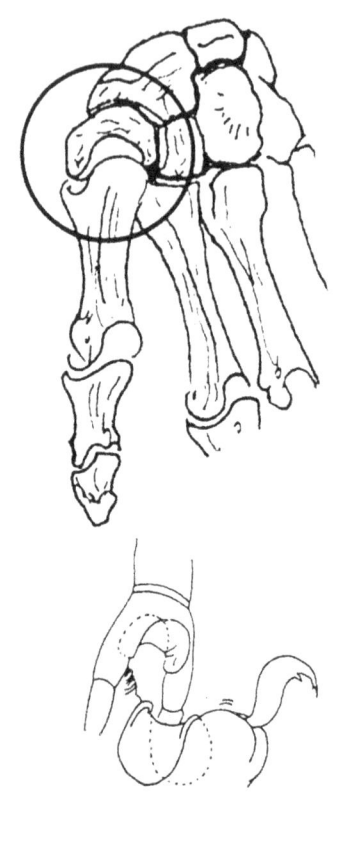

① Figuur 5.100 In de art. carpometacarpalis pollicis (CMCI) kunnen we oppositie met de duim maken.

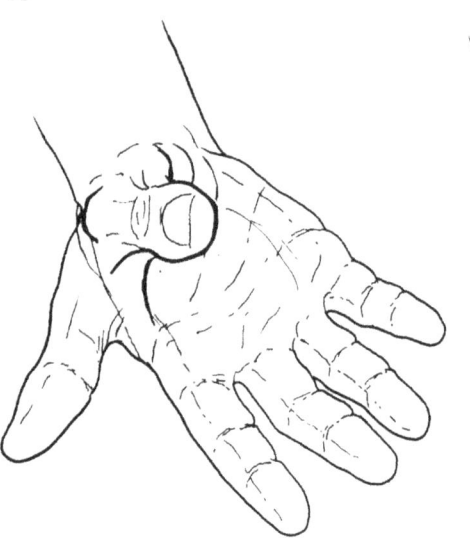

① Figuur 5.101 Bij oppositie maakt de duim een beweging langs een kegelmantel, waardoor de duim tegenover de andere vingers geplaatst wordt. Door deze beweging kunnen we nauwkeurige grijpbewegingen uitvoeren. De oppositie wordt ondersteund door bewegingen in het MCP-gewricht en het IP-gewricht van de duim.

De straal van de duim heeft een bijzondere positie ten opzichte van de rest van de hand. Het os metacarpale I maakt een hoek naar radiaal van 20 graden met het os metacarpale II en naar palmair van 40 graden.

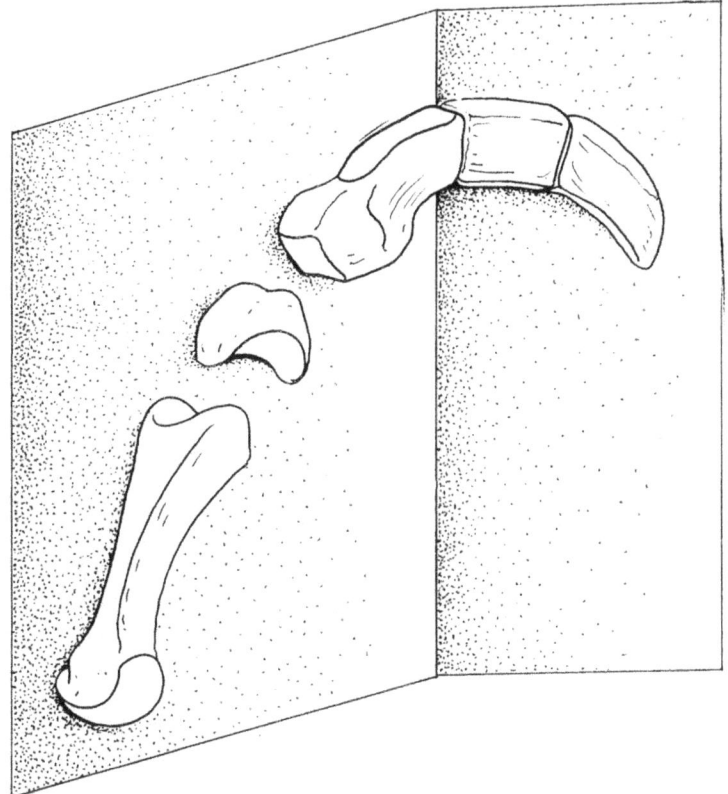

⊖ Figuur 5.102 Het os scaphoideum staat 40 graden gedraaid ten opzichte van het vlak van de hand.

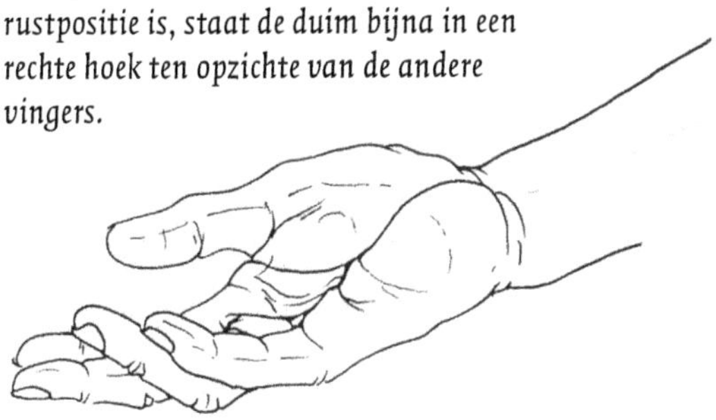

① Figuur 5.103 Wanneer de hand in rustpositie is, staat de duim bijna in een rechte hoek ten opzichte van de andere vingers.

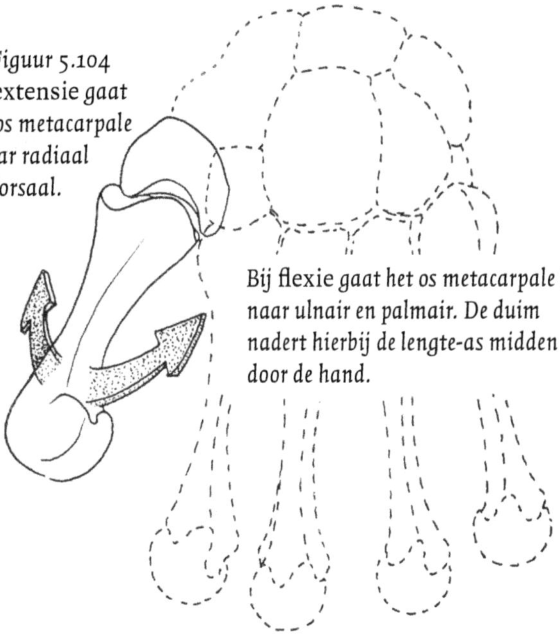

⊖ Figuur 5.104 Bij extensie gaat het os metacarpale I naar radiaal en dorsaal.

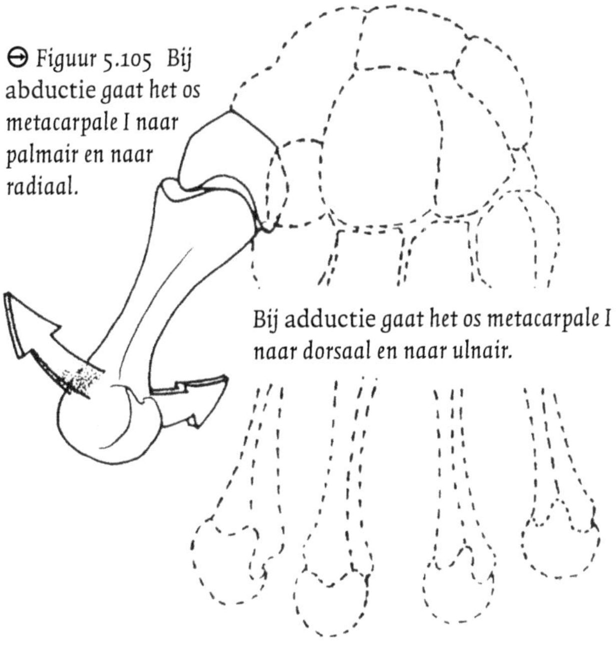

Bij flexie gaat het os metacarpale I naar ulnair en palmair. De duim nadert hierbij de lengte-as midden door de hand.

⊖ Figuur 5.105 Bij abductie gaat het os metacarpale I naar palmair en naar radiaal.

Bij adductie gaat het os metacarpale I naar dorsaal en naar ulnair.

Het kapsel is ruim en staat daardoor axiale rotatie toe (die in combinatie met de hiervoor genoemde bewegingen optreedt). De mogelijkheid om de duim te opponeren neemt hierdoor toe.

⊖ Figuur 5.106 De art. metacarpophalangea I is identiek aan de andere MCP-gewrichten, maar wijkt in de volgende opzichten af:
- het is groter;
- het kapsel is losser en staat daardoor meer beweging toe in axiale rotatie richting;
- het heeft twee sesambeentjes bij de palmaire plaat. Hierop hechten pezen aan (zie Figuur 5.115 en 5.117).

De art. interphalangea I. Dit gewricht is identiek aan de andere PIP-gewrichten en DIP-gewrichten, maar is groter.

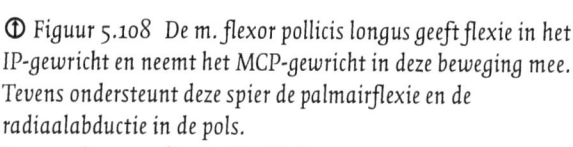

① Figuur 5.108 De m. flexor pollicis longus geeft flexie in het IP-gewricht en neemt het MCP-gewricht in deze beweging mee. Tevens ondersteunt deze spier de palmairflexie en de radiaalabductie in de pols.
Innervatie: n. medianus (C7-Th1).

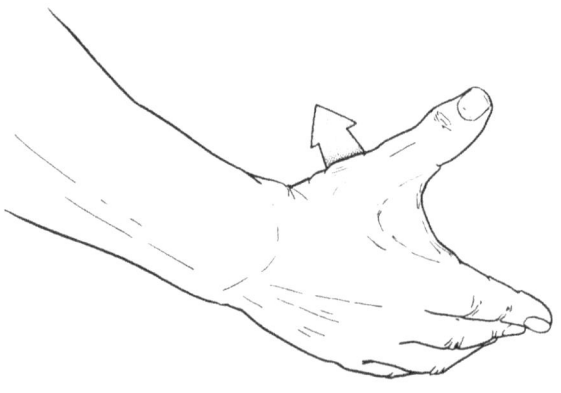

5.18.1 De lange spieren van de duim

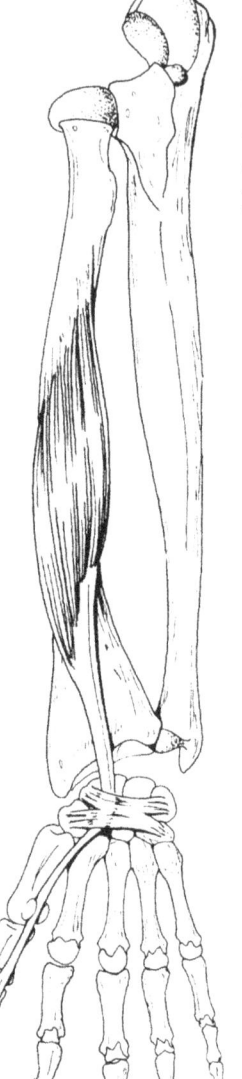

⊖ Figuur 5.107 De m. flexor pollicis longus begint op de radius en loopt via de ventrale zijde van de onderarm door de carpale tunnel naar de palmaire zijde van de basis van de phalanx distalis van de duim.

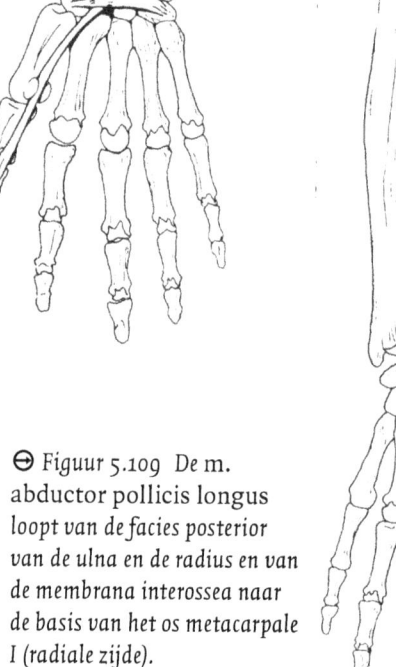

⊖ Figuur 5.109 De m. abductor pollicis longus loopt van de facies posterior van de ulna en de radius en van de membrana interossea naar de basis van het os metacarpale I (radiale zijde).

⊖ Figuur 5.110 De m. abductor pollicis longus geeft abductie van de duim en ondersteunt flexie en radiaalabductie in de pols.
Innervatie: n. radialis (C7-C8).

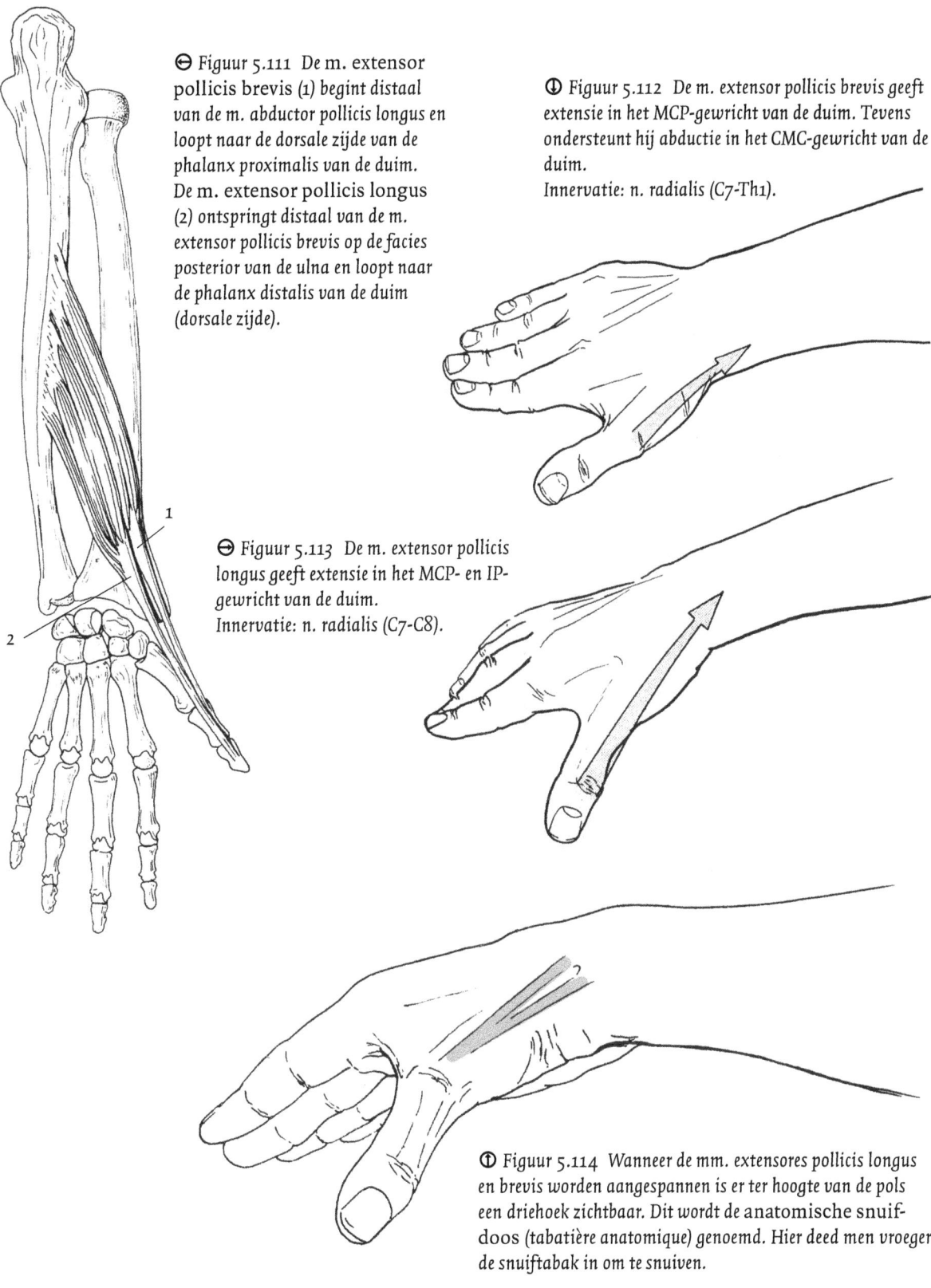

⊖ Figuur 5.111 De m. extensor pollicis brevis (1) begint distaal van de m. abductor pollicis longus en loopt naar de dorsale zijde van de phalanx proximalis van de duim. De m. extensor pollicis longus (2) ontspringt distaal van de m. extensor pollicis brevis op de facies posterior van de ulna en loopt naar de phalanx distalis van de duim (dorsale zijde).

① Figuur 5.112 De m. extensor pollicis brevis geeft extensie in het MCP-gewricht van de duim. Tevens ondersteunt hij abductie in het CMC-gewricht van de duim.
Innervatie: n. radialis (C7-Th1).

⊖ Figuur 5.113 De m. extensor pollicis longus geeft extensie in het MCP- en IP-gewricht van de duim.
Innervatie: n. radialis (C7-C8).

① Figuur 5.114 Wanneer de mm. extensores pollicis longus en brevis worden aangespannen is er ter hoogte van de pols een driehoek zichtbaar. Dit wordt de anatomische snuifdoos (tabatière anatomique) genoemd. Hier deed men vroeger de snuiftabak in om te snuiven.

5.18.2 De intrinsieke spieren van de duim

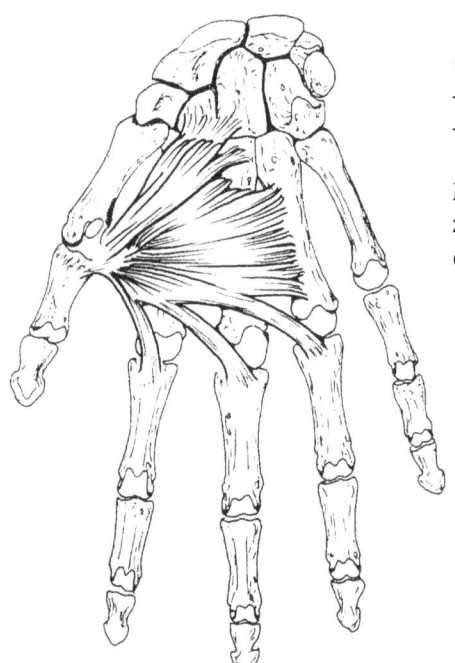

⊖ Figuur 5.115 De m. adductor pollicis bestaat uit twee delen:
- een schuin deel dat begint op het os trapezoideum en het os capitatum;
- een dwars deel dat begint op de ossa metacarpalia II en III en de aangrenzende MCP-gewrichten.

De twee delen fuseren en hechten aan op het os sesamoideum (aan de ulnaire zijde) van het MCP-gewricht van de duim en op de phalanx proximalis van de duim.

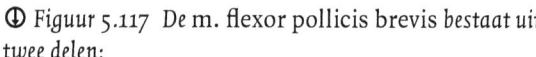

⊖ Figuur 5.116 De m. adductor pollicis brengt het os metacarpale I naar het os metacarpale II: hij 'legt de duim op de hand' en flecteert het MCP-gewricht van de duim.
Innervatie: n. ulnaris (C8-Th1).

⊕ Figuur 5.117 De m. flexor pollicis brevis bestaat uit twee delen:
- een diep deel dat begint op het os trapezoideum en het os capitatum;
- een oppervlakkig deel dat begint op het os trapezium en het retinaculum flexorum.

De twee delen fuseren en hechten met één pees aan op het os sesamoideum (aan de radiale zijde) van het MCP-gewricht van de duim en op de radiale zijde van de basis van de phalanx proximalis van de duim.

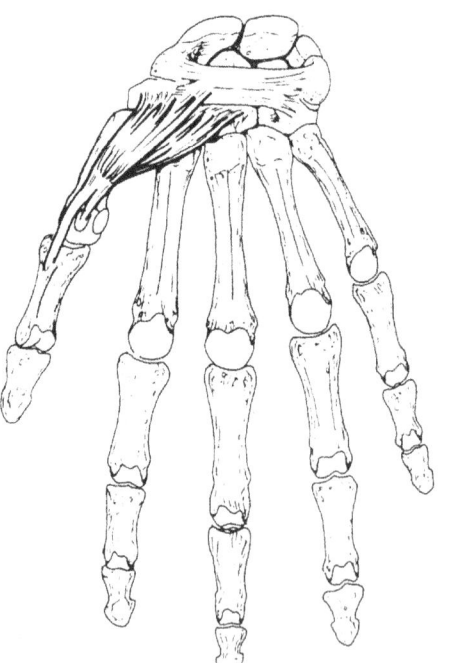

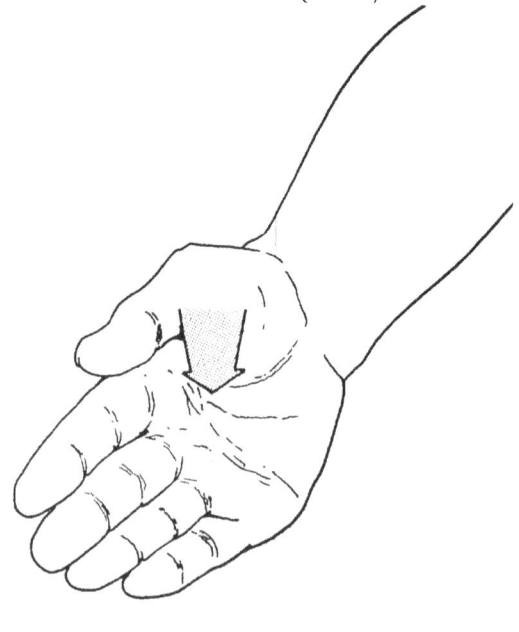

⊕ Figuur 5.118 De m. flexor pollicis brevis geeft flexie, adductie en oppositie van het CMC-gewricht van de duim. Tevens flecteert hij het MCP-gewricht van de duim.
Innervatie: n. medianus en n. ulnaris (C8-Th1).

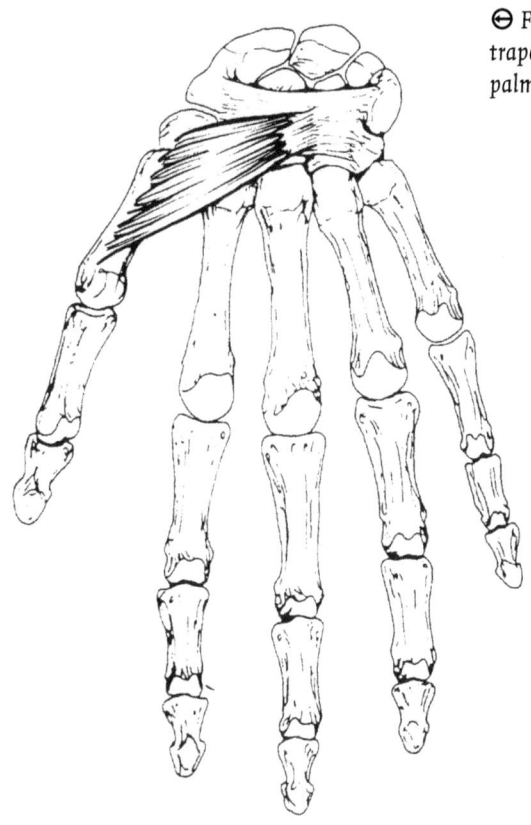

⊖ Figuur 5.119 De m. opponens pollicis loopt van het os trapezium (vanaf de rand) en het retinaculum flexorum naar de palmaire zijde van het os metacarpale I (radiale zijde).

⊖ Figuur 5.120 De m. opponens pollicis geeft flexie, adductie en een sterke oppositie in het CMC-gewricht van de duim. Hij maakt het dus mogelijk om de duim tegenover de andere vingers te zetten en verschillende grepen te maken.
Innervatie: n. medianus (C6-C7).

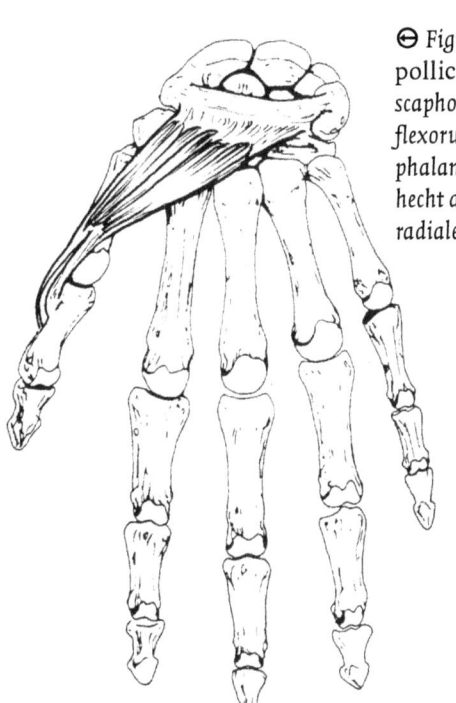

⊖ Figuur 5.121 De m. abductor pollicis brevis loopt van het os scaphoideum en het retinaculum flexorum naar de basis van de phalanx proximalis van de duim en hecht aan op de knobbel aan de radiale zijde.

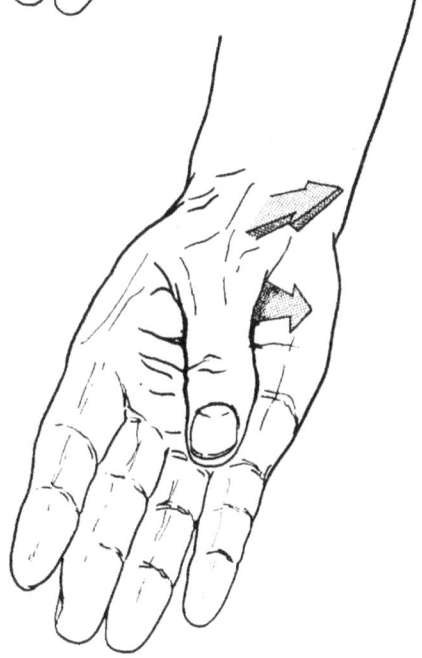

① Figuur 5.122 De m. abductor pollicis brevis geeft abductie, oppositie en flexie in het CMC-gewricht en flexie in het MCP-gewricht van de duim.
Innervatie: n. medianus (C8-Th1).

6 Het heupgewricht en de knie

Het heupgewricht (art. coxae) is het meest proximale gewricht van de onderste extremiteit en verbindt het bovenbeen (femur) met het bekken (pelvis). Het is moeilijk te palperen, omdat het bedekt wordt door dikke spierlagen. De stabiliteit van dit gewricht en de kracht van de spieren zijn van groot belang voor het kunnen staan en lopen.
Veel bewegingsvormen vereisen een grote bewegingsuitslag in dit gewricht. Indien er sprake is van een bewegingsbeperking, kan dit gevolgen hebben voor de erboven of eronder gelegen structuren (zoals de lumbale wervelkolom, bekken, knie of voet). Grondige kennis van het heupgewricht is daarom belangrijk.

De knie heeft als belangrijkste bewegingsmogelijkheid flexie en extensie. De knie heeft zijn stabiliteit niet te danken aan de benige structuren, maar aan de ligamenten en de spieren. De gedwongen bewegingen van de voet (bodemcontact, schoeisel) en het heupgewricht (lichaamsgewicht) hebben gevolgen voor de bewegingen van de knie.

In dit hoofdstuk komen zowel het heupgewricht als de knie aan de orde, omdat veel spieren over beide gewrichten lopen.

6.1 Zichtbare en palpabele oriëntatiepunten van de art. coxae en de art. genus

Ventraal aanzicht

⓵ Figuur 6.1

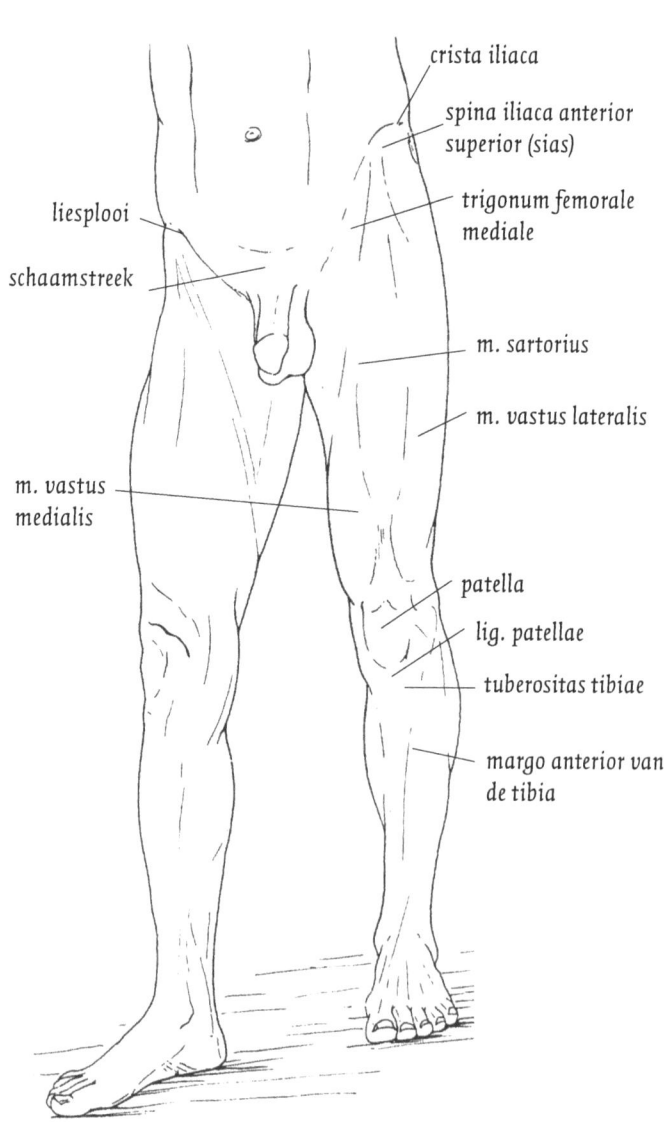

Lateraal aanzicht

⊕ Figuur 6.2

Dorsaal aanzicht

⊕ Figuur 6.3

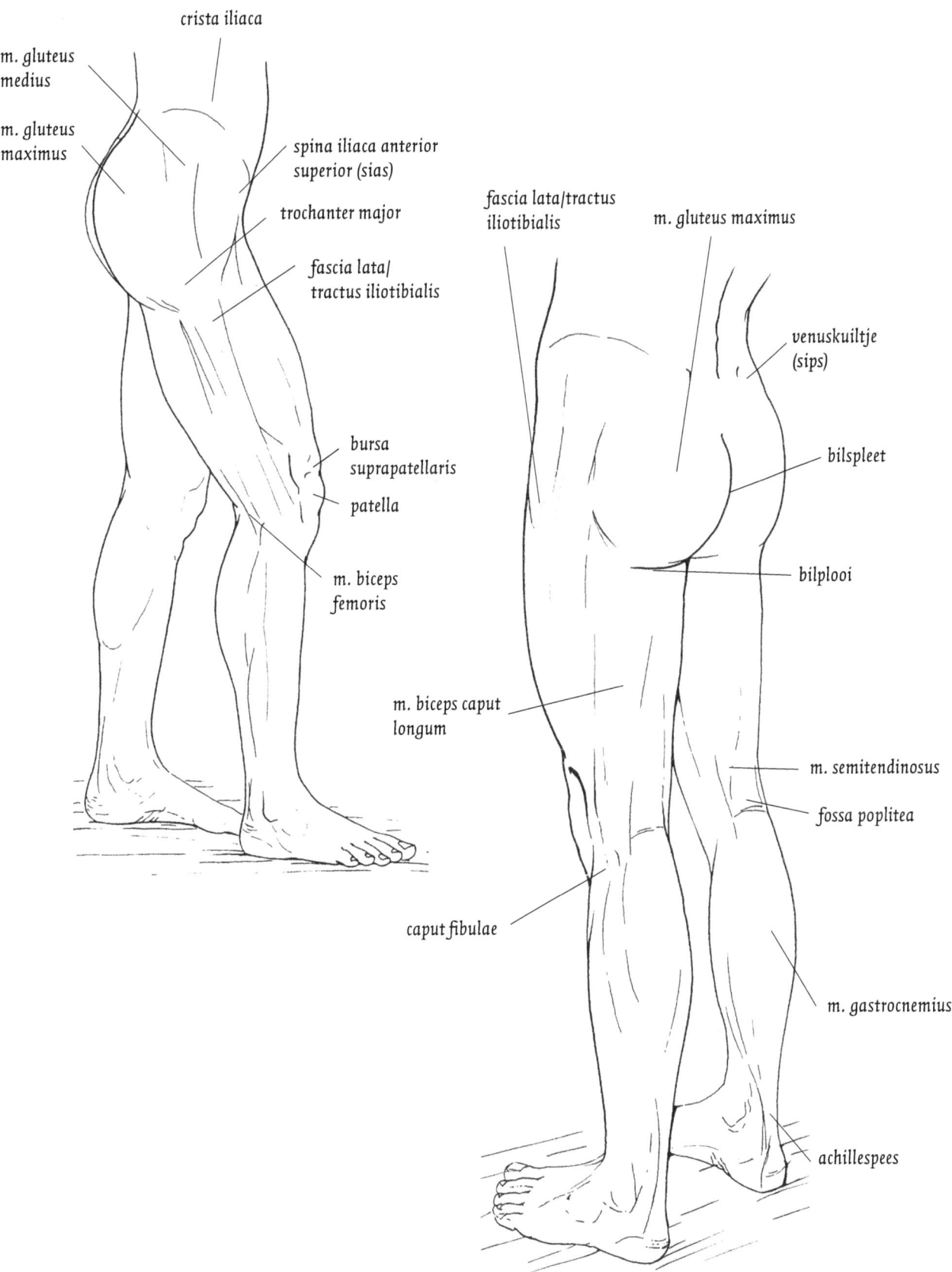

6.2 De bewegingen van de art. coxae

Door zijn vorm (het is een kogelgewricht, zie Figuur 6.35 t/m 6.38) kunnen er in het *heupgewricht* bewegingen in allerlei richtingen worden gemaakt. We beperken de bespreking hiervan tot de bewegingen in de drie anatomische vlakken (zie Figuur 1.2 t/m 1.24).

Hier bestuderen we de bewegingen met het bekken als punctum fixum. Het femur verplaatst zich dan in een open keten ten opzichte van het heupbeen (os coxae).

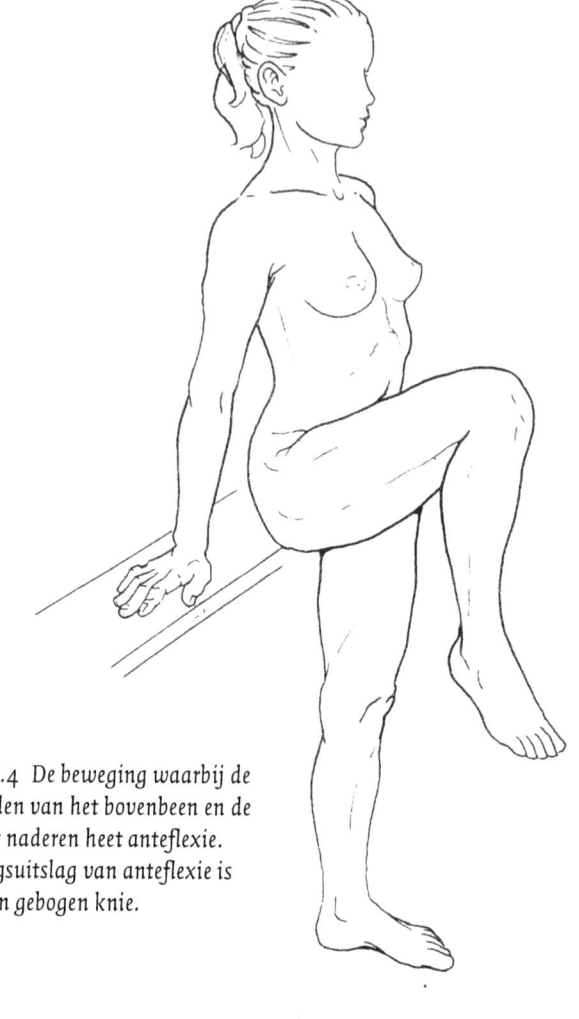

⊖ *Figuur 6.4 De beweging waarbij de ventrale zijden van het bovenbeen en de romp elkaar naderen heet anteflexie. De bewegingsuitslag van anteflexie is groter bij een gebogen knie.*

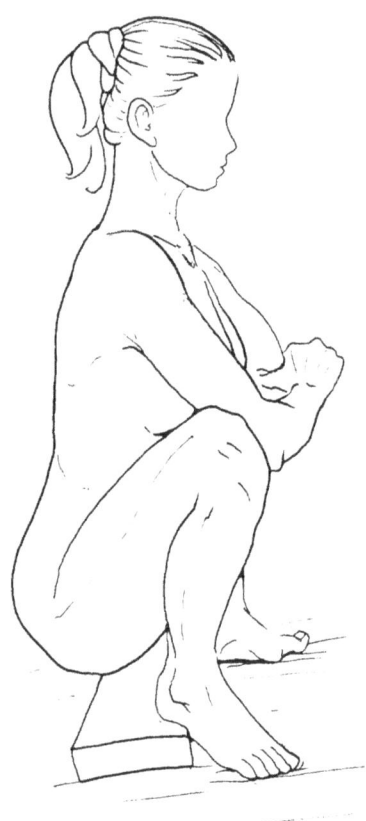

⊕ *Figuur 6.5 Anteflexie kan passief wat verder worden uitgevoerd dan actief. Dit komt doordat de spieren die deze beweging uitvoeren, dan ontspannen zijn en kunnen worden samengedrukt.*

Anteflexie in het heupgewricht heeft vaak een achteroverkanteling van het bekken tot gevolg.

⊖ *Figuur 6.6 De bewegingsuitslag van anteflexie is beperkt als het been in de knie gestrekt is. Dit komt doordat de hamstrings dan gerekt worden (zie Figuur 6.194 t/m 6.203).*

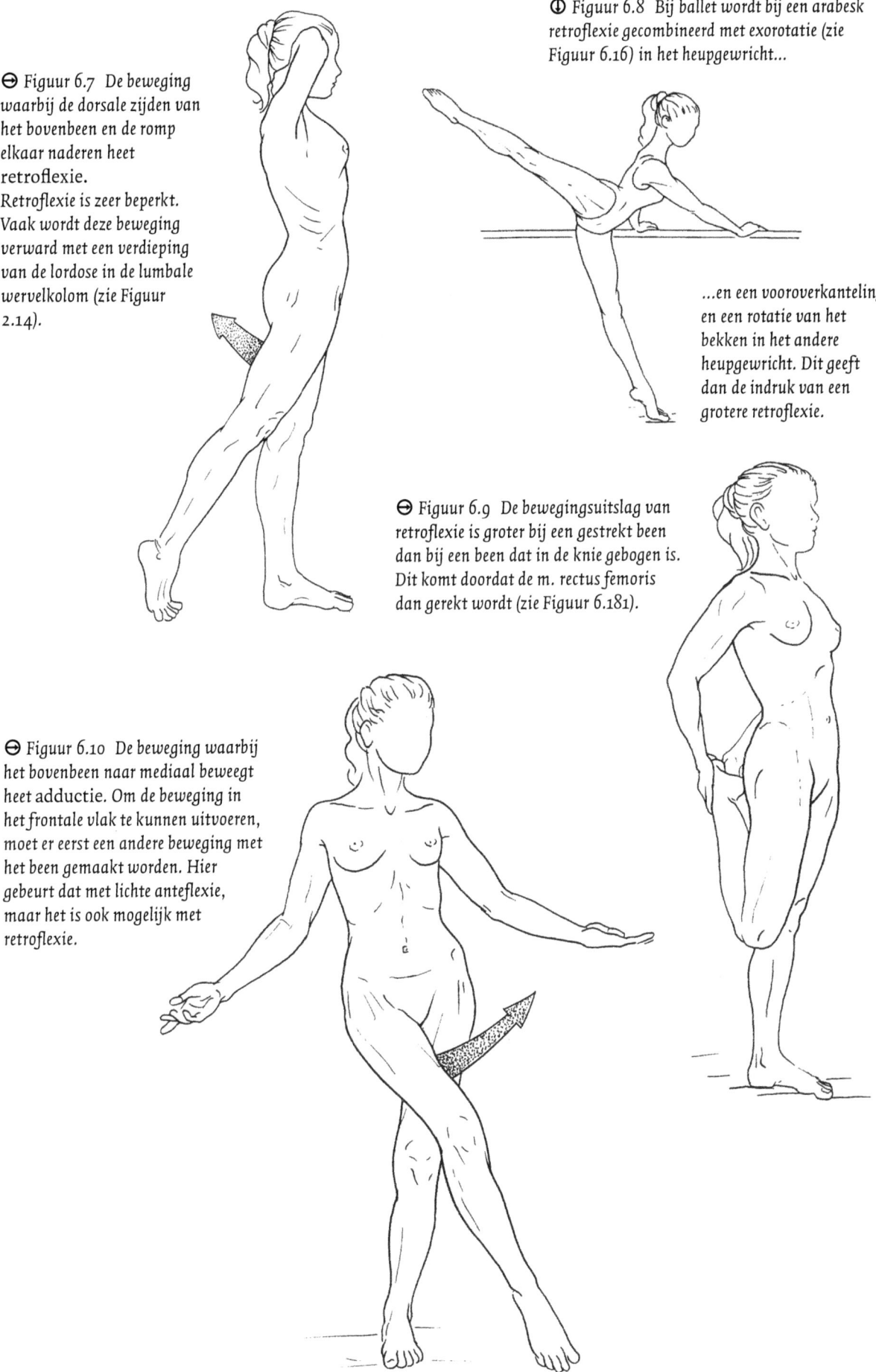

⊖ Figuur 6.7 De beweging waarbij de dorsale zijden van het bovenbeen en de romp elkaar naderen heet retroflexie.
Retroflexie is zeer beperkt. Vaak wordt deze beweging verward met een verdieping van de lordose in de lumbale wervelkolom (zie Figuur 2.14).

⊕ Figuur 6.8 Bij ballet wordt bij een arabesk retroflexie gecombineerd met exorotatie (zie Figuur 6.16) in het heupgewricht...

...en een vooroverkanteling en een rotatie van het bekken in het andere heupgewricht. Dit geeft dan de indruk van een grotere retroflexie.

⊖ Figuur 6.9 De bewegingsuitslag van retroflexie is groter bij een gestrekt been dan bij een been dat in de knie gebogen is. Dit komt doordat de m. rectus femoris dan gerekt wordt (zie Figuur 6.181).

⊖ Figuur 6.10 De beweging waarbij het bovenbeen naar mediaal beweegt heet adductie. Om de beweging in het frontale vlak te kunnen uitvoeren, moet er eerst een andere beweging met het been gemaakt worden. Hier gebeurt dat met lichte anteflexie, maar het is ook mogelijk met retroflexie.

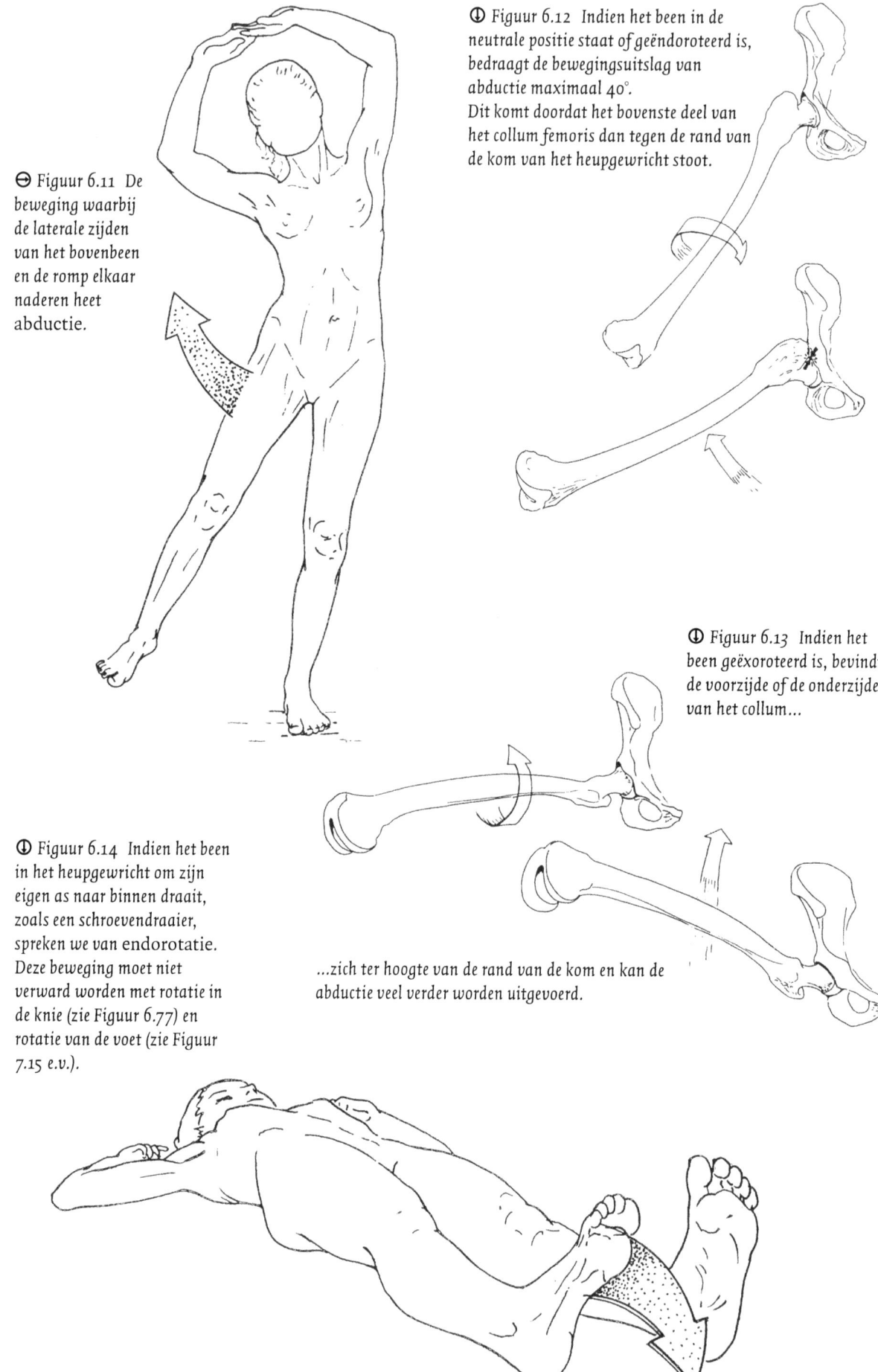

⊖ Figuur 6.11 De beweging waarbij de laterale zijden van het bovenbeen en de romp elkaar naderen heet abductie.

⊕ Figuur 6.12 Indien het been in de neutrale positie staat of geëndoroteerd is, bedraagt de bewegingsuitslag van abductie maximaal 40°.
Dit komt doordat het bovenste deel van het collum femoris dan tegen de rand van de kom van het heupgewricht stoot.

⊕ Figuur 6.13 Indien het been geëxoroteerd is, bevindt de voorzijde of de onderzijde van het collum...

...zich ter hoogte van de rand van de kom en kan de abductie veel verder worden uitgevoerd.

⊕ Figuur 6.14 Indien het been in het heupgewricht om zijn eigen as naar binnen draait, zoals een schroevendraaier, spreken we van endorotatie. Deze beweging moet niet verward worden met rotatie in de knie (zie Figuur 6.77) en rotatie van de voet (zie Figuur 7.15 e.v.).

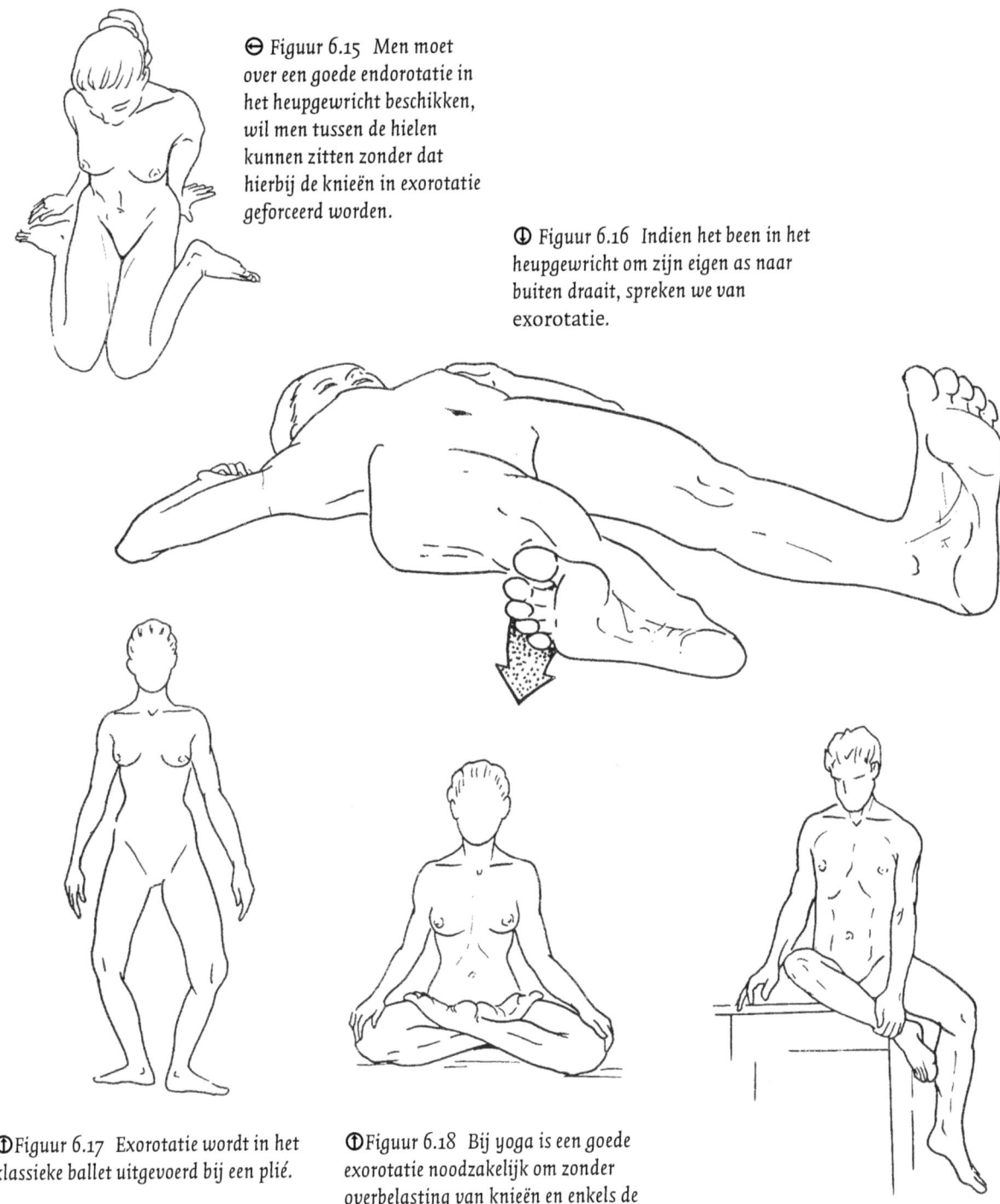

⊖ Figuur 6.15 Men moet over een goede endorotatie in het heupgewricht beschikken, wil men tussen de hielen kunnen zitten zonder dat hierbij de knieën in exorotatie geforceerd worden.

① Figuur 6.16 Indien het been in het heupgewricht om zijn eigen as naar buiten draait, spreken we van exorotatie.

①Figuur 6.17 Exorotatie wordt in het klassieke ballet uitgevoerd bij een plié.

①Figuur 6.18 Bij yoga is een goede exorotatie noodzakelijk om zonder overbelasting van knieën en enkels de lotushouding te kunnen uitvoeren.

①Figuur 6.19 Exorotatie kan het verst worden uitgevoerd vanuit een positie met een geanteflecteerd been. Het lig. iliofemorale is dan ontspannen (zie Figuur 6.64).

De bewegingen in het heupgewricht zijn hier per bewegingsvlak beschreven, maar meestal treffen we combinaties van deze bewegingen aan. Bijvoorbeeld: abductie met exorotatie of anteflexie met abductie.

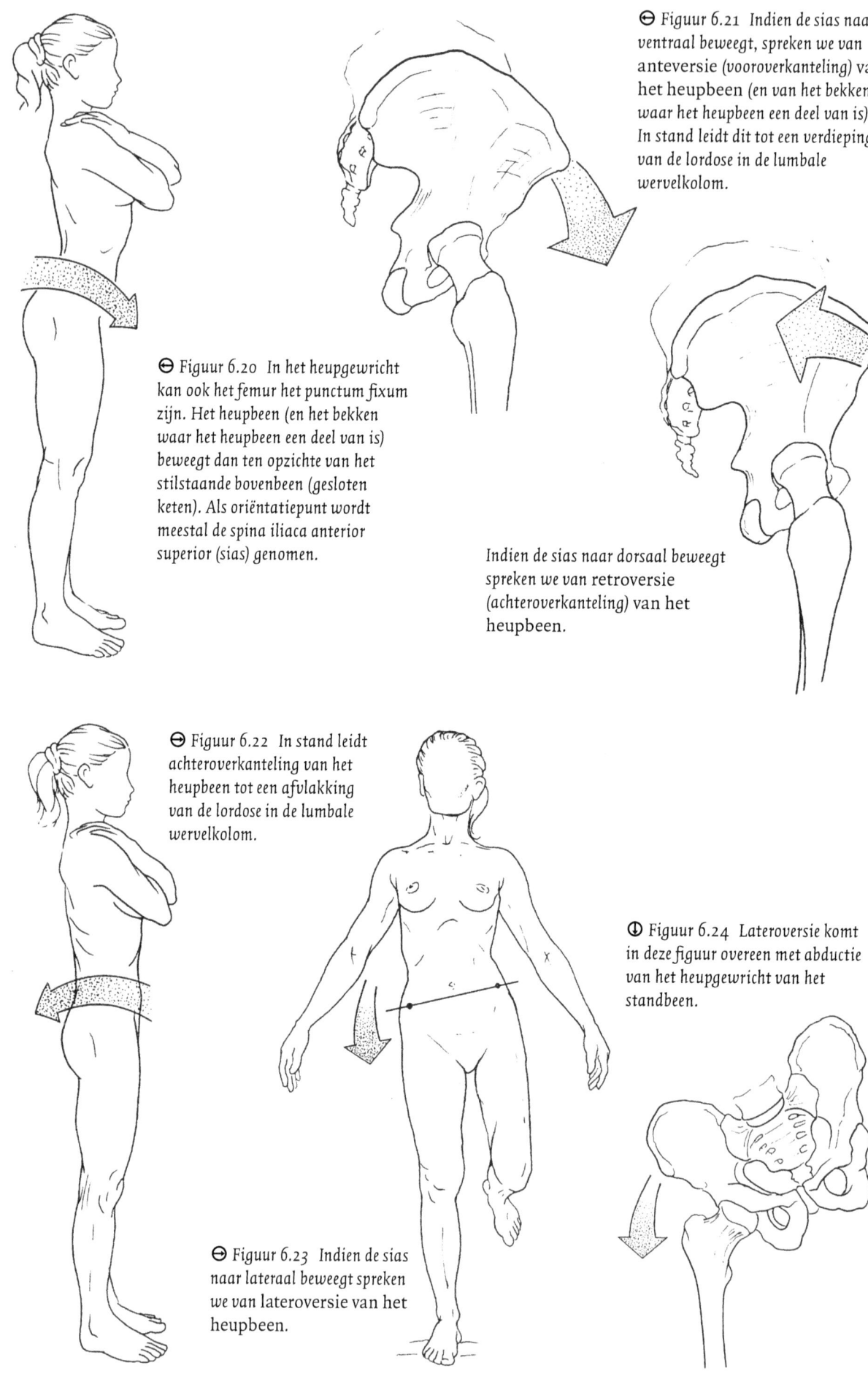

Figuur 6.21 Indien de sias naar ventraal beweegt, spreken we van anteversie (vooroverkanteling) van het heupbeen (en van het bekken waar het heupbeen een deel van is). In stand leidt dit tot een verdieping van de lordose in de lumbale wervelkolom.

Figuur 6.20 In het heupgewricht kan ook het femur het punctum fixum zijn. Het heupbeen (en het bekken waar het heupbeen een deel van is) beweegt dan ten opzichte van het stilstaande bovenbeen (gesloten keten). Als oriëntatiepunt wordt meestal de spina iliaca anterior superior (sias) genomen.

Indien de sias naar dorsaal beweegt spreken we van retroversie (achteroverkanteling) van het heupbeen.

Figuur 6.22 In stand leidt achteroverkanteling van het heupbeen tot een afvlakking van de lordose in de lumbale wervelkolom.

Figuur 6.24 Lateroversie komt in deze figuur overeen met abductie van het heupgewricht van het standbeen.

Figuur 6.23 Indien de sias naar lateraal beweegt spreken we van lateroversie van het heupbeen.

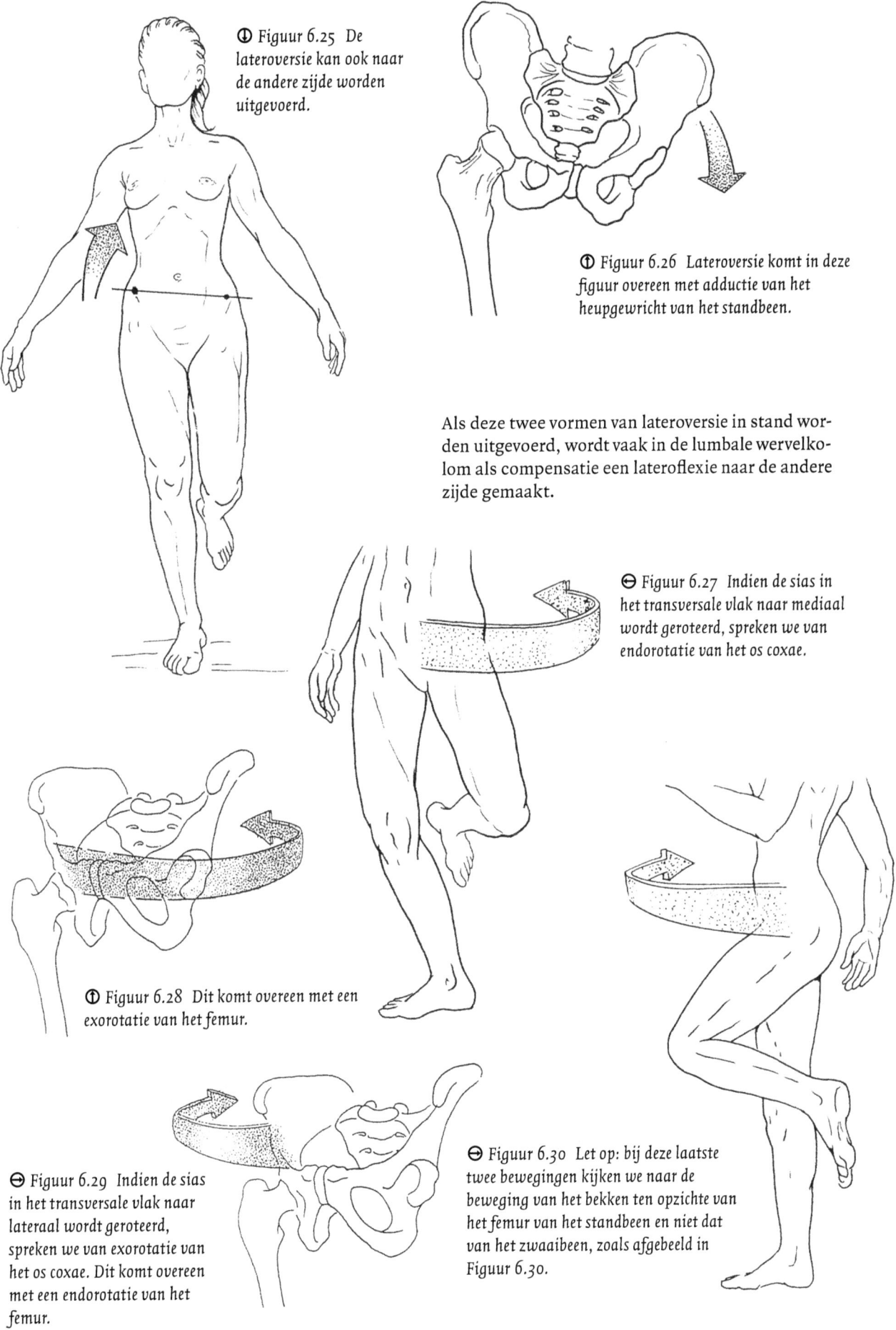

① Figuur 6.25 De lateroversie kan ook naar de andere zijde worden uitgevoerd.

① Figuur 6.26 Lateroversie komt in deze figuur overeen met adductie van het heupgewricht van het standbeen.

Als deze twee vormen van lateroversie in stand worden uitgevoerd, wordt vaak in de lumbale wervelkolom als compensatie een lateroflexie naar de andere zijde gemaakt.

⊖ Figuur 6.27 Indien de sias in het transversale vlak naar mediaal wordt geroteerd, spreken we van endorotatie van het os coxae.

① Figuur 6.28 Dit komt overeen met een exorotatie van het femur.

⊖ Figuur 6.29 Indien de sias in het transversale vlak naar lateraal wordt geroteerd, spreken we van exorotatie van het os coxae. Dit komt overeen met een endorotatie van het femur.

⊖ Figuur 6.30 Let op: bij deze laatste twee bewegingen kijken we naar de beweging van het bekken ten opzichte van het femur van het standbeen en niet dat van het zwaaibeen, zoals afgebeeld in Figuur 6.30.

6.3 Het femur

Het femur bestaat uit drie delen: het middelste gedeelte (het corpus) en de beide uiteinden.

⊕ Figuur 6.31 Aan het proximale uiteinde van het femur kunnen we vier delen onderscheiden:

- tussen het caput en de trochanter major ligt het collum femoris (de hals);
- mediaal ligt het caput femoris, een bolvormig gewrichtsoppervlak;
- lateraal ligt een grote knobbel, de trochanter major;
- mediaal en dorsaal ligt een kleine knobbel, de trochanter minor.

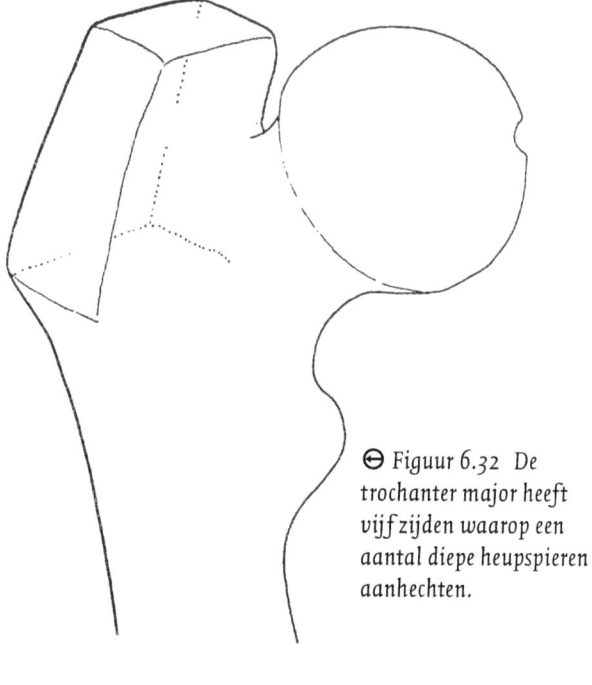

⊖ Figuur 6.32 De trochanter major heeft vijf zijden waarop een aantal diepe heupspieren aanhechten.

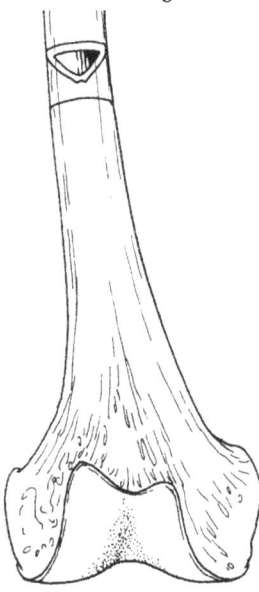

Het corpus is stevig uitgevoerd en in doorsnede driehoekig.

Dorsaal aanzicht van het femur

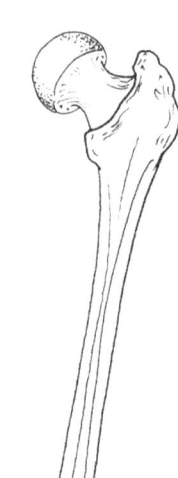

⊖ Figuur 6.33 Over de gehele lengte van de achterzijde van het femur loopt een dubbele richel, de linea aspera. De richels lopen zowel proximaal als distaal uiteen. Aan de linea aspera zitten negen heupspieren vast.

Lateraal aanzicht van het femur

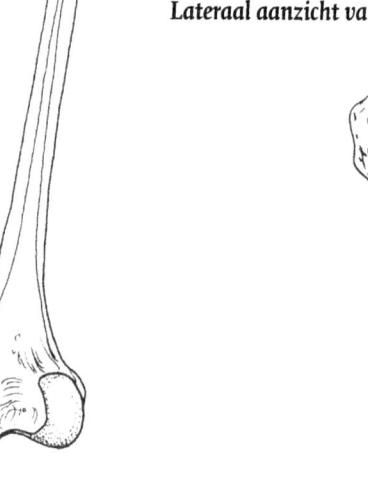

Het distale uiteinde is stevig en maakt deel uit van de knie (zie paragraaf 6.11 t/m 6.13).

⊖ Figuur 6.34 Van lateraal gezien is het corpus van het femur licht concaaf naar achteren.

6.4 De gewrichtsvlakken van de art. coxae

De art. coxae (heupgewricht) wordt gevormd door het acetabulum en het caput femoris.

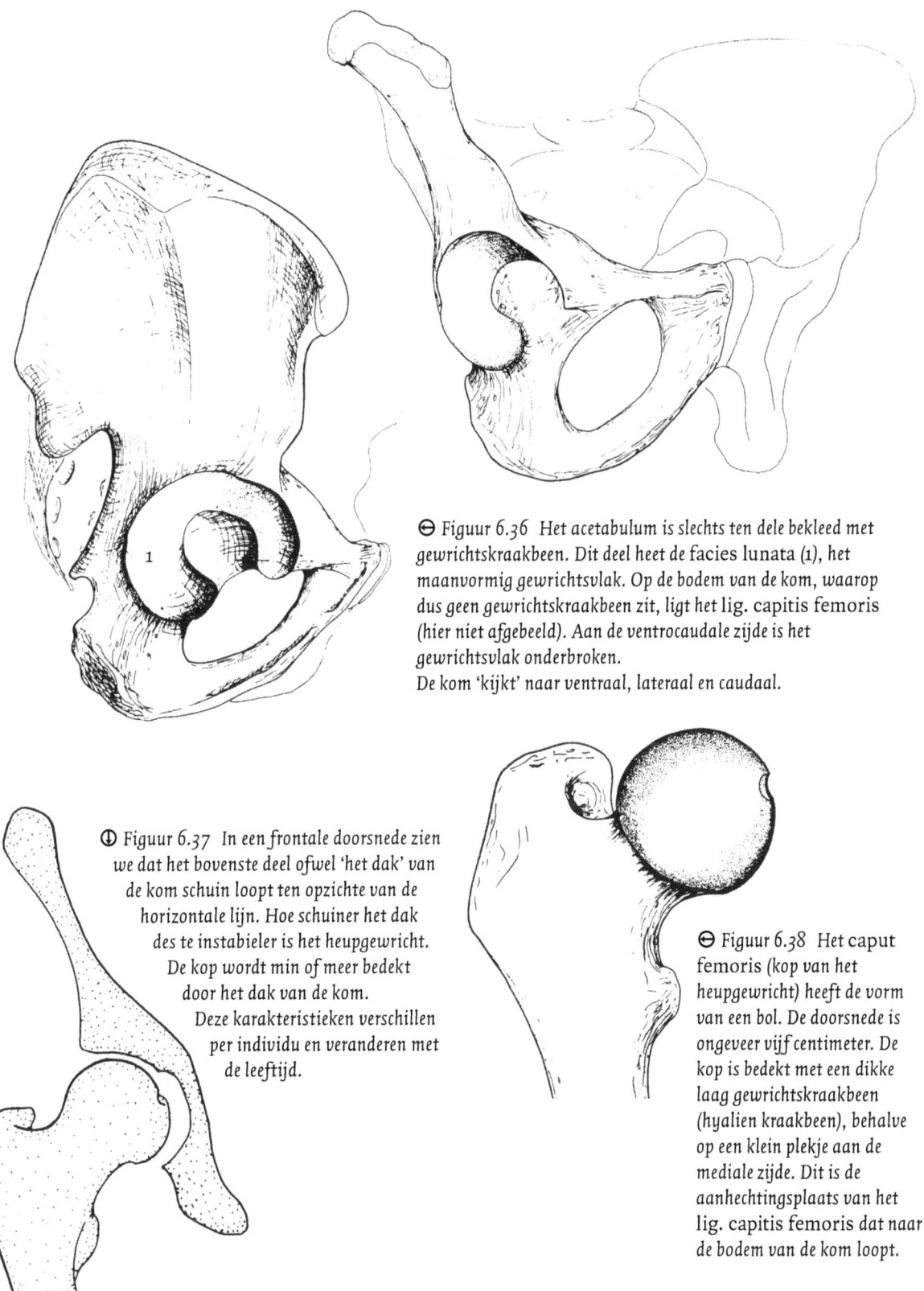

Figuur 6.35 Het acetabulum ligt aan de laterale zijde van het os coxae op de plaats waar het os ilium, os ischii en os pubis bij elkaar komen (zie Figuur 2.60).

Figuur 6.36 Het acetabulum is slechts ten dele bekleed met gewrichtskraakbeen. Dit deel heet de facies lunata (1), het maanvormig gewrichtsvlak. Op de bodem van de kom, waarop dus geen gewrichtskraakbeen zit, ligt het lig. capitis femoris (hier niet afgebeeld). Aan de ventrocaudale zijde is het gewrichtsvlak onderbroken.
De kom 'kijkt' naar ventraal, lateraal en caudaal.

Figuur 6.37 In een frontale doorsnede zien we dat het bovenste deel ofwel 'het dak' van de kom schuin loopt ten opzichte van de horizontale lijn. Hoe schuiner het dak des te instabieler is het heupgewricht. De kop wordt min of meer bedekt door het dak van de kom.
Deze karakteristieken verschillen per individu en veranderen met de leeftijd.

Figuur 6.38 Het caput femoris (kop van het heupgewricht) heeft de vorm van een bol. De doorsnede is ongeveer vijf centimeter. De kop is bedekt met een dikke laag gewrichtskraakbeen (hyalien kraakbeen), behalve op een klein plekje aan de mediale zijde. Dit is de aanhechtingsplaats van het lig. capitis femoris dat naar de bodem van de kom loopt.

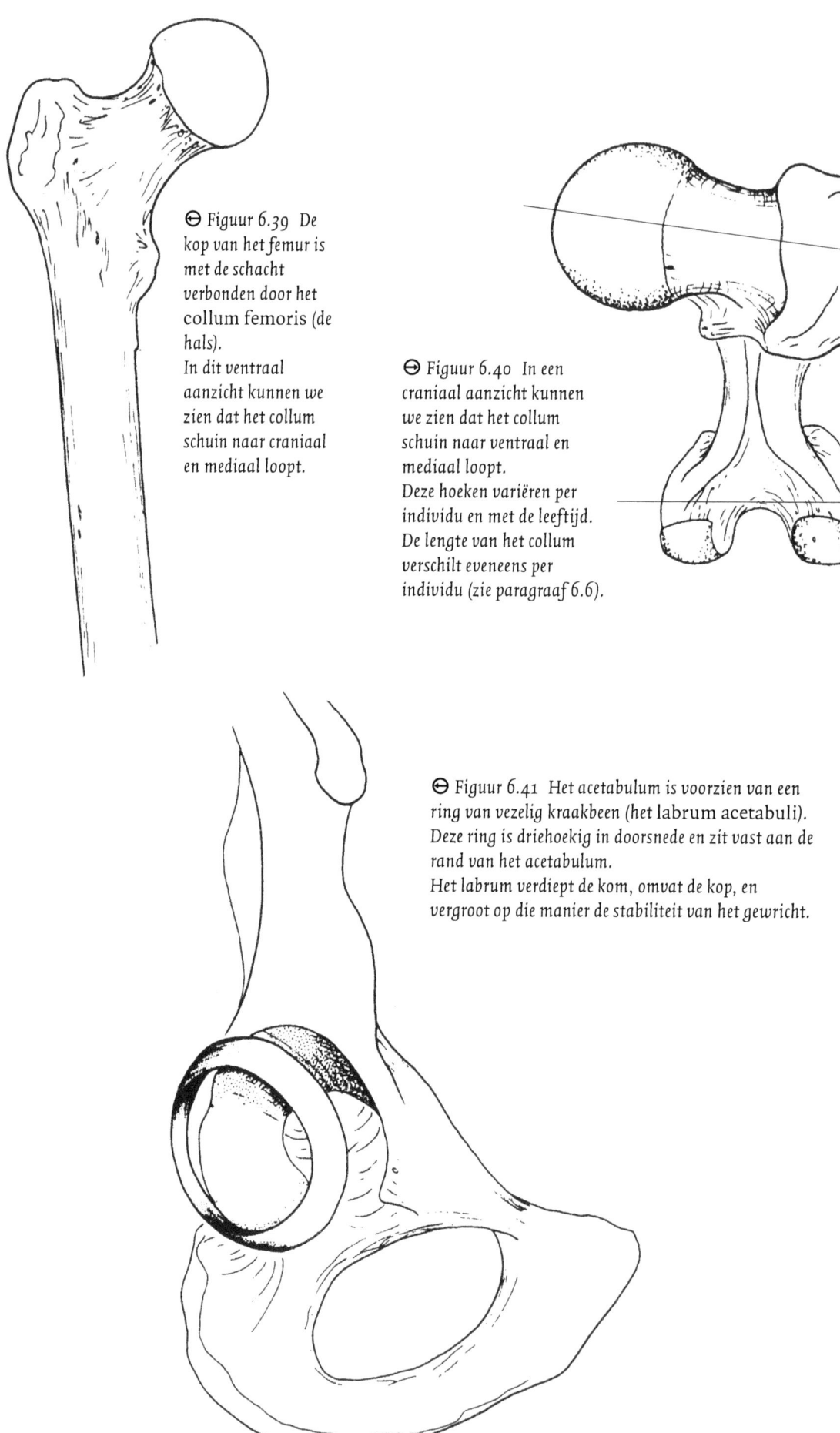

⊖ Figuur 6.39 De kop van het femur is met de schacht verbonden door het collum femoris (de hals).
In dit ventraal aanzicht kunnen we zien dat het collum schuin naar craniaal en mediaal loopt.

⊖ Figuur 6.40 In een craniaal aanzicht kunnen we zien dat het collum schuin naar ventraal en mediaal loopt.
Deze hoeken variëren per individu en met de leeftijd. De lengte van het collum verschilt eveneens per individu (zie paragraaf 6.6).

⊖ Figuur 6.41 Het acetabulum is voorzien van een ring van vezelig kraakbeen (het labrum acetabuli). Deze ring is driehoekig in doorsnede en zit vast aan de rand van het acetabulum.
Het labrum verdiept de kom, omvat de kop, en vergroot op die manier de stabiliteit van het gewricht.

6.5 De congruentie van de kop en de kom van het heupgewricht

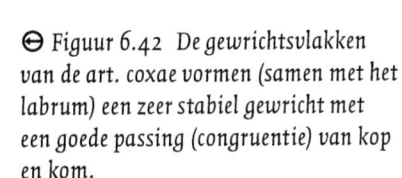

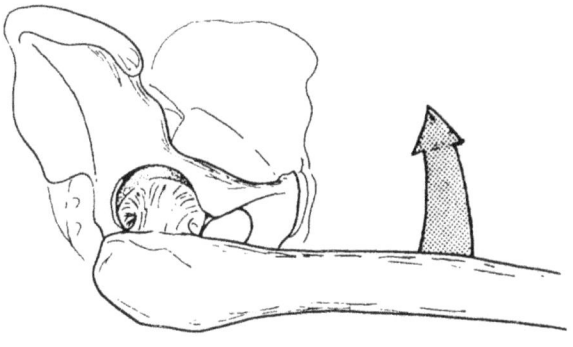

⊖ Figuur 6.42 De gewrichtsvlakken van de art. coxae vormen (samen met het labrum) een zeer stabiel gewricht met een goede passing (congruentie) van kop en kom.
In de anatomische houding (zie Figuur 1.1) wordt de kop echter niet volledig bedekt door de kom: de ventrale zijde van de kop ligt gedeeltelijk open.

① Figuur 6.43 Bij een 90° geanteflecteerd been is de congruentie van kop en kom beter.

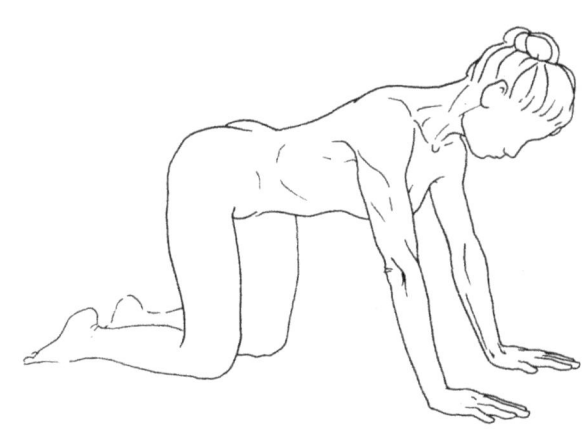

① Figuur 6.44 Een betere congruentie van kop en kom zien we bij iemand die op handen en knieën steunt.

① Figuur 6.46 De combinatie van anteflexie, abductie en exorotatie is de stand die we vanzelf in het gewricht aannemen om het te ontlasten.

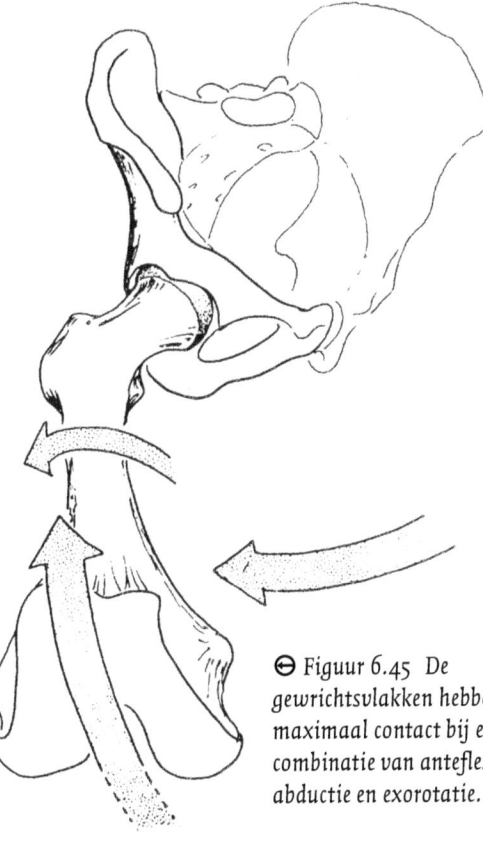

⊖ Figuur 6.45 De gewrichtsvlakken hebben een maximaal contact bij een combinatie van anteflexie, abductie en exorotatie.

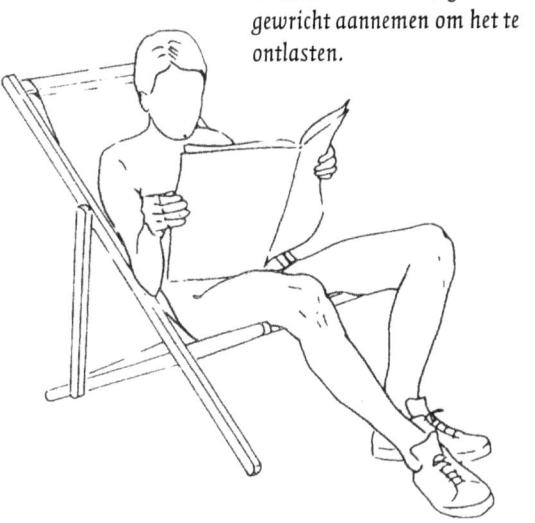

6.6 Verschillende heupgewrichten

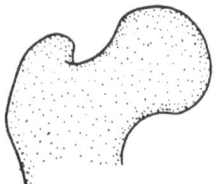

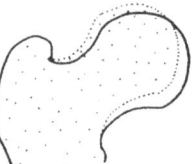

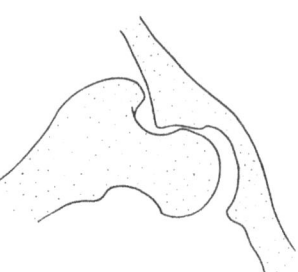

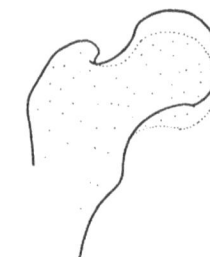

① Figuur 6.47 Van ventraal gezien maakt het collum femoris een hoek van 135° met de schacht van het femur: de inclinatiehoek.

① Figuur 6.48 Als de hoek scherper is, spreken we van coxa vara.

① Figuur 6.49 De bewegingsuitslag in abductierichting is kleiner bij coxa vara.

① Figuur 6.50 Als de hoek stomper is spreken we van coxa valga.

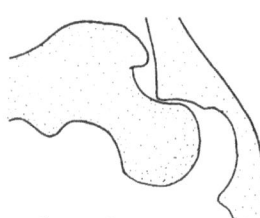

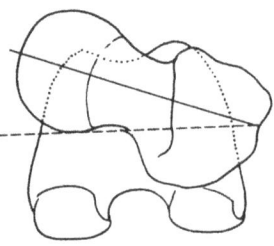

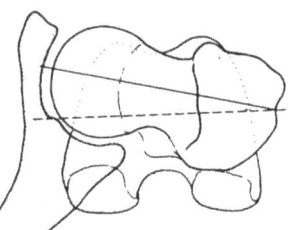

① Figuur 6.51 De bewegingsuitslag in abductierichting is groter bij coxa valga

① Figuur 6.52 Van craniaal gezien loopt het collum schuin naar ventraal en mediaal. Dit veroorzaakt de zogenaamde anteversiehoek (tussen 10° en 30°).

① Figuur 6.53 Bij een kleinere anteversiehoek is er een betere passing van kop en kom in de anatomische stand. De kop van het femur is dan goed bedekt door de kom.

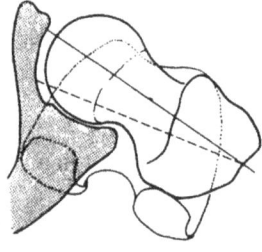

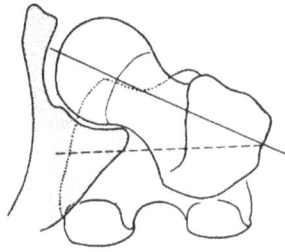

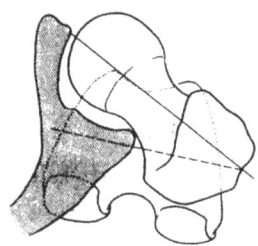

① Figuur 6.54 Zelfs in exorotatie is de kop bij een kleinere anteversiehoek goed bedekt.

① Figuur 6.55 Bij een grote anteversiehoek wordt in de anatomische stand de kop niet goed bedekt door de kom.

① Figuur 6.56 Bij exorotatie van de art. coxae (met een grote anteversiehoek) wordt de kop nog minder goed bedekt. De exorotatie wordt daardoor beperkt.

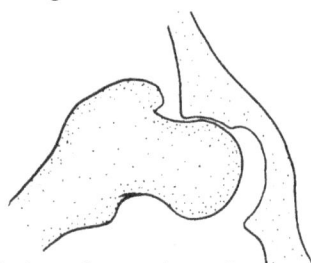

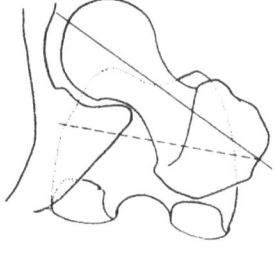

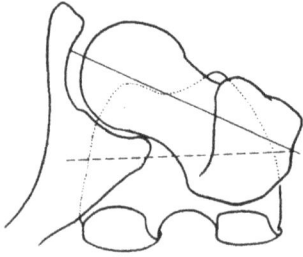

① Figuur 6.57 Een kort collum staat minder abductie toe.

① Figuur 6.59 Een concaaf collum staat ook een goede exorotatie toe.

① Figuur 6.60 Een collum met geringe concaviteit is meestal kort, stoot snel tegen de rand van de kom en beperkt daardoor abductie en exorotatie.

① Figuur 6.58 Ook de kromming van het collum heeft invloed op de bewegingsuitslag van de art. coxae. Een concaaf collum, bijvoorbeeld, is meestal lang en staat een goede abductie toe.

De vorm van het heupgewricht is bepalend voor de bewegingsuitslag. Personen met een beperkte bewegingsuitslag in het heupgewricht kunnen dit compenseren in hoger gelegen (lumbale wervelkolom) of lager gelegen (knie)gewrichten. Dit zou tot overbelasting van deze gewrichten kunnen leiden.

6.7 Het kapsel en de ligamenten van de art. coxae

Het is dik gewrichtskapsel dat door stevige ligamenten is versterkt.

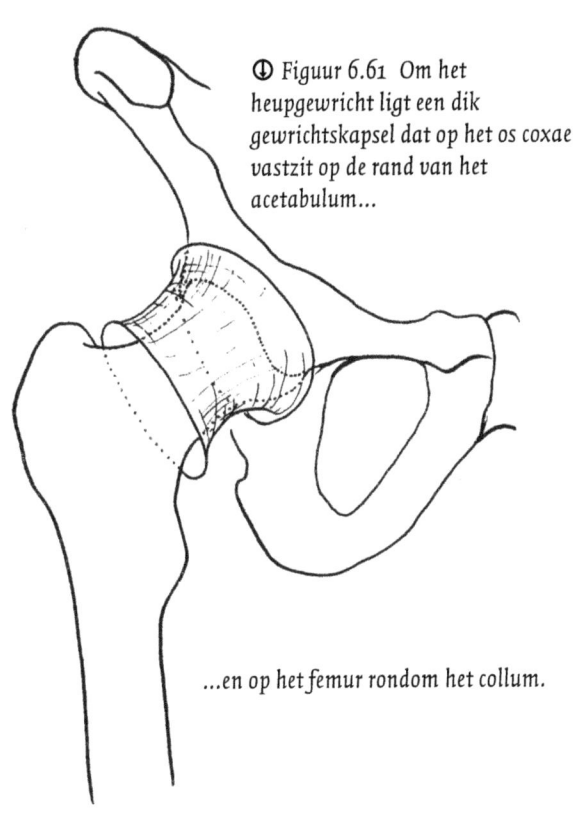

◐ Figuur 6.61 Om het heupgewricht ligt een dik gewrichtskapsel dat op het os coxae vastzit op de rand van het acetabulum...

...en op het femur rondom het collum.

◐ Figuur 6.62 De ligamenten van de art. coxae liggen vooral aan de ventrale zijde. De drie vezelbundels zijn in een N-vorm gerangschikt:
- het lig. iliofemorale pars transversa (1), een enigszins horizontaal verlopend gedeelte;
- het lig. iliofemorale pars descendens (2), een verticaal verlopend gedeelte; samen vormen deze twee het lig. iliofemorale,
- het lig. pubofemorale (3) aan de caudale zijde.

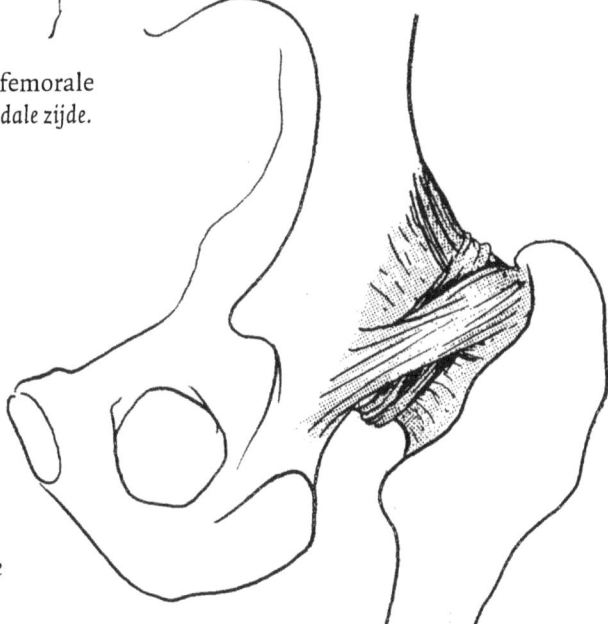

◐ Figuur 6.63 Er liggen ook ligamenten aan de dorsale zijde. Ze lopen spiraalvormig om het collum en zijn minder sterk dan het lig. iliofemorale. Diepe vezels lopen cirkelvormig om het collum en versterken zo het middelste gedeelte van het kapsel.

6.8 De ventraal gelegen ligamenten

De spanning in de aan de ventrale zijde gelegen ligamenten hangt af van de stand van het gewricht.

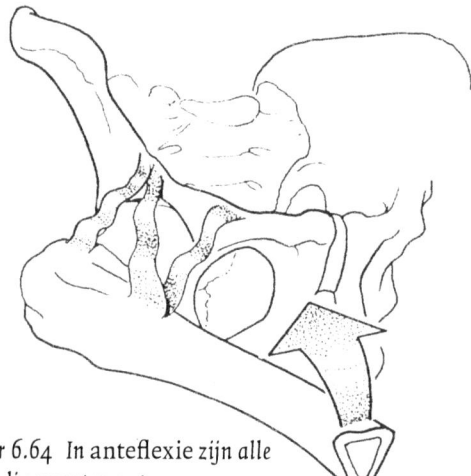

① Figuur 6.64 In anteflexie zijn alle (ventrale) ligamenten ontspannen.

① Figuur 6.66 In abductie is het lig. iliofemorale pars transversa ontspannen en staat het lig. pubofemorale op spanning.

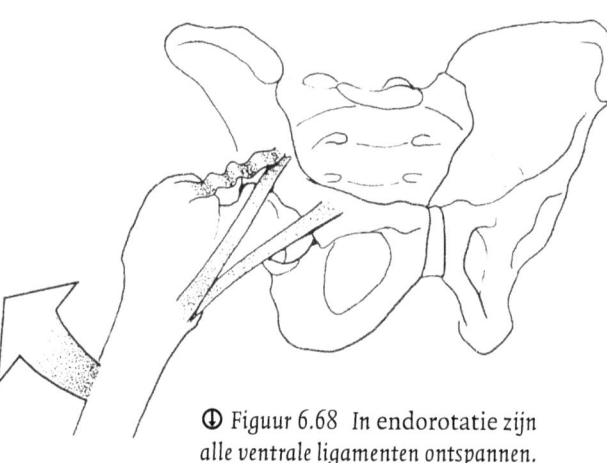

① Figuur 6.65 In retroflexie staan alle ventrale ligamenten op spanning.

⊖ Figuur 6.67 In adductie vindt het omgekeerde plaats: het lig. iliofemorale pars transversa staat op spanning en het lig. pubofemorale is ontspannen.

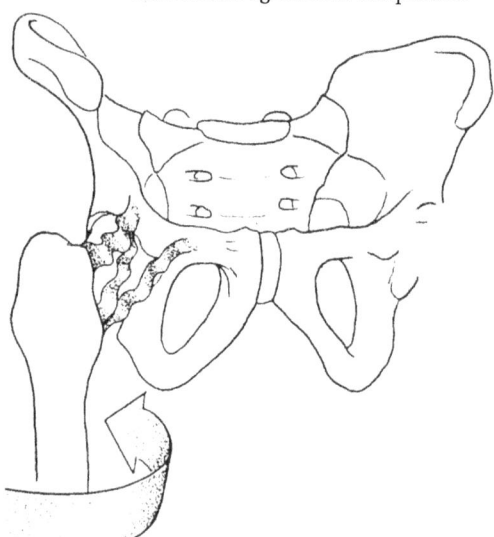

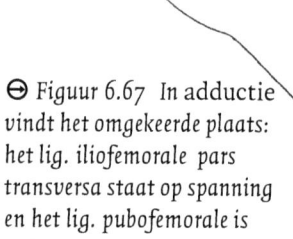

① Figuur 6.68 In endorotatie zijn alle ventrale ligamenten ontspannen.

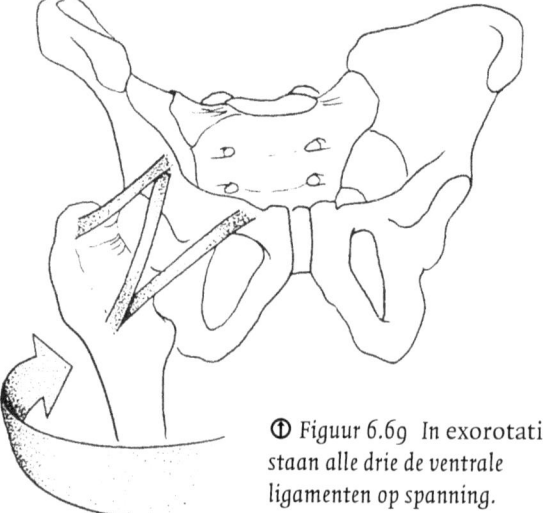

① Figuur 6.69 In exorotatie staan alle drie de ventrale ligamenten op spanning.

Bij anteflexie en endorotatie zijn de ventrale ligamenten ontspannen.
Bij retroflexie en exorotatie komen deze ligamenten op spanning.

6.9 De bewegingen van de art. genus

De belangrijkste bewegingen van de knie (art. genus) vinden plaats in het sagittale vlak. De beweging waarbij de dorsale zijde van het onderbeen en bovenbeen elkaar naderen, heet *flexie*.

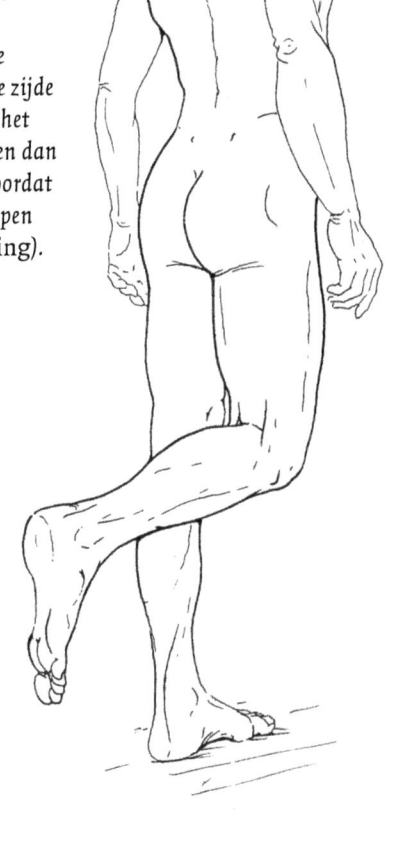

⊖ Figuur 6.70 Als de flexie actief wordt uitgevoerd, zwellen de buigers aan de dorsale zijde van het onderbeen en het bovenbeen. Ze beperken dan de maximale flexie doordat ze tegen elkaar aan lopen (weke-delenremming).

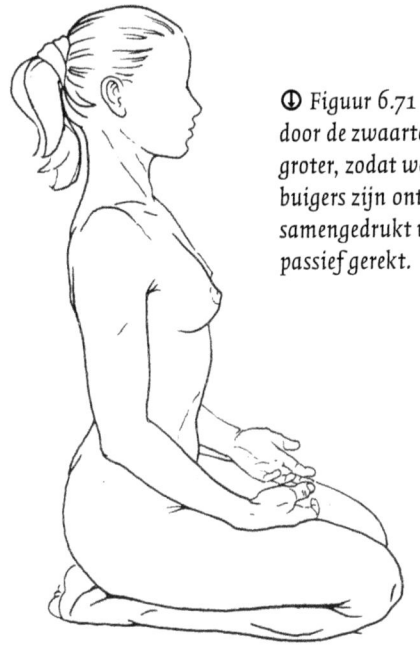

① Figuur 6.71 Bij passief uitgevoerde flexie (hier door de zwaartekracht) is de bewegingsuitslag wat groter, zodat we op de hielen kunnen zitten. De buigers zijn ontspannen en kunnen daardoor samengedrukt worden. De strekkers worden passief gerekt.

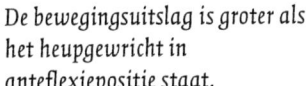

De bewegingsuitslag is groter als het heupgewricht in anteflexiepositie staat.

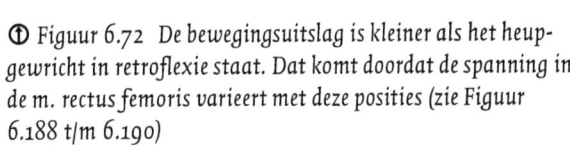

① Figuur 6.72 De bewegingsuitslag is kleiner als het heupgewricht in retroflexie staat. Dat komt doordat de spanning in de m. rectus femoris varieert met deze posities (zie Figuur 6.188 t/m 6.190)

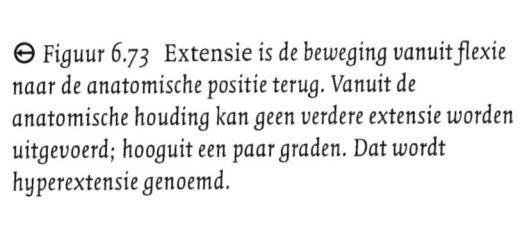

⊖ Figuur 6.73 Extensie is de beweging vanuit flexie naar de anatomische positie terug. Vanuit de anatomische houding kan geen verdere extensie worden uitgevoerd; hooguit een paar graden. Dat wordt hyperextensie genoemd.

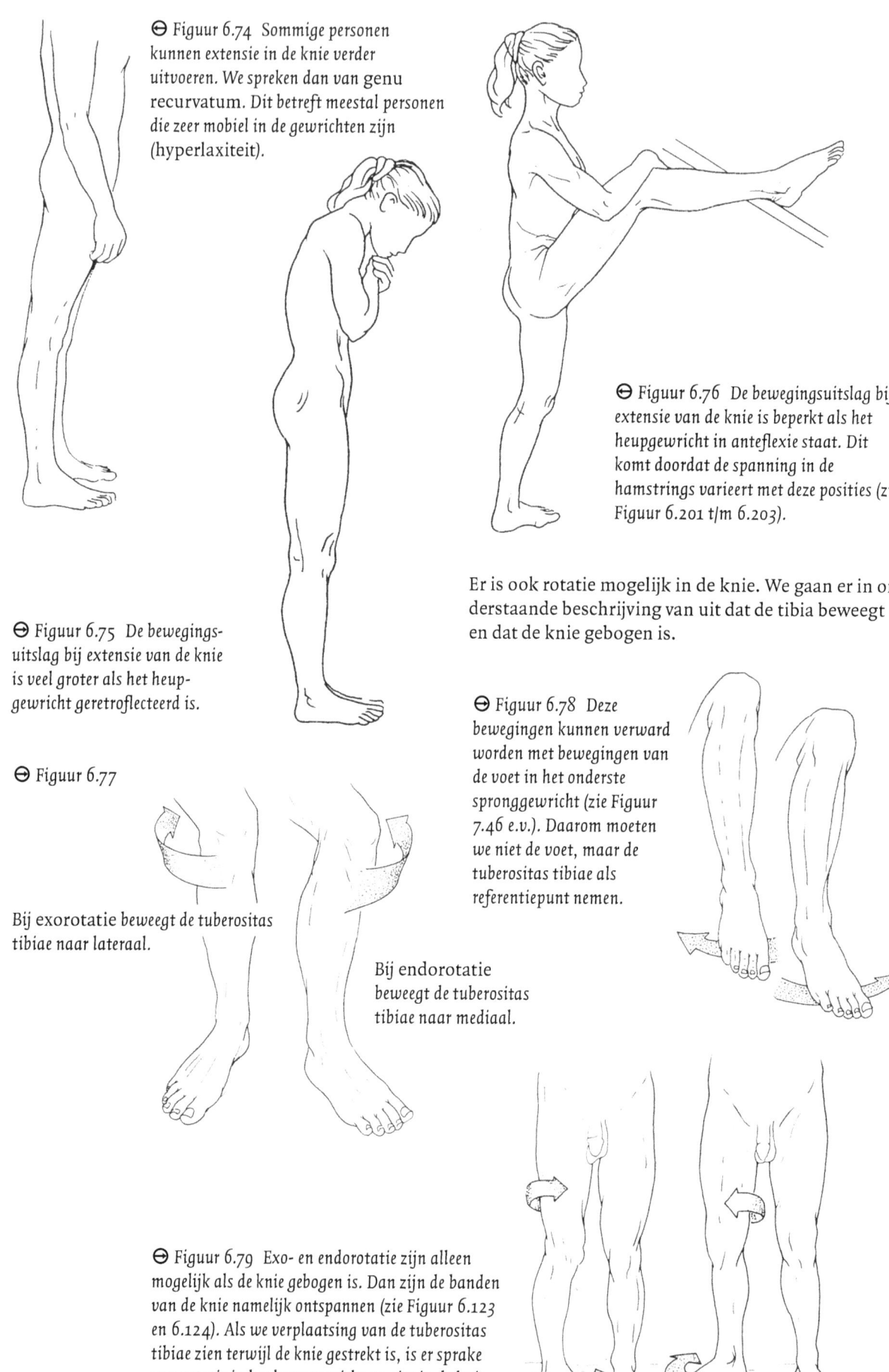

⊖ Figuur 6.74 Sommige personen kunnen extensie in de knie verder uitvoeren. We spreken dan van genu recurvatum. Dit betreft meestal personen die zeer mobiel in de gewrichten zijn (hyperlaxiteit).

⊖ Figuur 6.76 De bewegingsuitslag bij extensie van de knie is beperkt als het heupgewricht in anteflexie staat. Dit komt doordat de spanning in de hamstrings varieert met deze posities (zie Figuur 6.201 t/m 6.203).

⊖ Figuur 6.75 De bewegingsuitslag bij extensie van de knie is veel groter als het heupgewricht geretroflecteerd is.

Er is ook rotatie mogelijk in de knie. We gaan er in onderstaande beschrijving van uit dat de tibia beweegt en dat de knie gebogen is.

⊖ Figuur 6.77

⊖ Figuur 6.78 Deze bewegingen kunnen verward worden met bewegingen van de voet in het onderste spronggewricht (zie Figuur 7.46 e.v.). Daarom moeten we niet de voet, maar de tuberositas tibiae als referentiepunt nemen.

Bij exorotatie beweegt de tuberositas tibiae naar lateraal.

Bij endorotatie beweegt de tuberositas tibiae naar mediaal.

⊖ Figuur 6.79 Exo- en endorotatie zijn alleen mogelijk als de knie gebogen is. Dan zijn de banden van de knie namelijk ontspannen (zie Figuur 6.123 en 6.124). Als we verplaatsing van de tuberositas tibiae zien terwijl de knie gestrekt is, is er sprake van rotatie in het heupgewricht en niet in de knie.

Bij flexie en extensie van de knie (niet afgebeeld) treden automatisch ook kleine rotaties op die het gevolg zijn van asymmetrie van de femurcondylen. Deze treden zowel in open als in gesloten keten op (zie ook Figuur 6.132 e.v.).

6.10 De art. genus, de botten

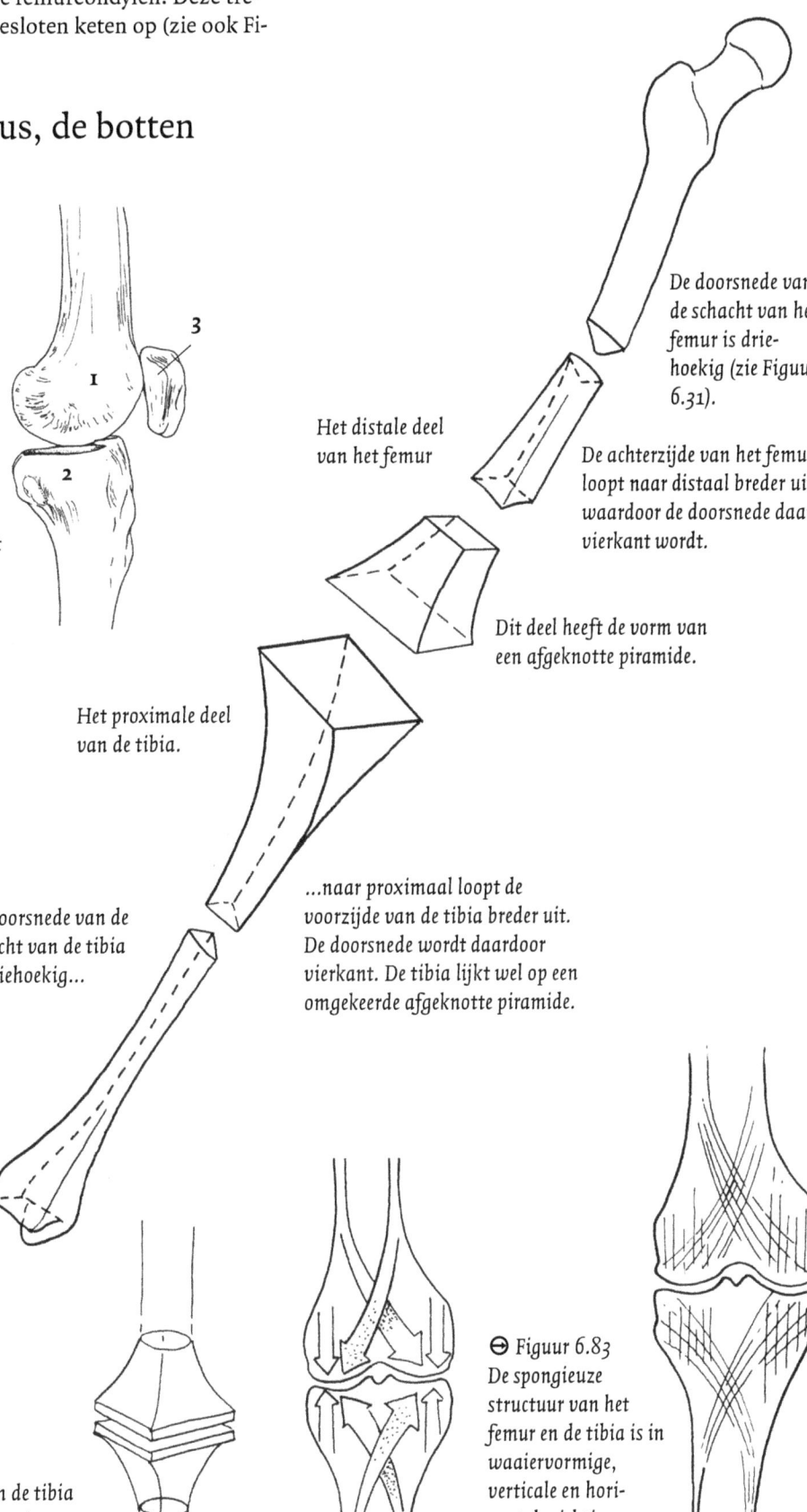

⊖ Figuur 6.80 We kunnen bij de knie drie botstukken, femur (1), tibia (2) en patella (3) en twee gewrichten onderscheiden:
- het patellofemorale gewricht tussen femur en patella;
- het tibiofemorale gewricht tussen femur en tibia.

De patella articuleert niet met de tibia. In Figuur 6.137 e.v. gaan we dieper in op de patella. Hier bestuderen we vooral het tibiofemorale gewricht.

⊕ Figuur 6.81

Het distale deel van het femur

De doorsnede van de schacht van het femur is driehoekig (zie Figuur 6.31).

De achterzijde van het femur loopt naar distaal breder uit waardoor de doorsnede daar vierkant wordt.

Dit deel heeft de vorm van een afgeknotte piramide.

Het proximale deel van de tibia.

...naar proximaal loopt de voorzijde van de tibia breder uit. De doorsnede wordt daardoor vierkant. De tibia lijkt wel op een omgekeerde afgeknotte piramide.

De doorsnede van de schacht van de tibia is driehoekig...

⊖ Figuur 6.82 Het femur en de tibia lopen naar de knie zuilvormig uit waardoor ze een grote druk kunnen weerstaan.

⊖ Figuur 6.83 De spongieuze structuur van het femur en de tibia is in waaiervormige, verticale en horizontale richtingen aangelegd om de krachten te weerstaan.

6.11 De art. genus, de gewrichtsvlakken op het femur

Aanzicht van distaal, ventraal en lateraal

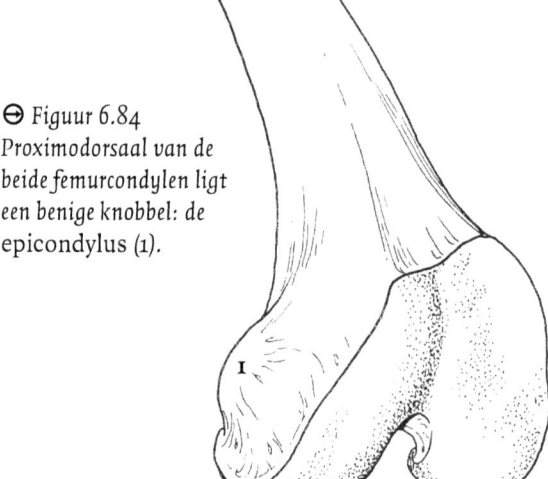

⊖ Figuur 6.84 Proximodorsaal van de beide femurcondylen ligt een benige knobbel: de epicondylus (1).

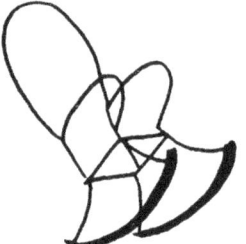

⊖ Figuur 6.85 De basis van de eerder genoemde piramide (zie Figuur 6.81) is afgerond en lijkt daardoor enigszins op een katrol.

① Figuur 6.86 De ventrale zijde heet de facies patellaris. Deze articuleert met de patella. Aan de dorsocaudale zijde loopt de facies patellaris uit in twee gewrichtsvlakken die qua vorm lijken op een schommelstoel. Dit zijn de condyli femoris, (femurcondylen). Er is een condylus medialis en een condylus lateralis. Zij articuleren met de gewrichtsvlakken op het tibiaplateau (zie Figuur 6.90).

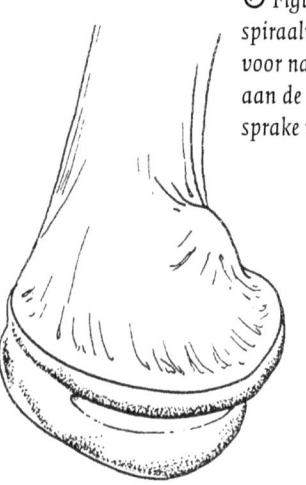

⊖ Figuur 6.87 Van opzij gezien zijn de condylen spiraalvormig. De straal van de kromming wordt van voor naar achter kleiner. De condylen zijn dus platter aan de voorzijde. Hierdoor is er in staande positie sprake van een groot dragend oppervlak.

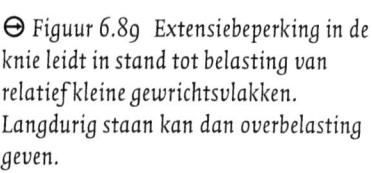

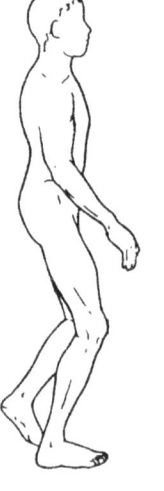

⊖ Figuur 6.89 Extensiebeperking in de knie leidt in stand tot belasting van relatief kleine gewrichtsvlakken. Langdurig staan kan dan overbelasting geven.

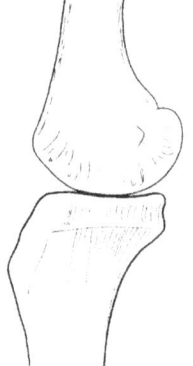

① Figuur 6.88 De condylen zijn sterker gekromd aan de dorsale zijde. Dit komt de flexiebeweging ten goede. De twee condylen hebben niet dezelfde kromming. De mediale condyl is sterker gekromd dan de laterale. Dit is, voor een deel, de verklaring voor de automatische rotatie die optreedt tijdens flexie en extensie (zie Figuur 6.132).

6.12 De art. genus, de gewrichtsvlakken op de tibia

Aanzicht van ventraal, lateraal en proximaal

⊕ Figuur 6.91 Ventraal en dorsaal van de eminentia liggen twee gebieden die niet met kraakbeen zijn bekleed:

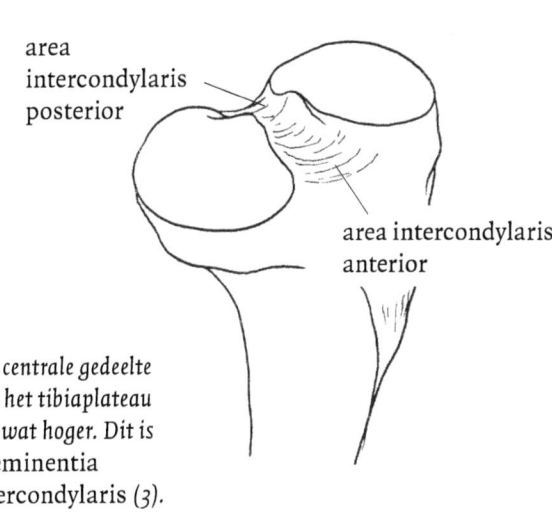

⊕ Figuur 6.90 De proximale zijde (de basis van de eerder genoemde piramide) heet het tibiaplateau.

Op het tibiaplateau liggen twee ovale gewrichtvlakken: een condylus lateralis (1) en een condylus medialis (2). Ze zijn bedekt met gewrichtskraakbeen en articuleren met de femurcondylen.

Het centrale gedeelte van het tibiaplateau ligt wat hoger. Dit is de eminentia intercondylaris (3).

Op de laterale zijde van het tibiaplateau ligt het tuberculum van Gerdy (4), de aanhechtingsplaats van de tractus iliotibialis. Op de ventrale zijde steekt een botpunt uit. Dit is de tuberositas tibiae (5). Deze kunnen we voelen als we op de knieën zitten. Het is de insertieplaats van de m. quadriceps (via het lig. patellae).

⊖ Figuur 6.92 Drie spieren vormen aan de mediale zijde van de knie samen de ganzenvoet (pes anserinus). Deze spieren zijn de m. sartorius (1), de m. gracilis (2) en de m. semitendinosus (3) die uitstralen in het lig. collaterale tibiale.

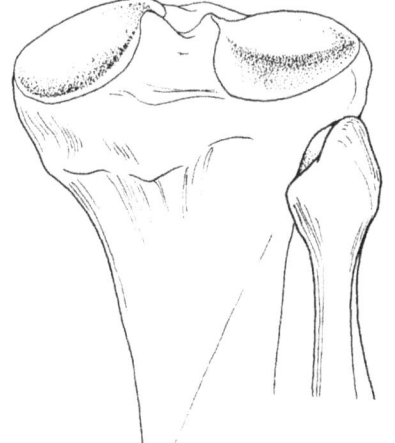
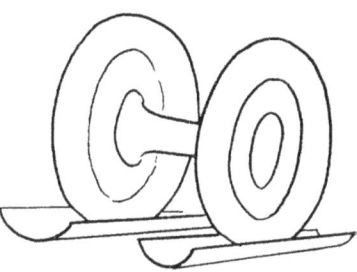

⊖ Figuur 6.93 Van mediaal naar lateraal gezien zijn beide tibiacondylen concaaf; van ventraal naar dorsaal gezien is de mediale condyl concaaf en de laterale condyl convex.
Dit is, voor een deel, de verklaring voor de automatische rotatie die optreedt tijdens flexie en extensie (zie Figuur 6.132 e.v.).
Het tibiofemorale gewricht lijkt wel op een set van twee wielen die in twee holle rails rijden.

6.13 De verplaatsing van de condylen tijdens de bewegingen van de art. genus

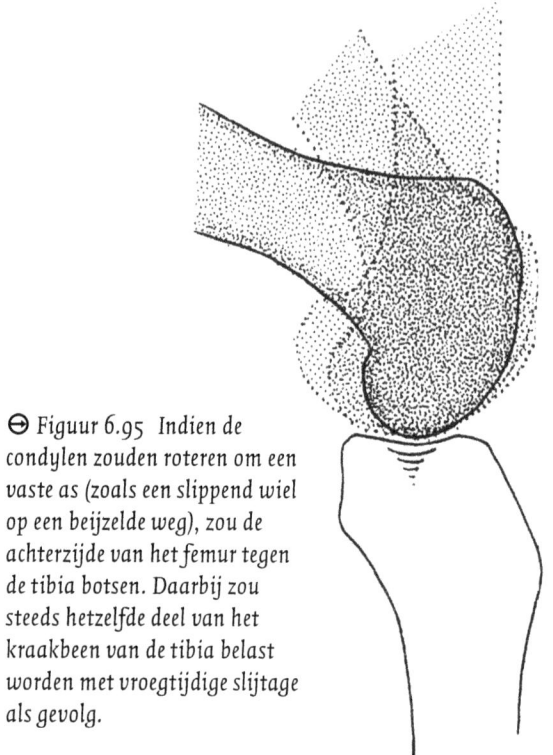

⊖ Figuur 6.95 Indien de condylen zouden roteren om een vaste as (zoals een slippend wiel op een beijzelde weg), zou de achterzijde van het femur tegen de tibia botsen. Daarbij zou steeds hetzelfde deel van het kraakbeen van de tibia belast worden met vroegtijdige slijtage als gevolg.

⊖ Figuur 6.94 Indien de condylen alleen naar dorsaal zouden rollen, zou het femur daarbij vrij snel van de tibia afvallen.

Tijdens de flexie en extensie van de knie in gesloten keten treden in het gewricht twee bewegingen op: rollen en schuiven.
De schuifbeweging van het femur is hierbij tegengesteld aan de rolrichting van het femur. Bij flexie is de schuifrichting dus naar ventraal.

Bij extensie gebeurt het omgekeerde: eerst een rotatie om een vaste as, daarna een combinatie van rol naar ventraal en schuif naar dorsaal.
Gedurende deze beweging rolt de laterale condyl verder dan de mediale condyl. Dit is een van de verklaringen van de automatische rotaties in de knie (zie Figuur 6.136).

⊖ Figuur 6.96 In het sagittale vlak ziet de rolbeweging van het femur er als volgt uit:

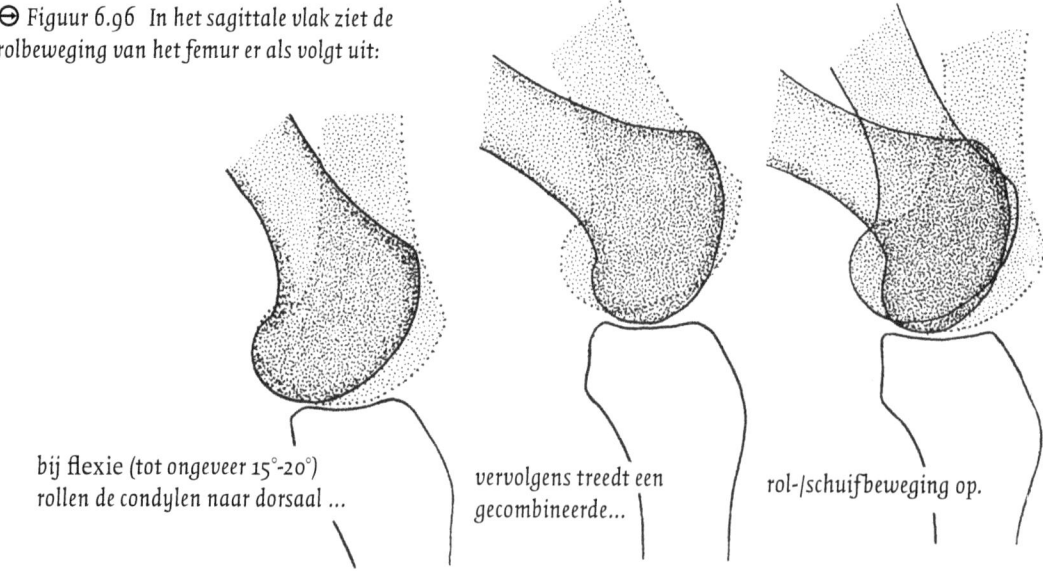

bij flexie (tot ongeveer 15°-20°) rollen de condylen naar dorsaal ...

vervolgens treedt een gecombineerde...

rol-/schuifbeweging op.

6.14 De lengte-assen van het been

In het been kunnen we drie lengte-assen onderscheiden: de verbindingslijn van de centra van het heupgewricht, de knie en de enkel, de lengte-as van het femur en de lengte-as van de tibia.

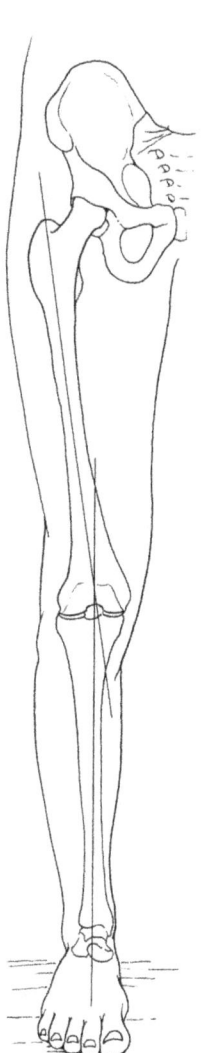

⊖ Figuur 6.98 De lengte-assen van het femur en de tibia lopen niet in elkaars verlengde, maar maken een hoek met elkaar. Deze hoek is open naar lateraal en bedraagt 170° tot 175°. Dit is de (normale) valgushoek van de knie.

⊖ Figuur 6.97 Hier is de verbindingslijn van de centra van het heupgewricht, de knie en de enkel ten opzichte van de loodlijn afgebeeld. Bij het heupgewricht is het centrum het middelpunt van het caput femoris, bij de knie is dat midden door het tibiaplateau, bij het bovenste spronggewricht is dat het midden van de talus.
Dit is de mechanische as van het been. Als we in de anatomische houding staan, maakt deze as een hoek van ongeveer 3° met de verticale lijn. Bij stand op één been wordt de hoek groter.

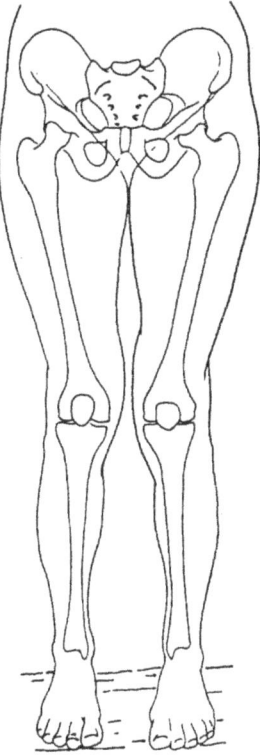

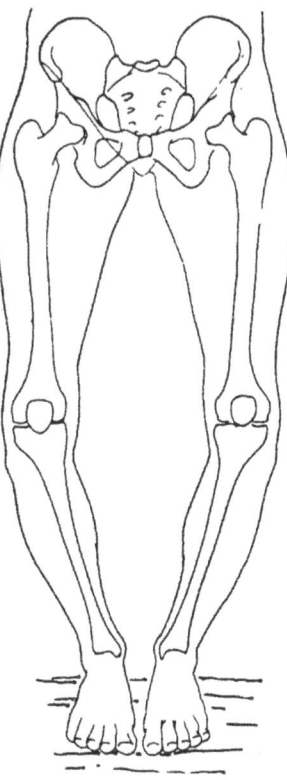

① Figuur 6.99 Er bestaan allerlei variaties op de grootte van de valgushoek. Als de hoek scherper is, spreken we van genua valga, ofwel X-benen.

① Figuur 6.100 Als de valgushoek open is naar mediaal, spreken we van genua vara, ofwel O-benen.

6.15 De menisci

De menisci van de knie zijn twee maanvormige schijven van vezelig kraakbeen. De doorsnede van de menisci is driehoekig, zoals de partjes van een mandarijntje. De menisci liggen op de condylen van de tibia.

Ventraal en lateraal aanzicht van de tibia

⊖ Figuur 6.101

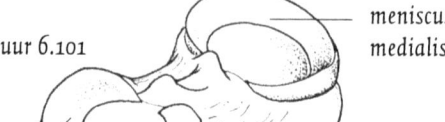

meniscus medialis

meniscus lateralis

① Figuur 6.102

Sommige delen van de menisci zijn gefixeerd aan de omgeving. De hoorns (de uiteinden) van de menisci zitten met vezels vast aan het tibiaplateau. De zijkanten zitten deels vast aan het gewrichtskapsel.
De menisci zitten ook aan ligamenten en pezen vast. Deze staan hieronder afgebeeld.

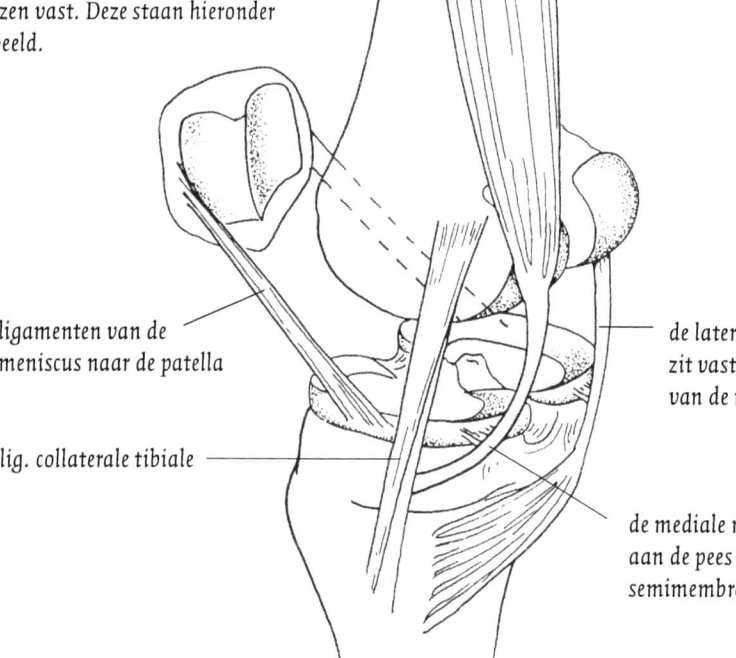

ligamenten van de meniscus naar de patella

lig. collaterale tibiale

de laterale meniscus zit vast aan de pees van de m. popliteus

de mediale meniscus zit vast aan de pees van de m. semimembranosus.

① Figuur 6.103 Verdeling van de kracht.

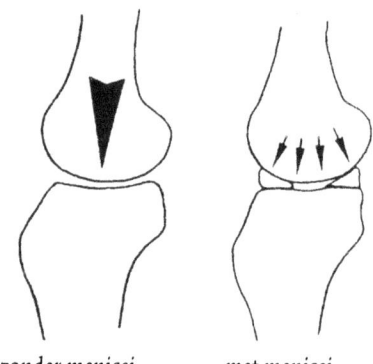

zonder menisci   met menisci

De menisci zijn enigszins mobiel en verplaatsen zich tijdens de bewegingen van de knie.

De menisci hebben een aantal functies:
- ze verdelen door de verplaatsing de *synovia* over het gewrichtskraakbeen;
- ze vergroten het contactoppervlak waardoor de kracht beter verdeeld wordt;
- ze verdiepen de concaviteit van de tibiacondylen waardoor de stabiliteit verbetert.

Verplaatsing van de menisci tijdens bewegingen van de knie

⊖ Figuur 6.104
Bij extensie gaan de menisci naar ventraal. Dit komt doordat ze:
- door de femurcondylen naar ventraal geduwd worden;
- naar ventraal worden getrokken door de ligamenten tussen de menisci en de patella.

De patella zelf wordt tijdens de strekking zelf ook naar ventraal getrokken.

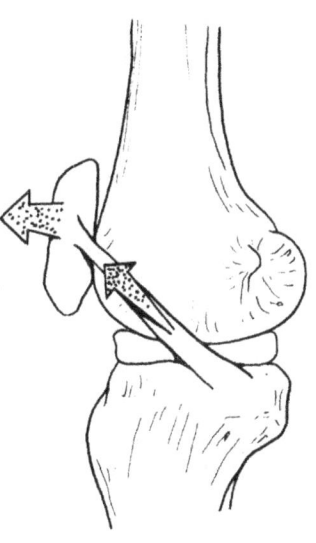

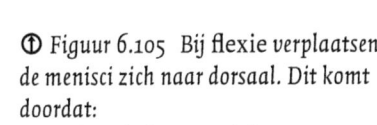

① Figuur 6.105 Bij flexie verplaatsen de menisci zich naar dorsaal. Dit komt doordat:
- ze door de femurcondylen naar dorsaal geduwd worden;
- ze naar dorsaal worden getrokken door de pezen van de m. semimembranosus en de m. popliteus. Dit zijn buigers van de knie;
- het lig. collaterale tibiale aan de mediale meniscus trekt.

⊖ Figuur 6.106 Bij rotatie (van de tibia) beweegt de meniscus naar ventraal aan de zijde waarnaartoe geroteerd wordt. De meniscus wordt naar ventraal geduwd door de femurcondyl aan diezelfde zijde. Trekkrachten van de ligamenten tussen de meniscus en de patella spelen hierbij ook een rol. De andere meniscus beweegt in de tegengestelde richting.

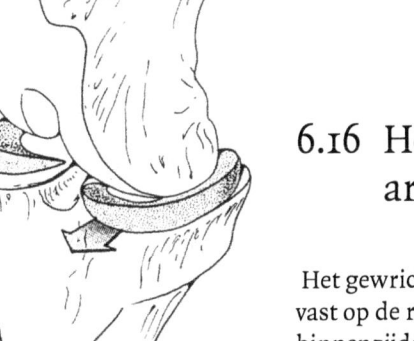

6.16 Het gewrichtskapsel van de art. genus

Het gewrichtskapsel van de art. genus is dik en zit vast op de randen van het gewrichtskraakbeen. Aan de binnenzijde van het gewrichtskapsel zit de synoviale membraan. De patella wordt door het gewrichtskapsel omvat. De drie betrokken botten – femur, tibia en patella – hebben een gemeenschappelijke gewrichtholte met synovia (gewrichtssmeer).

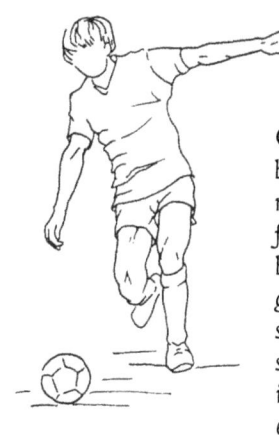

⊖ Figuur 6.107 Genoemde bewegingen van de menisci zijn noodzakelijk voor een normaal functioneren van de knie. Soms bewegen de menisci niet snel genoeg, bijvoorbeeld bij een snelle strekbeweging tijdens het sporten. De meniscus kan dan ingeklemd raken tussen het femur en de tibia, en scheuren. We spreken dan van een meniscusruptuur. Dit komt het meeste voor bij de mediale meniscus die wat minder beweeglijk is.

① Figuur 6.108 Het kapsel is ruim en los aan de voorzijde, waardoor een goede flexiebeweging mogelijk is.

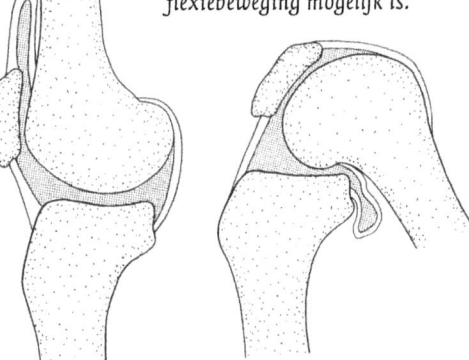

Indien als gevolg van langdurige immobilisatie van de knie deze plooien verkleven, beperkt dit de flexiemogelijkheid van de knie (niet afgebeeld).

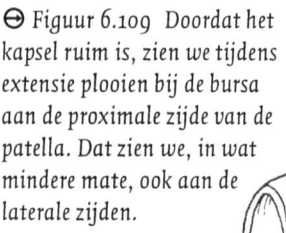

⊖ Figuur 6.109 Doordat het kapsel ruim is, zien we tijdens extensie plooien bij de bursa aan de proximale zijde van de patella. Dat zien we, in wat mindere mate, ook aan de laterale zijden.

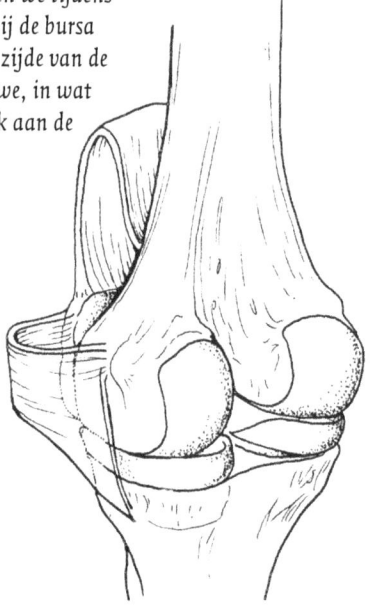

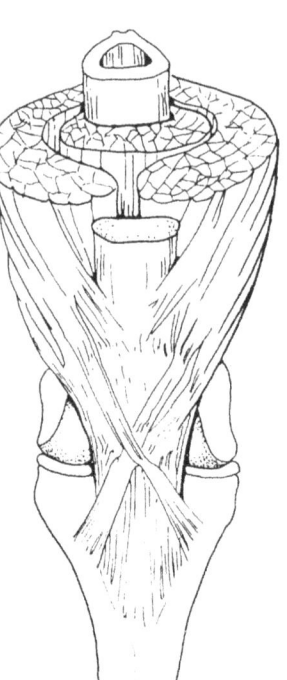

⊖ Figuur 6.110 Als we alleen kijken naar de vorm van kop en kom dan is de knie geen stabiel gewricht. De ligamenten zijn daarom erg belangrijk voor de stabiliteit. Aan de ventrale zijde liggen ligamenten die de patella met de menisci en met de femurcondylen verbinden. De pezen van de m. quadriceps kruisen voor de patella langs en vormen vervolgens het lig. patellae (zie Figuur 6.140).

① Figuur 6.111 Aan de dorsale zijde volgt het kapsel de contouren van de condylen als een soort gordijnplooi. Het gewrichtskapsel is dik en sterk en voorkomt overstrekking van de knie en geeft zo stabiliteit aan de dorsale zijde van de knie tijdens het staan.

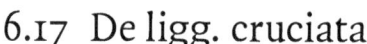

Het gewricht wordt ook versterkt door de ligg. cruciata, ofwel de kruisbanden.

6.17 De ligg. cruciata

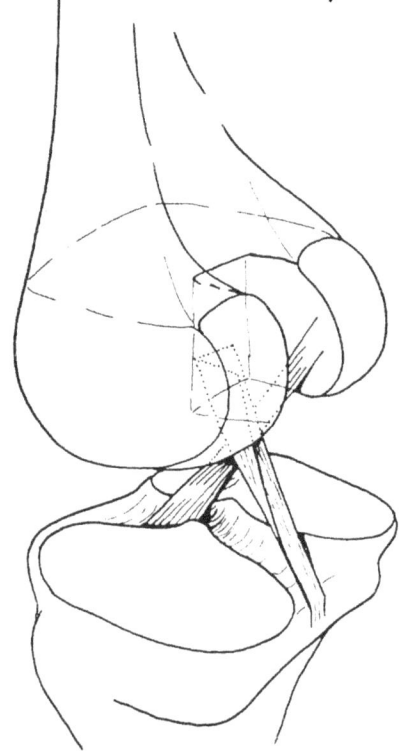

⊖ Figuur 6.112 De ligg. cruciata (kruisbanden) danken hun namen aan het kruisend verloop in het centrum van het gewricht (toch liggen ze buiten de membrana synovialis).

Het lig. cruciatum anterius (voorste kruisband) komt vanaf het gebied aan de voorzijde van de eminentia intercondylaris en loopt dan naar de binnenzijde van de laterale condyl.

Het lig. cruciatum posterius (achterste kruisband) komt vanaf het gebied aan de achterzijde van de eminentia intercondylaris en loopt dan naar de binnenzijde van de mediale condyl.

⊕ Figuur 6.113 De voornaamste rol van de kruisbanden is het voorkomen van verschuivingen naar ventraal of naar dorsaal van tibia en femur ten opzichte van elkaar. Men noemt dit ook wel schuifladebewegingen.

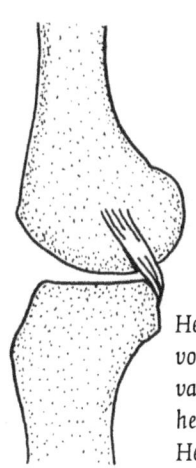

Het lig. cruciatum anterius voorkomt een schuifladebeweging van de tibia naar ventraal (of van het femur naar dorsaal).
Het lig. cruciatum posterius voorkomt een schuifladebeweging van de tibia naar dorsaal (of van het femur naar ventraal).

⊖ Figuur 6.114 Theoretisch zou deze verschuiving ook geremd kunnen worden door ligamenten aan de ventrale zijde en de dorsale zijde.

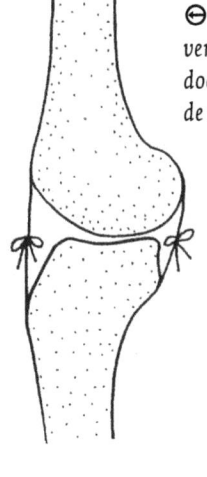

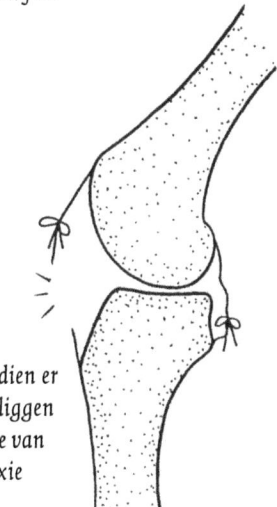

⊖ Figuur 6.115 Indien er ligamenten zouden liggen aan de ventrale zijde van het gewricht zou flexie onmogelijk zijn.

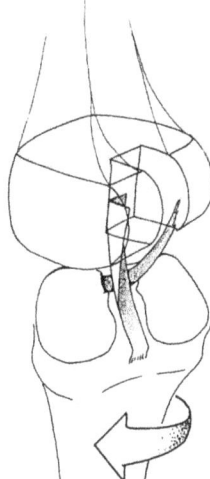

⊖ Figuur 6.116 De kruisbanden staan vrijwel bij elke positie van de knie op spanning. Daarom is in de normale situatie een schuifladebeweging niet mogelijk in flexie of extensie.

Bij exorotatie van de tibia verliezen de kruisbanden een deel van hun spanning.

6.18 De ligg. collateralia

Aan de laterale zijden is het kapsel van de knie versterkt met ligg. collateralia.

⊖ Figuur 6.118 Aan de mediale zijde ligt het lig. collaterale tibiale.

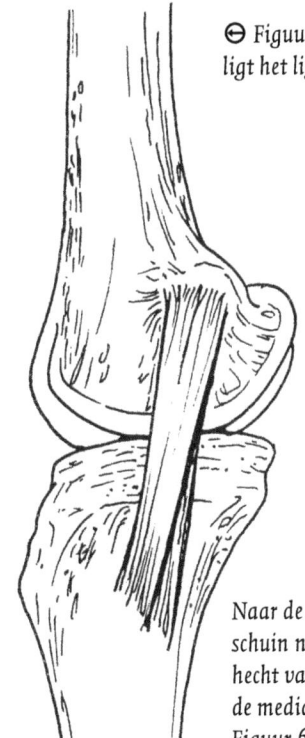

Op het femur zit dit ligament vast aan de mediale zijde van de mediale femurcondyl.

Naar de tibia loopt het ligament schuin naar ventraal en distaal en hecht vast achter de pes anserinus op de mediale zijde van de tibia (zie Figuur 6.92).

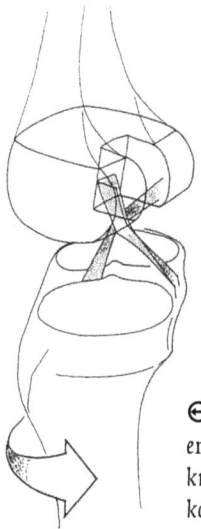

⊖ Figuur 6.117 Bij endorotatie torderen de kruisbanden om elkaar en komen strakker te staan.

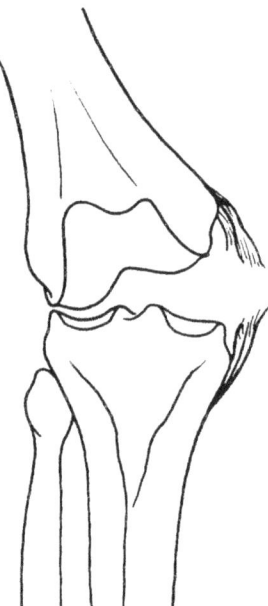

⊖ Figuur 6.119 Het lig. collaterale tibiale geeft stabiliteit aan de mediale zijde van de knie. Het voorkomt dat het gewricht aan de mediale zijde gaat 'gapen'. Indien deze beweging wel mogelijk blijkt te zijn, duidt dat op een beschadiging van het ligament.

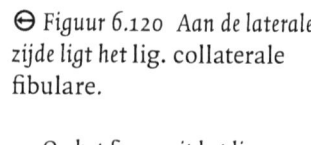

⊖ Figuur 6.120 Aan de laterale zijde ligt het lig. collaterale fibulare.

Op het femur zit het lig. collaterale fibulare vast aan de laterale zijde van de laterale condyl.

Het lig. collaterale fibulare loopt van het femur schuin naar dorsaal en naar distaal. Op de fibula zit het vast aan het caput.

⊖ Figuur 6.121 Het lig. collaterale fibulare geeft stabiliteit aan de laterale zijde van de knie. Het voorkomt dat het gewricht aan de laterale zijde gaat 'gapen'. Indien deze beweging wel mogelijk blijkt te zijn, duidt dat op een beschadiging van het ligament.

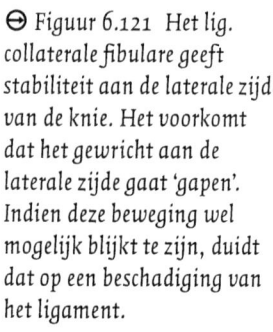

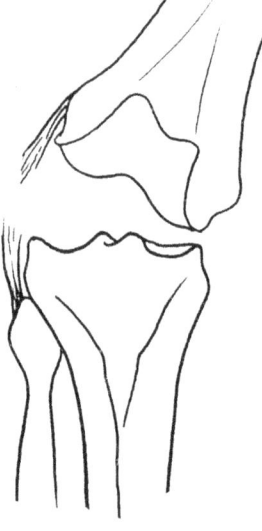

⊖ Figuur 6.122 Het lig. collaterale tibiale is veel dikker dan het lig. collaterale fibulare. Waarom is dat zo?
In Figuur 6.98 zagen we dat er tussen het bovenbeen en het onderbeen een valgushoek bestaat van ongeveer 170° tot 175°. Hierdoor bestaat er aan de mediale zijde van de knie een grotere neiging tot 'gapen' van het gewricht. Daarom zijn er aan deze zijde sterkere ligamenten nodig. Dit geldt vooral als er sprake is van een uitgesproken valgusstand van de knie.

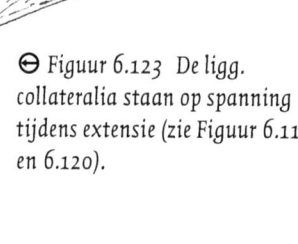

⊖ Figuur 6.123 De ligg. collateralia staan op spanning tijdens extensie (zie Figuur 6.118 en 6.120).

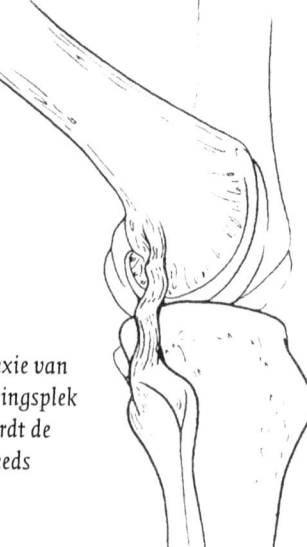

⊖ Figuur 6.124 De spanning neemt af tijdens flexie van de knie. Dit komt door de ligging van de aanhechtingsplek van de ligamenten op het femur. Tijdens flexie wordt de straal van de kromming van de femurcondylen steeds kleiner.

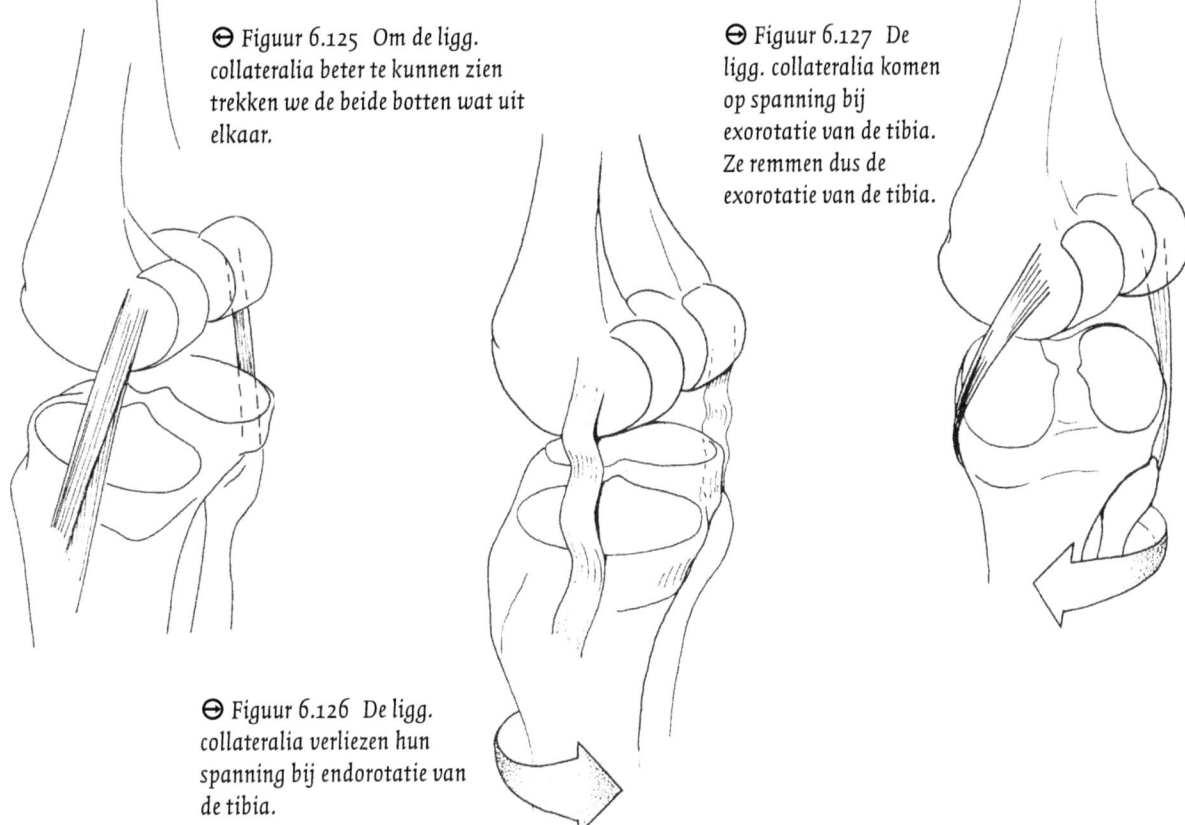

◉ Figuur 6.125 Om de ligg. collateralia beter te kunnen zien trekken we de beide botten wat uit elkaar.

◉ Figuur 6.127 De ligg. collateralia komen op spanning bij exorotatie van de tibia. Ze remmen dus de exorotatie van de tibia.

◉ Figuur 6.126 De ligg. collateralia verliezen hun spanning bij endorotatie van de tibia.

6.19 De passieve stabiliteit van de knie

De passieve stabiliteit van de knie wordt gewaarborgd door ligamenten.

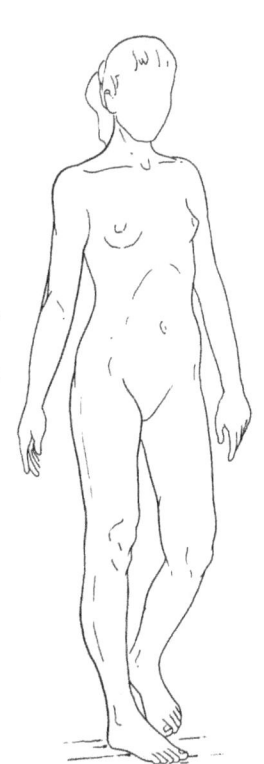

◉ Figuur 6.128 In extensie zijn alle ligamenten gespannen. De knie heeft passieve stabiliteit en spieractiviteit is niet noodzakelijk.
We kunnen bijvoorbeeld zonder spieractiviteit op één been staan. De knie dient daarvoor in (hyper)extensiepositie te worden gebracht, deze staat daardoor 'op slot'.

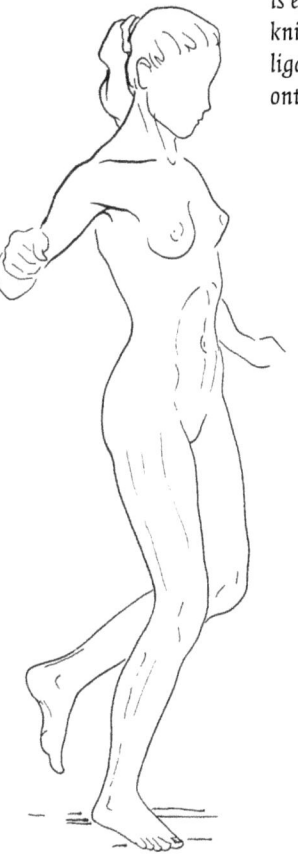

◉ Figuur 6.129 In flexie is er rotatie mogelijk in de knie, want bijna alle ligamenten zijn ontspannen.

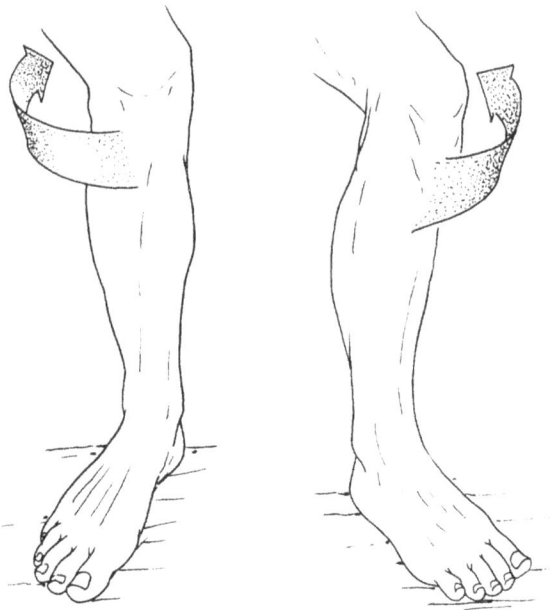

⊖ Figuur 6.131 Hoewel de kruisbanden bij flexie in de knie gespannen zijn, is de ligging zo veranderd dat ze meer endorotatie toelaten.

Activiteit van spieren (actieve stabiliteit) is nodig als we met gebogen knie op één been staan. De m. quadriceps voorkomt verdere buiging van de knie en de rotatoren van de knie voorkomen endorotatie of exorotatie.
Aan de mediale zijde van de knie liggen de m. vastus medialis, de m. sartorius, de m. gracilis, de m. semitendinosus. Ze voorkomen exorotatie.
Aan de laterale zijde van de knie liggen de m. vastus lateralis, de m. biceps femoris, de m. tensor fasciae latae. Ze voorkomen endorotatie (zie Figuur 6.236 t/m 6.239 voor de spieractiviteit).

① Figuur 6.130 De ligg. collateralia staan bij flexie exorotatie toe.

6.20 De gedwongen rotaties van de knie

Tijdens flexie en extensie van de knie ontstaan kleine (neven)rotaties tussen het femur en de tibia. Dit kunnen rotaties van de tibia (open keten) of rotaties van het femur (gesloten keten) zijn. Deze rotaties verlopen automatisch. Er zijn twee redenen voor het optreden van de automatische rotaties:
1. De vorm van de condylen van het femur en de tibia,
2. Ligamentaire oorzaken.

1 De vorm van de condylen van het femur en de tibia

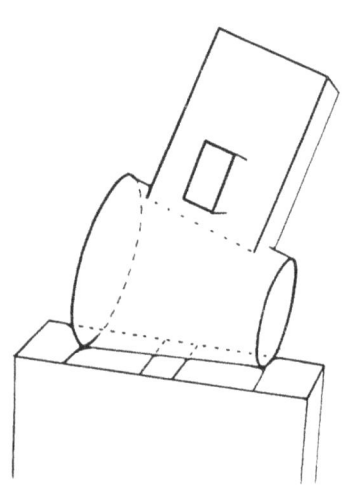

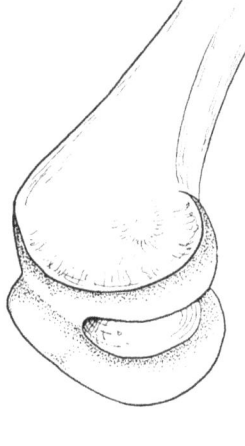

⊖ Figuur 6.132 De vorm van beide femurcondylen verschilt enigszins. De mediale condyl is sterker gekromd dan de laterale (de straal van de mediale condyl is kleiner).

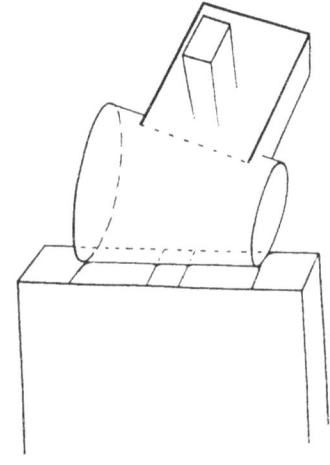

⊖ Figuur 6.134 Tijdens flexie beweegt de femurschacht mee met de afgeknotte kegel en kijkt daardoor meer naar lateraal.

① Figuur 6.133 Schematisch gezien kunnen we de beide condylen beschouwen als deel van een afgeknotte kegel, de femurschacht als een balk met een 'neus' als referentiepunt. In extensie 'kijkt' de femurschacht naar voren.

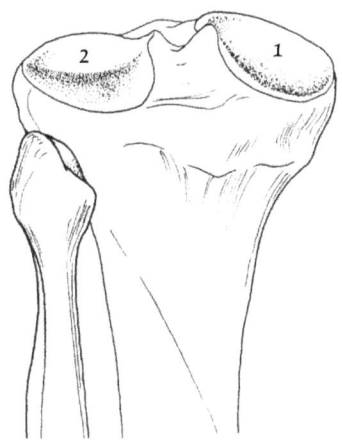

○ Figuur 6.135 De tibiacondylen zijn ook niet symmetrisch. Van mediaal naar lateraal zijn ze beide concaaf maar van ventraal naar dorsaal is de mediale condyl (1) concaaf en de laterale condyl (2) licht convex.

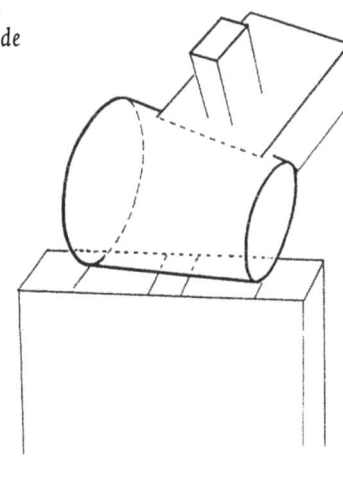

⊖ Figuur 6.136 De laterale condyl staat een grotere rolbeweging toe dan de mediale condyl. Tijdens flexie rolt de laterale femurcondyl verder naar achteren. Dit versterkt het effect van de rotatie die we hiervoor hebben beschreven. Tijdens flexie gaat de femurschacht in toenemende mate naar lateraal kijken (gesloten keten).

2 Ligamentaire oorzaken

Het lig. collaterale tibiale is sterker dan het lig. collaterale fibulare. De mediale femurcondyl (gesloten keten) is daardoor minder mobiel dan de laterale.

6.21 De patella

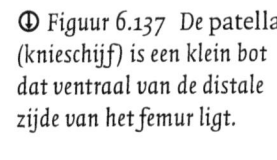

○ Figuur 6.137 De patella (knieschijf) is een klein bot dat ventraal van de distale zijde van het femur ligt.

De ventrale zijde van de patella ligt direct onder de huid en is gemakkelijk te palperen.

○ Figuur 6.139 Op de dorsale zijde van de patella ligt het gewrichtsvlak dat articuleert met de facies patellaris, het gewrichtsvlak op het femur. Het gewrichtsvlak op de patella wordt door een richel verdeeld in twee wat concave delen die corresponderen met de wat convexe delen van de facies patellaris. Deze delen worden gescheiden door een groeve.

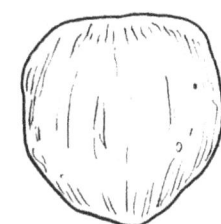

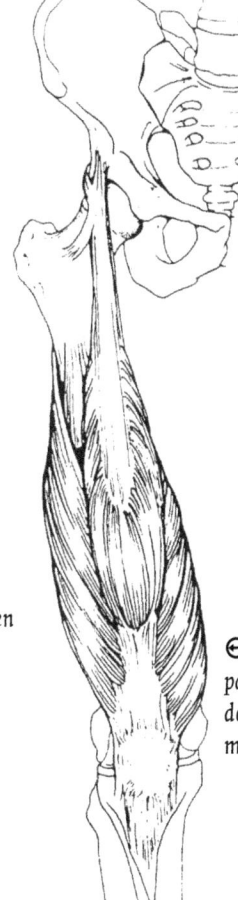

⊖ Figuur 6.138 De patella wordt omvat door de pees van de m. quadriceps.

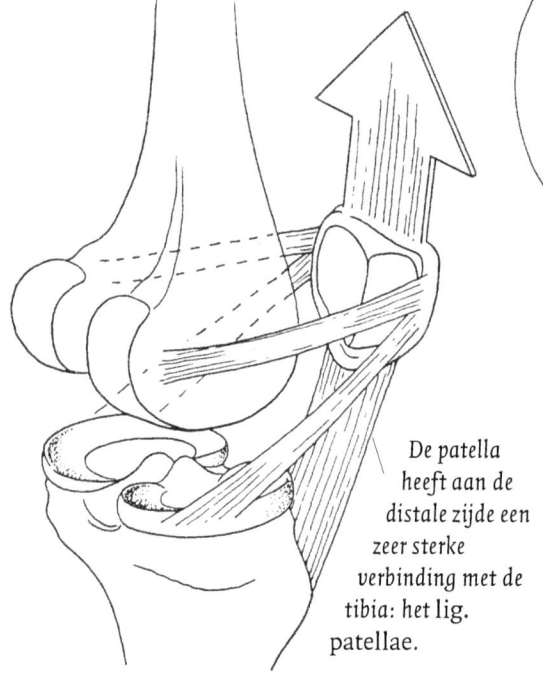

① Figuur 6.140 De patella zit met ligamenten aan de femurcondylen vast: het retinaculum patellae, maar kan ook ten opzichte van het femur bewegen. Er lopen ook ligamenten van de patella naar de tibia en de menisci.

⊖ Figuur 6.141 De belangrijkste functie van de patella is het beschermen van de pees van de m. quadriceps. Tijdens bewegingen glijdt de pees van de m. quadriceps over de centrale groeve van de facies patellaris, als een kabel over een katrol.

De patella heeft aan de distale zijde een zeer sterke verbinding met de tibia: het lig. patellae.

Er treden bij bewegingen in de knie grote belastingen van het gewricht op:
- drukbelasting;
- trekbelasting: deze wordt veroorzaakt doordat er in twee tegenovergestelde richtingen aan de patella wordt getrokken.
- belasting door wrijving: deze treedt steeds in hetzelfde gebied op.

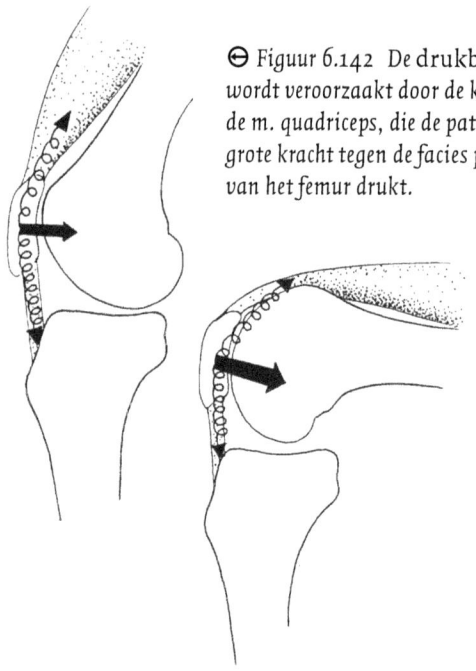

⊖ Figuur 6.142 De drukbelasting wordt veroorzaakt door de kracht van de m. quadriceps, die de patella met grote kracht tegen de facies patellaris van het femur drukt.

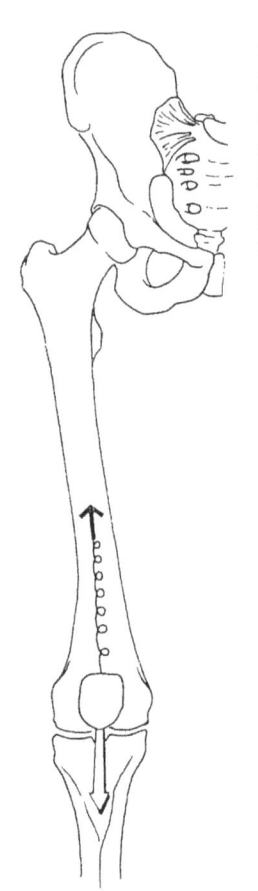

⊖ Figuur 6.144 De patella is in laterale richting niet stabiel. Aan de proximale zijde trekt de m. quadriceps de patella schuin naar lateraal en proximaal, terwijl de groeve op de facies patellaris verticaal loopt.

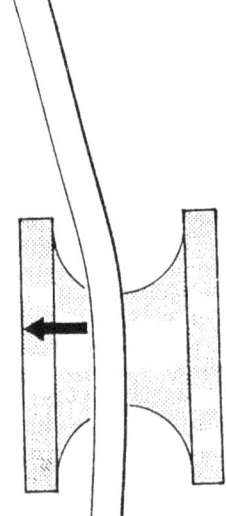

⊖ Figuur 6.143 De drukbelasting neemt bij flexie van de knie toe en kan wel waarden bereiken van 4000 N. Dit kan bijvoorbeeld optreden tijdens het hurken. De waarde kan nog groter worden als men een last draagt.

⊖ Figuur 6.145 Het is alsof de kabel schuin door de katrol loopt en deze daarbij zijwaarts trekt.

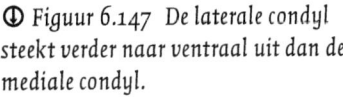

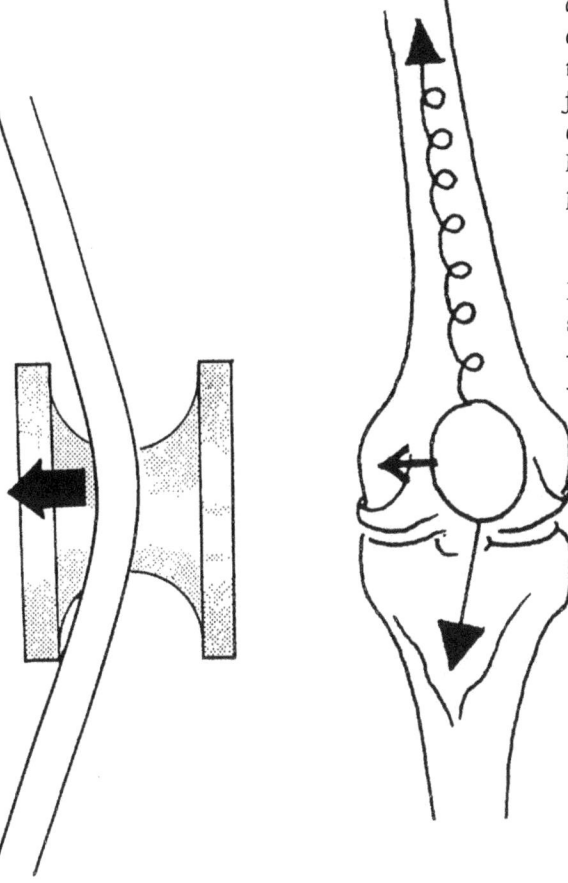

◉ Figuur 6.146 De instabiliteit naar lateraal is het sterkst bij actieve extensie van de enigszins gebogen knie. Dit komt doordat de patella in die positie minder steun krijgt van het naar ventraal uitstekende deel van de laterale zijde van de facies patellaris. De patella krijgt veel meer steun bij flexie omdat hij dan tussen de femurcondylen in ligt.
De instabiliteit neemt toe bij exorotatie van de tibia. Het lig. patellae loopt dan immers schuin naar lateraal.

Er zijn twee factoren die een rol spelen bij het stabiliseren van de patella aan de laterale zijde:
– de vorm van het femurcondylen;
– de trekrichting van de m. vastus medialis.

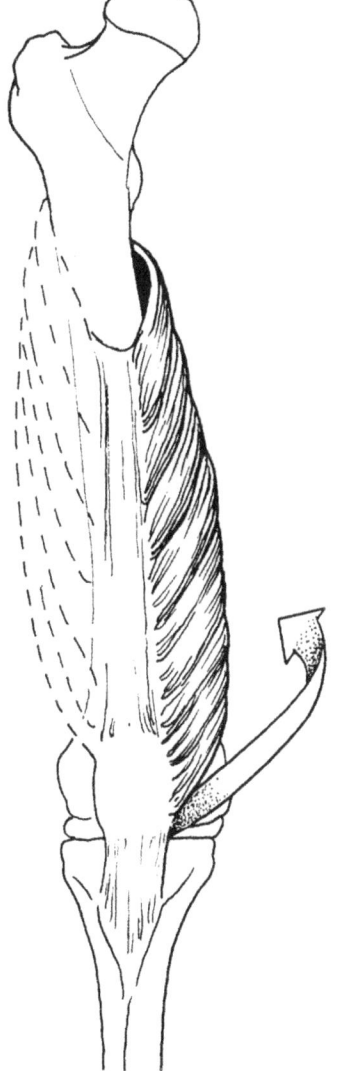

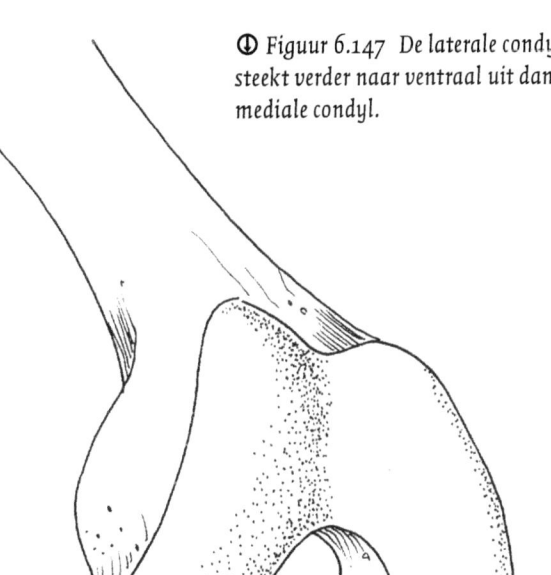

① Figuur 6.147 De laterale condyl steekt verder naar ventraal uit dan de mediale condyl.

◉ Figuur 6.148 De m. vastus medialis trekt de patella naar mediaal.

We zien dat het patellofemorale gewricht zwaar belast is. Dat geldt vooral voor de laterale zijde. Dit is een verklaring voor het veelvuldig voorkomen van artrose in dit gebied. Dit kan aanleiding geven tot een minder goed glijden van de patella en problemen geven bij het actief strekken van de knie.

6.22 Aanhechtingen van de spieren van de art. coxae en de art. genus

De aanhechtingsplaatsen van spieren die over de knie lopen zijn in Figuur 6.149 met puntjes weergegeven, de aanhechtingsplaatsen van de spieren die over het heupgewricht lopen in wit.

① Figuur 6.149

Knie

os sacrum:
m. gluteus maximus (oppervlakkige vezels)

os coxae:
m. semitedinosus
m. semimembranosus
m. biceps femoris caput longum
m. gracilis
m. sartorius
m. tensor fasciae latae
m. rectus femoris

femur:
m. vastus medialis
m. vastus lateralis
m. vastus intermedius
m. biceps femoris caput breve
m. popliteus

tibia:
m. quadriceps
m. semimembranosus
m. semitendinosus
m. gracilis
m. popliteus
m. sartorius
m. tensor fasciae latae
m. gluteus maximus
(oppervlakkige vezels)

fibula:
m. biceps femoris caput longum en caput breve

patella:
m. vastus intermedius
m. vastus medialis en lateralis
m. rectus femoris

calcaneus (lichter gestippeld):
m. gastrocnemius

Heupgewricht

wervels Th12-L5:
m. psoas major en minor

os sacrum:
m. piriformis
m. gluteus maximus

os coxae:
m. rectus femoris
m. sartorius
m. tensor fasciae latae
m. gluteus maximus, medius en minimus
m. semitendinosus
m. semimembranosus
m. biceps femoris caput longum
de adductoren
m. obturatorius internus en externus
mm. gemelli
m. quadratus femoris

os coccygis:
m. gluteus maximus

femur:
m. gluteus medius en minimus
m. gluteus maximus (diepe vezels)
de adductoren, behalve de m. gracilis
m. psoas major
mm. gemelli superior en inferior
m. quadratus femoris

patella:
m. quadriceps

tibia:
m. semitendinosus
m. semimembranosus
m. gracilis
m. sartorius
m. tensor fasciae latae
m. gluteus maximus (oppervlakkige vezels)
m. rectus femoris

fibula:
m. biceps femoris

6.23 De pelvitrochantere spieren

Caudaal aanzicht

Er zijn zes diep gelegen heupspieren die samen de pelvitrochantere spiergroep vormen. Deze spieren eindigen op de trochanter major.

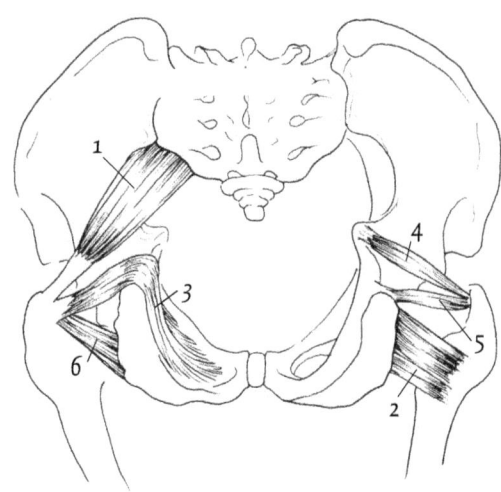

⊖ Figuur 6.150 De spieren 1 tot en met 6 liggen zowel links als rechts, maar zijn hier gescheiden afgebeeld.
m. piriformis (1)
m. quadratus femoris (2)
m. obturatorius internus (3)
m. gemellus superior (4)
m. gemellus inferior (5)
m. obturatorius externus (6)

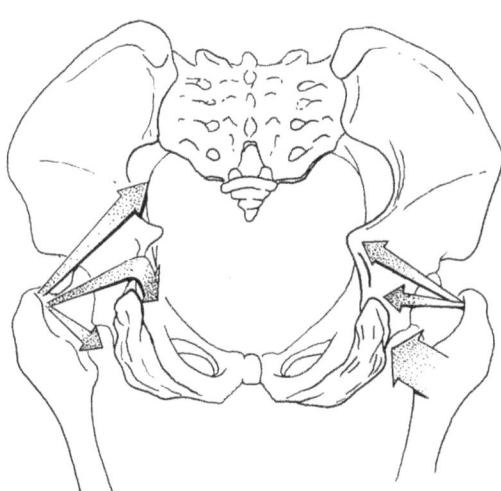

① Figuur 6.151 Schematische weergave van de werklijn van de pelvitrochantere spieren.

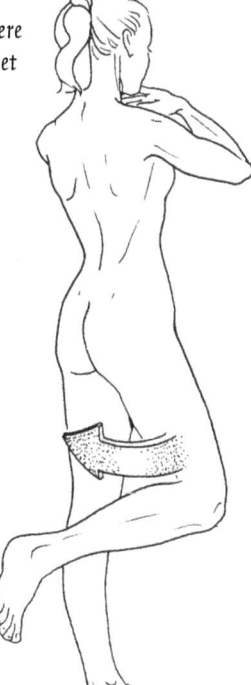

⊖ Figuur 6.152 De pelvitrochantere spieren zorgen voor exorotatie in het heupgewricht.

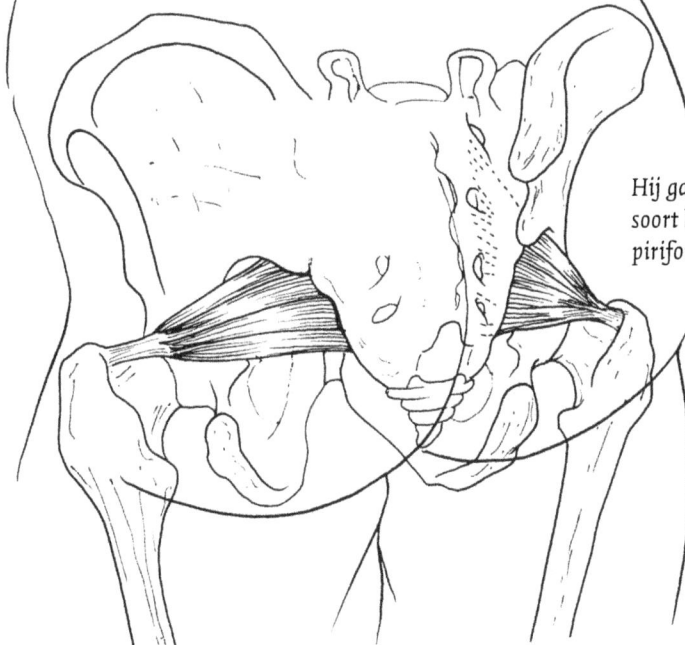

① Figuur 6.153 De m. piriformis loopt van de ventrale zijde van het os sacrum naar caudaal en lateraal.

Hij gaat door de incisura ischiadica major die er als een soort brug overheen loopt. Vervolgens eindigt de m. piriformis op het bovenste deel van de trochanter major.

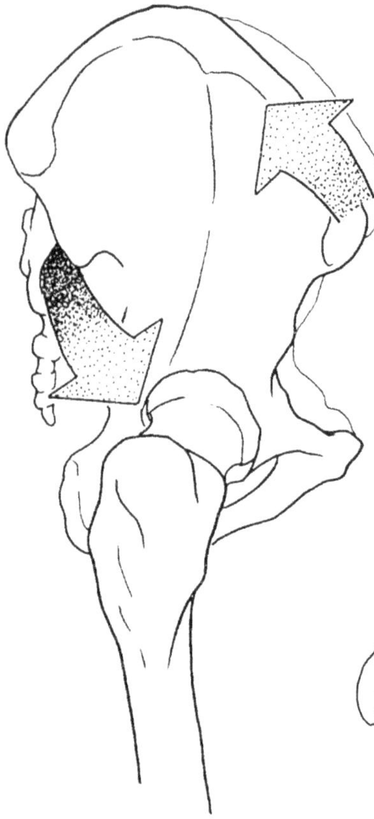

Figuur 6.154 Indien het os sacrum het punctum fixum is, geeft de m. piriformis exorotatie en enige abductie en anteflexie in het heupgewricht. Indien het femur het punctum fixum is, brengt de m. piriformis bij tweezijdige contractie de onderkant van het os sacrum naar ventraal. Het bekken beweegt daarbij mee en kantelt achterover: retroversie.
Innervatie: plexus sacralis (L5-S2).

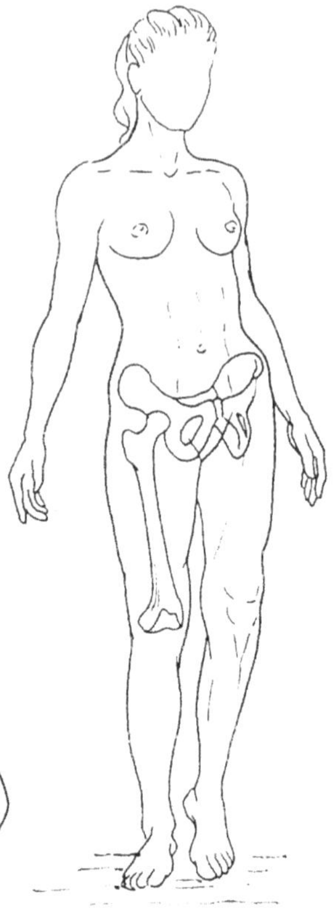

Figuur 6.155 Indien het femur het punctum fixum is, geeft de m. piriformis bij eenzijdige contractie ook endorotatie van het bekken ten opzichte van het standbeen.

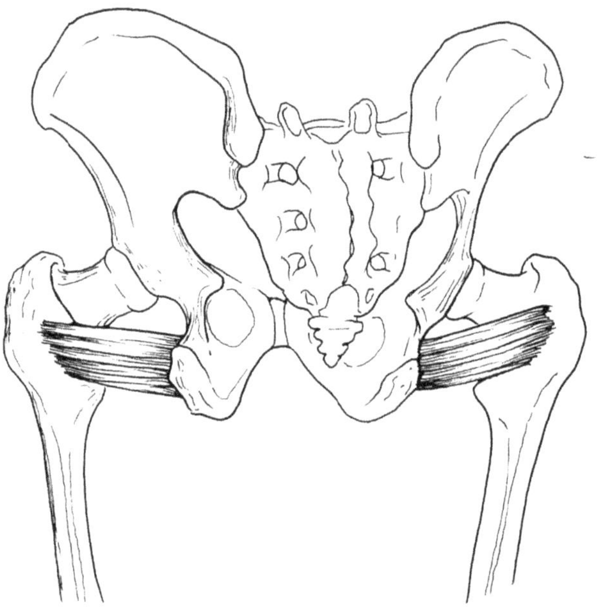

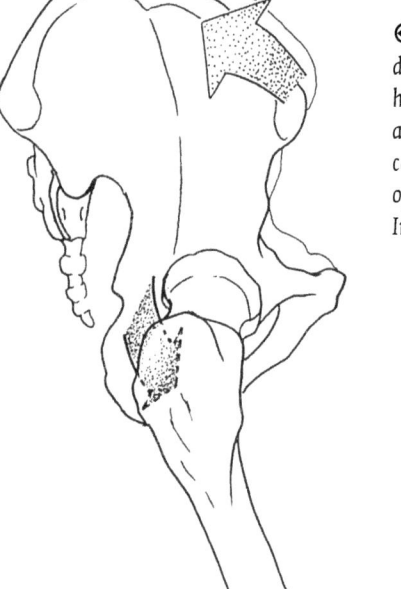

Figuur 6.156 De m. quadratus femoris begint aan de laterale zijde van het os ischii achter het foramen obturatum. Vervolgens loopt hij horizontaal naar lateraal en eindigt op de dorsale zijde van de trochanter major.

Figuur 6.157 Indien het os coxae het punctum fixum is, geeft de m. quadratus femoris exorotatie in het heupgewricht. Indien het femur het punctum fixum is, geeft hij bij tweezijdige contractie achteroverkanteling (retroversie) van het bekken. Bij eenzijdige contractie geeft hij dan tevens endorotatie van het bekken ten opzichte van het standbeen.
Innervatie: plexus sacralis (L5-S2).

De volgende vier spieren eindigen in een holte aan de binnenzijde van de trochanter major: de *fossa trochanterica*. Deze spieren zijn de m. obturatorius internus, m. gemellus superior, m. gemellus inferior en m. obturatorius externus.

① Figuur 6.158

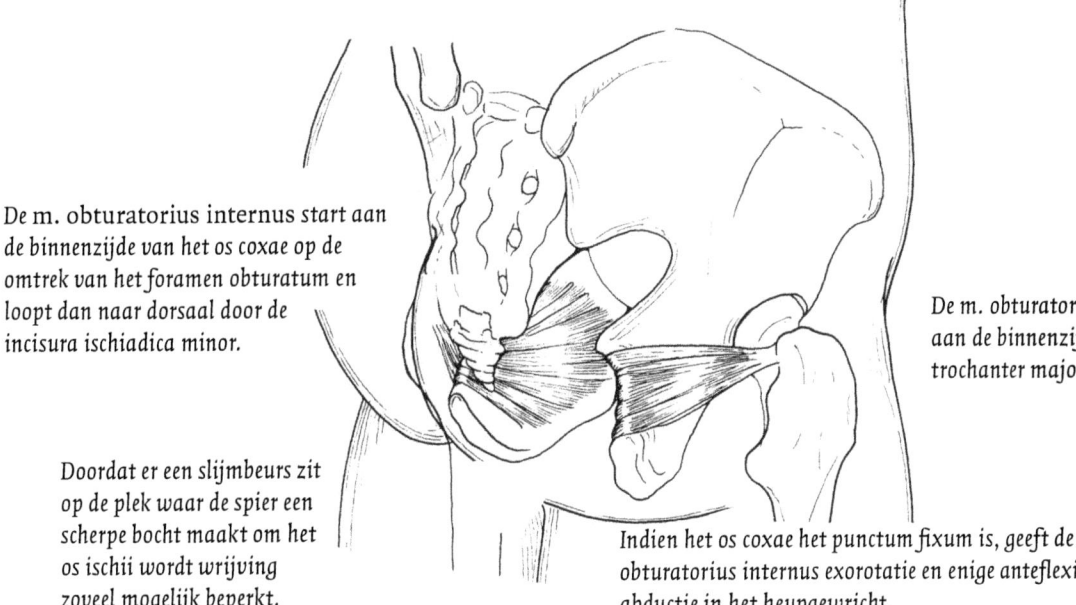

De m. obturatorius internus start aan de binnenzijde van het os coxae op de omtrek van het foramen obturatum en loopt dan naar dorsaal door de incisura ischiadica minor.

De m. obturatorius internus eindigt aan de binnenzijde van de trochanter major.

Doordat er een slijmbeurs zit op de plek waar de spier een scherpe bocht maakt om het os ischii wordt wrijving zoveel mogelijk beperkt.

Indien het os coxae het punctum fixum is, geeft de m. obturatorius internus exorotatie en enige anteflexie en abductie in het heupgewricht.

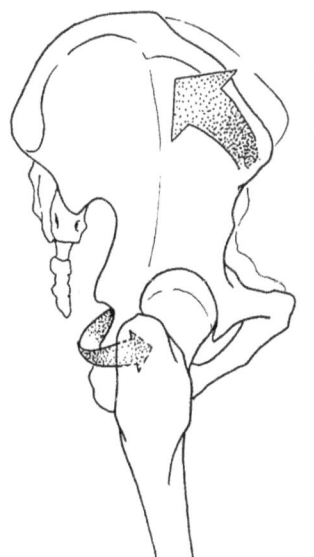

⊖ Figuur 6.159 Indien het femur het punctum fixum is, geeft de m. quadratus femoris bij tweezijdige contractie achteroverkanteling van het bekken (retroversie). Hij doet dat door de beide ossa coxae ter hoogte van de bocht naar voren te trekken.

Bij eenzijdige contractie geeft de m. obturatorius internus tevens endorotatie en lateroversie van het bekken ten opzichte van het standbeen.
Innervatie: plexus sacralis (L5-S2).

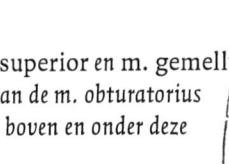

De m. gemellus superior en m. gemellus inferior zijn 'begeleiders' van de m. obturatorius internus. Ze lopen boven en onder deze spier...

...en eindigen aan de binnenzijde van de trochanter major.

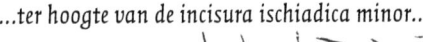

...ter hoogte van de incisura ischiadica minor...

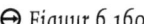

⊖ Figuur 6.160

De mm. gemelli hebben dezelfde functie als de m. obturatorius internus.

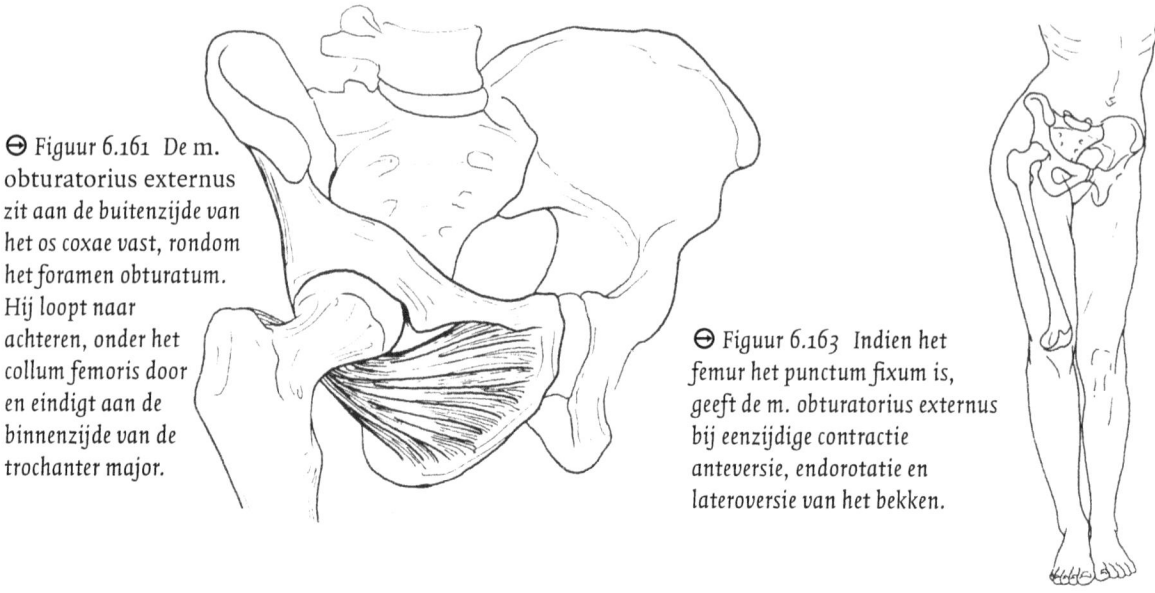

Figuur 6.161 De m. obturatorius externus zit aan de buitenzijde van het os coxae vast, rondom het foramen obturatum. Hij loopt naar achteren, onder het collum femoris door en eindigt aan de binnenzijde van de trochanter major.

Figuur 6.163 Indien het femur het punctum fixum is, geeft de m. obturatorius externus bij eenzijdige contractie anteversie, endorotatie en lateroversie van het bekken.

Figuur 6.162 Indien het os coxae het punctum fixum is, geeft de m. obturatorius externus exorotatie, anteflexie en abductie in het heupgewricht. Indien het femur het punctum fixum is, trekt hij bij tweezijdige contractie de onderzijde van het os coxae naar dorsaal en geeft zo vooroverkanteling (anteversie) van het bekken.
Innervatie: n. obturatorius (L1-L4).

6.24 De stabilisering van het heupgewricht door de mm. obturatorii en de mm. gemelli

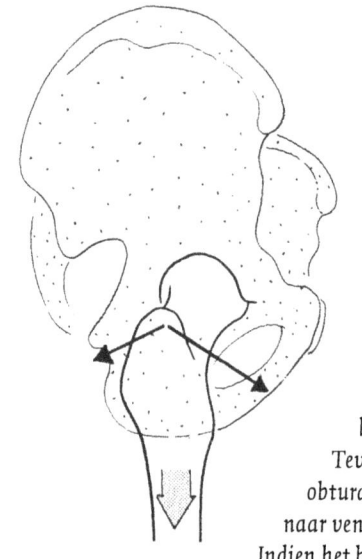

Figuur 6.164 Als we van lateraal naar het heupgewricht kijken, zien we dat de m. obturatorius internus en de mm. gemelli schuin naar dorsaal en caudaal lopen.
Tevens zien we dat de m. obturatorius externus schuin naar ventraal en caudaal loopt. Indien het bekken het punctum fixum is en ze beide contraheren, trekken ze het femur naar caudaal ten opzichte van het bekken. Indien het femur het punctum fixum is en ze beide contraheren (bijvoorbeeld bij stand op twee benen), heffen ze het bekken ten opzichte van het femur.

Figuur 6.165 Het caput femoris word door aanspanning van de mm. obturatorii en de mm. gemelli zo naar caudaal getrokken. Hoewel het maar om een kleine beweging gaat, is het resultaat een ontlasting van het craniale deel van het gewricht. Dit is vooral van belang bij kraakbeenaandoeningen van het heupgewricht.

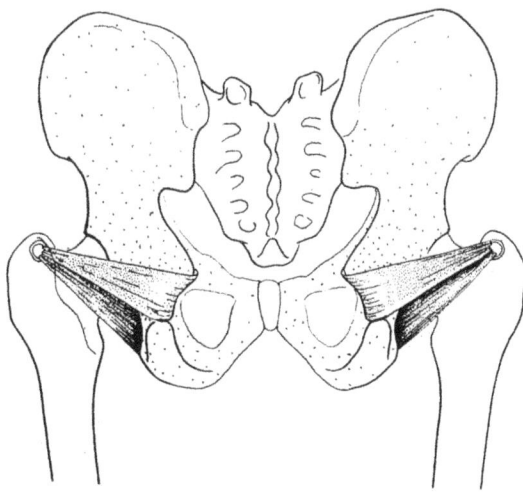

◉ Figuur 6.166 We kunnen de mm. obturatorii en de mm. gemelli vergelijken met een hangmat die het bekken tussen de beide femora ondersteunt.

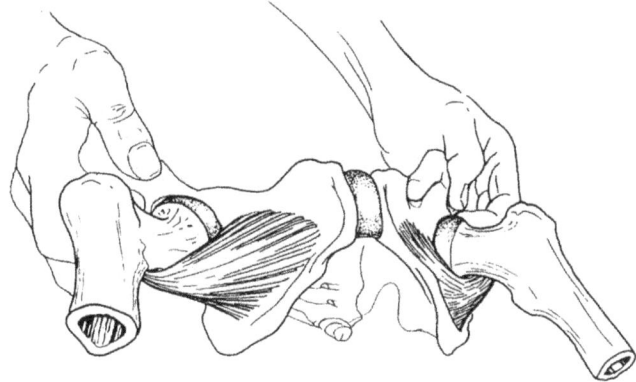

◉ Figuur 6.167 In deze figuur is het bekken achterover gekanteld en zien we de mm. obturatorii externi van caudaal. De spieren lopen caudaal van het caput en collum femoris en buigen vervolgens naar craniaal en lateraal.

6.25 De overige diepe spieren van de art. coxae

◉ Figuur 6.168 De m. psoas major begint op de wervels Th12-L5. Een vezelbundel is afkomstig van de dwarsuitsteeksels en een andere vezelbundel zit met bindweefselbruggen vast aan de laterale zijde van de corpora.

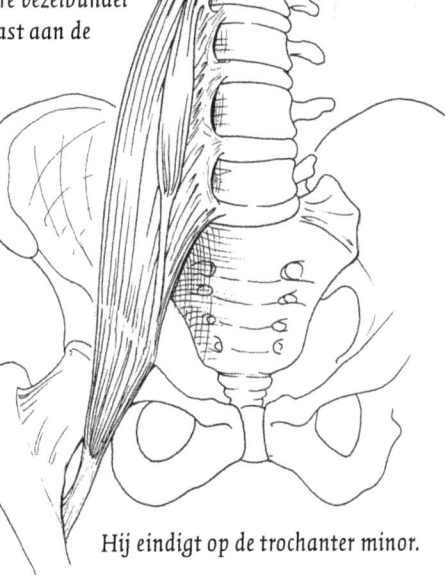

De spier loopt dan naar caudaal en een beetje naar lateraal. Vervolgens buigt hij langs de voorrand van het bekken.

◉ Figuur 6.169 De m. psoas major verandert op de voorrand van het bekken van richting. Om wrijving te beperken ligt hier een slijmbeurs (bursa) onder de spier.

Hij eindigt op de trochanter minor.

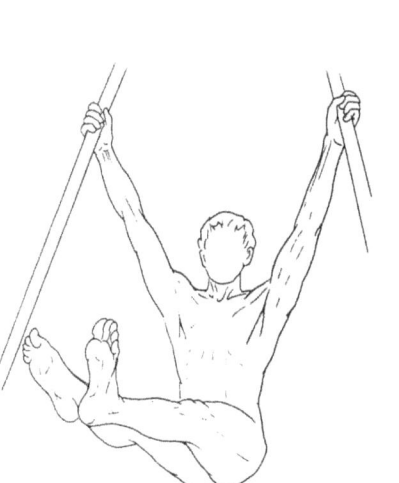

◉ Figuur 6.170 Indien de wervelkolom het punctum fixum is, geeft de m. psoas major anteflexie van het heupgewricht (en enige adductie en exorotatie). Indien het femur het punctum fixum is, zie Figuur 2.218.
Innervatie: plexus lumbalis (L1-L3).

⊖ Figuur 6.171 De m. iliacus zit vast aan de gehele binnenzijde van het os ilium: de fossa iliaca.

Net als de m. psoas major verandert de m. iliacus van richting op de voorrand van het bekken. Een slijmbeurs voorkomt te grote wrijving.

Hij eindigt met een pees op de trochanter minor.

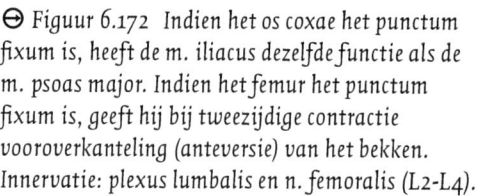

⊖ Figuur 6.172 Indien het os coxae het punctum fixum is, heeft de m. iliacus dezelfde functie als de m. psoas major. Indien het femur het punctum fixum is, geeft hij bij tweezijdige contractie vooroverkanteling (anteversie) van het bekken. Innervatie: plexus lumbalis en n. femoralis (L2-L4).

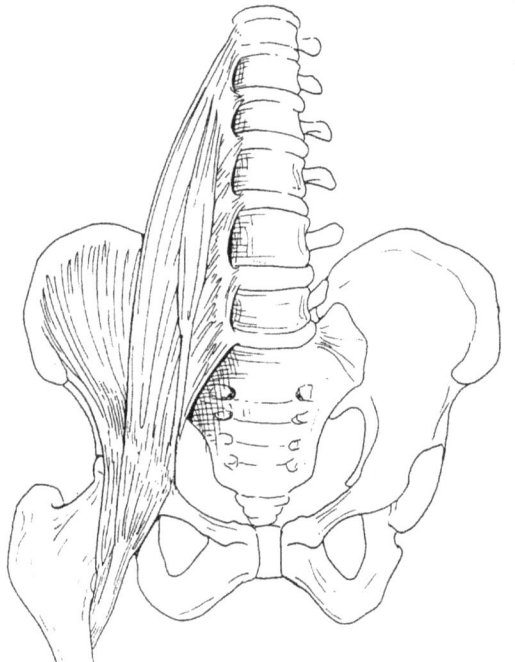

① Figuur 6.173 De m. psoas major en de m. iliacus worden dikwijls als één spier beschreven (m. iliopsoas) vanwege de dicht bij elkaar liggende aanhechting op het femur en hun gemeenschappelijk effect op het femur.
Hun effect op de craniale aanhechting is echter heel verschillend. De m. iliacus is een heupspier, terwijl de m. psoas major een spier van de lumbale wervelkolom is.

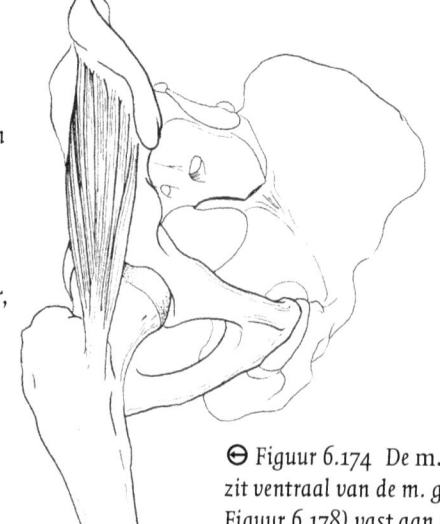

⊖ Figuur 6.174 De m. gluteus minimus zit ventraal van de m. gluteus medius (zie Figuur 6.178) vast aan de facies glutea van het os ilium.
Hij eindigt op de ventrale zijde van de trochanter major.

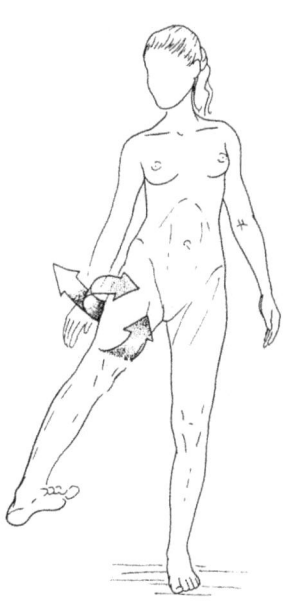

● Figuur 6.175 De functie van de m. gluteus minimus lijkt op die van de voorste vezels van de m. gluteus medius (zie Figuur 6.179), maar is wat zwakker: indien het bekken het punctum fixum is, geeft de m. gluteus minimus anteflexie, abductie en endorotatie van het heupgewricht.

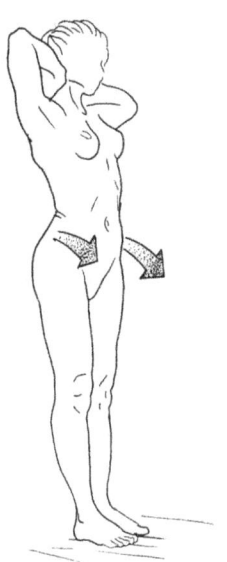

● Figuur 6.176 Indien het femur het punctum fixum is, geeft hij bij tweezijdige contractie vooroverkanteling van het bekken (anteversie).

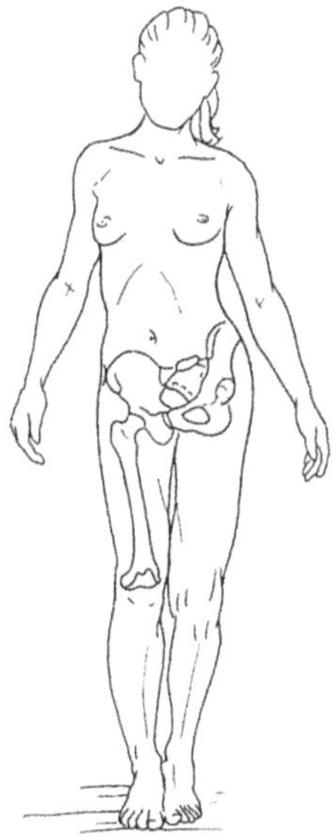

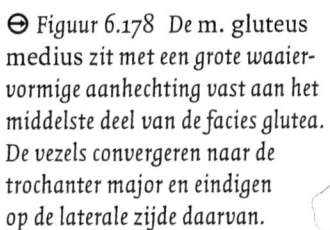

● Figuur 6.177 Indien het femur het punctum fixum is, geeft de m. gluteus minimus bij eenzijdige contractie tevens lateroversie en exorotatie van het bekken.
Innervatie: n. gluteus superior (L4-S1).

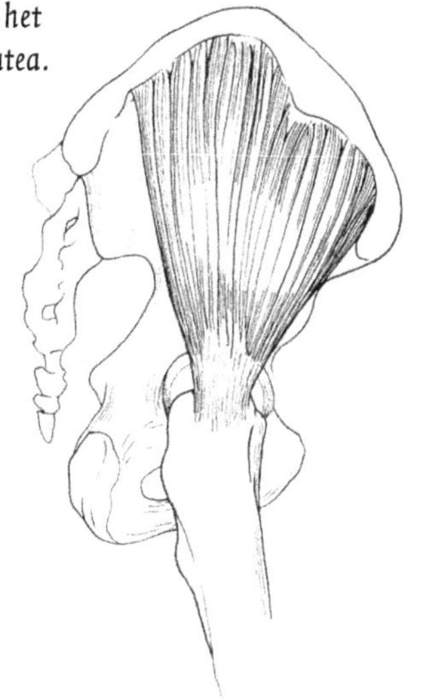

● Figuur 6.178 De m. gluteus medius zit met een grote waaiervormige aanhechting vast aan het middelste deel van de facies glutea. De vezels convergeren naar de trochanter major en eindigen op de laterale zijde daarvan.

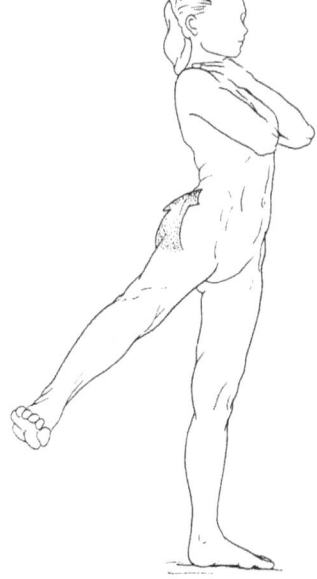

● Figuur 6.179 Indien het bekken het punctum fixum is, geeft de m. gluteus medius abductie van het heupgewricht. Dit is zijn belangrijkste functie in open keten. Hij geeft tevens anteflexie met de voorste vezels en retroflexie met de achterste vezels.

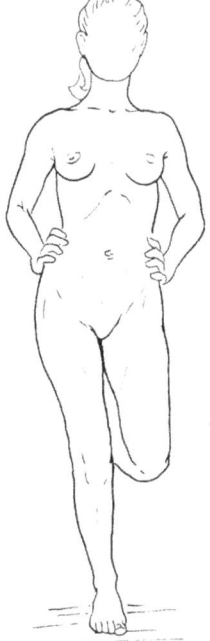

● Figuur 6.180 Indien het femur het punctum fixum is, kantelt de m. gluteus medius bij tweezijdige contractie van de voorste vezels het bekken voorover (anteversie). Met de achterste vezels kantelt hij het bekken achterover (retroversie).
Bij eenzijdige contractie geeft hij zijwaartskanteling (lateroversie) van het bekken. Dit is de belangrijkste functie in gesloten keten.

Bij stand op één been stabiliseert de m. gluteus medius het bekken. Hij voorkomt dan dat het bekken aan de kant van het zwaaibeen daalt.
Innervatie: n. gluteus superior (L4-L5).

6.26 De spieren van de art. coxae en de art. genus (1)

De m. quadriceps femoris heeft vier koppen die op een gemeenschappelijke pees eindigen. Deze pees omvat de patella en zit er voor een deel ook aan vast. Distaal van de patella vormt de pees het lig. patellae dat eindigt op de tuberositas tibiae (zie Figuur 6.140).

① Figuur 6.181 De m. rectus femoris komt vanaf de spina iliaca anterior inferior (siai) van het os coxae en loopt ventraal van de m. vastus intermedius, m. vastus lateralis en m. vastus medialis naar de gemeenschappelijke eindpees. In tegenstelling tot deze andere drie koppen van de m. quadriceps loopt de m. rectus femoris zowel over het heupgewricht als over de knie.

⊖ Figuur 6.183 De m. vastus intermedius wordt bedekt door de m. vastus lateralis en de m. vastus medialis die vanaf de dorsale zijde van het femur (linea aspera) naar ventraal lopen.

De m. vastus lateralis ligt aan de laterale zijde.

de m. vastus medialis ligt aan de mediale zijde (zie voor details Figuur 6.184). Innervatie van de m. quadriceps femoris: n. femoralis (L2-L4).

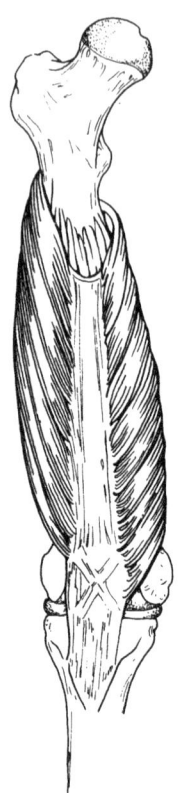

Dorsaal aanzicht van het femur

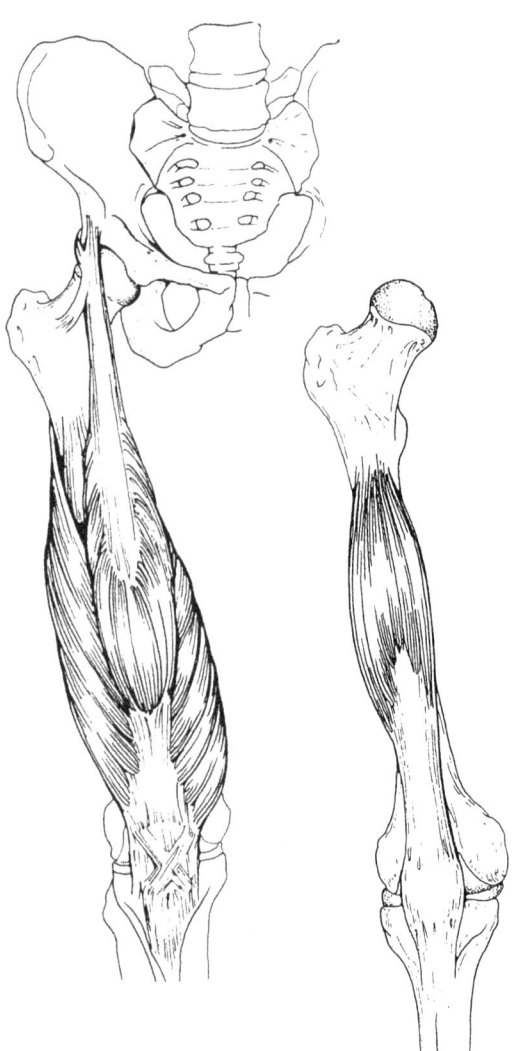

① Figuur 6.182 De m. vastus intermedius is de diepste kop. Deze zit vast aan het bovenste ⅔ deel van de voorzijde van het femur. De vezels lopen in de lengterichting van het femur.

⊖ Figuur 6.184 De m. vastus medialis en de m. vastus lateralis zitten vast aan de gehele lengte van de linea aspera (zie Figuur 6.33). De m. vastus medialis bezet de mediale richel hiervan en de m. vastus lateralis bezet de laterale richel. Vervolgens lopen ze rondom het femur naar de ventrale zijde van het bovenbeen.

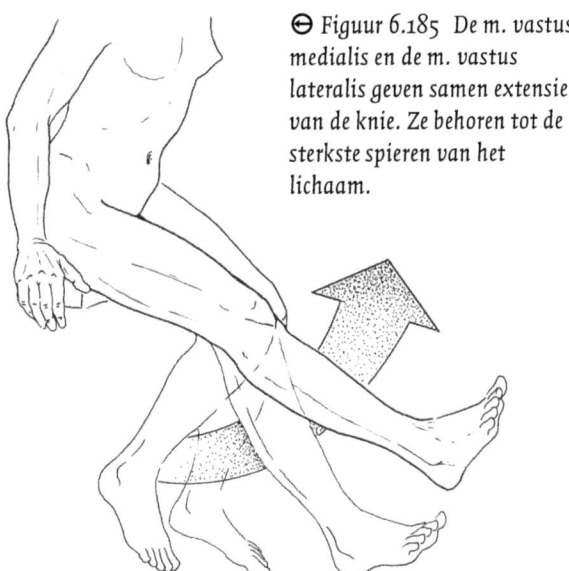

⊖ Figuur 6.185 De m. vastus medialis en de m. vastus lateralis geven samen extensie van de knie. Ze behoren tot de sterkste spieren van het lichaam.

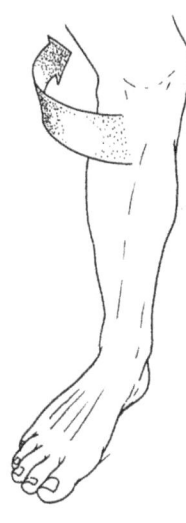

⊖ Figuur 6.186 Bij een gebogen been dragen de mm. vasti in geringe mate bij aan rotatie van de tibia, waarbij ze de patella zijwaarts trekken.
De trekkracht van de m. vastus lateralis is naar lateraal (exorotatie).

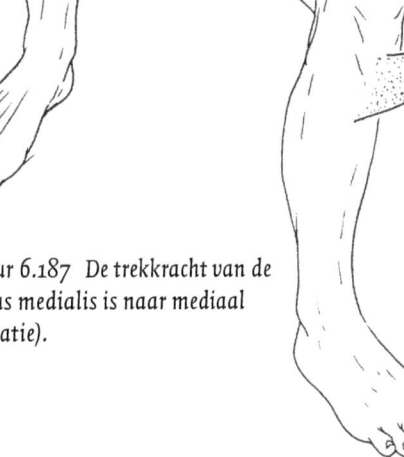

⊖ Figuur 6.187 De trekkracht van de m. vastus medialis is naar mediaal (endorotatie).

Bij een gestrekt been is rotatie in de knie niet mogelijk. De mm. vasti geven dan stabiliteit aan de mediale en laterale zijde. Deze actieve stabilisering completeert de passieve stabilisering door de ligamenten (zie paragraaf 6.19).

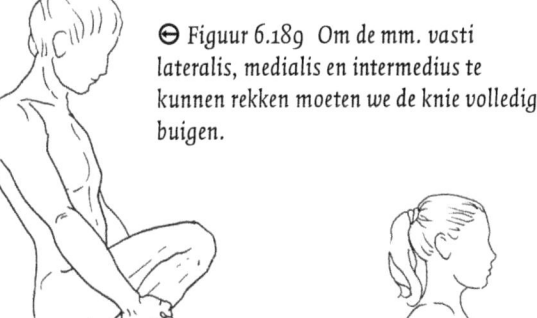

⊖ Figuur 6.189 Om de mm. vasti lateralis, medialis en intermedius te kunnen rekken moeten we de knie volledig buigen.

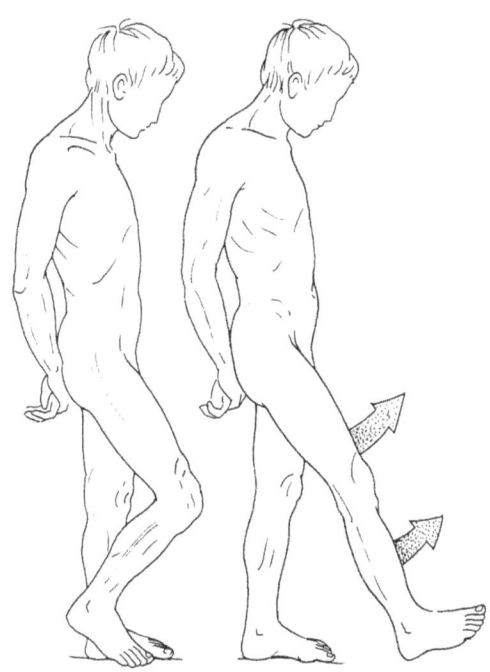

① Figuur 6.188 Indien het bekken het punctum fixum is, geeft de m. rectus femoris anteflexie in het heupgewricht en extensie in de knie (bijvoorbeeld tijdens het gaan). Indien het femur (of de tibia) het punctum fixum is, geeft hij anteversie (vooroverkanteling) van het bekken en tevens extensie van de knie.

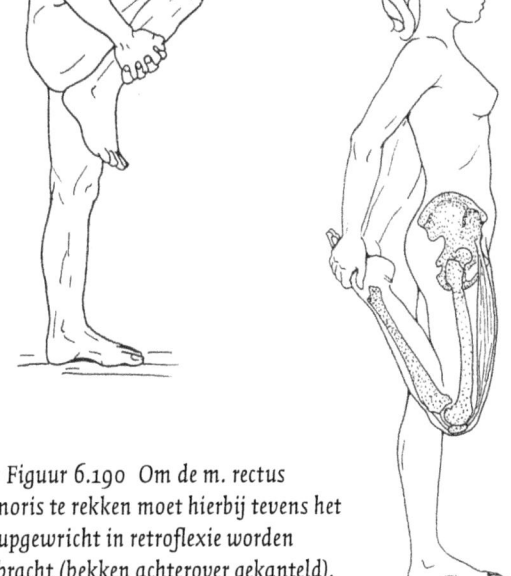

⊖ Figuur 6.190 Om de m. rectus femoris te rekken moet hierbij tevens het heupgewricht in retroflexie worden gebracht (bekken achterover gekanteld).

Verkorting van de m. rectus femoris is vaak de oorzaak van een gedwongen anteflexie van het been, hetgeen te zien is aan een anteversiestand van het bekken.

⊕ Figuur 6.191 De m. sartorius.

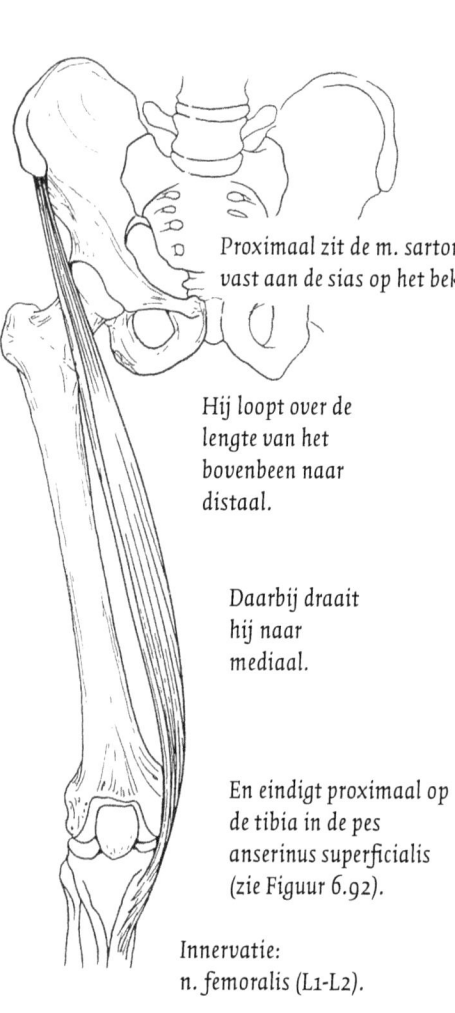

Proximaal zit de m. sartorius vast aan de sias op het bekken.

Hij loopt over de lengte van het bovenbeen naar distaal.

Daarbij draait hij naar mediaal.

En eindigt proximaal op de tibia in de pes anserinus superficialis (zie Figuur 6.92).

Innervatie: n. femoralis (L1-L2).

⊖ Figuur 6.192 De m. sartorius is een lange, slanke spier die aan de voorzijde van het been ventraal en mediaal van de m. quadriceps loopt.

⊖ Figuur 6.193 Indien het bekken het punctum fixum is, geeft de m. sartorius anteflexie, abductie en exorotatie van het heupgewricht en flexie en endorotatie van de knie.
Indien het been het punctum fixum is, geeft hij bij tweezijdige contractie anteversie van het bekken en bij eenzijdige contractie anteversie, endorotatie en lateroversie van een bekkenhelft.

Op de dorsale zijde van het bovenbeen liggen drie spieren die samen de *hamstrings* of *ischiocrurale spieren* genoemd worden. Ze beginnen op het tuber ischiadicum en lopen naar het onderbeen. Twee van deze spieren lopen naar de mediale zijde en eindigen op de tibia: de m. semimembranosus en de m. semitendinosus. De m. biceps femoris loopt aan de laterale zijde en eindigt op de fibula.

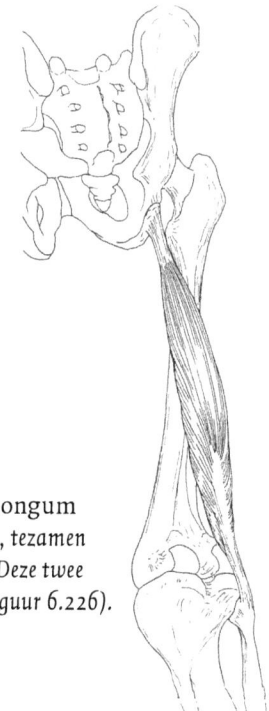

⊖ Figuur 6.194 De m. biceps femoris caput longum loopt naar lateraal en eindigt op het caput fibulae, tezamen met de pees van de m. biceps femoris caput breve. Deze twee koppen vormen samen de m. biceps femoris (zie Figuur 6.226).

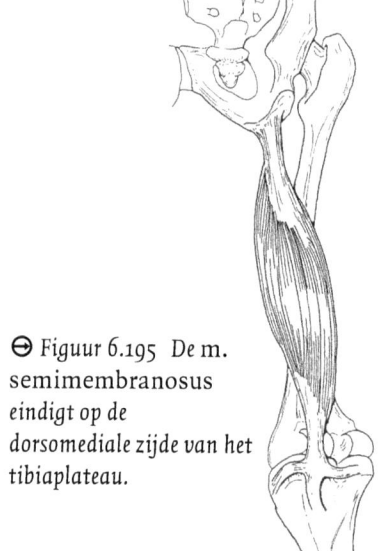

⊖ Figuur 6.195 De m. semimembranosus eindigt op de dorsomediale zijde van het tibiaplateau.

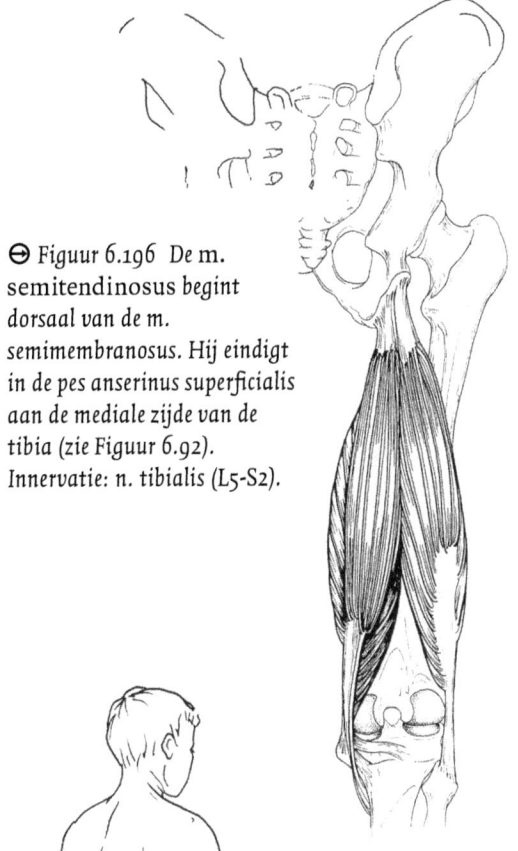

Figuur 6.196 De m. semitendinosus begint dorsaal van de m. semimembranosus. Hij eindigt in de pes anserinus superficialis aan de mediale zijde van de tibia (zie Figuur 6.92). Innervatie: n. tibialis (L5-S2).

Deze drie spieren zijn bi-articulair, ze lopen zowel over het heupgewricht als over de knie. Ze hebben daarom een gecombineerde functie over deze beide gewrichten.

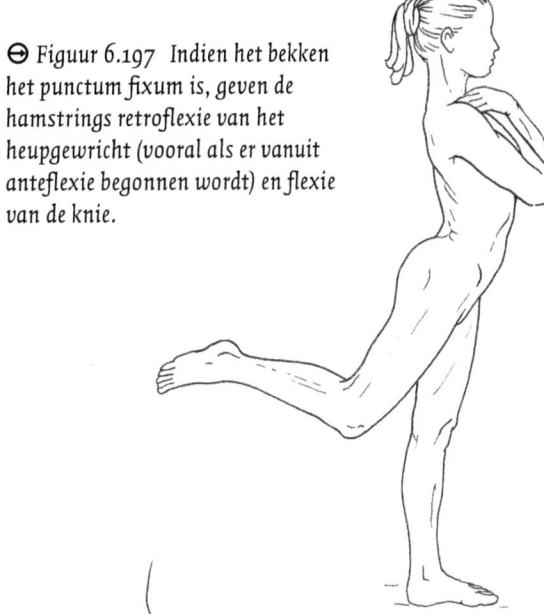

Figuur 6.197 Indien het bekken het punctum fixum is, geven de hamstrings retroflexie van het heupgewricht (vooral als er vanuit anteflexie begonnen wordt) en flexie van de knie.

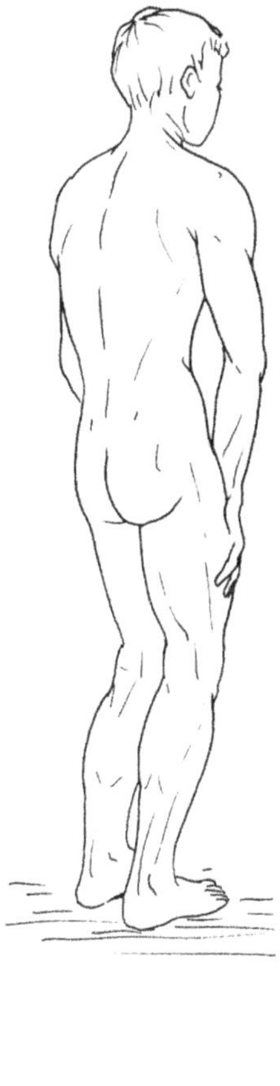

Figuur 6.198 Indien het been het punctum fixum is, geven de hamstrings retroversie van het bekken.

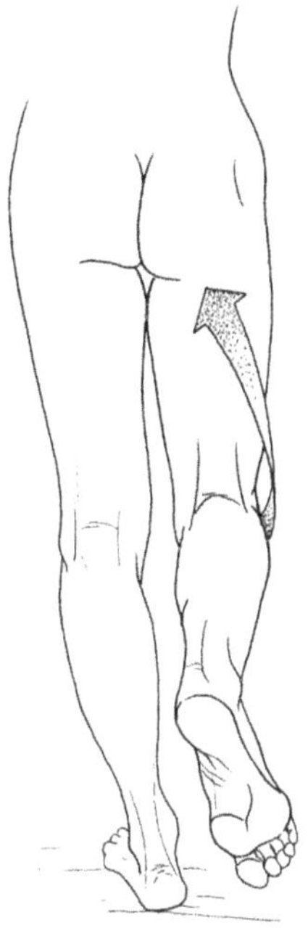

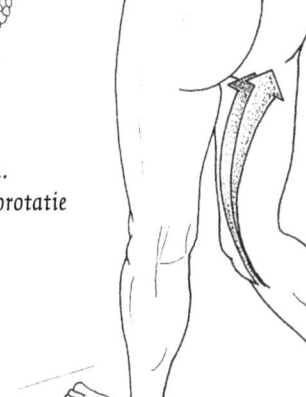

Figuur 6.199 De m. biceps femoris geeft exorotatie van de gebogen knie.

Figuur 6.200 De m. semimembranosus en de m. semitendinosus geven endorotatie van de gebogen knie.

De pezen van de hamstrings vormen de bovengrens van de *fossa poplitea*. Ze zijn vooral bij actieve flexie van de knie goed zichtbaar.

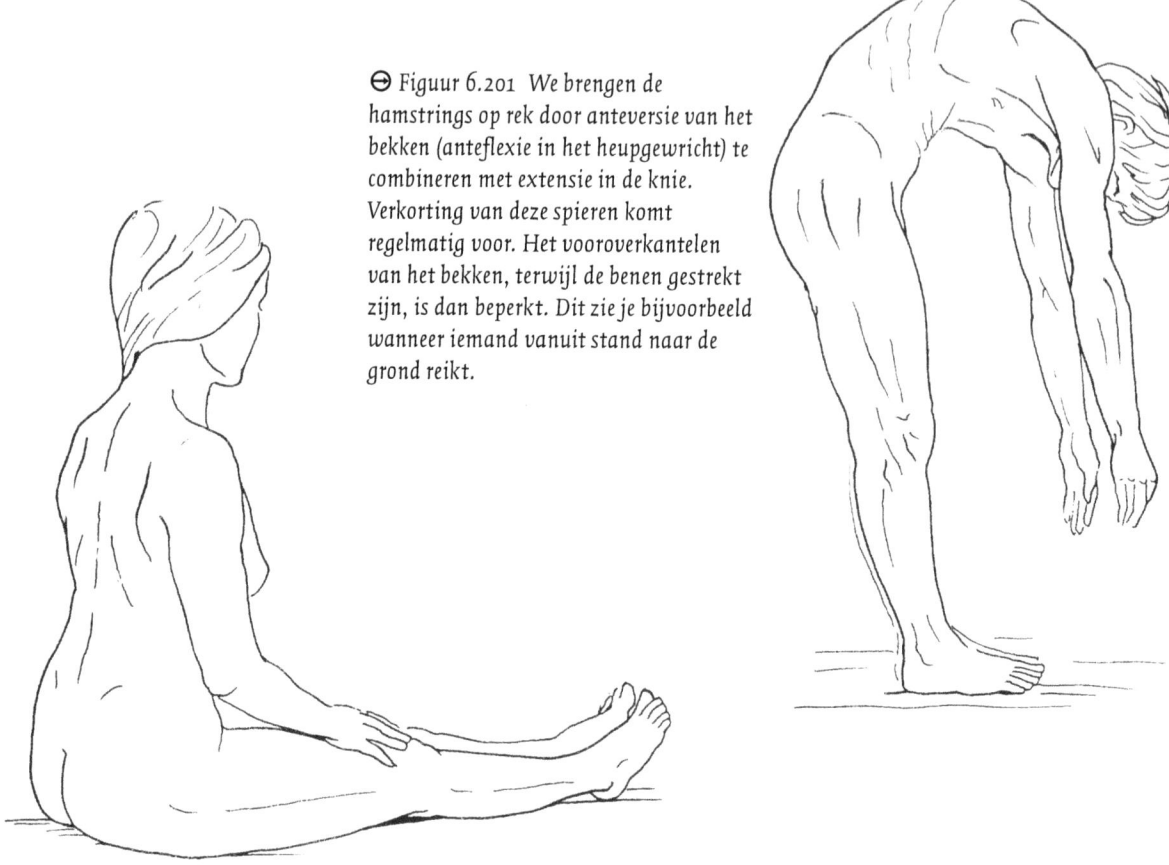

⊖ Figuur 6.201 We brengen de hamstrings op rek door anteversie van het bekken (anteflexie in het heupgewricht) te combineren met extensie in de knie. Verkorting van deze spieren komt regelmatig voor. Het vooroverkantelen van het bekken, terwijl de benen gestrekt zijn, is dan beperkt. Dit zie je bijvoorbeeld wanneer iemand vanuit stand naar de grond reikt.

① Figuur 6.202 Zitpositie bij normale hamstrings.

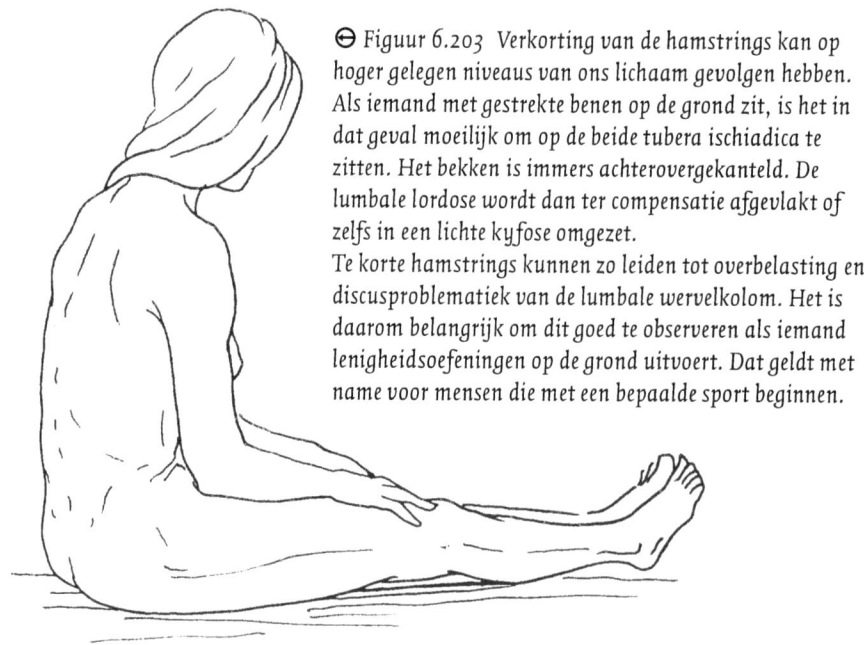

⊖ Figuur 6.203 Verkorting van de hamstrings kan op hoger gelegen niveaus van ons lichaam gevolgen hebben. Als iemand met gestrekte benen op de grond zit, is het in dat geval moeilijk om op de beide tubera ischiadica te zitten. Het bekken is immers achterovergekanteld. De lumbale lordose wordt dan ter compensatie afgevlakt of zelfs in een lichte kyfose omgezet.
Te korte hamstrings kunnen zo leiden tot overbelasting en discusproblematiek van de lumbale wervelkolom. Het is daarom belangrijk om dit goed te observeren als iemand lenigheidsoefeningen op de grond uitvoert. Dat geldt met name voor mensen die met een bepaalde sport beginnen.

6.27 De overige spieren van de art. coxae

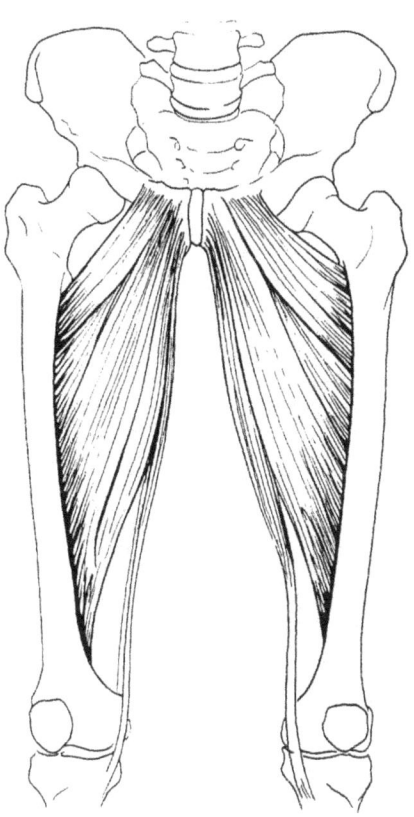

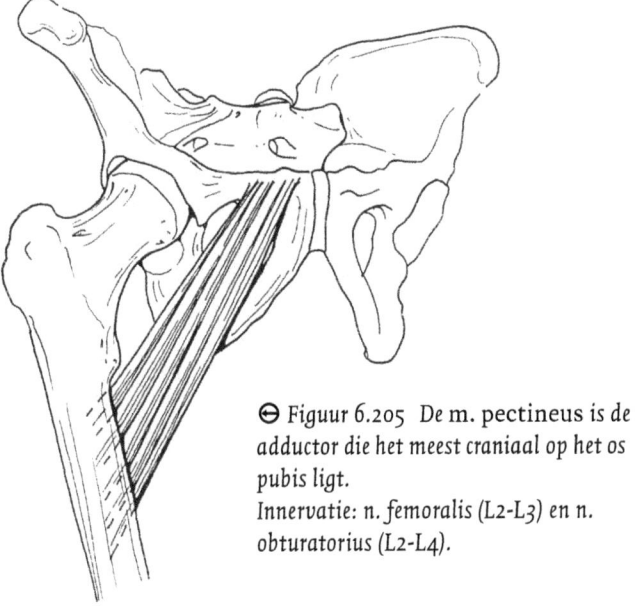

Figuur 6.204 Adductoren is de verzamelnaam voor een groep van vijf spieren aan de mediale zijde van het bovenbeen. Ze zitten vast rondom het foramen obturatum vanaf het craniale deel van het os pubis tot aan de ramis ossis ischii. De adductoren lopen vervolgens naar de linea aspera op het femur. Ook hier wisselen ze elkaar van proximaal naar distaal af.

Figuur 6.205 De m. pectineus is de adductor die het meest craniaal op het os pubis ligt.
Innervatie: n. femoralis (L2-L3) en n. obturatorius (L2-L4).

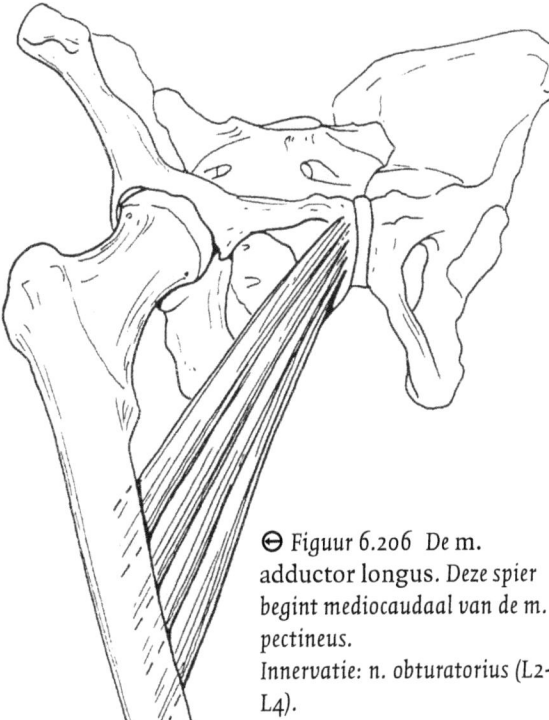

Figuur 6.206 De m. adductor longus. Deze spier begint mediocaudaal van de m. pectineus.
Innervatie: n. obturatorius (L2-L4).

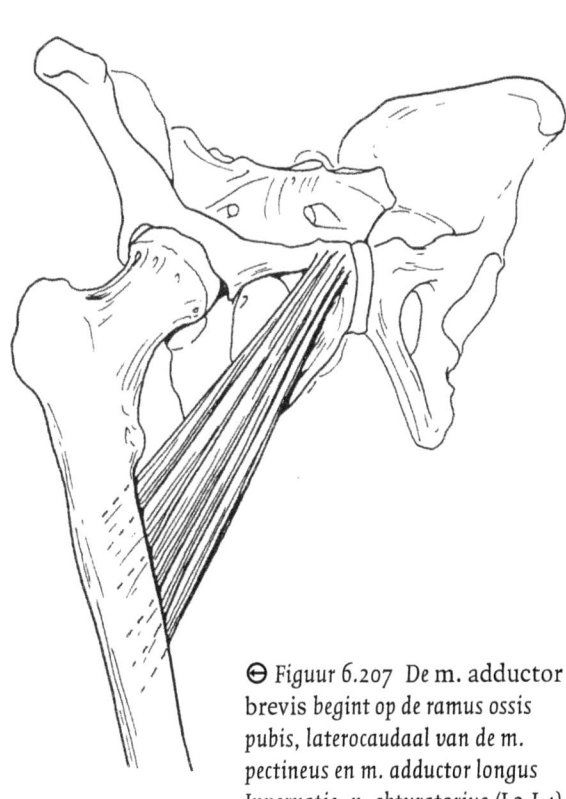

Figuur 6.207 De m. adductor brevis begint op de ramus ossis pubis, laterocaudaal van de m. pectineus en m. adductor longus
Innervatie: n. obturatorius (L2-L4).

De twee overige adductoren, de m. adductor magnus en m. gracilis, zijn van dorsaal goed op het been te zien.

⊖ Figuur 6.208

De m. gracilis (1) zit het meest mediaal vast op het os pubis. Hij loopt verticaal aan de binnenzijde van het bovenbeen naar distaal..

De spier eindigt op de tibia in de pes anserinus superficialis.

Hij is bi-articulair en loopt zowel over het heupgewricht als over de knie.

Innervatie: n. obturatorius (L2-L4).

De m. adductor magnus is de belangrijkste adductor. Hij heeft twee vezelbundels:
- een enigszins horizontaal lopende bundel (2) die afbuigt van de ramus ossis pubis en ramus ossis ischii;
- een verticaal lopende bundel (3) die dorsaal ervan vastzit en vandaar naar de proximale zijde van de mediale femurcondyl loopt.

Innervatie: n. obturatorius (L3-L4) en n. tibialis (L3-L5).

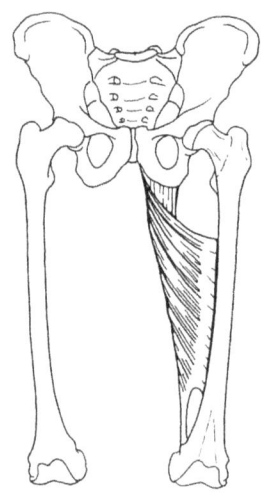

⊖ Figuur 6.209 In ventraal aanzicht kunnen we zien hoe de m. adductor magnus van het bekken naar het femur afbuigt.

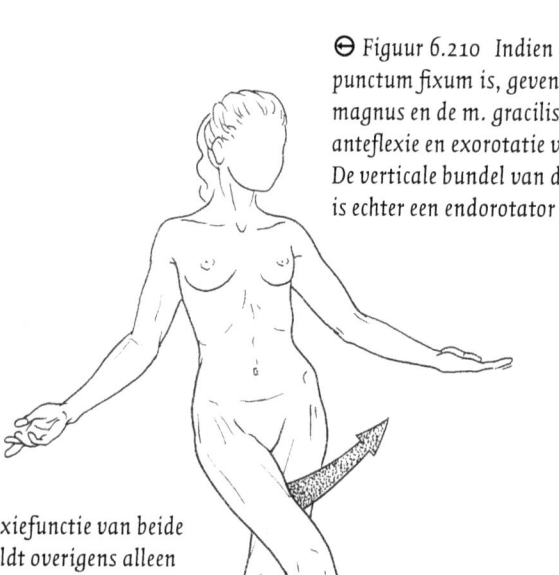

⊖ Figuur 6.210 Indien het bekken het punctum fixum is, geven de m. adductor magnus en de m. gracilis allebei adductie, anteflexie en exorotatie van het heupgewricht. De verticale bundel van de m. adductor magnus is echter een endorotator van het heupgewricht.

⊖ Figuur 6.211 De m. gracilis geeft tevens flexie en endorotatie van de knie.

De anteflexiefunctie van beide spieren geldt overigens alleen vanuit de anatomische houding of indien het heupgewricht in retroflexie staat. Bij anteflexie van het heupgewricht veranderen beide spieren in retroflexoren.

Indien het femur het punctum fixum is, geven ze lateroversie, anteversie en exorotatie van een bekkenhelft (met uitzondering van de verticale bundel van de m. adductor magnus die endorotatie van een bekkenhelft geeft).

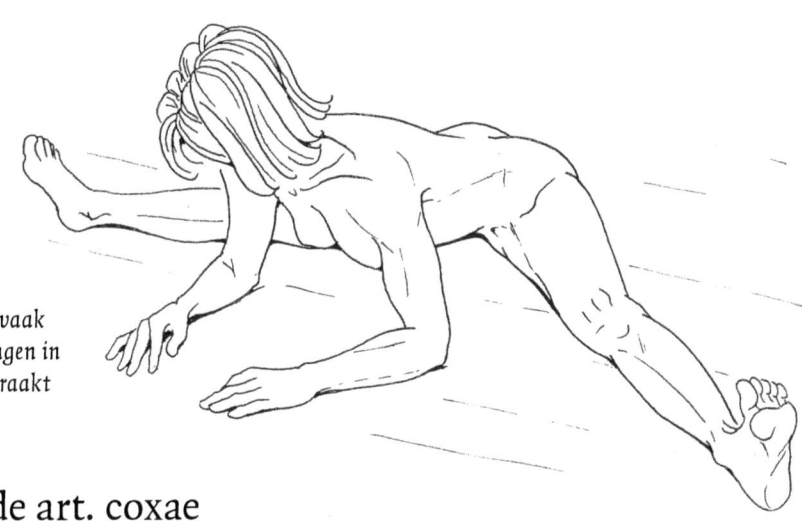

⊖ Figuur 6.212 De adductoren lopen vaak letsel op bij te heftige lenigheidsoefeningen in abductierichting. Vooral de m. gracilis raakt daarbij vaak geblesseerd.

6.28 De spieren van de art. coxae en de art. genus (2)

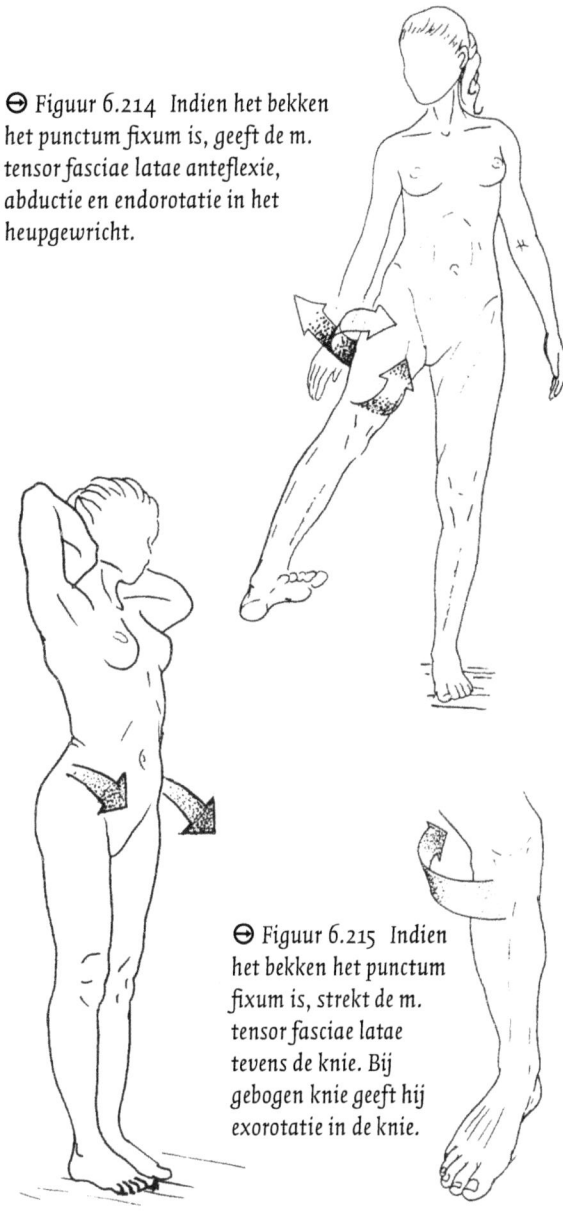

⊖ Figuur 6.214 Indien het bekken het punctum fixum is, geeft de m. tensor fasciae latae anteflexie, abductie en endorotatie in het heupgewricht.

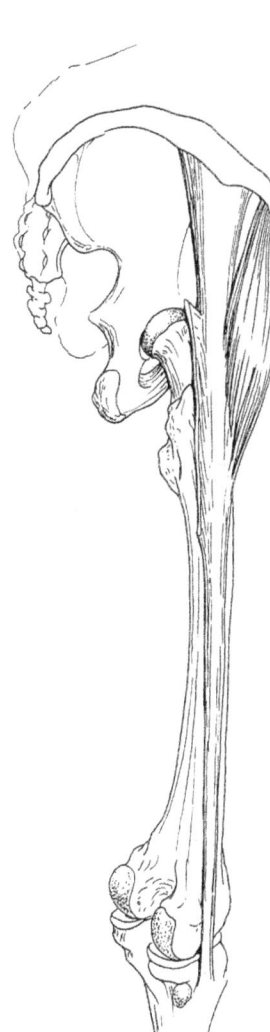

⊖ Figuur 6.213

De m. tensor fasciae latae zit proximaal vast aan de sias van het bekken. Hij loopt vervolgens naar distaal, dorsaal en een beetje naar lateraal en eindigt in de fascia lata.
Het is een lange, platte band van bindweefsel die als een lint over de laterale zijde van het bovenbeen loopt. De fascia lata eindigt aan de laterale zijde van het tibiaplateau op het zogenaamde tuberculum van Gerdy (zie Figuur 6.90). De verticale vezels aan de laterale zijde van de fascia lata vormen de tractus iliotibialis.

⊖ Figuur 6.215 Indien het bekken het punctum fixum is, strekt de m. tensor fasciae latae tevens de knie. Bij gebogen knie geeft hij exorotatie in de knie.

① Figuur 6.216 Indien het been het punctum fixum is, geeft deze spier bij tweezijdige contractie anteversie van het bekken.

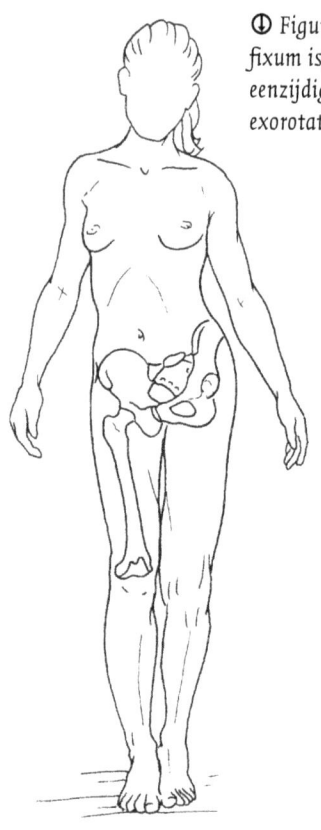

⊕ Figuur 6.217 Indien het femur het punctum fixum is, geeft de m. tensor fasciae latae bij eenzijdige contractie anteversie, lateroversie en exorotatie van het bekken.

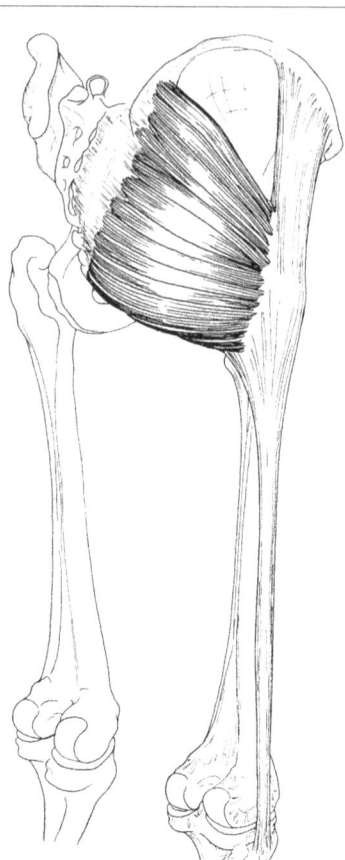

⊖ Figuur 6.218 De m. gluteus maximus is een van de grootste en krachtigste spieren van het lichaam. Hij heeft een oppervlakkige laag en een diepe laag. Hij zit vast aan de dorsale zijde van het os sacrum en het os coccygis en aan de dorsale zijde van de facies glutea van het os ilium. De diepe laag eindigt op het proximale deel van de linea aspera. De oppervlakkige laag eindigt in de fascia lata.

⊕ Figuur 6.219 Hier zijn de aanhechtingsplaatsen van de m. gluteus maximus weergegeven. Die van de oppervlakkige laag is lichtgrijs afgebeeld en die van de diepe laag donkergrijs.

Functie van de diepe laag

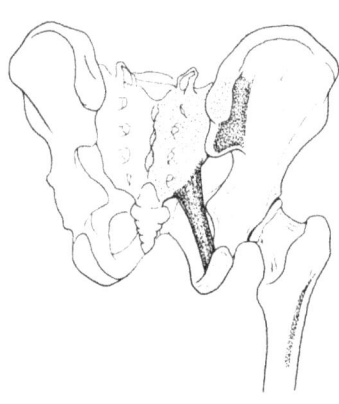

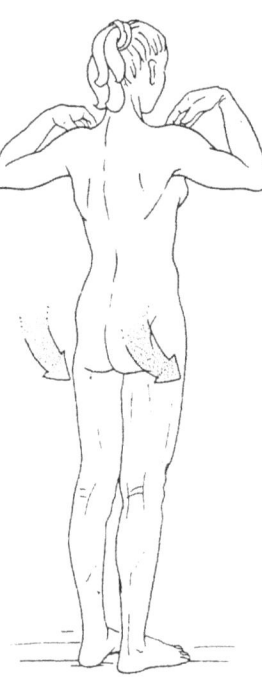

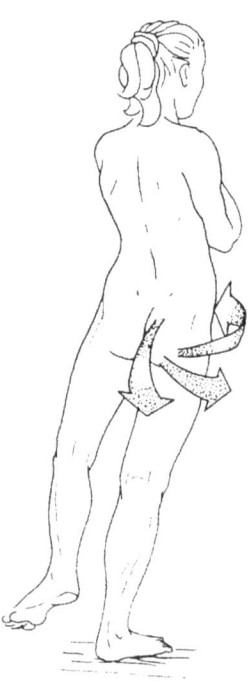

⊖ Figuur 6.220 Indien het bekken het punctum fixum is, geeft de m. gluteus maximus retroflexie, exorotatie en een beetje adductie van het heupgewricht.

⊕ Figuur 6.221 Indien het femur het punctum fixum is, geeft de m. gluteus maximus bij tweezijdige contractie retroversie van het bekken.

⊕ Figuur 6.222 Indien het femur het punctum fixum is, geeft de m. gluteus maximus bij eenzijdige contractie retroversie, endorotatie en lateroversie van het bekken.

Functie van de oppervlakkige laag

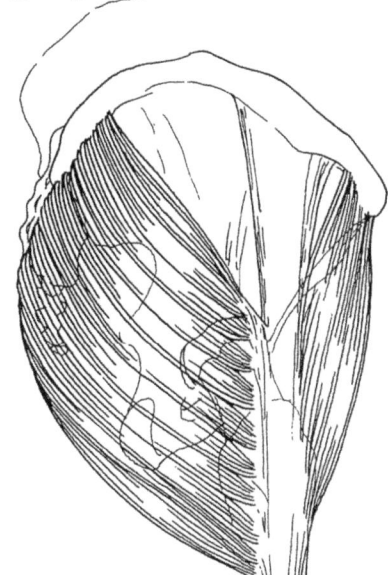

Figuur 6.223

Aan de dorsale zijde ligt het oppervlakkige deel van de m. gluteus maximus.

Aan de ventrale zijde ligt de m. tensor fasciae latae.

Zowel de m. gluteus maximus als de m. tensor fasciae latae eindigen op de fascia lata.

Het oppervlakkige deel van de m. gluteus maximus geeft, zonder activiteit van de m. tensor fasciae latae, retroflexie, exorotatie en abductie van het heupgewricht.

De m. tensor fasciae latae geeft, zonder activiteit van het oppervlakkige deel van de m. gluteus maximus, anteflexie, endorotatie en abductie van het heupgewricht.

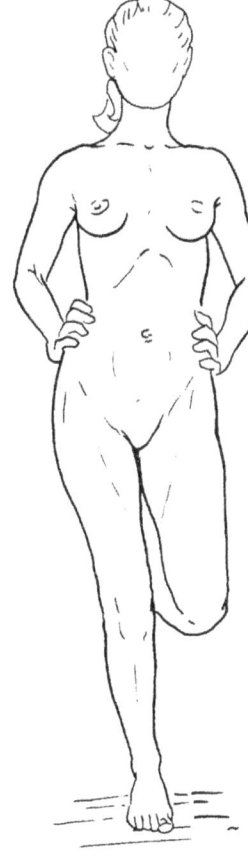

Figuur 6.224 Indien het femur het punctum fixum is, geven beide spieren lateroversie van het bekken. Ze werken samen met de m. gluteus medius (zie Figuur 6.178) om het bekken in het frontale vlak in balans te houden bij het staan op één been.

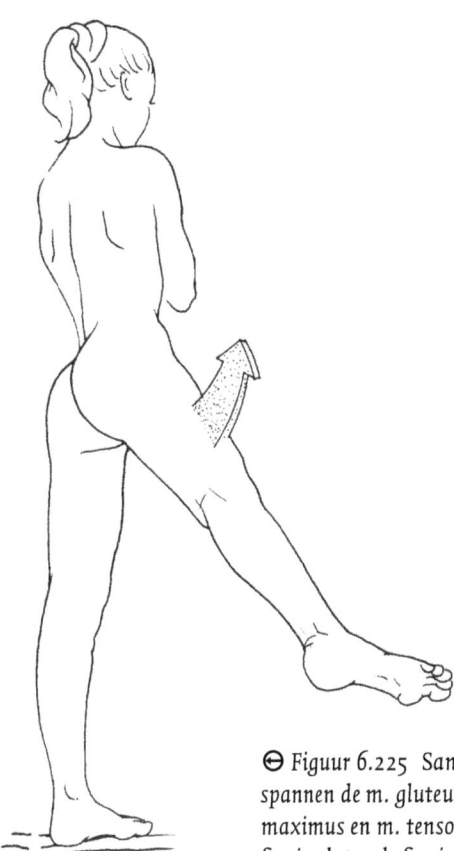

Figuur 6.225 Samen spannen de m. gluteus maximus en m. tensor fasciae latae de fascia lata en geven abductie van het heupgewricht.

6.29 De spieren van de art. genus

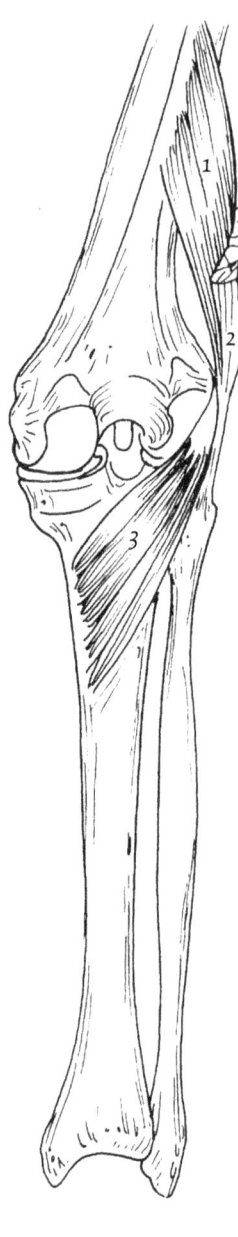

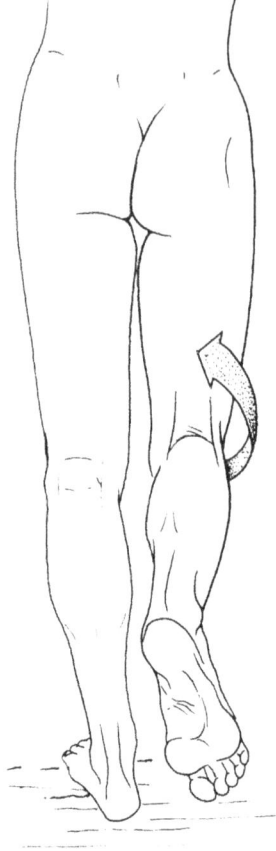

Figuur 6.226 De m. biceps femoris caput breve (1) maakt deel uit van de m. biceps femoris. Het andere deel, het caput longum (2), hebben we besproken vanaf Figuur 6.194.

De spier begint op de linea aspera van het femur en eindigt samen met het de m. biceps femoris caput longum in een gemeenschappelijke pees op het caput fibulae.

De m. popliteus (3) zit vast aan de buitenzijde van de laterale femurcondyl en loopt vervolgens naar mediaal en distaal. Hij eindigt op het proximale deel van de dorsale zijde van de tibia.

Figuur 6.227 De m. biceps femoris caput breve geeft flexie en exorotatie in de knie.
Innervatie: n. peroneus communis (S1-S2).

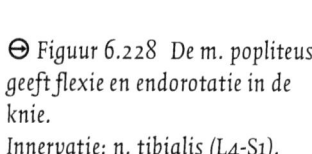

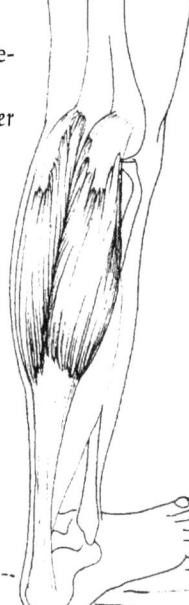

Figuur 6.228 De m. popliteus geeft flexie en endorotatie in de knie.
Innervatie: n. tibialis (L4-S1).

Figuur 6.229 De m. gastrocnemius maakt deel uit van de m. triceps surae. We bespreken deze spier gedetailleerd vanaf Figuur 7.135. De m. gastrocnemius flexie geeft flexie in de knie.

6.30 De bewegingen in de art. coxae met bijbehorende spieren

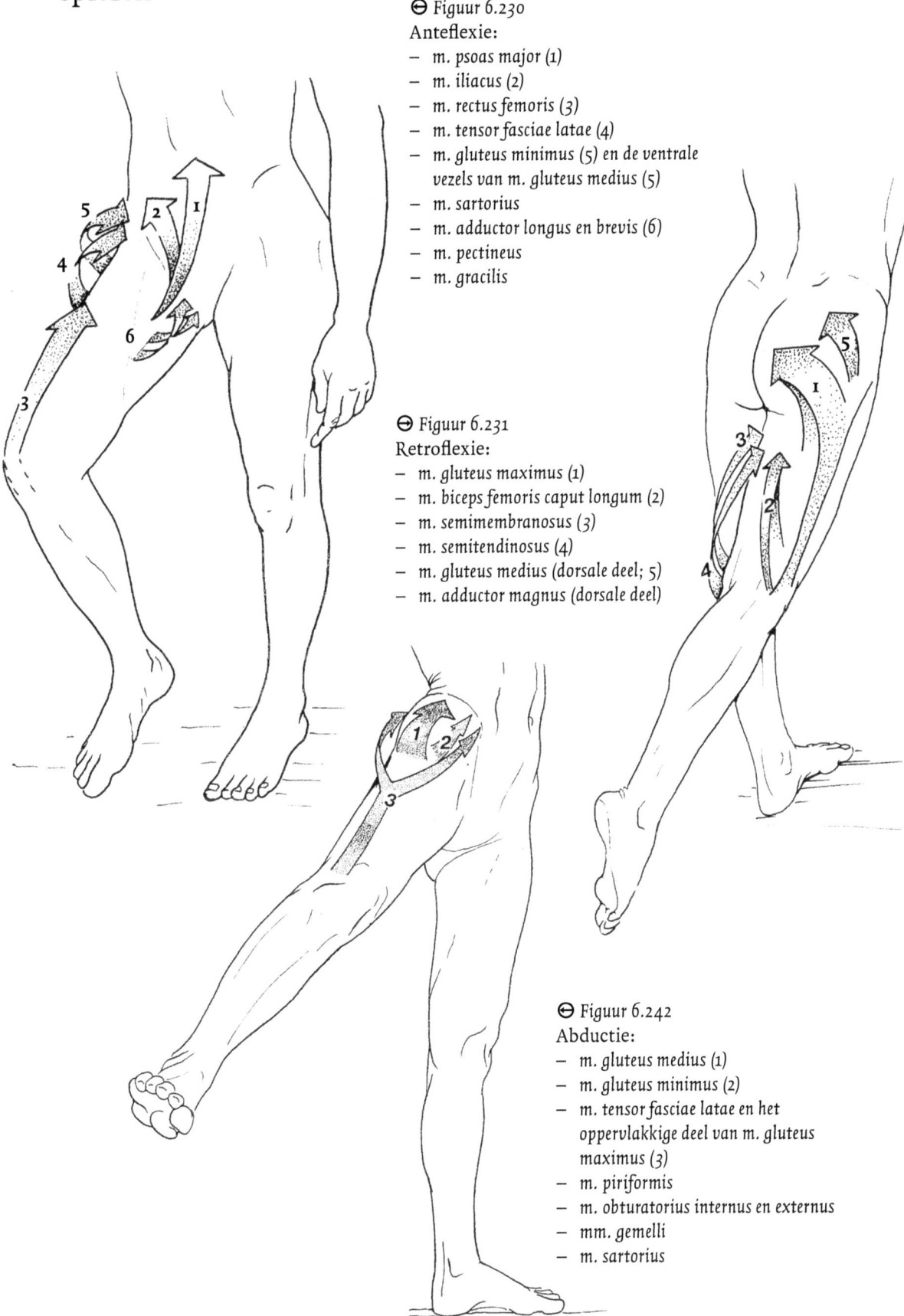

⊖ Figuur 6.230
Anteflexie:
- m. psoas major (1)
- m. iliacus (2)
- m. rectus femoris (3)
- m. tensor fasciae latae (4)
- m. gluteus minimus (5) en de ventrale vezels van m. gluteus medius (5)
- m. sartorius
- m. adductor longus en brevis (6)
- m. pectineus
- m. gracilis

⊖ Figuur 6.231
Retroflexie:
- m. gluteus maximus (1)
- m. biceps femoris caput longum (2)
- m. semimembranosus (3)
- m. semitendinosus (4)
- m. gluteus medius (dorsale deel; 5)
- m. adductor magnus (dorsale deel)

⊖ Figuur 6.242
Abductie:
- m. gluteus medius (1)
- m. gluteus minimus (2)
- m. tensor fasciae latae en het oppervlakkige deel van m. gluteus maximus (3)
- m. piriformis
- m. obturatorius internus en externus
- mm. gemelli
- m. sartorius

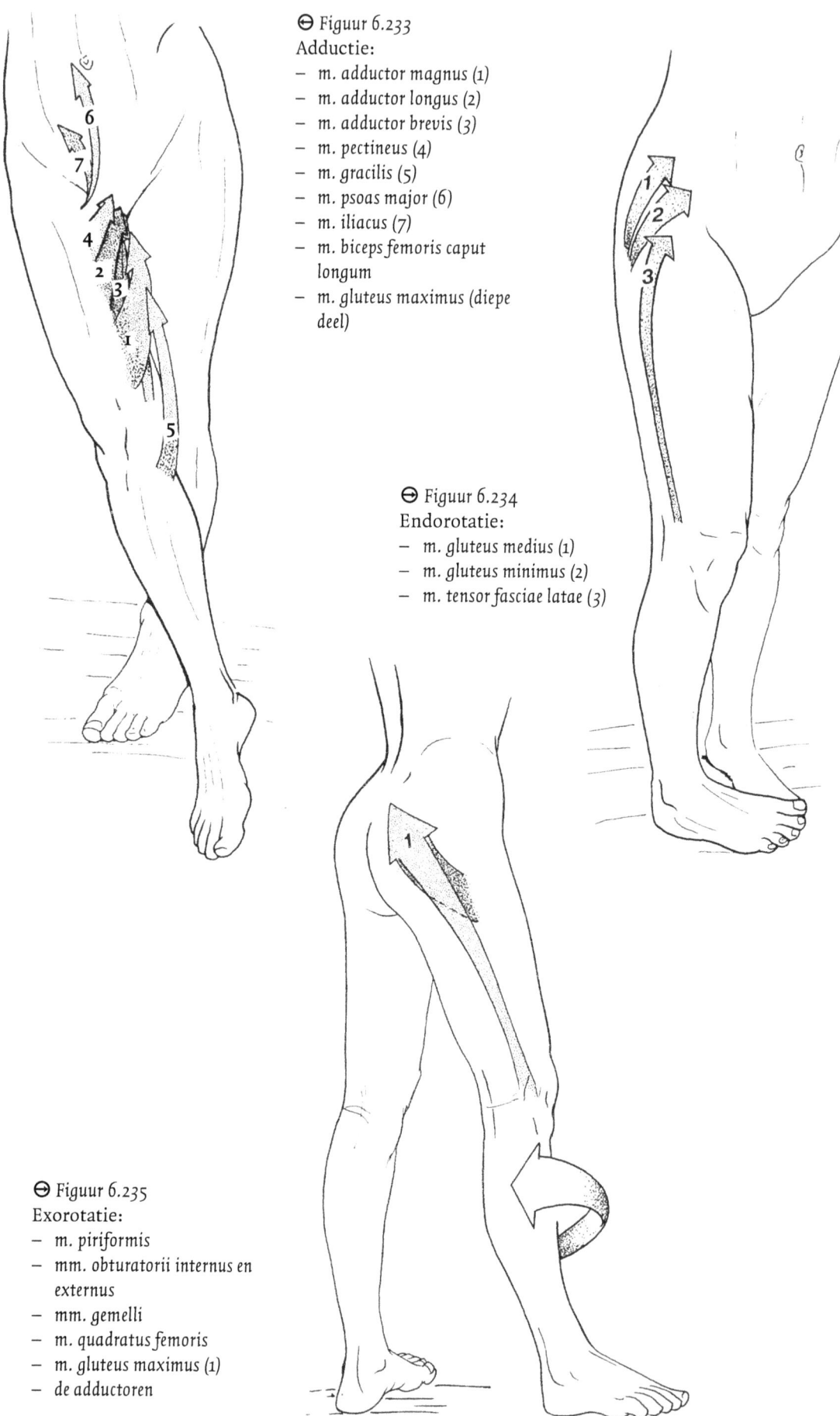

● Figuur 6.233
Adductie:
- m. adductor magnus (1)
- m. adductor longus (2)
- m. adductor brevis (3)
- m. pectineus (4)
- m. gracilis (5)
- m. psoas major (6)
- m. iliacus (7)
- m. biceps femoris caput longum
- m. gluteus maximus (diepe deel)

● Figuur 6.234
Endorotatie:
- m. gluteus medius (1)
- m. gluteus minimus (2)
- m. tensor fasciae latae (3)

● Figuur 6.235
Exorotatie:
- m. piriformis
- mm. obturatorii internus en externus
- mm. gemelli
- m. quadratus femoris
- m. gluteus maximus (1)
- de adductoren

6.31 De bewegingen in de art. genus met bijbehorende spieren

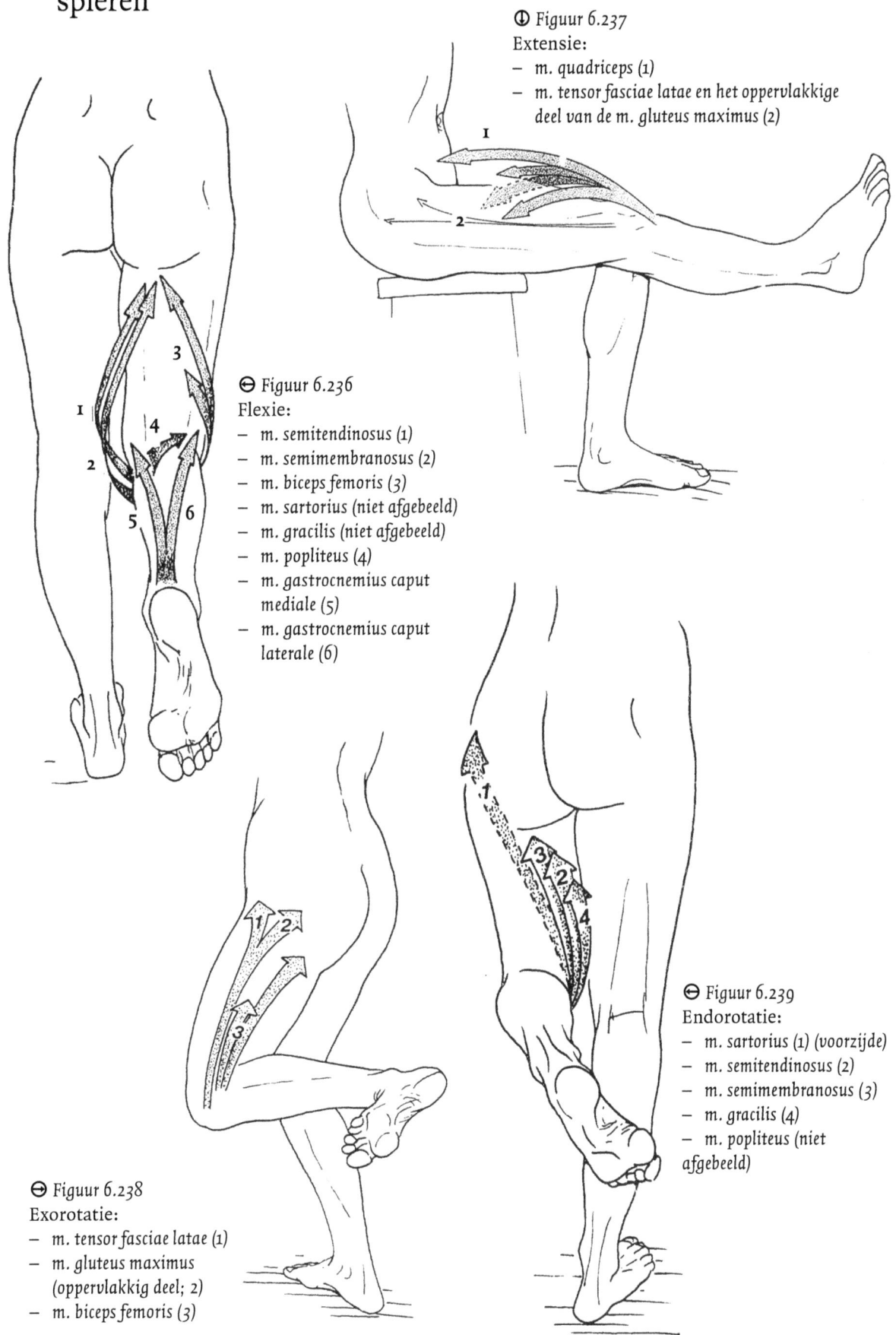

◐ Figuur 6.237
Extensie:
- m. quadriceps (1)
- m. tensor fasciae latae en het oppervlakkige deel van de m. gluteus maximus (2)

⊖ Figuur 6.236
Flexie:
- m. semitendinosus (1)
- m. semimembranosus (2)
- m. biceps femoris (3)
- m. sartorius (niet afgebeeld)
- m. gracilis (niet afgebeeld)
- m. popliteus (4)
- m. gastrocnemius caput mediale (5)
- m. gastrocnemius caput laterale (6)

⊖ Figuur 6.239
Endorotatie:
- m. sartorius (1) (voorzijde)
- m. semitendinosus (2)
- m. semimembranosus (3)
- m. gracilis (4)
- m. popliteus (niet afgebeeld)

⊖ Figuur 6.238
Exorotatie:
- m. tensor fasciae latae (1)
- m. gluteus maximus (oppervlakkig deel; 2)
- m. biceps femoris (3)

6.32 Spieractiviteit rondom de art. coxae en de art. genus tijdens het gaan

ⓘ Figuur 6.240

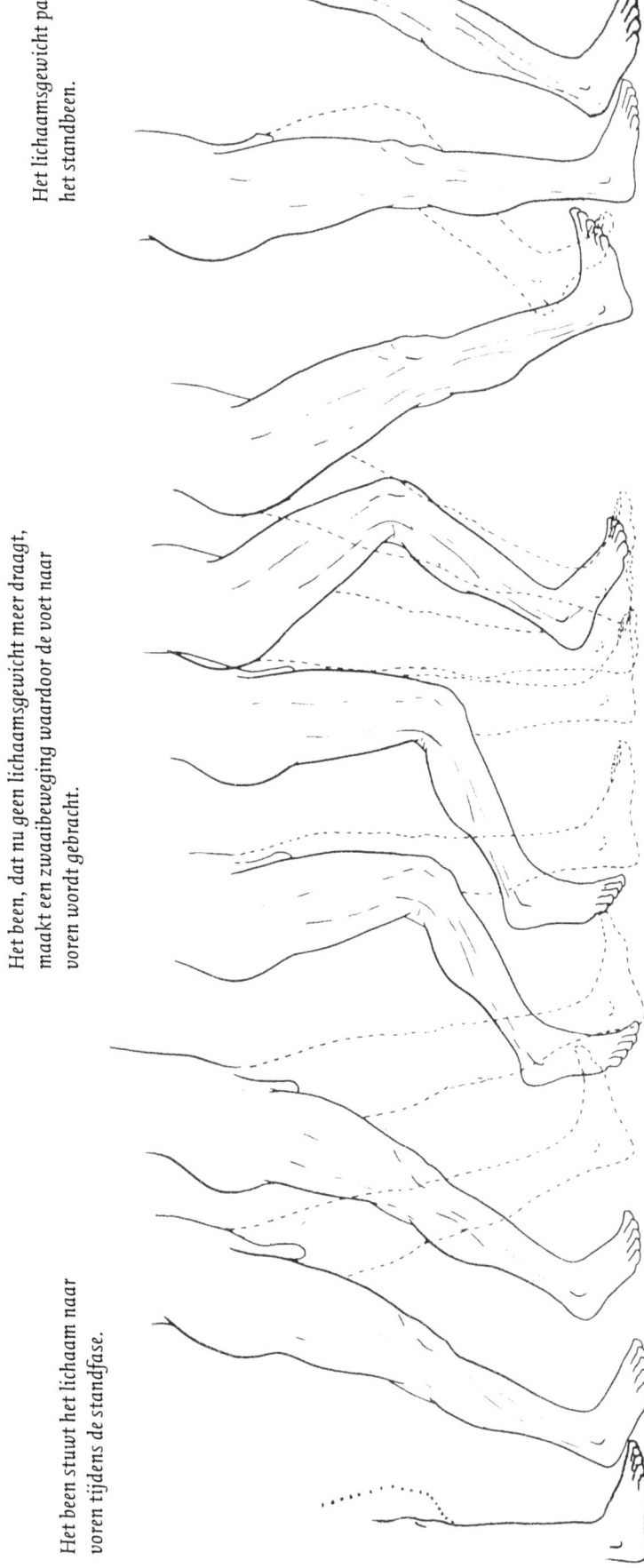

Het been stuwt het lichaam naar voren tijdens de standfase.

De volgende spieren zijn in deze fase actief:
m. quadriceps
ischiocrurale spieren
m. gastrocnemius
m. gluteus maximus (niet altijd)

Het been, dat nu geen lichaamsgewicht meer draagt, maakt een zwaaibeweging waardoor de voet naar voren wordt gebracht.

In deze fase is de m. rectus femoris actief. Hij brengt het heupgewricht in anteflexie en strekt vervolgens de knie. De strekking van de knie wordt gecompleteerd door de gehele m. quadriceps.

Het lichaamsgewicht passeert het standbeen.

Er is sprake van activiteit van de spieren die zorgdragen voor de stabiliteit van het heupgewricht en de knie in het frontale vlak.

Zie voor spieractiviteit over de enkel en de voet Figuur 7.163.

7 De enkel en de voet

De voet heeft tijdens het gaan een dubbele rol:
- hij draagt het lichaamsgewicht en verwerkt de reactiekracht van de grond;
- hij maakt de afwikkeling van de voet mogelijk.

Dit vereist tegelijkertijd stevigheid en buigzaamheid. De voet heeft niet minder dan 26 botten (zeer verschillend qua grootte en vorm), 31 gewrichten en 20 korte voetspieren. Voetproblemen en afwijkingen komen regelmatig voor als gevolg van de mechanische belasting van de voet door het lichaamsgewicht, harde ondergrond en slecht schoeisel.
Het enkelgewricht vormt de verbinding tussen het krachtige en stijve skelet van het onderbeen en de vervormbare voet.

In dit hoofdstuk zullen we zowel de voet als de enkel bestuderen. De spieren die over het enkelgewricht werken, hebben alle (indirect) ook een effect op de voet.

7.1 Zichtbare en palpabele oriëntatiepunten van de enkel en de voet

Ventraal aanzicht onderbeen en dorsaal aanzicht van de voet

⊖ Figuur 7.1

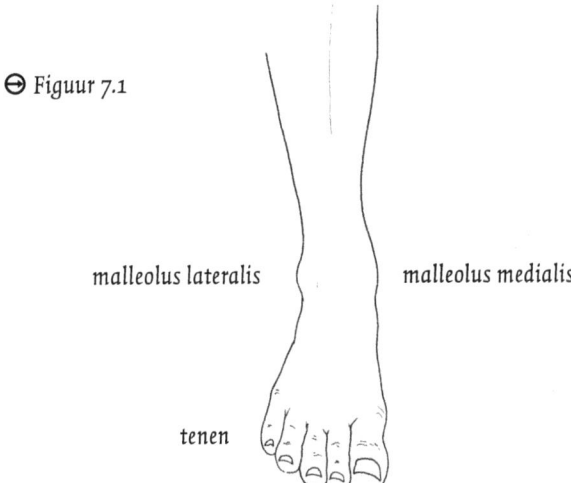

Mediaal aanzicht

⊖ Figuur 7.2

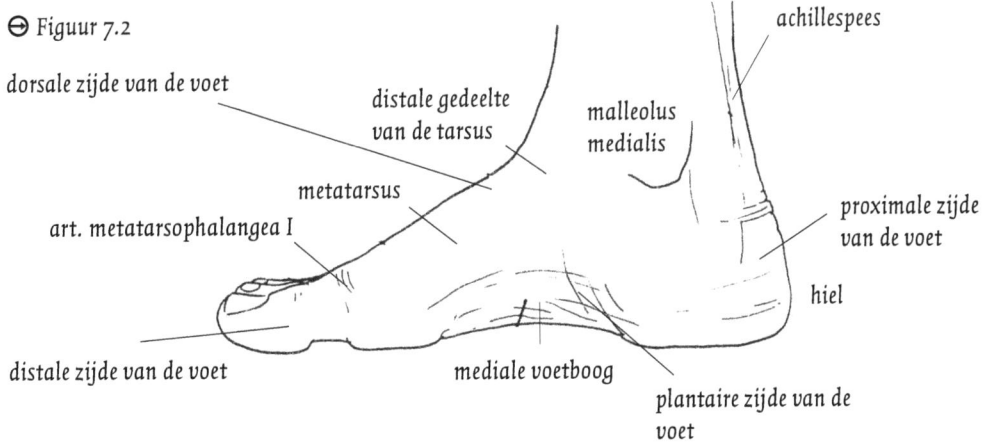

Dorsaal aanzicht van het onderbeen en proximaal aanzicht van de voet

⊕ Figuur 7.3

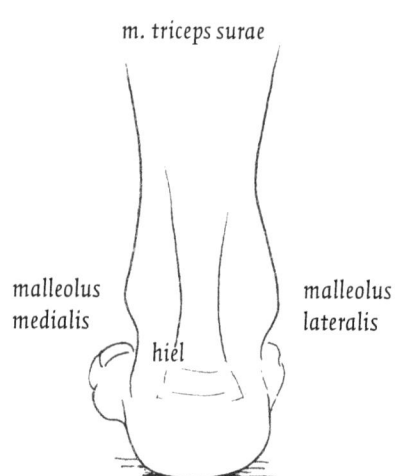

Plantair aanzicht

⊕ Figuur 7.4 Aan de plantaire zijde zien we de contactgebieden van de voet met de grond:

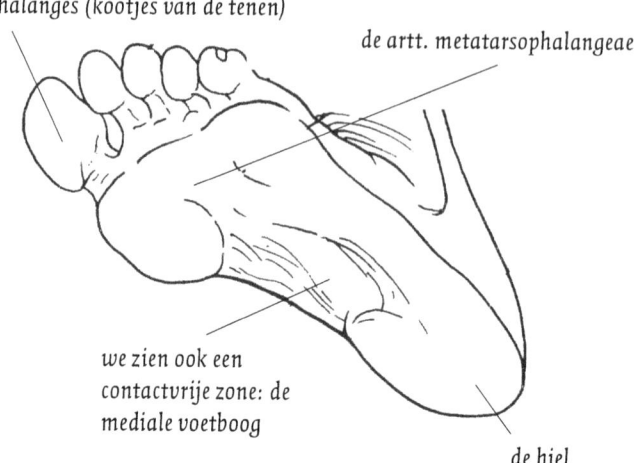

Dorsolateraal aanzicht van de voet

⊕ Figuur 7.5

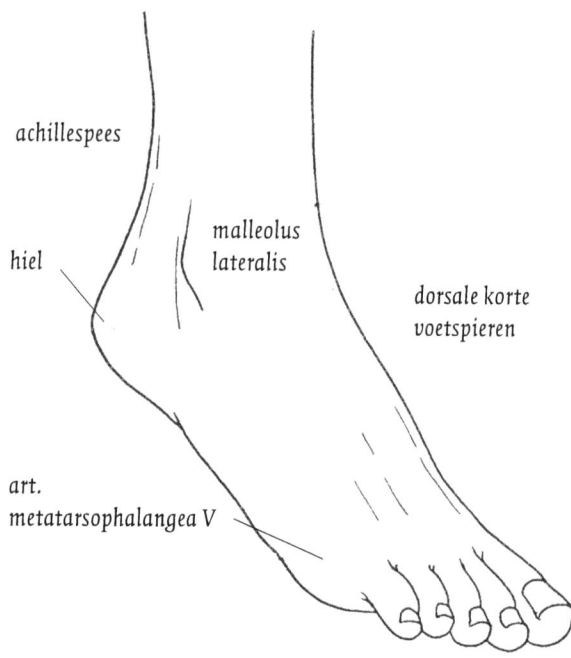

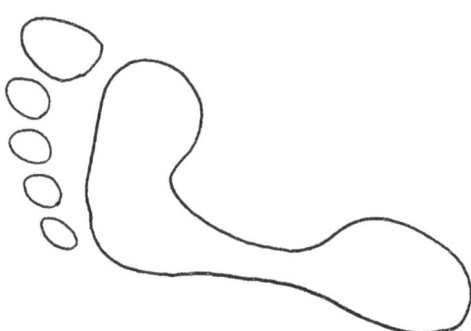

⊕ Figuur 7.6 We zien deze contactgebieden van de voet met de grond bij de afdruk van een blote voet op de grond.

7.2 De botten van de voet

We kunnen van de tenen naar de hiel (van distaal naar proximaal, zie Figuur 7.39) drie gebieden aan de voet onderscheiden: distaal, proximaal en ertussen.

We kunnen aan de voet een mediaal en een lateraal deel onderscheiden.

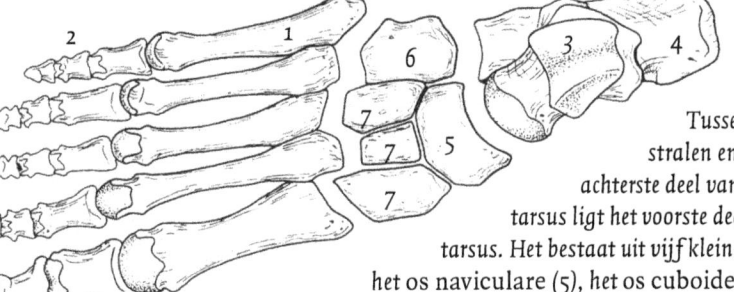

① Figuur 7.7 Distaal in de voet liggen er vijf 'stralen' van slanke botten naast elkaar. Ze worden van mediaal naar lateraal genummerd: 1, 2, 3, 4, 5. Ieder van deze stralen bestaat uit een os metatarsale (1) en de bijbehorende phalanges (kootjes) (2).
Proximaal bevindt zich het achterste deel van de tarsus. Dit zijn twee stevige op elkaar liggende botten: de talus (3) en de calcaneus (4).

Tussen de stralen en het achterste deel van de tarsus ligt het voorste deel van de tarsus. Het bestaat uit vijf kleine botten: het os naviculare (5), het os cuboideum (6) en de drie ossa cuneiformia (7). In dit deel kan een torsie plaatsvinden, waardoor de voet zich kan aanpassen aan de ondergrond (zie Figuur 7.43 en 7.63).

7.3 De bewegingen van de voet

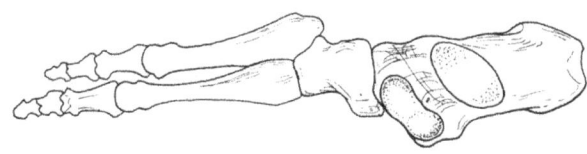

① Figuur 7.8 Het laterale deel bestaat uit de calcaneus, het os cuboideum en de vierde en vijfde straal. Dit deel heeft vooral een functie bij de schokopvang.

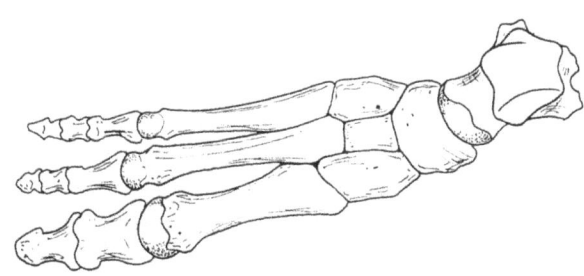

① Figuur 7.9 Het mediale deel van de voet bestaat uit de talus, het os naviculare, de ossa cuneiformia en de eerste, tweede en derde straal. Dit deel heeft vooral een functie bij de voortstuwing.

We beschrijven hier de bewegingen van de voet als geheel. De bewegingen kunnen ook geïsoleerd in delen van de voet plaatsvinden.

Lateraal aanzicht

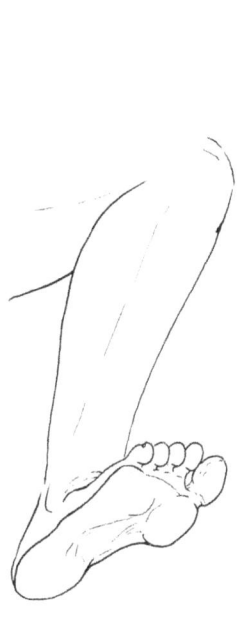

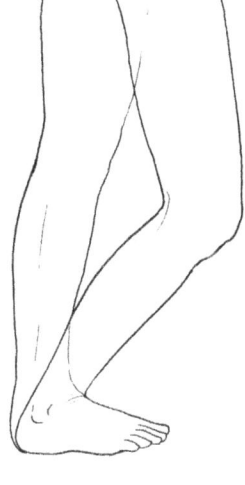

⊖ Figuur 7.10 De beweging in het sagittale vlak in de richting van de voetrug heet dorsaalflexie.

⊖ Figuur 7.11 Bij gebogen knie is de bewegingsuitslag van dorsaalflexie veel groter dan bij gestrekte knie. Dat komt door het verschil in spanning in de m. gastrocnemius (zie Figuur 7.141 en 7.142).

⊖ Figuur 7.12 De beweging in het sagittale vlak in de richting van de voetzool heet plantairflexie.

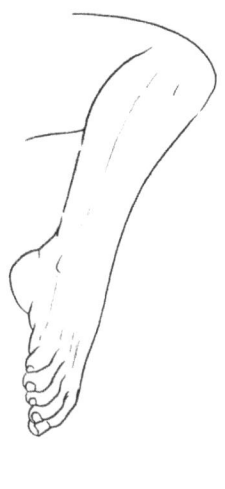

Dorsomediaal aanzicht van de voet

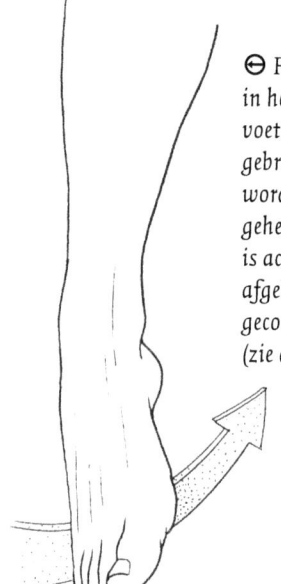

⊖ Figuur 7.13 De beweging in het frontale vlak waarbij de voetzool naar mediaal wordt gebracht, heet supinatie. Hierbij wordt de mediale voetrand geheven. Geïsoleerde supinatie is actief niet mogelijk. De hier afgebeelde beweging is een gecombineerde beweging: inversie (zie de tekst onder Figuur 7.52).

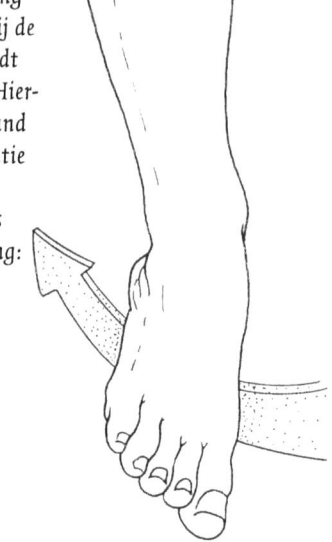

⊖ Figuur 7.14 De beweging in het frontale vlak waarbij de voetzool naar lateraal wordt gebracht, heet pronatie. Hierbij wordt de laterale voetrand geheven. Geïsoleerde pronatie is actief niet mogelijk. De hier afgebeelde beweging is een gecombineerde beweging: eversie (zie de tekst onder Figuur 7.52).

Ventraal aanzicht

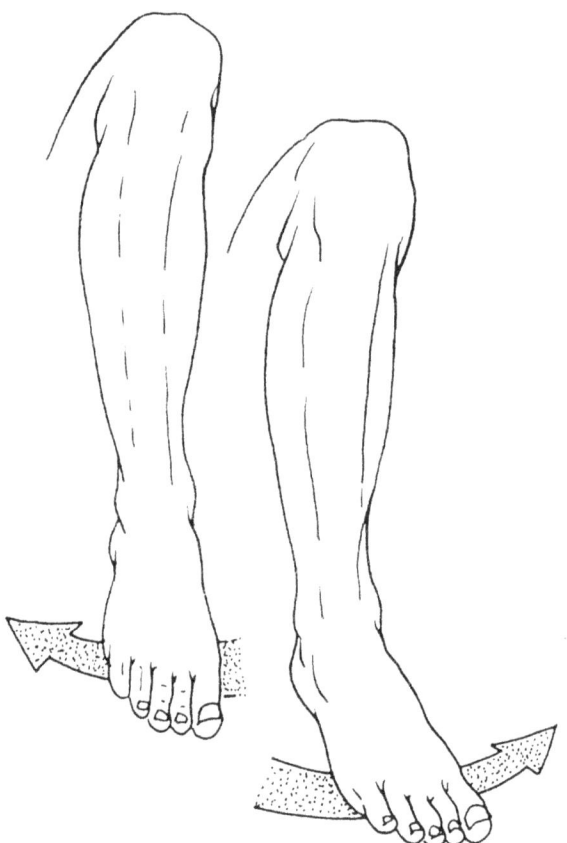

① Figuur 7.15 De beweging in het transversale vlak waarbij de voorvoet naar lateraal wordt gebracht, heet abductie. De beweging in het transversale vlak waarbij de voorvoet naar mediaal wordt gebracht, heet adductie.

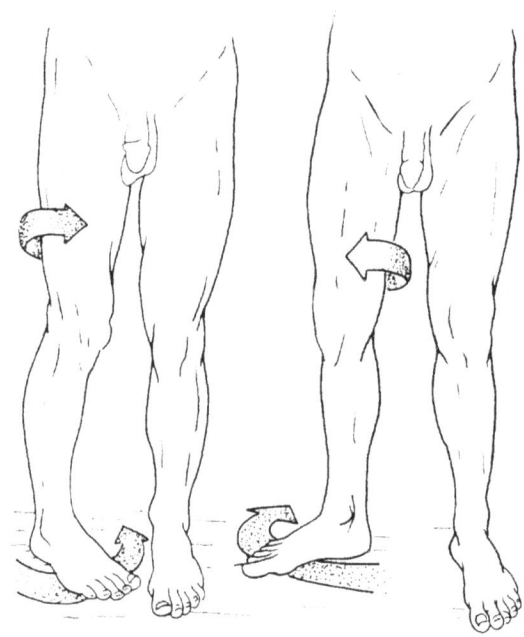

① Figuur 7.16 Deze bewegingen kunnen vergroot worden door rotatie in het heupgewricht (bij een gestrekt been). Bij het schatten van de bewegingsuitslag van abductie en adductie moeten we de rotatie van het heupgewricht uitsluiten.

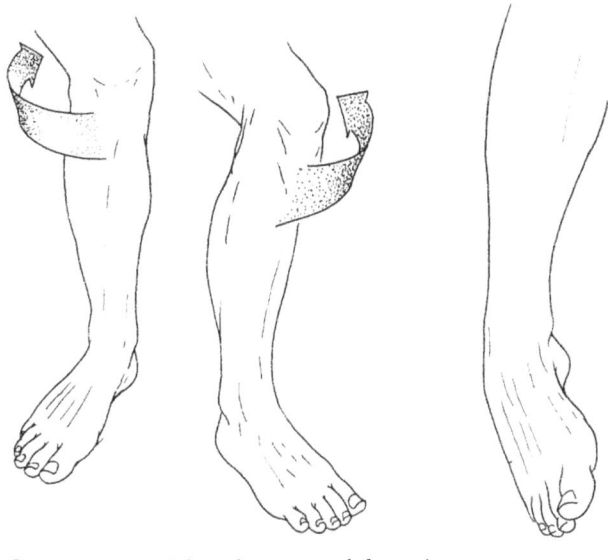

⊖ Figuur 7.18 In werkelijkheid is er meestal sprake van een combinatie van de drie bewegingsmogelijkheden in de voet: adductie, supinatie en plantairflexie vormen samen de zogenaamde inversie.

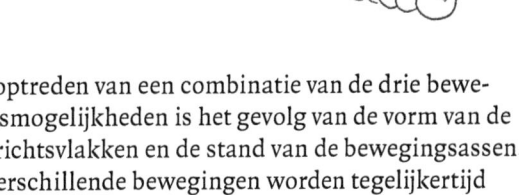

⊖ Figuur 7.19 Abductie, pronatie en dorsaalflexie vormen samen de zogenaamde eversie.

① Figuur 7.17 Bij het schatten van de bewegingsuitslag van abductie en adductie moet rotatie in de knie worden uitgesloten. Indien rotatie in de knie plaatsvindt, verplaatst de tuberositas tibiae zich.

Het optreden van een combinatie van de drie bewegingsmogelijkheden is het gevolg van de vorm van de gewrichtsvlakken en de stand van de bewegingsassen. De verschillende bewegingen worden tegelijkertijd gemaakt (zie vooral ook Figuur 7.55 en 7.56).

7.4 De tibia en de fibula

Het skelet van het onderbeen bestaat uit twee botten: de tibia en de fibula. Het zijn beide lange pijpbeenderen.
De fibula ligt aan de laterale zijde van het been. Het is een slank bot dat in doorsnede driehoekig is. Het is enigszins getordeerd waardoor de randen geen rechte lijn vormen. Dit geeft een zekere veerkracht aan het bot. De kromming van het bot kan bij belasting wat veranderen.
We kunnen drie belangrijke delen onderscheiden:
– caput fibulae;
– corpus fibulae;
– malleos lateralis.

⊖ Figuur 7.20

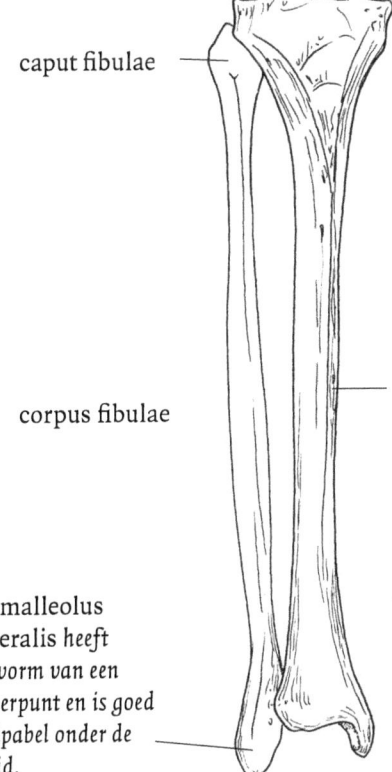

caput fibulae

corpus fibulae

De malleolus lateralis heeft de vorm van een speerpunt en is goed palpabel onder de huid.

De tibia ligt aan de mediale zijde. De twee uiteinden zijn fors.
Het proximale uiteinde maakt deel uit van de knie (zie Figuur 1.36 en 1.37).

De margo anterior divergeert in twee lijnen naar proximaal en naar distaal.

Het stevige distale gedeelte loopt door in de malleolus medialis.

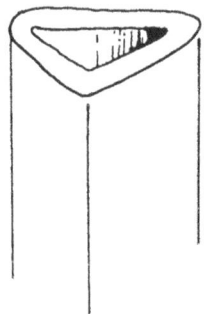

◉ Figuur 7.21 In doorsnede is de schacht van de tibia driehoekig en heeft drie facies (vlakken) en drie margines (randen).

De fibula en de tibia zitten op twee plaatsen aan elkaar vast maar er is nog wel enige beweeglijkheid. Proximaal is er een synoviaal gewricht. Dit bestaat uit een ovaal gewrichtsvlak op het caput fibulae en een daarbij passend gewrichtsoppervlak aan de dorsolaterale zijde van het tibiaplateau. Het gewrichtskapsel wordt versterkt met ligamenten (1).

◉ Figuur 7.22 De fibia en de tibia zijn over de gehele lengte verbonden door een membrana interossea. Dit loopt van de binnenzijde van de fibula naar de buitenzijde van de tibia (2).

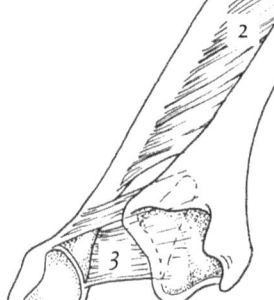

◉ Figuur 7.23 De fibula en tibia zijn met elkaar verbonden, maar toch zijn ze beweeglijk ten opzichte van elkaar. Distaal vormen ze een soort tang die het 'hoogste' bot van de voet (talus) omvat.

Distaal is er een syndesmose. Dit betekent dat de gewrichtsvlakken niet bedekt zijn met gewrichtskraakbeen maar dat er tussen deze gewrichtsvlakken een vezelverbinding zit (3).

Aan de ventrale zijde en aan de dorsale zijde liggen ligamenten.

7.5 De art. talocruralis

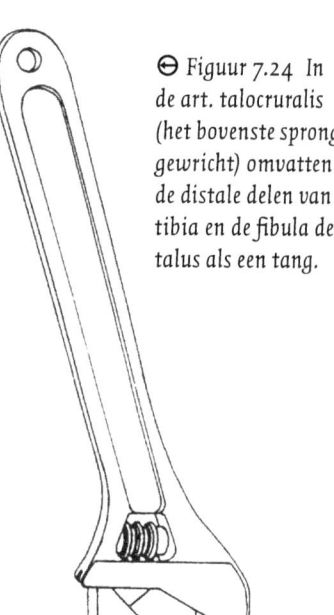

◉ Figuur 7.24 In de art. talocruralis (het bovenste spronggewricht) omvatten de distale delen van de tibia en de fibula de talus als een tang.

◉ Figuur 7.25 De delen van de talus die met de fibula en de tibia articuleren zijn de bovenzijde (de trochlea tali (1)) en de beide zijkanten (de facies malleolaris (2 en 3)). De talus wordt gedetailleerd bestudeerd in Figuur 7.42 en 7.43.

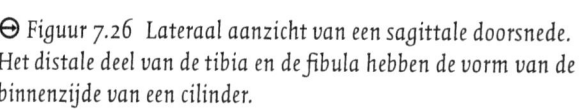

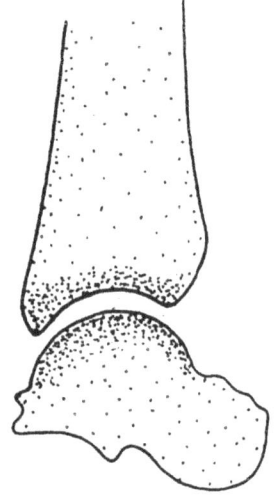

◉ Figuur 7.26 Lateraal aanzicht van een sagittale doorsnede. Het distale deel van de tibia en de fibula hebben de vorm van de binnenzijde van een cilinder.
De trochlea tali heeft de vorm van de buitenzijde van een cilinder.
Deze gewrichtsvlakken zijn bedekt met gewrichtskraakbeen.

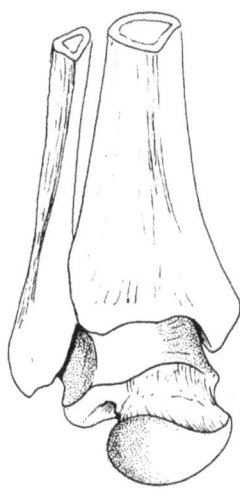 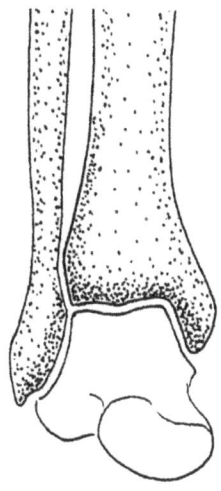 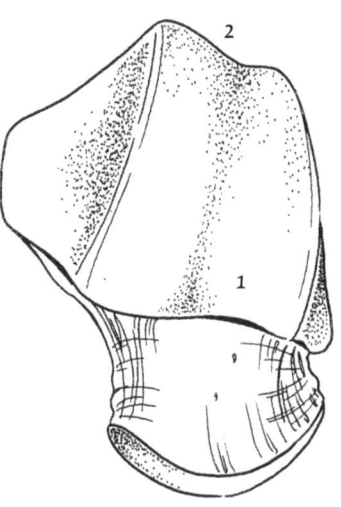

Figuur 7.27 De gewrichtvlakken van de art. talocruralis hebben een goede congruentie. De talus wordt aan beide zijden gesteund door de twee malleoli:
- aan de mediale zijde (die van de tibia) staan de gewrichtsvlakken tamelijk verticaal;
- aan de laterale zijde (die van de fibula) staan ze schuin, zijn wat gebogen en lopen verder naar distaal.

Figuur 7.28 Op de trochlea tali loopt van proximaal naar distaal een groeve. Op het corresponderende deel van de tibia loopt een richel.

Figuur 7.29 Van boven gezien is de trochlea aan de distale zijde (1) breder dan aan de proximale zijde (2) (zie voor de aanduidingen van de zijden Figuur 7.41).

7.6 De bewegingen in de art. talocruralis

Als gevolg van de vorm van de botten van de art. talocruralis (het bovenste spronggewricht) is er alleen beweging mogelijk in het sagittale vlak.
De bewegingsmogelijkheden in dit gewricht hebben grote invloed op de rest van de bewegingen in de voet. De as van beweging loopt door de twee malleoli.

De ossale stabiliteit

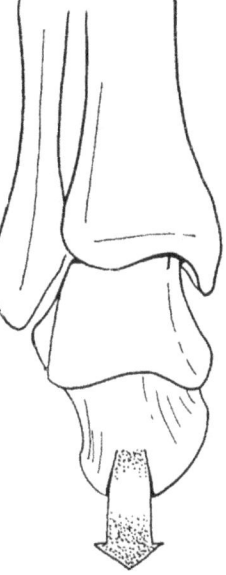

Figuur 7.32 Bij plantairflexie articuleert het achterste deel van de trochlea tali met de 'tang' van de tibia en de fibula. Dit achterste deel is het smalste deel van de trochlea. Hierdoor is de ossale stabiliteit die door de 'tang' bewerkstelligd wordt gering in plantairflexie. Om het gewricht in deze positie toch stabiel te kunnen houden zijn de ligamenten en vooral de spieren noodzakelijk (zie Figuur 7.148 e.v.).

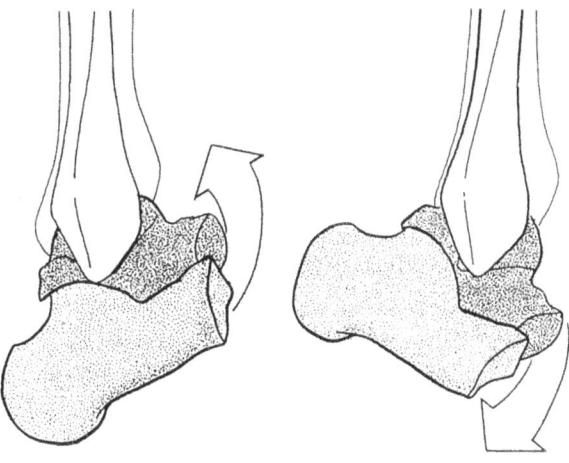

Figuur 7.30 Dorsaalflexie. Figuur 7.31 Plantairflexie.

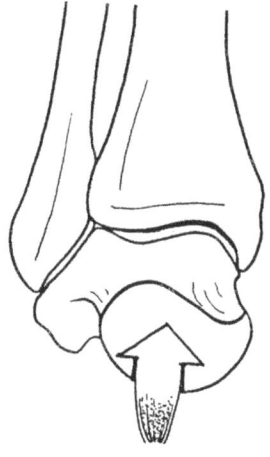

Figuur 7.33 Bij dorsaalflexie geldt het tegengestelde: het voorste deel van de trochlea tali is het breedst. Dit voorste deel wordt ingeklemd in de 'tang' van de tibia en fibula. In dorsaalflexie is de art. talocruralis het meest stabiel.

7.7 Kapsels en ligamenten van de art. talocruralis

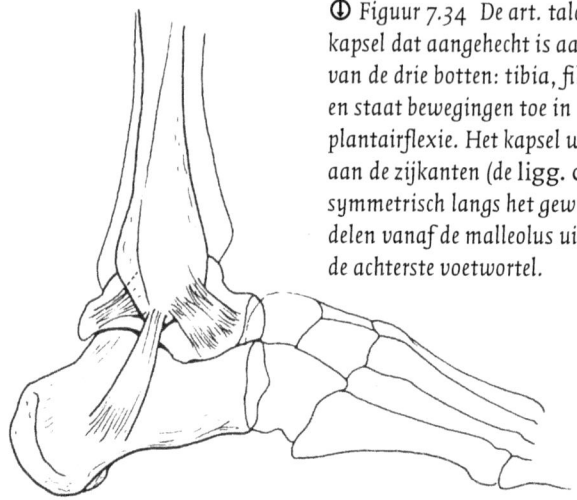

Figuur 7.34 De art. talocruralis wordt verstevigd door een kapsel dat aangehecht is aan de randen van de gewrichtsvlakken van de drie botten: tibia, fibula en talus. Het kapsel is ruim en staat bewegingen toe in de richting van dorsaalflexie en plantairflexie. Het kapsel wordt versterkt door ligamenten aan de zijkanten (de ligg. collateralia). Ze liggen bijna symmetrisch langs het gewricht. Aan beide zijden lopen drie delen vanaf de malleolus uitwaaierend over de twee botten van de achterste voetwortel.

Het lig. collaterale laterale bestaat uit drie delen: het lig. talofibulare anterius, het lig. talofibulare posterius en het lig. calcaneofibulare. De eerste twee eindigen op de talus en verbinden de talus direct met het onderbeen. Het lig. calcaneofibulare loopt naar de calcaneus en overbrugt ook nog de art. subtalaris. De beweeglijkheid van de calcaneus wordt dus beïnvloed door het bovenste en onderste spronggewricht.

Het lig. collaterale mediale (lig. deltoideum) bestaat uit drie delen en is in twee lagen te vinden: een oppervlakkige en een diepe laag.

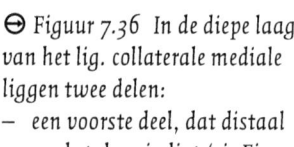

Figuur 7.36 In de diepe laag van het lig. collaterale mediale liggen twee delen:
- een voorste deel, dat distaal op de talus eindigt (zie Figuur 7.41);
- een achterste deel, dat proximaal op de talus eindigt.

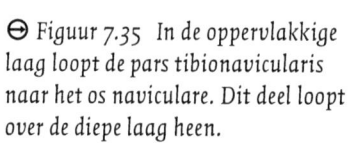

Figuur 7.35 In de oppervlakkige laag loopt de pars tibionavicularis naar het os naviculare. Dit deel loopt over de diepe laag heen.

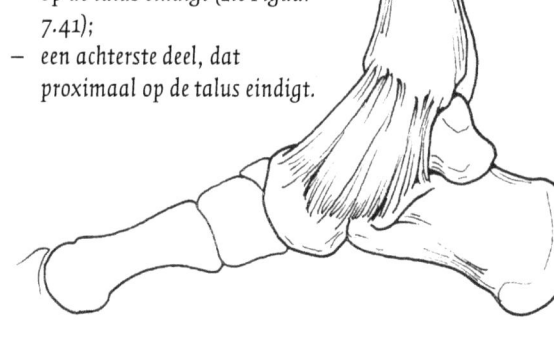

7.7.1 Stabiliteit van de enkel

De stabiliteit van de enkel is te danken aan de ligamenten. Of een ligament op spanning komt, is afhankelijk van de stand waarin de enkel staat.

Figuur 7.37 Bij dorsaalflexie neemt de spanning op de ligamenten aan de proximale zijde toe en aan de distale zijde af.

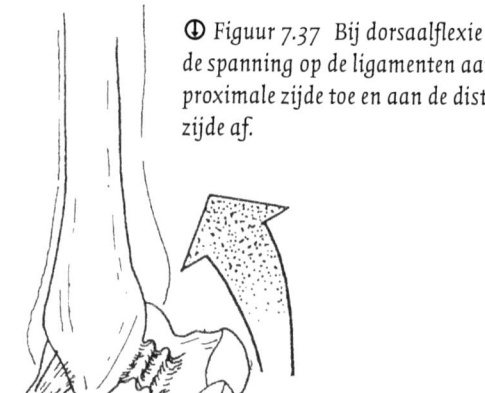

⊖ Figuur 7.38 Bij plantairflexie gebeurt het omgekeerde van dorsaalflexie. Plantairflexie is de stand waarin de ossale vatting de minste stabiliteit geeft. Daardoor wordt een beroep gedaan op de ligamenten aan de distale zijde. Met name de laterale ligamenten aan de distale zijde zijn belangrijk, omdat de enkel de neiging heeft bij plantairflexie in supinatierichting te bewegen. Het lig. talofibulare ant. wordt het meest frequent verrekt als men door de enkel gaat.

De stabilisatie van de enkel wordt ondersteund met spieractiviteit. De spieren passen zich aan aan de mate van stabiliteit die de ossale vatting biedt tijdens actieve bewegingen in het bovenste spronggewricht.

7.8 De calcaneus en de talus

Mediaal aanzicht van de voet

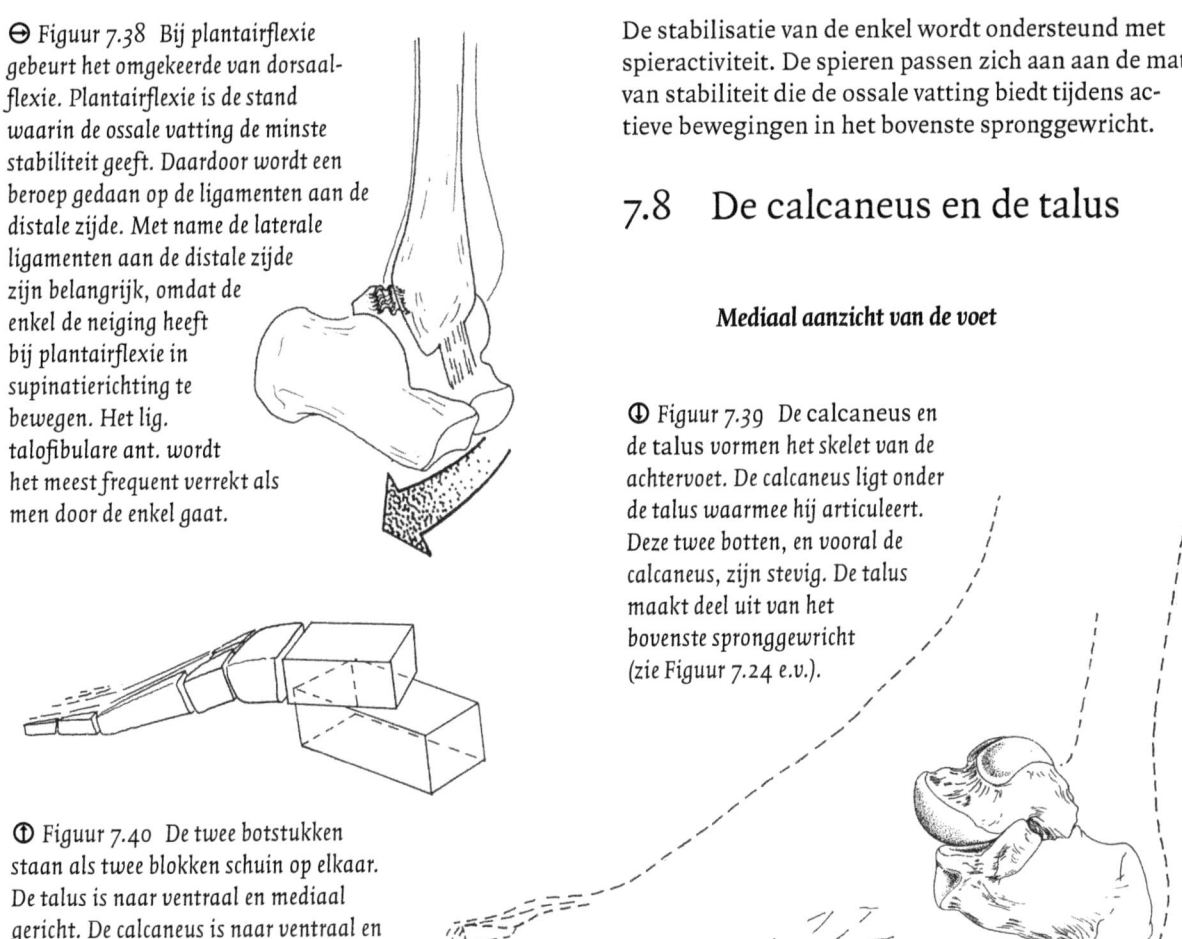

① Figuur 7.39 De calcaneus en de talus vormen het skelet van de achtervoet. De calcaneus ligt onder de talus waarmee hij articuleert. Deze twee botten, en vooral de calcaneus, zijn stevig. De talus maakt deel uit van het bovenste spronggewricht (zie Figuur 7.24 e.v.).

① Figuur 7.40 De twee botstukken staan als twee blokken schuin op elkaar. De talus is naar ventraal en mediaal gericht. De calcaneus is naar ventraal en lateraal gericht.

Lateraal aanzicht van de voet

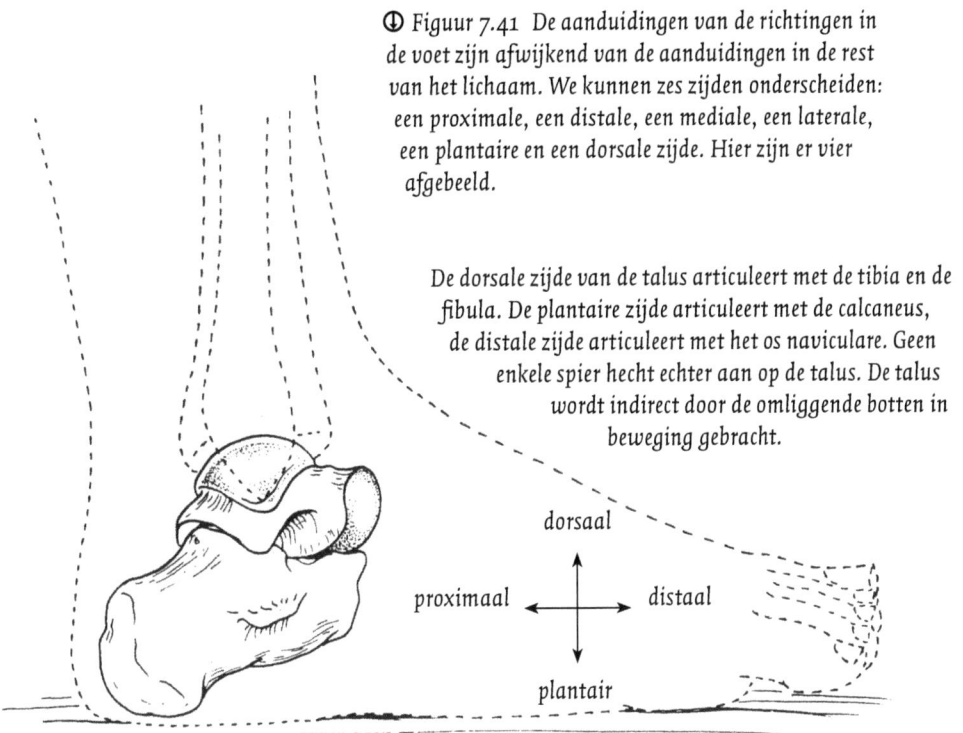

① Figuur 7.41 De aanduidingen van de richtingen in de voet zijn afwijkend van de aanduidingen in de rest van het lichaam. We kunnen zes zijden onderscheiden: een proximale, een distale, een mediale, een laterale, een plantaire en een dorsale zijde. Hier zijn er vier afgebeeld.

De dorsale zijde van de talus articuleert met de tibia en de fibula. De plantaire zijde articuleert met de calcaneus, de distale zijde articuleert met het os naviculare. Geen enkele spier hecht echter aan op de talus. De talus wordt indirect door de omliggende botten in beweging gebracht.

De calcaneus articuleert met de talus (aan de dorsale zijde) en het os cuboideum (aan de distale zijde).

We bestuderen de talus en de calcaneus in Figuur 7.42 en 7.43 in verschillende aanzichten.

Aanzicht van distaal en lateraal

⊕ Figuur 7.42

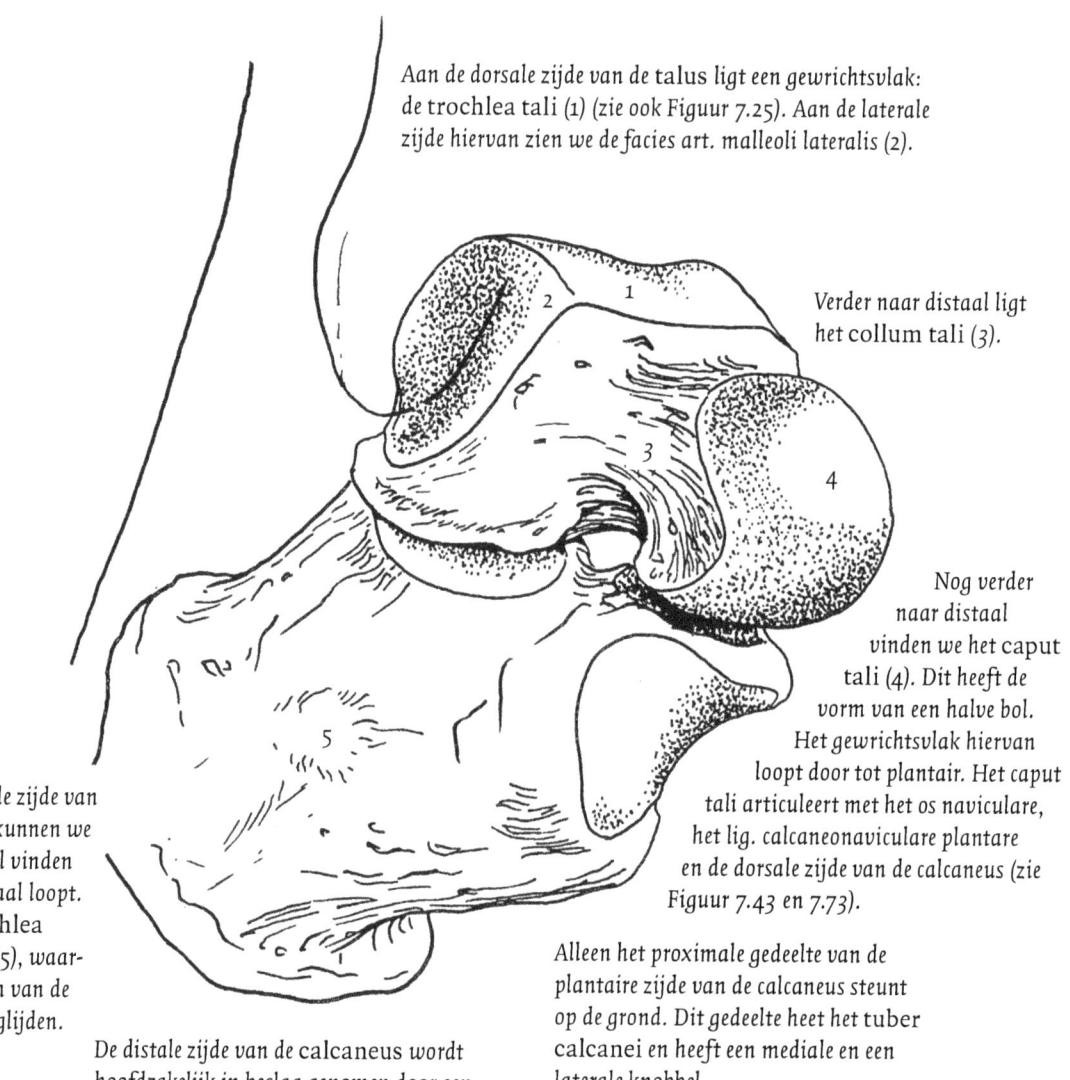

Aan de dorsale zijde van de talus ligt een gewrichtsvlak: de trochlea tali (1) (zie ook Figuur 7.25). Aan de laterale zijde hiervan zien we de facies art. malleoli lateralis (2).

Verder naar distaal ligt het collum tali (3).

Nog verder naar distaal vinden we het caput tali (4). Dit heeft de vorm van een halve bol. Het gewrichtsvlak hiervan loopt door tot plantair. Het caput tali articuleert met het os naviculare, het lig. calcaneonaviculare plantare en de dorsale zijde van de calcaneus (zie Figuur 7.43 en 7.73).

Alleen het proximale gedeelte van de plantaire zijde van de calcaneus steunt op de grond. Dit gedeelte heet het tuber calcanei en heeft een mediale en een laterale knobbel.

Aan de laterale zijde van de calcaneus kunnen we een uitsteeksel vinden dat naar distaal loopt. Dit is de trochlea peronealis (5), waarlangs de pezen van de mm. peronei glijden.

De distale zijde van de calcaneus wordt hoofdzakelijk in beslag genomen door een driehoekig gewrichtsvlak dat articuleert met de proximale zijde van het os cuboideum. Dit gewrichtsvlak is dorsaal enigszins concaaf en plantair meer convex.

Aanzicht van mediaal en proximaal

◐ Figuur 7.43

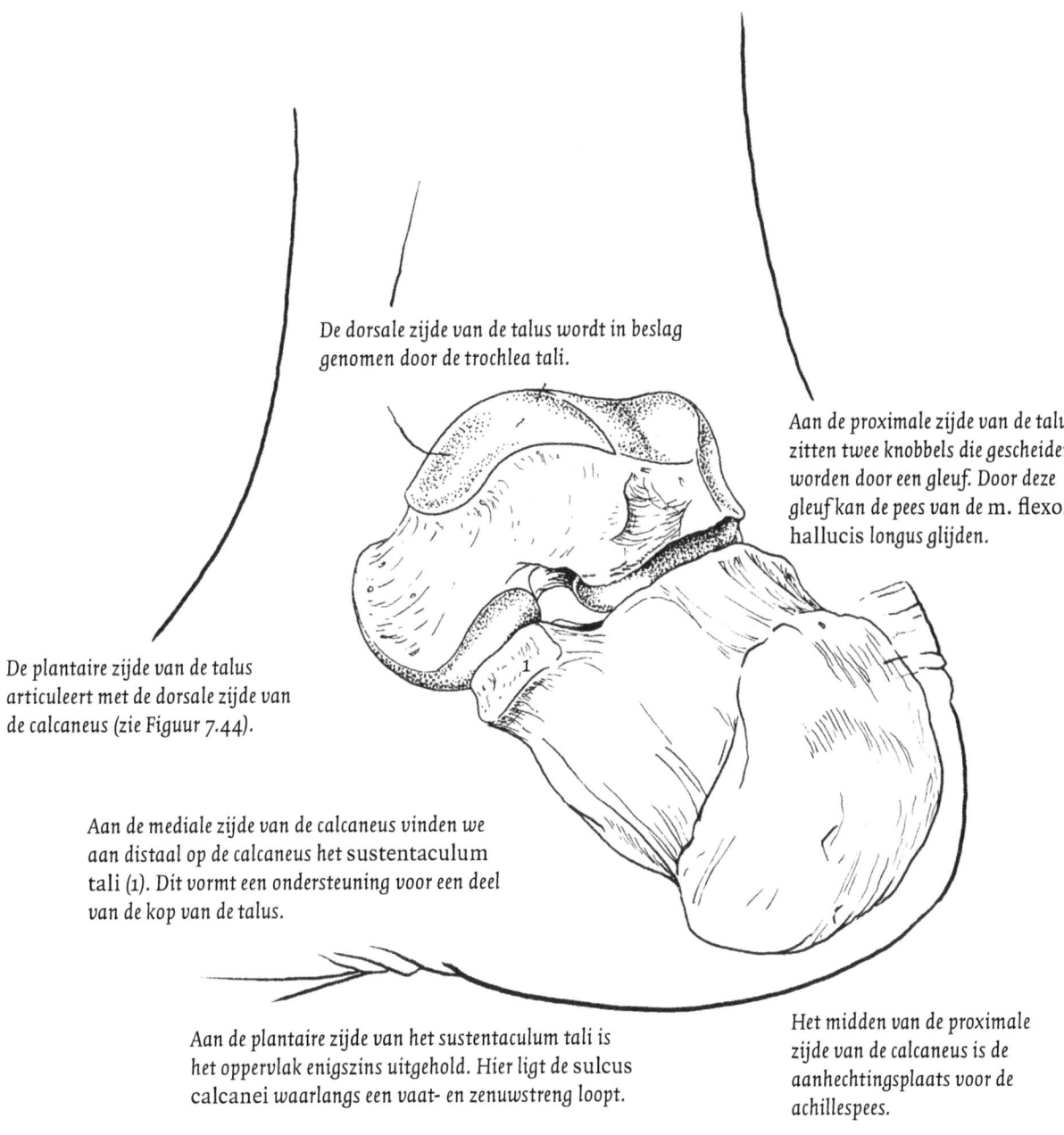

De dorsale zijde van de talus wordt in beslag genomen door de trochlea tali.

Aan de proximale zijde van de talus zitten twee knobbels die gescheiden worden door een gleuf. Door deze gleuf kan de pees van de m. flexor hallucis longus glijden.

De plantaire zijde van de talus articuleert met de dorsale zijde van de calcaneus (zie Figuur 7.44).

Aan de mediale zijde van de calcaneus vinden we aan distaal op de calcaneus het sustentaculum tali (1). Dit vormt een ondersteuning voor een deel van de kop van de talus.

Aan de plantaire zijde van het sustentaculum tali is het oppervlak enigszins uitgehold. Hier ligt de sulcus calcanei waarlangs een vaat- en zenuwstreng loopt.

Het midden van de proximale zijde van de calcaneus is de aanhechtingsplaats voor de achillespees.

7.8.1 Het onderste spronggewricht

⊖ Figuur 7.44 De talus staat schuin op de calcaneus (zie Figuur 7.40).

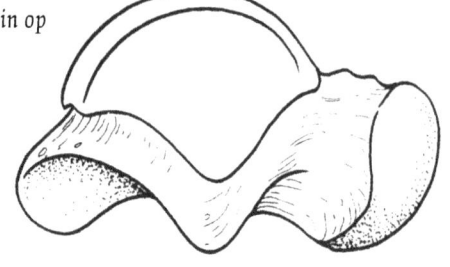

Aan de proximale zijde rust een concaaf gewrichtsvlak van de talus op een convex gewrichtsvlak van de calcaneus. Dit gewrichtsvlak maakt deel uit van de art. subtalaris.

Aan de distale zijde rust een convex gewrichtsvlak van de talus (plantaire gedeelte van de kop) op een concaaf gewrichtsvlak van de calcaneus (dit deel ligt gedeeltelijk op het sustentaculum tali). Dit gewrichtsvlak maakt deel uit van de art. talocalcaneonavicularis.

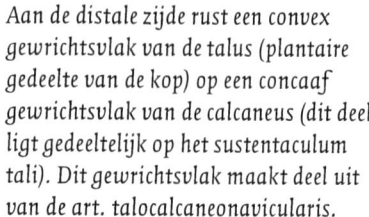

7.8.2 De bewegingen in het onderste spronggewricht

Het onderste spronggewricht ligt direct plantair van de art. talocruralis. Het gewricht kan in meer richtingen bewegen dan de art. talocruralis, maar de bewegingsuitslagen zijn beperkter. De bewegingen worden hier beschreven ten opzichte van de drie vlakken die aan het begin van het boek zijn vermeld. We bestuderen de bewegingen in belaste en onbelaste situaties.

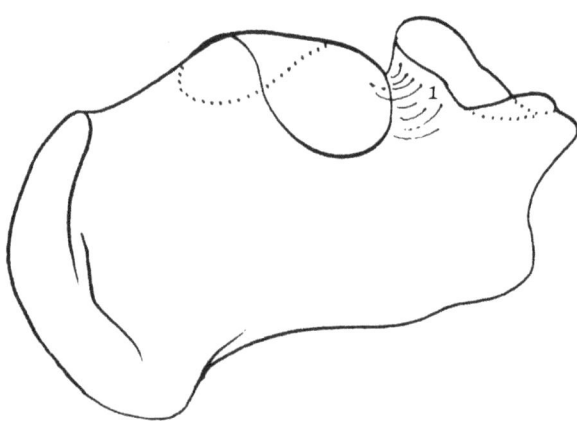

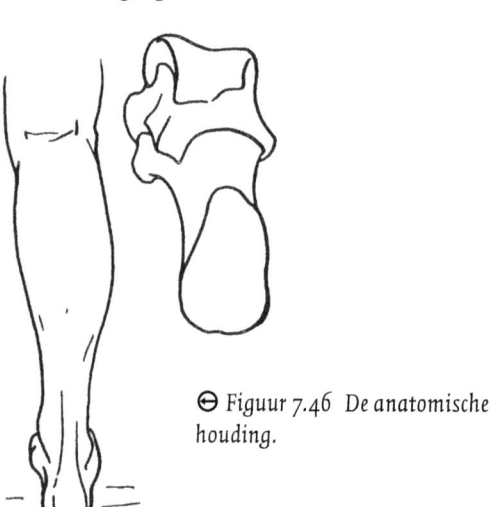

⊖ Figuur 7.46 De anatomische houding.

① Figuur 7.45 Tussen het proximale en het distale gewrichtsvlak van de calcaneus loopt een gleuf, die een tunnel tussen beide botten vormt: de sinus tarsi (1).

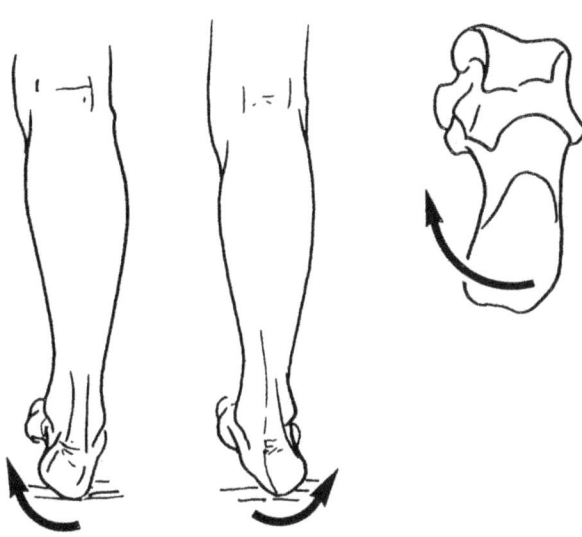
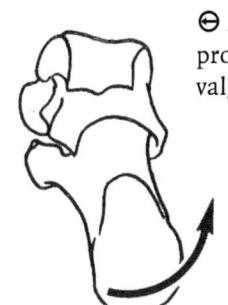

⊖ Figuur 7.48 Beweegt de calcaneus naar supinatie, dan noemen we dit ook wel varus.

⊖ Figuur 7.49 Beweegt de calcaneus naar pronatie, dan spreken we ook wel over valgus.

① Figuur 7.47 In het frontale vlak kunnen we zien dat de calcaneus onder de talus langs naar de zijkanten kan bewegen. Hier beweegt de calcaneus in een belaste situatie.

① Figuur 7.50 In het sagittale vlak kunnen we zien dat de calcaneus naar plantair en dorsaal kan bewegen.

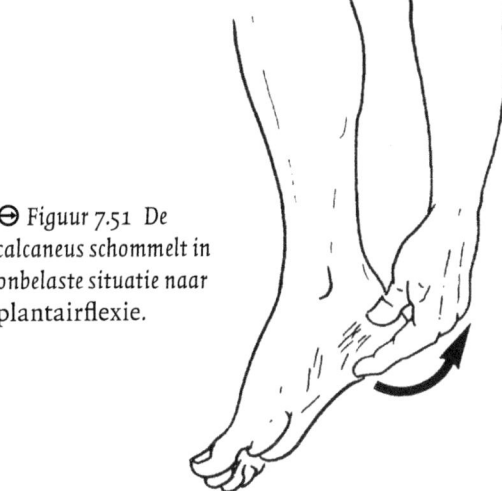

⊖ Figuur 7.51 De calcaneus schommelt in onbelaste situatie naar plantairflexie.

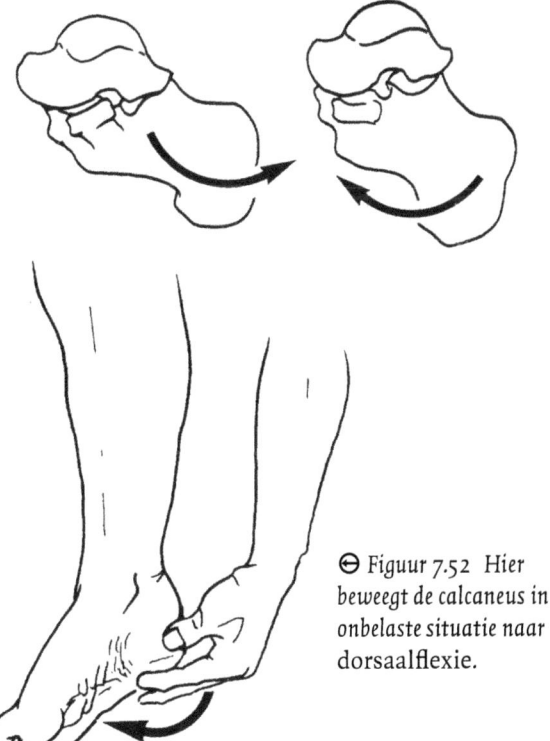

① Figuur 7.53 In het transversale vlak (hier afgebeeld in dorsaal aanzicht) zien we dat de calcaneus kan draaien ten opzichte van de talus.

⊖ Figuur 7.52 Hier beweegt de calcaneus in onbelaste situatie naar dorsaalflexie.

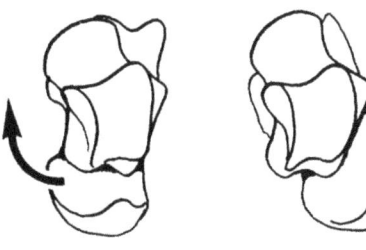

Naar abductie.   En naar adductie.

Door de vorm en de stand van de gewrichtsvlakken worden de bewegingen in het onderste spronggewricht meestal vanzelf gecombineerd. De as waar de gecombineerde beweging om plaatsvindt wordt de as van Henke of compromis-as genoemd.

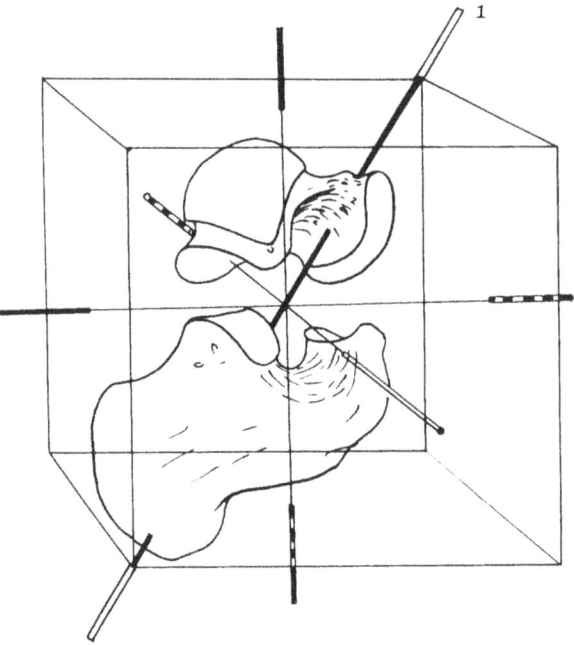

Figuur 7.54 De as van Henke (1) loopt schuin door de calcaneus en het collum tali. De as loopt dus schuin van proximaal naar distaal, van plantair naar dorsaal en van lateraal naar mediaal.

Rondom de as van Henke kunnen we inversie en eversie maken.

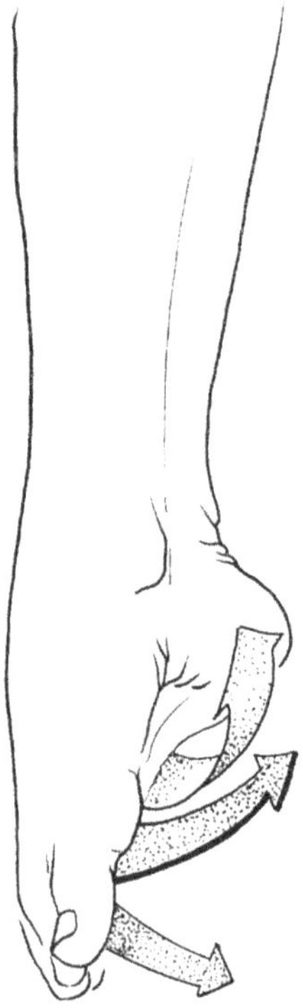

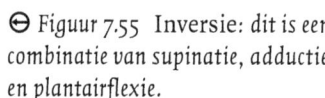

Figuur 7.55 Inversie: dit is een combinatie van supinatie, adductie en plantairflexie.

Figuur 7.56 Eversie: dit is een combinatie van pronatie, abductie en dorsaalflexie.

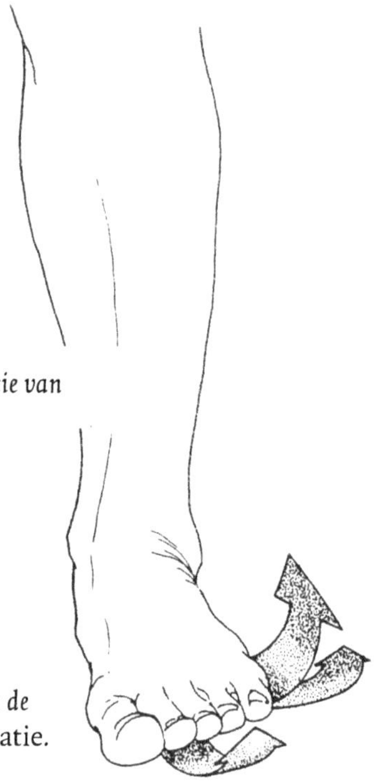

De grootste deelbeweging in het onderste spronggewricht is die in de richting van pronatie en supinatie.

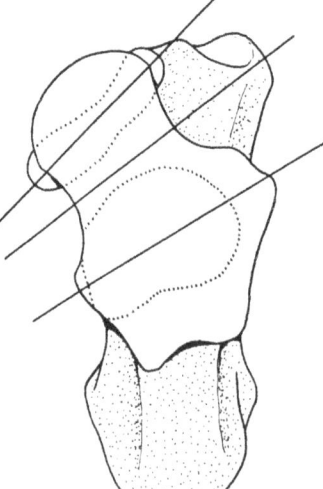

Figuur 7.57 De assen van de gewrichtsvlakken tussen de talus en de calcaneus en van de sinus tarsi lopen schuin van proximaal naar distaal en van mediaal naar lateraal.
Hier kunnen we door de talus heen de gewrichtsvlakken zien liggen.

7.8.3 Kapsel en ligamenten van de art. subtalaris

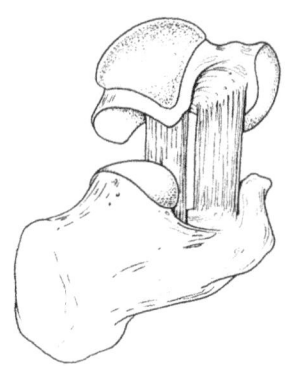

⊖ Figuur 7.58 De gewrichtsvlakken worden omgeven door twee kapsels:
- een kapsel aan de proximale zijde dat rondom de proximale gewrichtsvlakken is aangehecht;
- een kapsel aan de distale zijde dat in verbinding staat met het kapsel rondom de gewrichtslijn van Chopart.

Het kapsel wordt versterkt door ligamenten. Er lopen ligamenten in de sinus tarsi van de talus naar de calcaneus. De belangrijkste hiervan is het lig. talocalcaneum interosseum.

7.9 De botten van het distale deel van de voetwortel

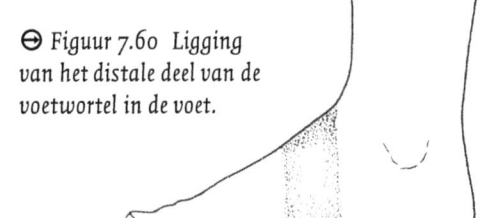

⊖ Figuur 7.60 Ligging van het distale deel van de voetwortel in de voet.

⊖ Figuur 7.59 De distale voetwortelbeentjes zijn vijf kleine botten die distaal van de calcaneus en de talus liggen. Eén van deze botten ligt lateraal, de andere vier liggen mediaal.

① Figuur 7.62 Het os naviculare (2) ligt aan de mediale zijde in het verlengde van de talus. Dit halvemaanvormige bot is aan de distale zijde convex. Aan de mediale zijde bevindt zich een duidelijke knobbel waar de m. tibialis posterior aangehecht is (zie Figuur 7.130). De distale zijde van het os naviculare articuleert door middel van drie gewrichtsvlakken met de proximale zijden van de drie ossa cuneiformia.

⊖ Figuur 7.61 Het os cuboideum (1) ligt aan de laterale zijde in het verlengde van de calcaneus. Dit bot heeft de vorm van een driezijdige prisma. Aan de laterale zijde vinden we een inkeping die aan de plantaire zijde doorloopt (hier ligt de pees van de m. peroneus longus, zie Figuur 7.122 e.v.). Aan de distale zijde vormt het bot een gewricht met twee botten: de ossa metatarsalia IV en V.

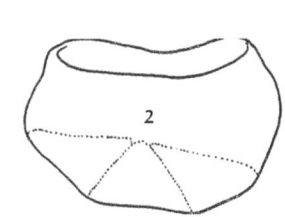

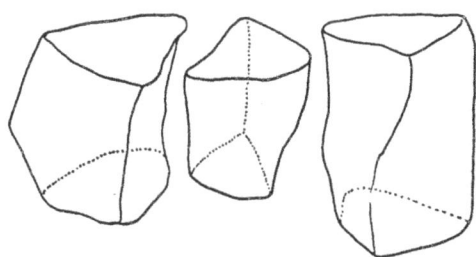

① Figuur 7.63 De ossa cuneiformia zijn drie naast elkaar gelegen driehoekige botjes. Hier zijn ze vergroot afgebeeld. Distaal articuleren ze respectievelijk met het os metatarsale I, II en III.

⊖ Figuur 7.64 De middenvoet is een gebied dat bestaat uit vijf botten. Tussen de botten zijn kleine bewegingen mogelijk die gezamenlijk bijdragen aan een tamelijk flexibel en vervormbaar gebied.

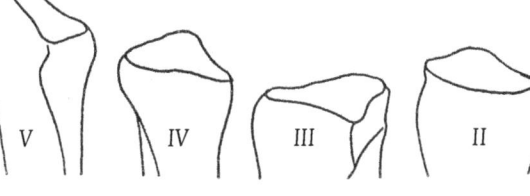

7.10 De gewrichtslijn van Chopart

⊖ Figuur 7.65 Onder de term gewrichtslijn van Chopart valt het geheel van gewrichtsvlakken dat we tussen de proximale en distale voetwortelbeentjes vinden. Dit gewricht wordt ook wel de art. tarsi tranversa genoemd. Het is een 'lijn' die gevormd wordt door twee gewrichten die naast elkaar liggen: het gewricht tussen de calcaneus en het os cuboideum aan de laterale zijde, en het gewricht tussen de talus en het os naviculare aan de mediale zijde.

Het gewricht aan de mediale zijde (dat meer naar dorsaal ligt) heeft een ovale vorm. Het distale deel van de talus (de kop) is convex. Het proximale deel van het os naviculare is concaaf.

Het gewricht aan de laterale zijde (dat meer naar plantair ligt) heeft een meer driehoekige vorm. Het distale deel van de calcaneus is van dorsaal naar plantair concaaf en van mediaal naar lateraal convex. Het proximale deel van het os cuboideum heeft de omgekeerde vorm.

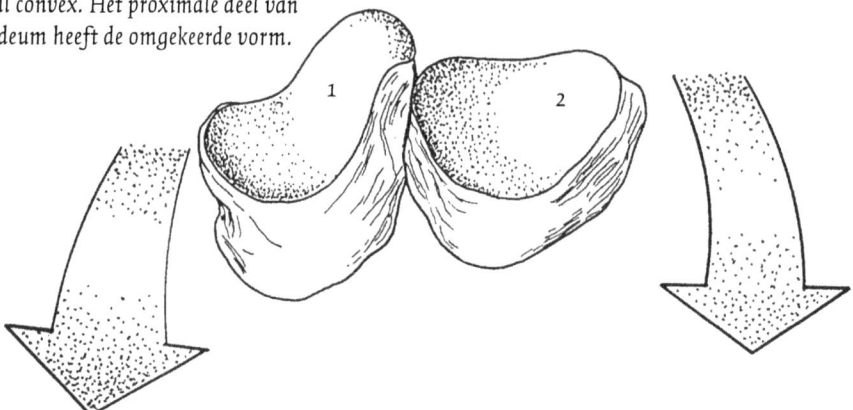

ⓘ Figuur 7.66 De twee distale botten, het os cuboideum (1) en het os naviculare (2) zijn hier 90° voorovergekanteld om zo hun proximale gewrichtsvlakken zichtbaar te maken.

⊖ Figuur 7.67 Vanaf dorsaal bekeken heeft de gewrichtslijn van Chopart de vorm van een platgedrukte 'S'.

7.10.1 Bewegingsmogelijkheden in de gewrichtslijn van Chopart

De bewegingen die in de twee gewrichten gezamenlijk gemaakt kunnen worden zijn, net als in het onderste spronggewricht, *inversie* en *eversie*. De grootste deelbeweging hiervan wordt in dit gewricht gevormd in de richting van *abductie* en *adductie* (zie Figuur 7.55 en 7.56).

7.10.2 Kapsel en ligamenten van de gewrichtslijn van Chopart

Er liggen twee afzonderlijke kapsels tussen de twee verschillende gewrichten. Aan de mediale zijde staat het kapsel in verbinding met dat van het distale gewricht tussen talus en calcaneus (zie Figuur 7.44). Aan de laterale zijde verbindt het kapsel de calcaneus met het os cuboideum. De kapsels worden versterkt door vele ligamenten.

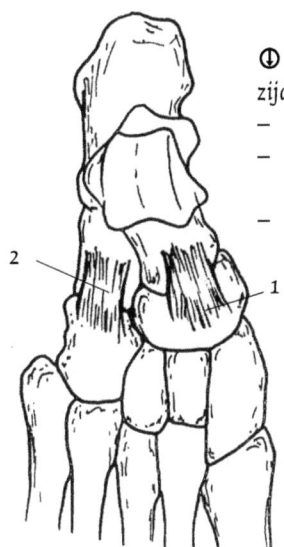

Figuur 7.68 Aan de dorsale zijde liggen:
- het lig. talonaviculare (1);
- het lig. calcaneocuboideum (2) dorsale;
- het lig. birfuratum.

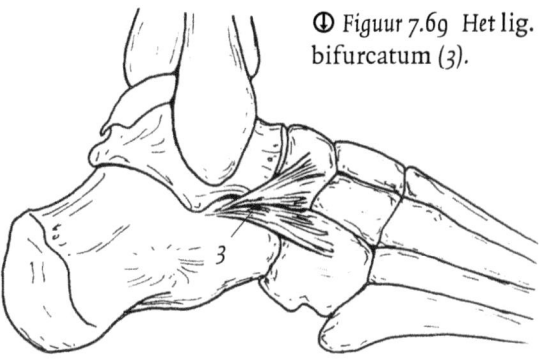

Figuur 7.69 Het lig. bifurcatum (3).

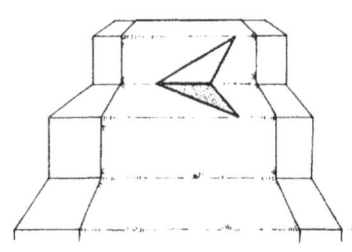

Figuur 7.70 Om de ligging van het lig. bifurcatum goed voor te kunnen stellen, kunnen we de ligging van het os naviculare en het os cuboideum het beste zien als onderdelen van een traptrede. Vanaf de calcaneus loopt het lig. bifurcatum verticaal naar het os naviculare en horizontaal naar het os cuboideum. Dit ligament is zeer sterk en belangrijk voor het gewricht.

Aan de plantaire zijde liggen het lig. calcaneocuboideum plantare en het lig. plantare longum.

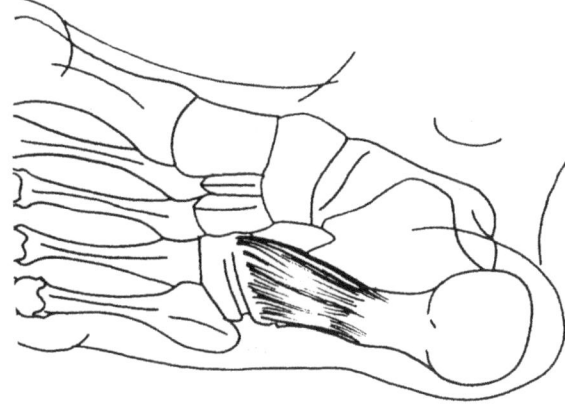

Figuur 7.71 Het lig. calcaneocuboideum plantare loopt van de calcaneus naar het distale deel van het os cuboideum.

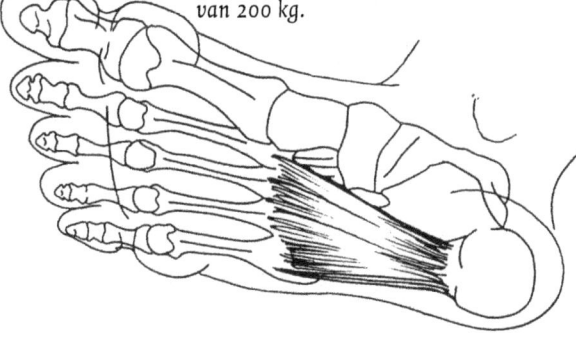

Figuur 7.72 Het lig. plantare longum loopt van de calcaneus en strekt zich uit tot de bases van de ossa metatarsalia. Dit ligament is zeer sterk, ondersteunt het lengtegewelf van de voet (zie Figuur 7.160) en kan een last dragen van 200 kg.

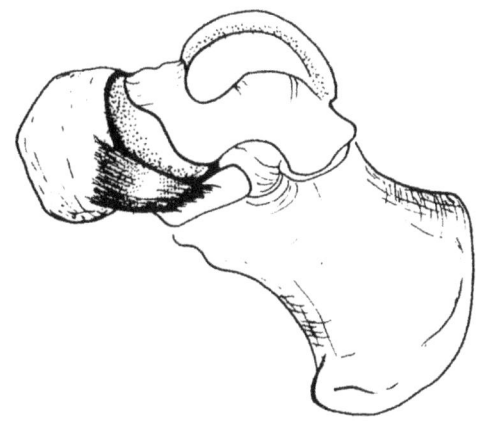

Figuur 7.73 Aan de mediale zijde ligt het lig. calcaneonaviculare plantare. Dit ligament (ook wel het panbandje genoemd) loopt vanaf het sustentaculum tali naar het os naviculare (mediale zijde).

7.11 De middenvoet en de voorvoet

Distaal van de voetwortel ligt de *middenvoet*. Distaal daarvan ligt de *voorvoet*.

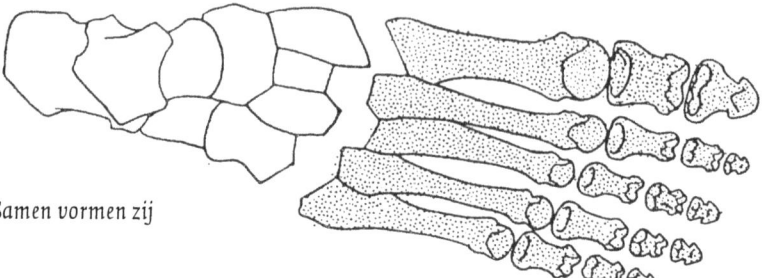

⊖ Figuur 7.74 In de middenvoet en de voorvoet liggen vijf rijen naast elkaar die waaiervormig naar distaal uiteen lopen. Elke rij bevat een os metatarsale (onderdeel van de middenvoet) en phalanges (onderdelen van de voorvoet). Samen vormen zij het skelet van een (teen)straal.

① Figuur 7.75 Ondanks hun korte lengte zijn alle botten van de middenvoet en voorvoet lange pijpbeenderen. Ze bestaan ze uit drie delen:
– de basis;
– het corpus;
– de caput.

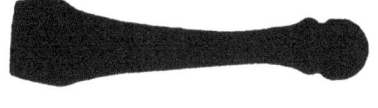

de basis (proximaal)   het corpus   het caput (distaal)

① Figuur 7.76 De basis van het os metatarsale is zo goed als vierkant en heeft gewrichtsvlakken aan de proximale en laterale zijden die articuleren met de botten van de voetwortel. Er zijn ook laterale gewrichtsvlakken die articuleren met de ernaast liggende ossa metatarsalia.

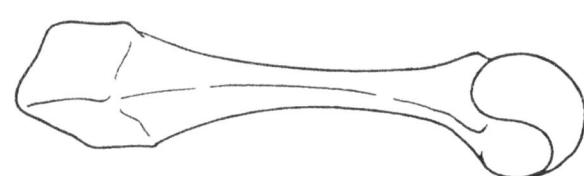

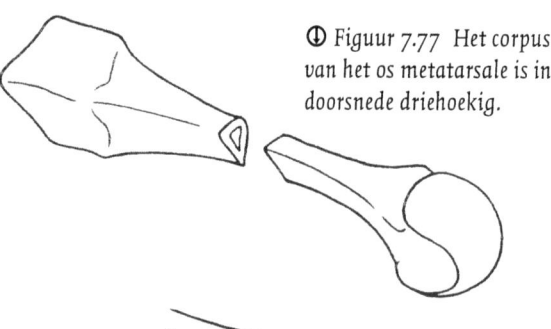

① Figuur 7.77 Het corpus van het os metatarsale is in doorsnede driehoekig.

De grote teen heeft twee kootjes (phalanges), de andere tenen hebben er drie.

① Figuur 7.78 Het caput (de kop) van het os metatarsale is bedekt met gewrichtskraakbeen en articuleert met de basis van de proximale phalanx. Aan beide zijden zit een kleine knobbel.

① Figuur 7.79

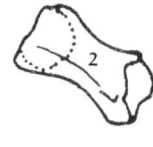

De proximale zijde van de basis van de phalanx proximalis (1) is concaaf en bedekt met gewrichtskraakbeen. Dit deel articuleert met de kop van het os metatarsale.
Het caput heeft de vorm van een katrol en is bedekt met gewrichtskraakbeen.

De proximale zijde van de basis van de phalanx media (2) is bedekt met gewrichtskraakbeen.
Het caput is vergelijkbaar met dat van de phalanx proximalis.

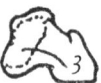

Aan de proximale zijde van de basis van de phalanx distalis (3) vinden we een gewrichtsvlak dat gelijk is aan dat van de phalanx media.
Het distale uiteinde heeft aan de plantaire zijde een tuberculum. De nagel ligt aan de dorsale zijde hiervan.

7.12 De gewrichtslijn van Lisfranc

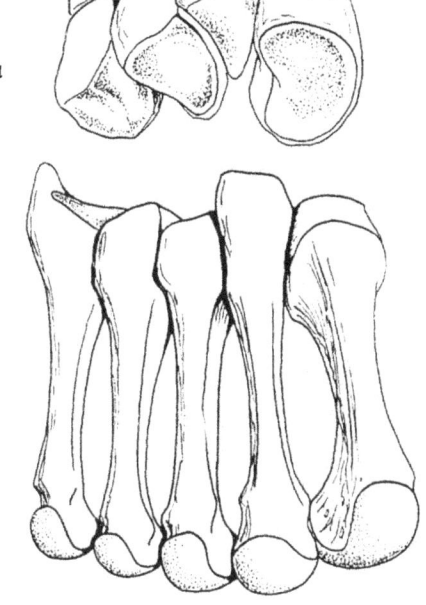

Figuur 7.80 De gewrichtslijn van Lisfranc (art. tarsometatarsalis, afgekort TMT-gewricht) bestaat uit een combinatie van gewrichten die tussen de tarsus en de ossa metatarsalia liggen. Deze 'gewrichtslijn' ligt tussen enerzijds het distale deel van de ossa cuneiformia en het distale deel van het os cuboideum, en anderzijds het proximale deel van de bases van de ossa metatarsalia.

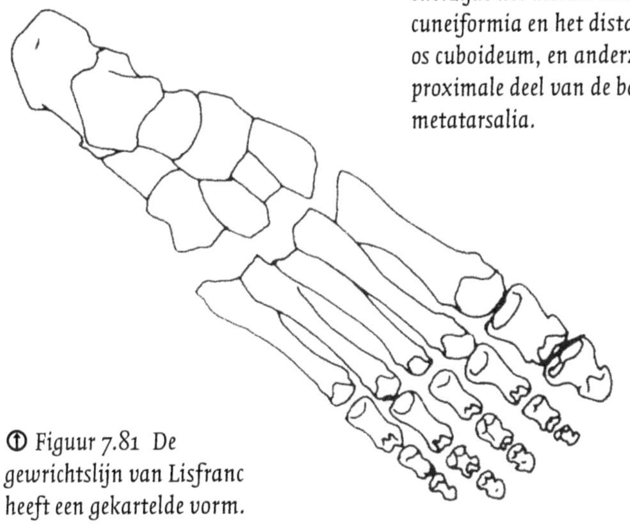

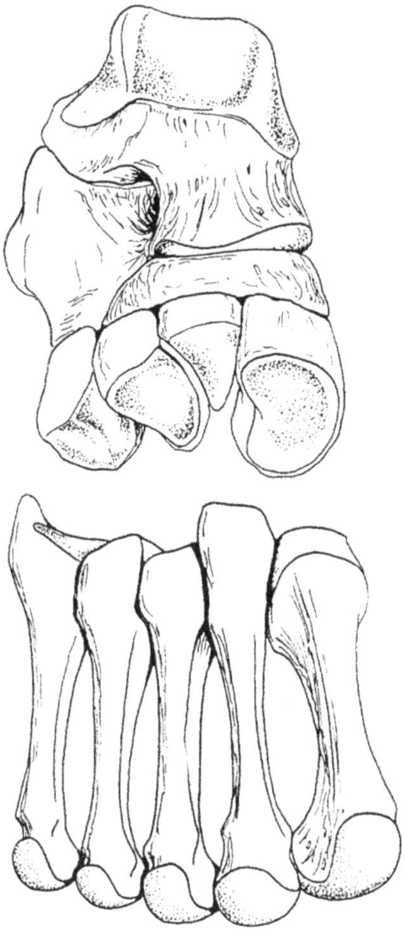

Figuur 7.81 De gewrichtslijn van Lisfranc heeft een gekartelde vorm.

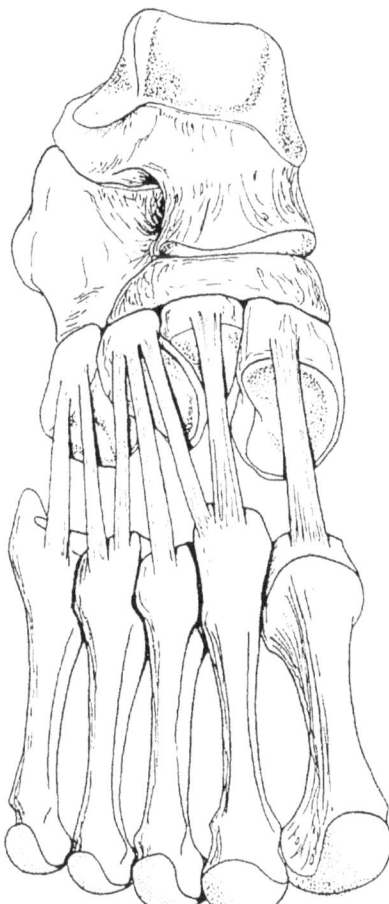

Figuur 7.82 De gewrichtsvlakken staan kleine glijbewegingen tussen de botten toe. In z'n totaliteit blijft de gehele bewegingsuitslag echter gering.
De belangrijkste bewegingsrichting in dit gewricht is plantairflexie en dorsaalflexie. De grootte van de bewegingsuitslag varieert per straal. De tweede straal is het minst beweeglijk en vormt de as voor pronatie en supinatie in de voet.

De gewrichten worden omgeven door kapsels, die met elkaar in verbinding staan. De kapsels zijn versterkt met veel kleine ligamenten die de botten met elkaar verbinden. Hier zijn de dorsale ligamenten weergegeven.

7.13 De art. metatarsophalangea

In elke straal van de voet articuleert de kop van het os metatarsale met de basis van de phalanx proximalis. We noemen dit gewricht de *art. metatarsophalangea* (MTP-gewricht). Het is een kogelgewricht, waarbij in de drie vlakken (het sagittale, frontale en transversale vlak) beweging mogelijk is.

⊕ Figuur 7.83

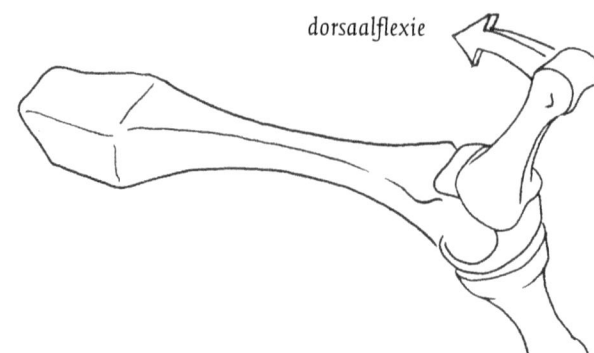

dorsaalflexie

plantairflexie

⊕ Figuur 7.85

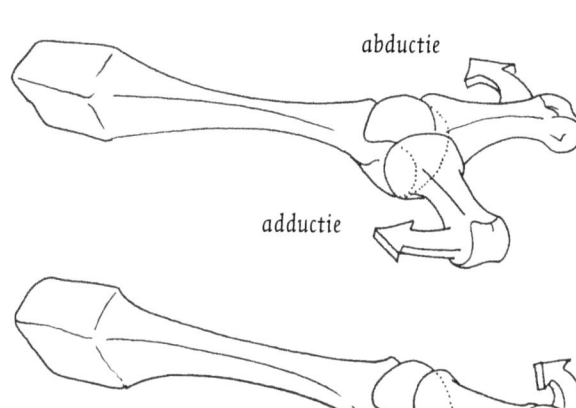

abductie

adductie

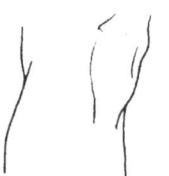

⊖ Figuur 7.84 De bewegingsuitslag in de richting van dorsaalflexie is veel groter dàn die van plantairflexie. Het gewrichtskraakbeen aan de dorsale zijde van het os metatarsale is daarom veel verder naar proximaal aangelegd. De bewegingsuitslag is noodzakelijk voor het goed kunnen afwikkelen van de voet. Dit is zeker het geval bij het beklimmen van een helling of bij het naar boven lopen op een trap. Van deze bewegingsuitslag maken we ook gebruik als we op de tenen staan.

⊕ Figuur 7.86 Axiale rotaties: dit zijn vooral passieve bewegingen.

7.14 De artt. interphalangeae

Er zijn proximale en distale *artt. interphalangeae* (IP-gewrichten), behalve bij de grote teen.

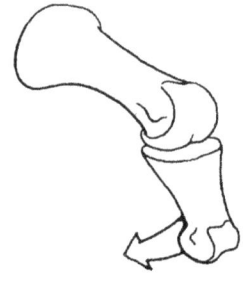

⊖ Figuur 7.87 In de art. interphalangea proximalis (ook wel PIP-gewricht genoemd) articuleert de basis van de phalanx media met het caput van de phalanx proximalis. Flexie is in dit gewricht goed mogelijk. Extensie kan alleen vanuit flexie terug naar

⊕ Figuur 7.88 In de art. interphalangea distalis (ook wel DIP-gewricht genoemd) articuleert het caput van de phalanx media met de basis van de phalanx distalis. Er zijn alleen bewegingen mogelijk in het sagittale vlak: flexie en extensie.

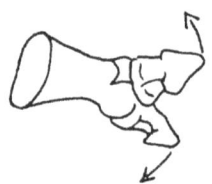

7.15 Bijzonderheden van straal 1 en 5

⊖ Figuur 7.89 Straal 1 (die van de grote teen) heeft de volgende kenmerken:
- alle botten zijn sterk ontwikkeld;
- er is geen phalanx media, alleen een phalanx proximalis en een phalanx distalis;
- straal 1 speelt een belangrijke rol bij het gaan en het hardlopen. Dit is met name het geval in de fase bij het gaan waarbij alleen de tenen contact maken met de grond. Als er een slechte congruentie is in het gewricht MTP I, kan dit instabiliteit en pijnklachten veroorzaken bij het staan op de tenen of bij een lange wandeling.

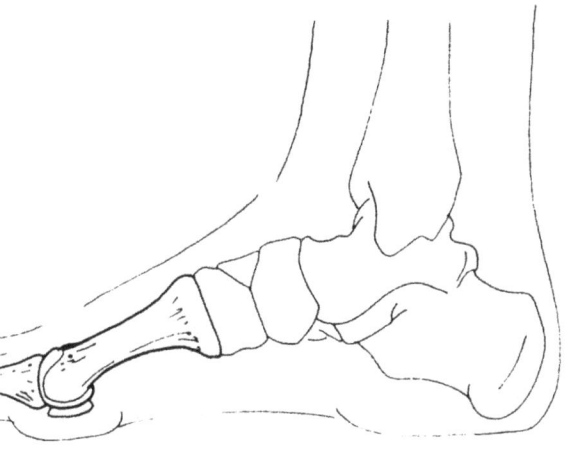

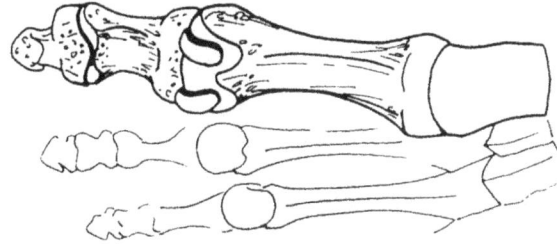

⊖ Figuur 7.90 Er bevinden zich twee kleine botjes, de sesambeentjes, aan de plantaire zijde van het gewrichtskraakbeen van de kop van het os metatarsale I. Ze dienen als schokbreker op het moment dat de kop van het os metatarsale I belast wordt.

① Figuur 7.91 Straal 5 (die van de kleine teen) heeft het volgende kenmerk:
- op de basis van het os metatarsale V steekt een tuberositas (1) uit die we goed door de huid heen kunnen palperen.

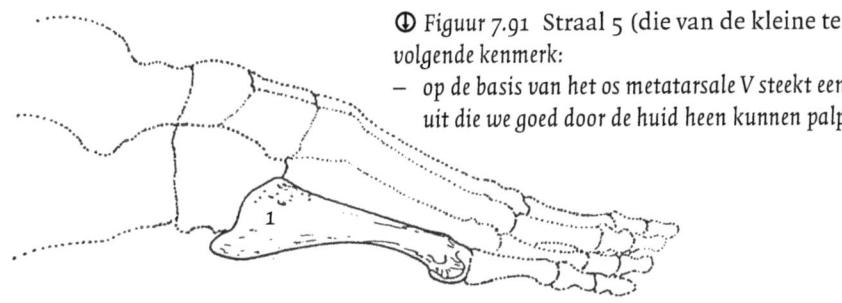

7.16 Kapsel en ligamenten van de MTP- en IP-gewrichten

① Figuur 7.92 Het lig. plantare. Dit ligament vormt een plantaire plaat (3) die bedekt is met gewrichtskraakbeen en maakt deel uit van de kom. Bij extensie vormt deze plantaire plaat een deel van de kom van het gewrichtsvlak van de basis van de phalanx. Bij flexie trekt de plantaire plaat zich terug dankzij de scharnierende werking van het bindweefsel en de plooien van het kapsel.

In de gewrichten van de gewrichtslijn van Lisfranc is de ligging van het kapsel en de ligamenten identiek. Het kapsel zit rondom beide gewrichtsvlakken vast en wordt versterkt door ligamenten.

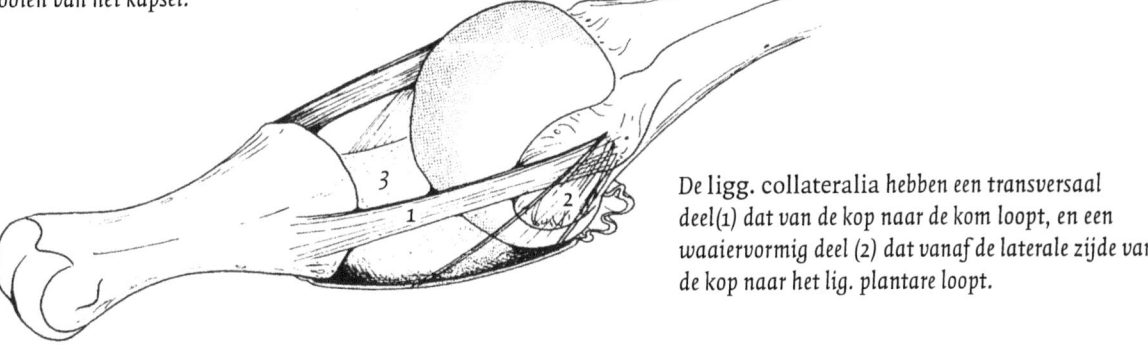

De ligg. collateralia hebben een transversaal deel (1) dat van de kop naar de kom loopt, en een waaiervormig deel (2) dat vanaf de laterale zijde van de kop naar het lig. plantare loopt.

7.17 Aanhechtingen van de spieren die over de enkel naar de voet lopen

⊖ Figuur 7.93

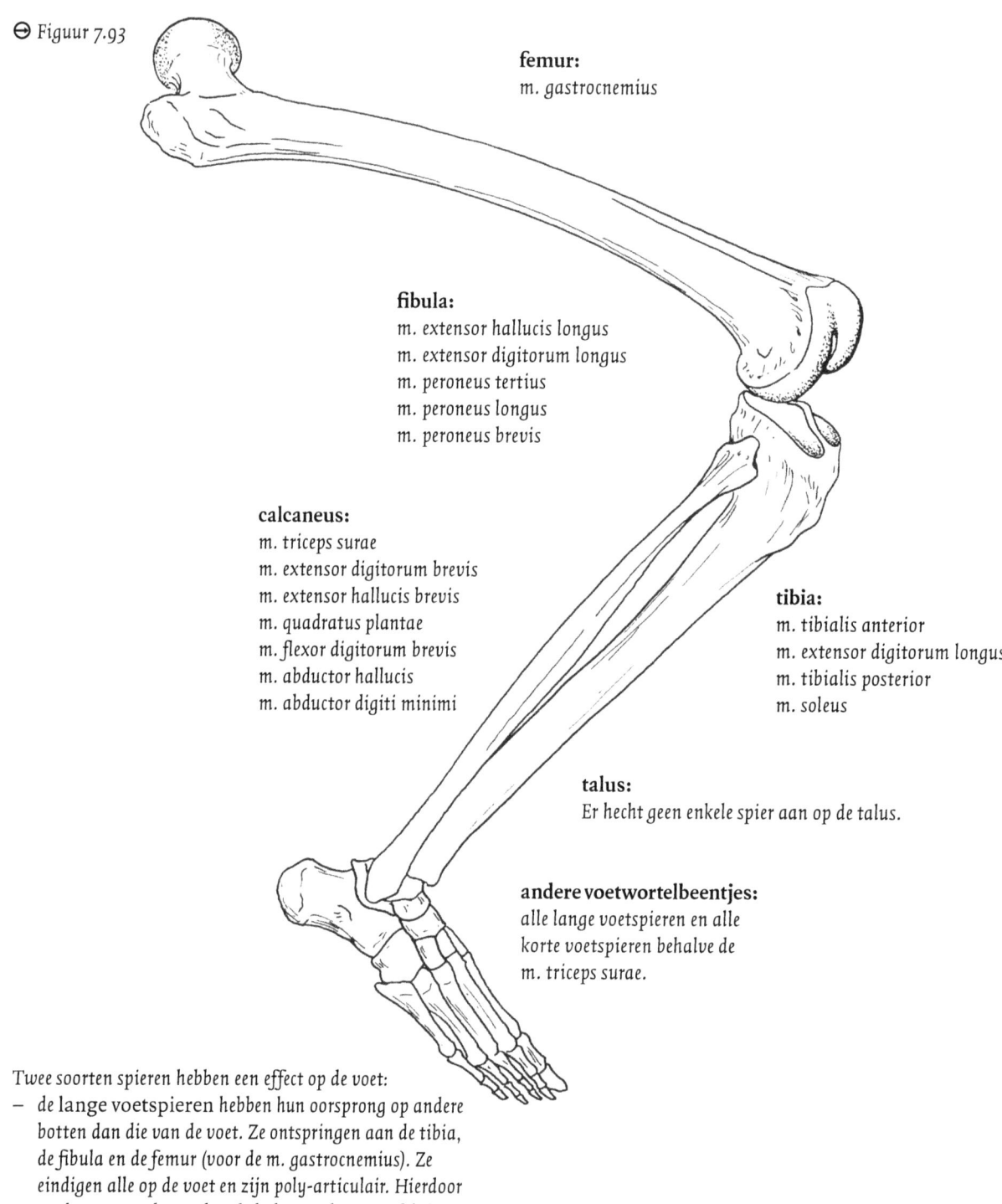

femur:
m. gastrocnemius

fibula:
m. extensor hallucis longus
m. extensor digitorum longus
m. peroneus tertius
m. peroneus longus
m. peroneus brevis

calcaneus:
m. triceps surae
m. extensor digitorum brevis
m. extensor hallucis brevis
m. quadratus plantae
m. flexor digitorum brevis
m. abductor hallucis
m. abductor digiti minimi

tibia:
m. tibialis anterior
m. extensor digitorum longus
m. tibialis posterior
m. soleus

talus:
Er hecht geen enkele spier aan op de talus.

andere voetwortelbeentjes:
alle lange voetspieren en alle korte voetspieren behalve de m. triceps surae.

Twee soorten spieren hebben een effect op de voet:
- de lange voetspieren hebben hun oorsprong op andere botten dan die van de voet. Ze ontspringen aan de tibia, de fibula en de femur (voor de m. gastrocnemius). Ze eindigen alle op de voet en zijn poly-articulair. Hierdoor werken ze zowel over de enkel als over de voet (of de knie in het geval van de m. gastrocnemius). Hun pezen maken een bocht bij het passeren van de enkel aan de voorzijde of de achterzijde
- de korte voetspieren hechten alleen aan op de voet. Er zijn veel meer korte voetspieren aan de plantaire dan aan de dorsale zijde van de voet. De plantaire voetspieren maken deel uit van het zachte deel van de voetzool.

7.18 De intrinsieke voetspieren

De intrinsieke voetspieren kunnen we onderverdelen in de dorsale en plantaire intrinsieke voetspieren.

7.18.1 De dorsale intrinsieke voetspieren

Aan de dorsale zijde van de voet liggen twee intrinsieke voetspieren: de m. extensor digitorum brevis en de m. extensor hallucis brevis.

⊖ Figuur 7.94 *De dorsale intrinsieke voetspieren ontspringen op de dorsale zijde van de calcaneus. Vier spierkoppen gaan over in vier pezen die aanhechten op de pezen van de m. extensor digitorum longus (II t/m IV) en de m. extensor hallucis longus (I).*

⊖ Figuur 7.95 *De m. extensor digitorum brevis en de m. extensor hallucis brevis geven extensie van de tenen (I t/m IV), vooral in het MTP-gewricht. Ze versterken de functie van de m. extensor digitorum longus en de m. extensor hallucis longus (zie Figuur 7.116, 7.117 en 7.118).*
Innervatie: n. peroneus profundus (S1-S2).

7.18.2 De plantaire intrinsieke voetspieren

De plantaire intrinsieke voetspieren kunnen we onderverdelen in mediale, intermediaire en laterale intrinsieke voetspieren. We bekijken eerst de spieren uit de intermediaire spiergroep. Deze liggen in verschillende lagen. Voor het gemak wordt elke spier apart getoond zonder de omliggende spieren. Vervolgens leggen we de mediale en laterale spiergroep onder de loep.

De intermediaire spiergroep

- mm. interossei dorsales;
- mm. interossei plantanes;
- m. quadratus plantea;
- mm. lumbricales;
- m. flexor digitorum brevis.

De mm. interossei zijn kleine spieren die de ruimte tussen de ossa metatarsalia vullen.

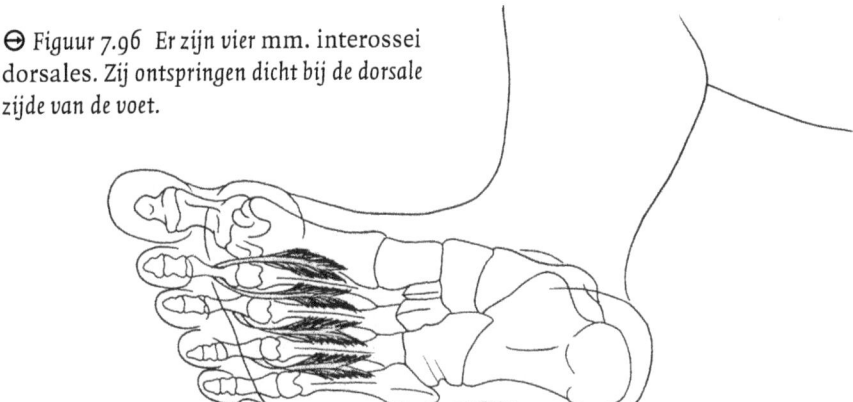

⊖ Figuur 7.96 *Er zijn vier mm. interossei dorsales. Zij ontspringen dicht bij de dorsale zijde van de voet.*

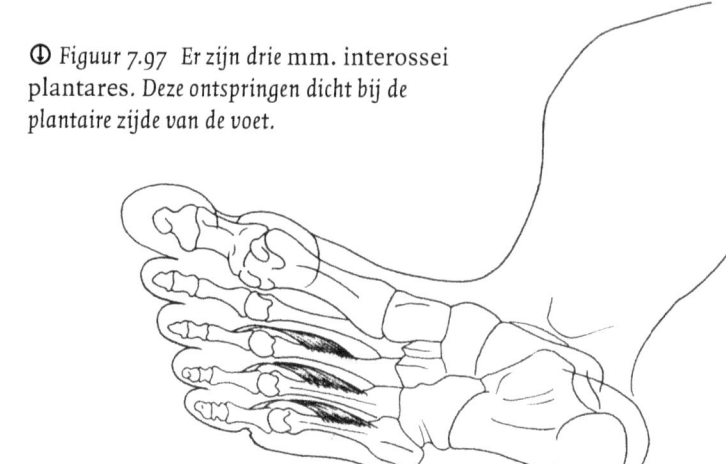

⊕ Figuur 7.97 Er zijn drie mm. interossei plantares. Deze ontspringen dicht bij de plantaire zijde van de voet.

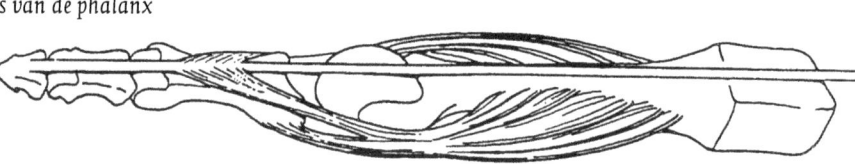

⊖ Figuur 7.98 De pees van de mm. interossei eindigt op twee plaatsen:
- aan de plantaire zijde op de basis van de phalanx proximalis;
- aan de dorsale zijde op de pees van de m. extensor digitorum longus (dit is hier vereenvoudigd afgebeeld).

⊖ Figuur 7.99 De hoofdfunctie van de m. interossei is plantairflexie in het MTP-gewricht. De mm. interossei werken dan aan weerszijden van de teen.

⊖ Figuur 7.100 De mm. interossei ondersteunen de afzet met de voet. Innervatie: n. plantaris lateralis (S1-S2).

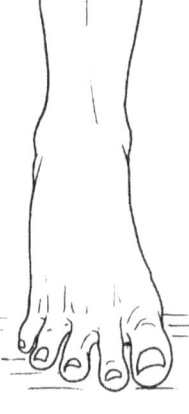

⊖ Figuur 7.101 Als de mm. interossei aan één zijde van de teen actief zijn, wordt de teen naar de zijkant getrokken. Met deze spieren kunnen de tenen worden gespreid en gesloten. Deze functie wordt gecompleteerd door de intrinsieke spieren van de grote en kleine teen (zie Figuur 7.105 e.v.).
In tegenstelling tot de functie op de tenen werken de mm. interossei het spreiden van de ossa metatarsalia tegen. Tevens voorkomen ze het doorzakken van de voorvoet en houden zo de transversale voetboog in stand (zie Figuur 7.161 en 7.162).

⊖ Figuur 7.102 De mm. interossei worden aan de plantaire zijde bedekt door de pezen van de m. flexor digitorum longus (1). De m. quadratus plantae (2) begint met twee koppen op de calcaneus en hecht aan op de pezen van de m. flexor digitorum longus.
De m. quadratus plantae brengt de pezen van de m. flexor digitorum longus in lijn, zodat hun trekrichting langs de sagittale as kan verlopen.
Innervatie: n. plantaris lateralis (S1-S2).

De mm. lumbricales (3) hechten aan op de pezen van de m. flexor digitorum longus. Zij lopen met hun pezen naar de bases van de phalanges proximales (mediale zijde) van de tenen II t/m V.
De functie van de mm. lumbricales is gering. Het is min of meer een bijsturing van de acties van de andere spieren die naar de tenen lopen.
Innervatie: nn. plantares medialis en lateralis (L5-S2).

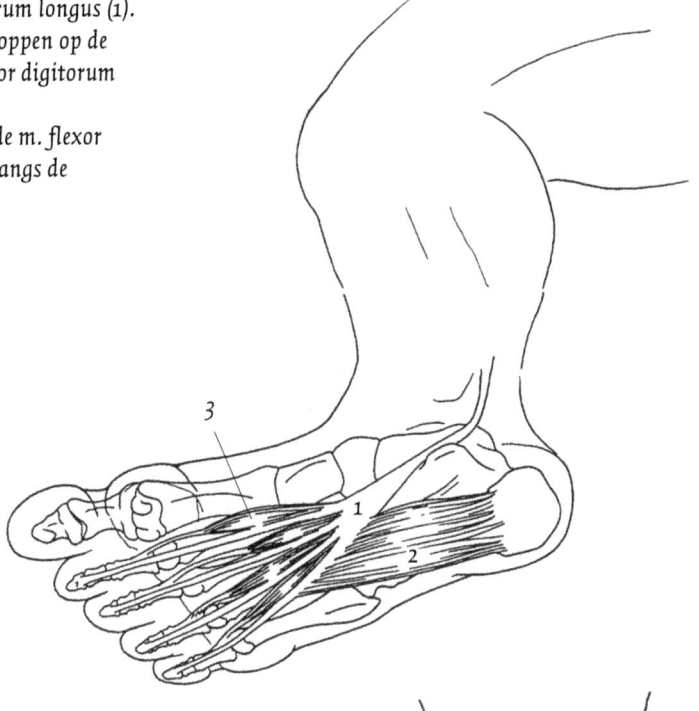

⊖ Figuur 7.103 De m. flexor digitorum brevis ligt meer naar plantair en ontspringt met vier koppen op de calcaneus (het tuber calcanei). De pezen eindigen op de phalanx media II t/m V (en worden 'doorboord' door de pezen van de m. flexor digitorum longus).

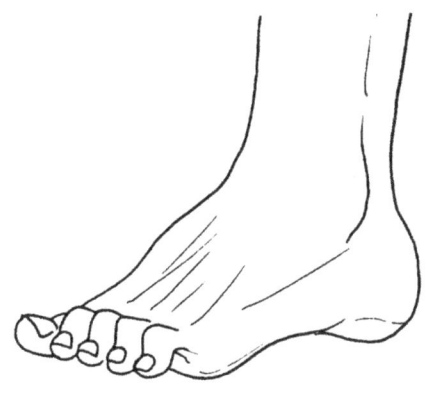

De mediale spiergroep

① Figuur 7.104 De m. flexor digitorum brevis geeft flexie in de PIP- en MTP-gewrichten. Deze spier is vaak verantwoordelijk voor een klauwstand van de tenen. Dit is met name het geval als er sprake is van insufficiëntie van de mm. interossei.
Innervatie: n. plantaris medialis (S1-S2).

Aan de mediale zijde van de voet kunnen we drie intrinsieke voetspieren onderscheiden: de m. flexor hallucis brevis, de m. adductor hallucis en de m. abductor hallucis. Deze hechten onderweg op de sesambeentjes aan en eindigen op de phalanx proximalis van de grote teen.

Anatomie van de beweging

⊕ Figuur 7.105 De m. flexor hallucis brevis is de diepst gelegen spier van de mediale spiergroep. Deze ontspringt op het os cuboideum, de ossa cuneiformia mediale en laterale, en splitst zich in twee delen. De twee pezen eindigen op de zijkanten van de phalanx proximalis (op de basis).

⊖ Figuur 7.106 De m. flexor hallucis brevis geeft plantairflexie in het MTP-gewricht I.
Innervatie: n plantaris medialis (L5-S1).

⊖ Figuur 7.107 De m. adductor hallucis heeft twee koppen. Het caput obliquum komt van het os cuboideum. Het caput transversum komt van de MTP-gwrichten III t/m V. Hun pezen fuseren en de spier eindigt op de phalanx proximalis (lateraal op de basis).

⊖ Figuur 7.108 De m. adductor hallucis geeft adductie in het MTP-gewricht I. Deze spier is mede verantwoordelijk voor de hallux valgus-stand van de grote teen. Een hallux valgus is een blijvende deformiteit, waarbij het os metatarsale I naar mediaal en de phalanx proximalis naar lateraal staat, zoals hier is afgebeeld.
Innervatie: n. plantaris lateralis (L5-S1).

⊕ Figuur 7.109 De m. abductor hallucis is de meest oppervlakkig gelegen spier. Deze loopt van de plantaire zijde van de calcaneus (mediale zijde van het tuber calcanei) naar de laterale zijde van de phalanx proximalis (de basis) van de grote teen.

⊖ Figuur 7.110 De m. abductor hallucis spreidt de grote teen. Hij ondersteunt plantairflexie in het MTP-gewricht en houdt de mediale voetboog in stand (zie Figuur 7.157 en 7.158). Tevens werkt de spier op deze manier de ontwikkeling van een hallux valgus tegen.
Innervatie: n. plantaris medialis (S1-S2).

De laterale spiergroep

Er liggen drie intrinsieke voetspieren aan de laterale zijde van de voet: de m. flexor digiti minimi brevis, de m. abductor digiti minimi en de m. opponens digiti minimi.

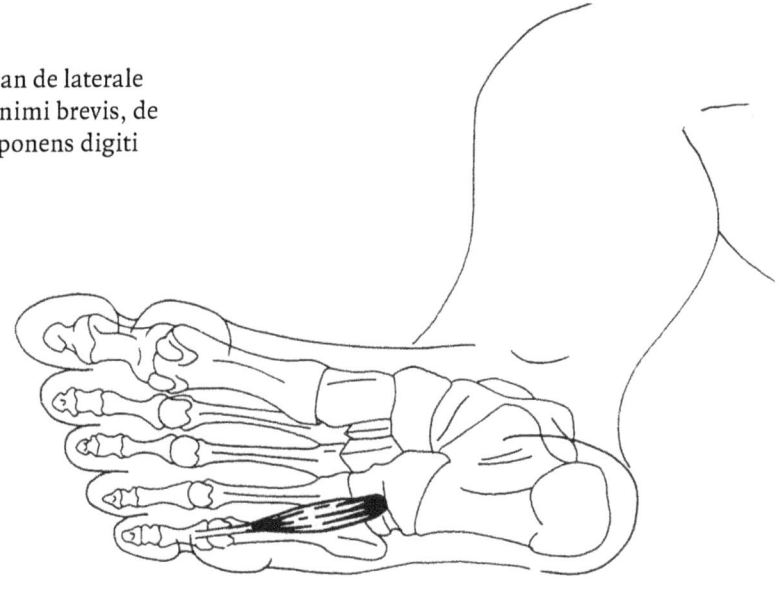

⊖ Figuur 7.111 De m. flexor digiti minimi brevis loopt van het os cuboideum plantair van het os metatarsale V en hecht aan op de plantaire zijde van de phalanx proximalis (op de basis).
De m. flexor digiti minimi brevis geeft plantairflexie in het MTP-gewricht V.
Innervatie: n. plantaris lateralis (S1-S2).

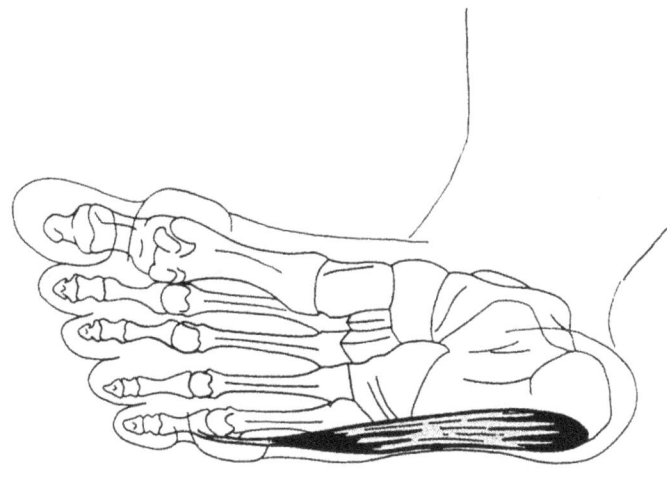

⊖ Figuur 7.112 De m. abductor digiti minimi loopt van de plantaire zijde van de calcaneus (laterale zijde van het tuber calcanei) naar de laterale zijde van de phalanx proximalis van de kleine teen (de basis).
De m. abductor digiti minimi spreidt de kleine teen en geeft plantairflexie in het MTP-gewricht V. Tevens ondersteunt deze spier de laterale voetboog (zie Figuur 7.159 en 7.160).
Innervatie: n. plantaris lateralis (S1-S2).

⊖ Figuur 7.113 De m. opponens digiti minimi loopt van de plantaire zijde van het os cuboideum naar het os metatarsale V (laterale zijde).
De m. opponens digiti minimi brengt het os metatarsale V in de richting van de andere ossa metatarsalia en werkt het spreiden van de voorvoet tegen.
Innervatie: n. plantaris lateralis (S1-S2).

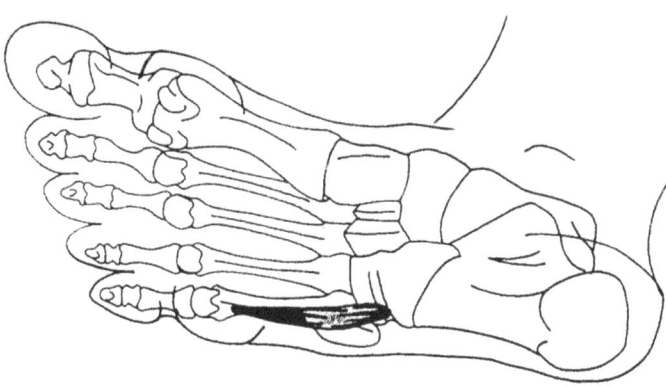

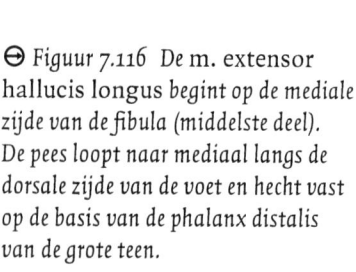

Figuur 7.114

De m. tibialis anterior begint op de laterale zijde van de tibia (het proximale ⅔ deel).
De pees loopt enigszins schuin naar mediaal en hecht aan op het os cuneiforme mediale en op het os metatarsale I.

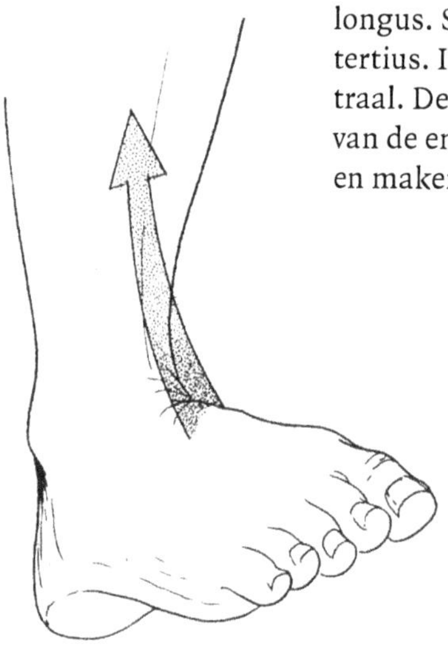

7.19 De spieren van het onderbeen

De spieren van het onderbeen kunnen we onderverdelen in drie groepen: de ventrale, de laterale en de dorsale onderbeenspieren.

7.19.1 De ventrale onderbeenspieren

Er liggen drie spieren aan de ventrale zijde van de botten van het onderbeen: de m. tibialis anterior, de m. extensor hallucis longus en de m. extensor digitorum longus. Sommige mensen hebben ook de m. peroneus tertius. Indien deze spier aanwezig is, ligt hij ook ventraal. De pezen van deze lange spieren lopen ventraal van de enkel onder het *retinaculum extensorum* (1) door en maken zo een bocht naar de voet.

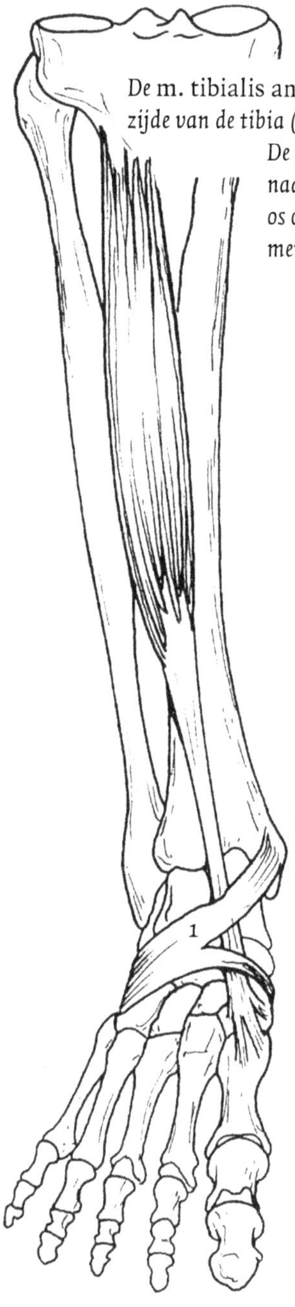

Figuur 7.115 De m. tibialis anterior geeft dorsaalflexie in het bovenste spronggewricht. Deze spier is de krachtigste dorsaalflexor. Tevens heft hij de mediale zijde van de voet en geeft dus inversie.
Innervatie: n. peroneus profundus (L4-S1).

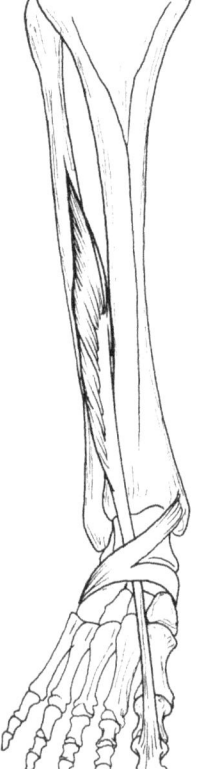

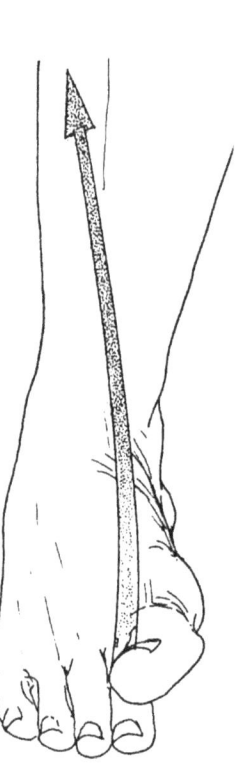

Figuur 7.117 De m. extensor hallucis longus heft de grote teen (dorsaalflexie in MTP-gewricht en extensie in IP-gewricht) en geeft dorsaalflexie in het bovenste spronggewricht. Hij heft de mediale zijde van de voet en geeft dus inversie.
Innervatie: n. peroneus profundus (L4-S1).

Figuur 7.116 De m. extensor hallucis longus begint op de mediale zijde van de fibula (middelste deel). De pees loopt naar mediaal langs de dorsale zijde van de voet en hecht vast op de basis van de phalanx distalis van de grote teen.

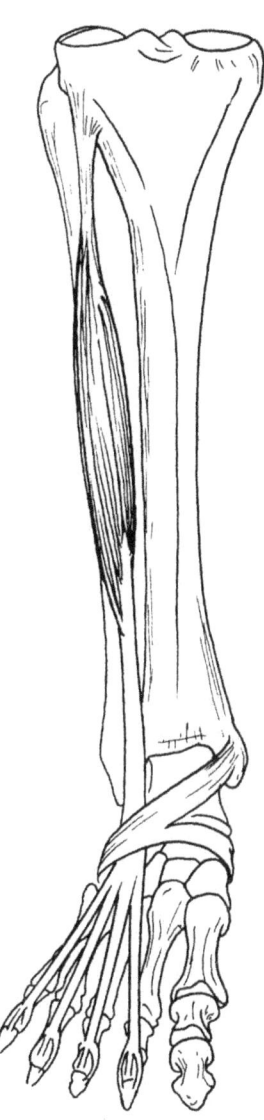

Figuur 7.118 De m. extensor digitorum longus hecht aan op de mediale zijde van de fibula (proximale deel).
Ter hoogte van de voet splitst de pees zich in vier delen, die ieder naar één van de tenen II t/m V gaan. De pezen hechten op de tenen op drie plaatsen aan:
- op het middelste gedeelte van de phalanx media;
- aan weerszijden loopt een peesuiteinde via de zijkant naar de phalanx distalis.

Op de pezen van de m. extensor digitorum longus hechten de volgende korte voetspieren aan:
- m. extensor digitorum brevis (zie Figuur 7.94);
- mm. interossei dorsales en plantares (zie Figuur 7.96, 7.97 en 7.98).

Deze spieren completeren de functie van de m. extensor digitorum longus.

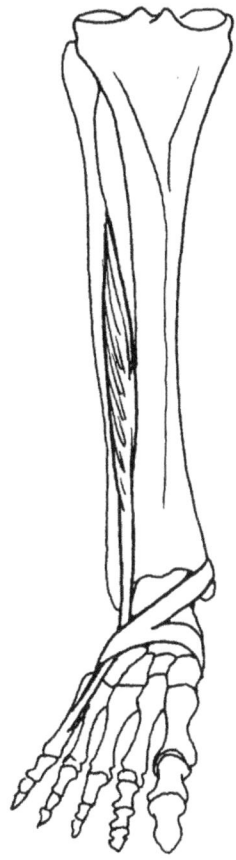

Figuur 7.120 De m. peroneus tertius. Deze spier is niet altijd aanwezig. Hij loopt van de mediale zijde van de fibula (distale deel) naar het os metatarsale V.

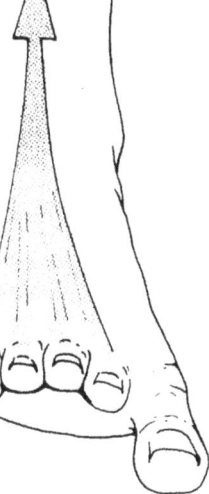

Figuur 7.119 De m. extensor digitorum longus heft de tenen II t/m V (dorsaalflexie in MTP-gewricht en extensie in PIP-gewrichten en DIP-gewrichten). Hij heeft vooral invloed op het MTP-gewricht en kan daar een 'klauwstand' van de tenen veroorzaken. Tevens geeft hij dorsaalflexie van de voet en de enkel.
Innervatie: n. peroneus profundus (L4-S1).

Figuur 7.121 De m. peroneus tertius geeft dorsaalflexie van de voet. Hij heft de laterale zijde van de voet en ondersteunt eversie.
Innervatie: n. peroneus profundus (L5-S1).

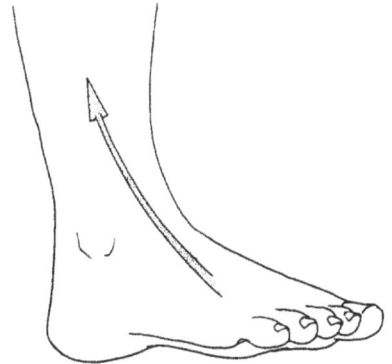

7.19.2 De laterale onderbeenspieren

Aan de laterale zijde van het onderbeen vinden we twee spieren die aangehecht zijn op de fibula: de m. peroneus longus en m. peroneus brevis. Samen worden ze de mm. peronei genoemd.

Figuur 7.122 De m. peroneus longus, ook wel m. fibularis longus genoemd, hecht proximaal van de m. peroneus brevis aan op de fibula.

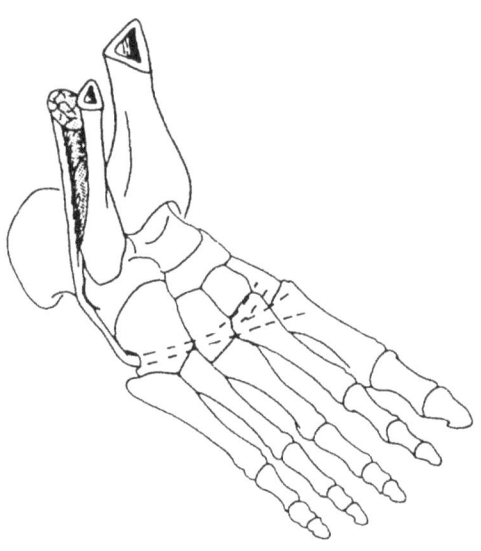

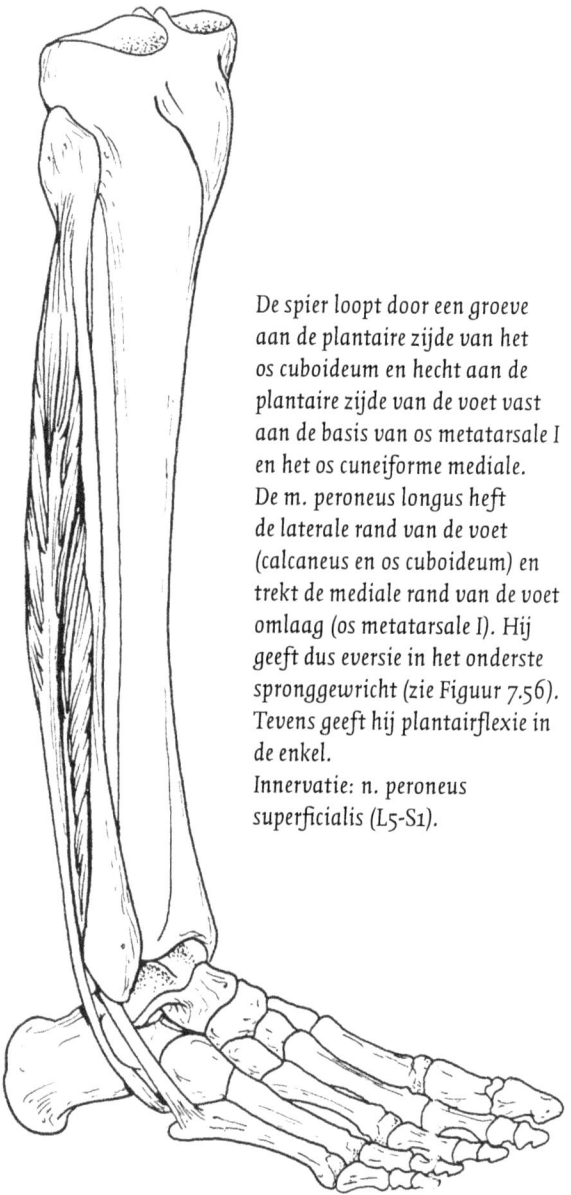

Figuur 7.123 De pees van de m. peroneus longus maakt drie keer een bocht:
- dorsaal van de malleolus lateralis;
- plantair van de trochlea peronealis;
- lateraal van het os cuboideum (ter hoogte van een kleine inkeping, zie Figuur 7.61).

De spier loopt door een groeve aan de plantaire zijde van het os cuboideum en hecht aan de plantaire zijde van de voet vast aan de basis van os metatarsale I en het os cuneiforme mediale. De m. peroneus longus heft de laterale rand van de voet (calcaneus en os cuboideum) en trekt de mediale rand van de voet omlaag (os metatarsale I). Hij geeft dus eversie in het onderste spronggewricht (zie Figuur 7.56). Tevens geeft hij plantairflexie in de enkel.
Innervatie: n. peroneus superficialis (L5-S1).

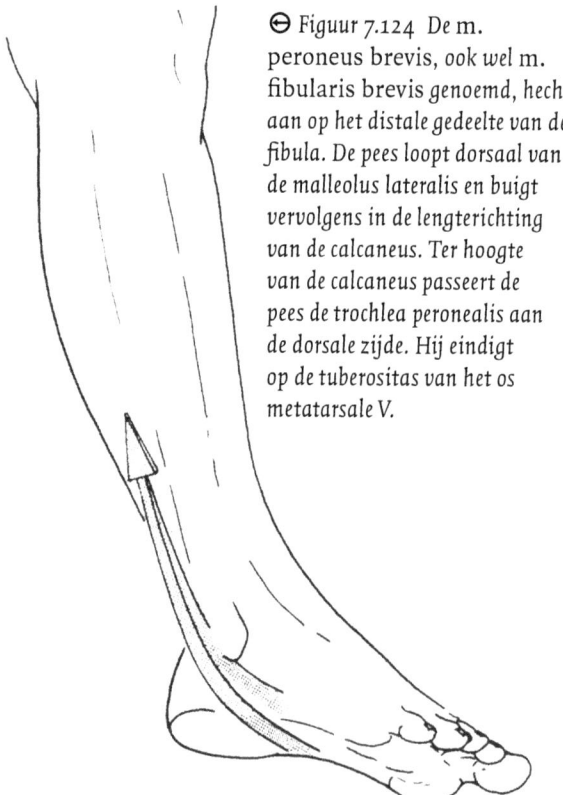

Figuur 7.124 De m. peroneus brevis, ook wel m. fibularis brevis genoemd, hecht aan op het distale gedeelte van de fibula. De pees loopt dorsaal van de malleolus lateralis en buigt vervolgens in de lengterichting van de calcaneus. Ter hoogte van de calcaneus passeert de pees de trochlea peronealis aan de dorsale zijde. Hij eindigt op de tuberositas van het os metatarsale V.

De m. peroneus brevis heft de laterale rand van de voet en geeft zo eversie in het onderste spronggewricht. Tevens ondersteunt deze spier plantairflexie in het bovenste spronggewricht en abductie van de voet in het onderste spronggewricht.
Innervatie: n. peroneus superficialis (L5-S1).

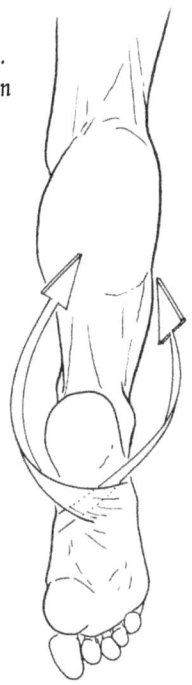

⊖ Figuur 7.125 De m. peroneus longus en de m. tibialis posterior passeren elkaar kruislings onder de voet. Deze twee spieren vormen samen een soort stijgbeugel en ondersteunen zo de lengtegewelven van de voetboog ter hoogte van de middenvoet. Tevens voorkomen ze het doorzakken van de voorvoet.

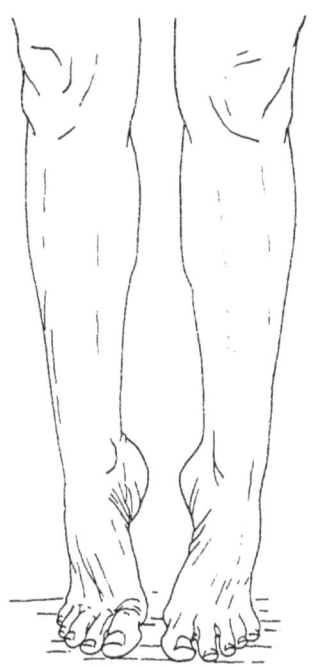

① Figuur 7.126 De mm. peronei zijn actief wanneer we staan. Ze helpen de voet te stabiliseren en verhinderen dat we zijwaarts uit evenwicht raken (zeker bij stand op één been). Dit wordt vooral duidelijk wanneer we iemand op de tenen zien staan.

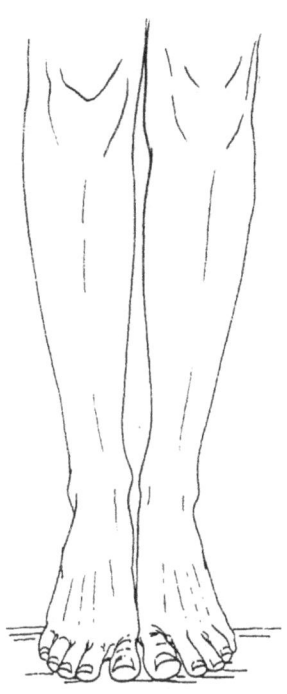

① Figuur 7.127 De mm. peronei dragen bij aan de stabiliteit van de enkel (zie paragraaf 7.21).

7.19.3 De dorsale onderbeenspieren

De dorsale onderbeenspieren zijn de belangrijkste spieren van het onderbeen. Deze spiergroep is opgebouwd in twee lagen. De diepe spierlaag bestaat uit drie spieren die naast elkaar liggen aan de dorsale zijde van de tibia en de fibula: de m. flexor digitorum longus, de m. tibialis posterior en de m. flexor hallucis longus. De oppervlakkige laag bestaat uit één spier: de m. triceps surae.

⊖ Figuur 7.128 De m. flexor digitorum longus begint op de facies posterior van de tibia (mediale zijde). De pees loopt aan de dorsale zijde van de tibia en de malleolus medialis en buigt vervolgens langs de mediale zijde van de calcaneus. Hij loopt hier langs het sustentaculum tali.
Om de pees te zien eindigen op het bot moeten we de plantaire zijde van de voet bekijken.

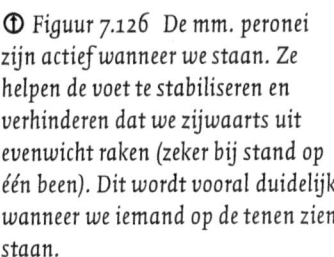

⊖ Figuur 7.129 De m. flexor digitorum longus geeft flexie in het DIP-gewricht en neemt de proximaal liggende gewrichten in deze beweging mee. Hierbij wordt de trekrichting van de spier mede bepaald door de activiteit van de m. quadratus plantae.
Die spier ondersteunt ook plantairflexie, supinatie en adductie (inversie) in het onderste spronggewricht en plantairflexie in het bovenste spronggewricht.
Innervatie: n. tibialis (S1-S3)

De pees splitst zich in vier pezen die elk naar één van de vier tenen lopen (uitgezonderd de grote teen). De pezen hechten vast op de phalanges distales.

⊖ Figuur 7.130 De m. tibialis posterior ontspringt op de facies posterior van de tibia (laterale zijde) en de facies posterior van de fibula (mediale deel). De pees loopt aan de dorsale zijde van de malleolus medialis en buigt vervolgens in de lengterichting van de calcaneus. Hij loopt hier dorsaal van het sustentaculum tali.

⊖ Figuur 7.131 De m. tibialis posterior geeft supinatie en adductie (inversie) in de middenvoet en in het onderste spronggewricht. Tevens ondersteunt hij plantairflexie en speelt een rol bij het stabiliseren van het bovenste spronggewricht (zie paragraaf 7.21).
De pees van de m. tibialis posterior kruist met de pees van de m. peroneus longus en vormt zo een soort stijgbeugel die de middenvoet ondersteunt (zie Figuur 7.125).
Innervatie: n. tibialis (L4-L5).

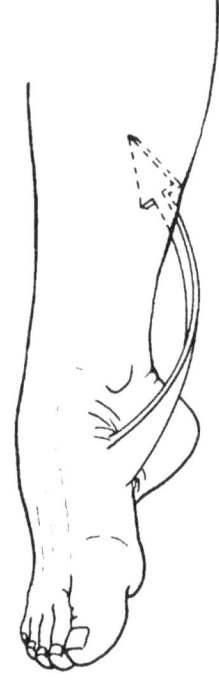

De pees eindigt op de mediale zijde van het os naviculare met uitstralingen naar de andere voetwortelbeentjes (behalve de talus).

⊖ Figuur 7.132 De m. flexor hallucis longus begint op de dorsale zijde van de fibula.
De pees loopt dorsaal van de tibia en de talus (via de sulcus tendinis m. flexoris hallucis longi) en buigt vervolgens in de lengterichting van de calcaneus. Hij loopt hier aan de plantaire zijde van het sustentaculum tali door en eindigt op de phalanx distalis van de grote teen.

① Figuur 7.134 Tijdens het gaan is de spier actief vlak voordat de grote teen van de grond komt. De m. flexor hallucis longus heeft een zeer belangrijke rol bij het zich in evenwicht houden op de tenen. De spier voorkomt dat we voorovervallen. Hij heeft ook een rol bij het stabiliseren van de enkel (zie paragraaf 7.21).

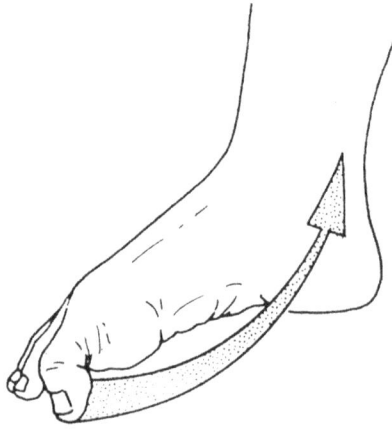

⊖ Figuur 7.133 De m. flexor hallucis longus geeft plantairflexie in het IP-gewricht en neemt de proximaal liggende gewrichten van de grote teen in deze beweging mee. De spier ondersteunt ook plantairflexie, en adductie in het onderste spronggewricht en plantairflexie van het bovenste spronggewricht.
Innervatie: n. tibialis (S1-S3).

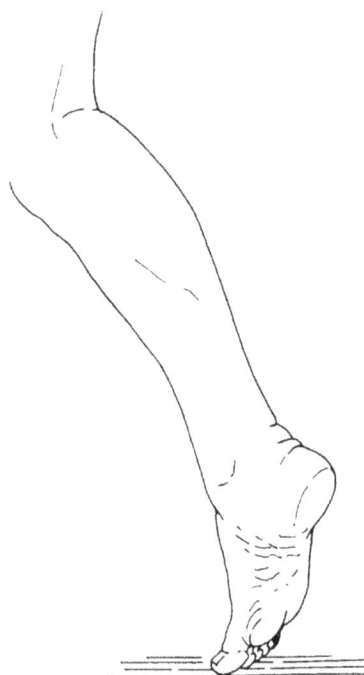

De oppervlakkige laag van de dorsale spieren van de voet bestaat uit één spier: de m. triceps surae. Dit is de krachtigste onderbeenspier en bestaat uit drie koppen: de kop van de m. soleus en de twee koppen van de m. gastrocnemius. Alle drie de koppen hechten via de *achillespees* (tendo calcaneus) aan op de calcaneus.

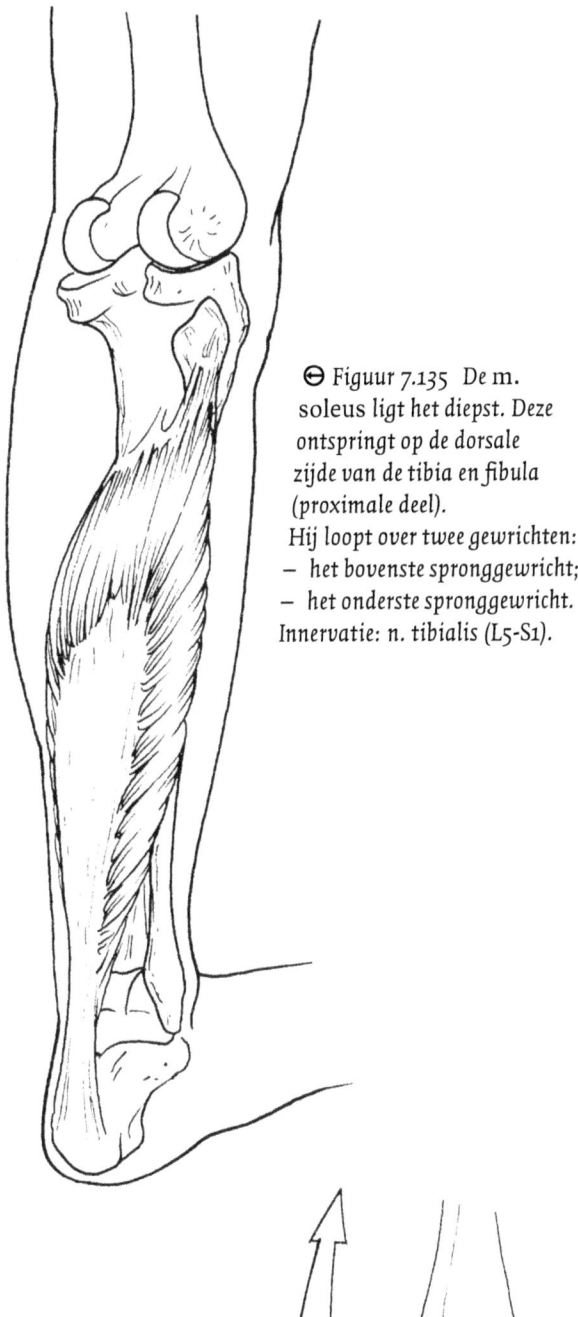

⊖ Figuur 7.135 De m. soleus ligt het diepst. Deze ontspringt op de dorsale zijde van de tibia en fibula (proximale deel).
Hij loopt over twee gewrichten:
– het bovenste spronggewricht;
– het onderste spronggewricht.
Innervatie: n. tibialis (L5-S1).

⊖ Figuur 7.136 De m. gastrocnemius ligt oppervlakkig van de m. soleus. Hij begint met twee koppen vanaf het distale deel van het femur die samen de dorsale zijde van de condylen bedekken. De twee spierkoppen vormen de contour van de kuit. De spier loopt behalve over het bovenste spronggewricht en het onderste spronggewricht ook nog over de knie.
Innervatie: n. tibialis (S1-S2).

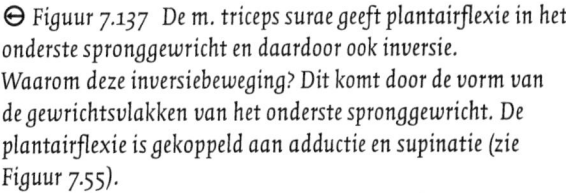

⊖ Figuur 7.137 De m. triceps surae geeft plantairflexie in het onderste spronggewricht en daardoor ook inversie.
Waarom deze inversiebeweging? Dit komt door de vorm van de gewrichtsvlakken van het onderste spronggewricht. De plantairflexie is gekoppeld aan adductie en supinatie (zie Figuur 7.55).
De m. triceps surae geeft indirect ook plantairflexie in het bovenste spronggewricht. Deze beweging is eigenlijk belangrijker dan in het onderste spronggewricht, omdat het bovenste spronggewricht een veel grotere bewegingsuitslag in plantairflexierichting heeft.

Het effect van de m. gastrocnemius op de knie is gekoppeld aan het effect op de voet. De kracht om in de voet plantairflexie te kunnen geven is afhankelijk van de stand van de knie.

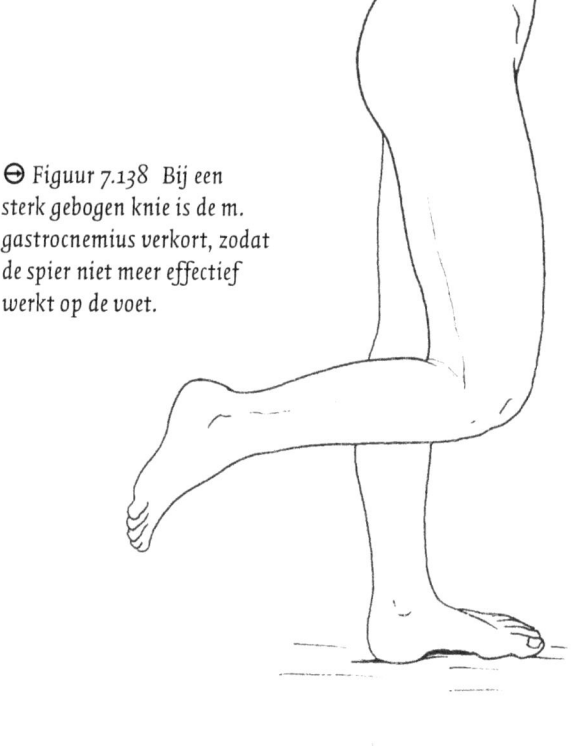

⊖ Figuur 7.138 Bij een sterk gebogen knie is de m. gastrocnemius verkort, zodat de spier niet meer effectief werkt op de voet.

⊖ Figuur 7.139 Bij een gestrekte knie (of een bijna gestrekte knie) komt de m. gastrocnemius op rek en werkt hij effectiever op de voet. We zien dat bij het afzetten tijdens hardlopen.

⊖ Figuur 7.140 De m. triceps surae is actief bij het op de tenen gaan staan. Deze spier heeft echter een te beperkte functie om de hiel van de grond te krijgen, omdat hij slechts werkt op de achterzijde van de voet.

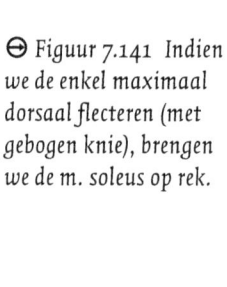

⊖ Figuur 7.141 Indien we de enkel maximaal dorsaal flecteren (met gebogen knie), brengen we de m. soleus op rek.

⊖ Figuur 7.142 Om de m. gastrocnemius op rek te brengen moeten we de knie gestrekt houden en dorsaal flecteren in de enkel.

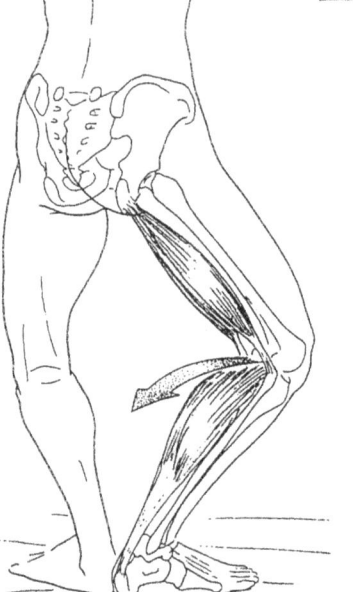

⊖ Figuur 7.143 Als de hamstrings en de m. gastrocnemius tegelijkertijd in een gesloten keten aanspannen, resulteert dit in extensie in de knie, terwijl deze spieren in een open keten juist buigers van de knie zijn.

7.20 De bewegingen van de enkel met bijbehorende spieren

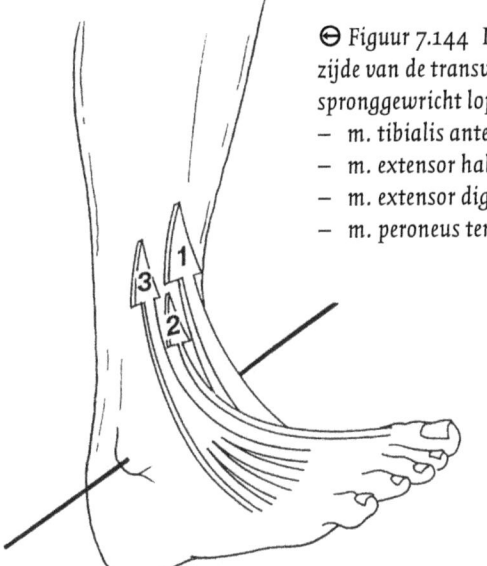

Figuur 7.144 De pezen die aan de ventrale zijde van de transversale as door het bovenste spronggewricht lopen geven dorsaalflexie:
- m. tibialis anterior (1);
- m. extensor hallucis longus (2);
- m. extensor digitorum longus (3);
- m. peroneus tertius.

Figuur 7.145 De pezen die aan de dorsale zijde van de transversale as door het bovenste spronggewricht lopen geven plantairflexie:
- m. peroneus longus (1);
- m. peroneus brevis (2);
- m. triceps surae (3);
- m. flexor hallucis longus (4);
- m. tibialis posterior (5);
- m. flexor digitorum longus (6).

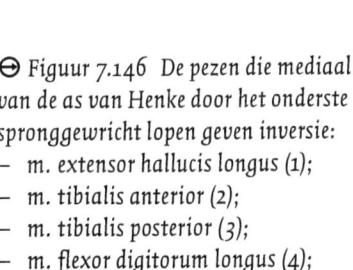

Figuur 7.146 De pezen die mediaal van de as van Henke door het onderste spronggewricht lopen geven inversie:
- m. extensor hallucis longus (1);
- m. tibialis anterior (2);
- m. tibialis posterior (3);
- m. flexor digitorum longus (4);
- m. flexor hallucis longus (5).

Hierbij kunnen we ook de m. triceps surae noemen (zie Figuur 7.135 en 7.136).

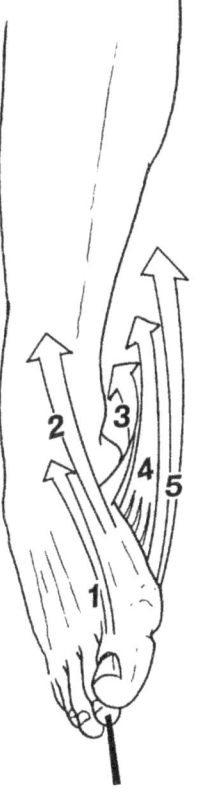

Figuur 7.147 De pezen die lateraal van de as van Henke door het onderste spronggewricht lopen geven eversie:
- mm. peronei longus en brevis (1);
- m. peroneus tertius (2);
- m. extensor digitorum longus (3).

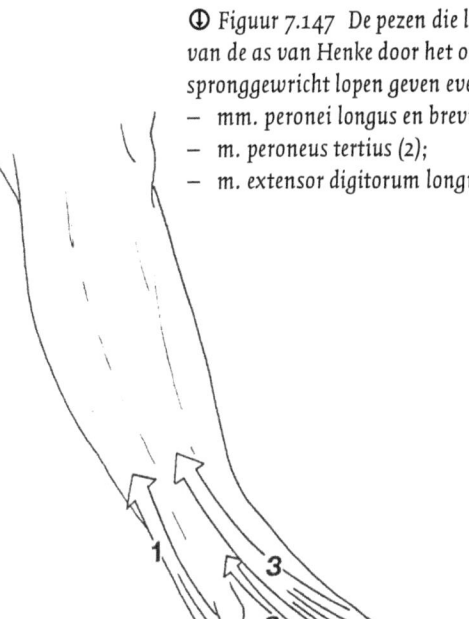

We zien dat er geen evenwicht is tussen de spieren aan de verschillende zijden. De spieren die plantairflexie en inversie geven overheersen.

7.21 De actieve stabiliteit van de enkel

De stabiliteit in de enkel wordt door spieren gewaarborgd.

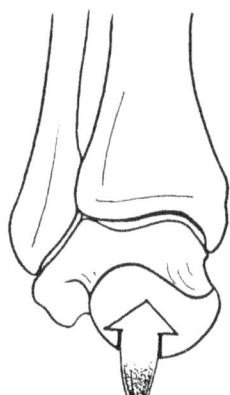

⊖ Figuur 7.148 De trochlea tali wordt bij dorsaalflexie stevig omvat in de 'tang' die gevormd wordt door de tibia en de fibula. In Figuur 7.32 e.v. is te zien dat de talus in deze tang bij plantairflexie van de voet veel ruimte heeft.

⊖ Figuur 7.149 De enkel wordt bij plantairflexie gestabiliseerd door verschillende spieren. Ze hebben daarbij een dubbele functie:
– aanpassing van de vorm van de tang;
– actief klemmen van de tang.

⊖ Figuur 7.150
Aanpassing van de vorm van de tang.
De fibula gaat naar distaal. Hierbij zijn vier spieren actief:
– mm. peronei longus en brevis;
– m. extensor hallucis longus;
– m. tibialis posterior.
Enerzijds trekken deze spieren de fibula naar distaal, anderzijds verandert de bocht in de fibula door de trekkracht van deze spieren. De fibula wordt hierdoor langer.

① Figuur 7.151 Het dalen van de fibula heeft tot gevolg dat de pasvorm van de gewrichtsvlakken van de tang beter wordt.

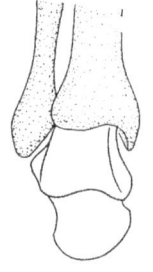 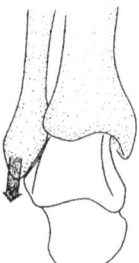

malleolus lateralis meer naar proximaal

malleolus lateralis meer naar distaal

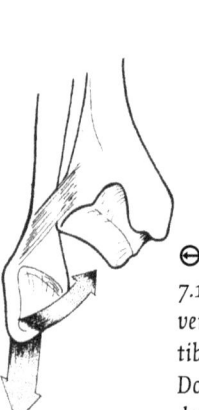

⊖ Figuur 7.152
Actief klemmen van de tang.
Er zijn twee mechanismen die verantwoordelijk zijn voor het actief klemmen van de tang:
A. De m. extensor hallucis longus en tibialis posterior drukken de fibula en tibia tegen elkaar.
B. Zie Figuur 7.153.

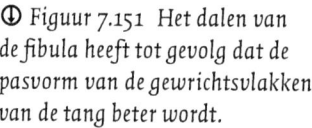

⊖ Figuur 7.153 (vervolg op Figuur 7.152) B. Doordat de fibula naar distaal verplaatst komen de ligamenten tussen tiba en fibula op spanning.
Door de spanning op de ligamenten tussen de tibia en de fibula worden deze twee botten tegen elkaar gedrukt.

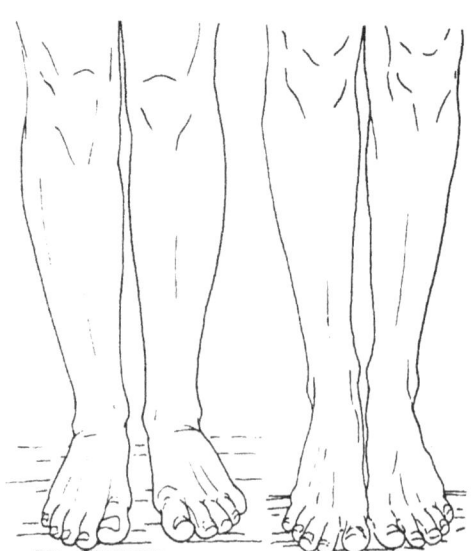

① Figuur 7.154 De actieve stabilisatie treedt op tijdens actieve plantairflexie, bijvoorbeeld bij het staan op de tenen.

7.22 Het voetgewelf

Het *voetgewelf* wordt gevormd door drie bogen (vergelijkbaar met spanten: zie Figuur 7.156). Deze bogen hebben drie steunpunten.
Het voetgewelf is beweeglijk, kan schokken absorberen en zich qua vorm aanpassen aan de ondergrond.

⊖ Figuur 7.155

Als we staan wordt het gewicht verdeeld over drie steunpunten.

Het stevige tuber calcanei: dit is proximaal in de voet te vinden en zo gebouwd dat het veel gewicht kan dragen.

Het caput ossis metatarsalis V: dit is minder stevig en kan daarom niet zo veel gewicht dragen als het tuber calcanei.

Het caput ossis metatarsalis I: dit is distaal in de voet te vinden aan de mediale zijde. Dit steunpunt vangt bijna al het overige gewicht op.

Dit geheel vormt samen een driepoot. De bogen hiervan worden in stand gehouden door trekkrachten van ligamenten en spieren.

⊖ Figuur 7.156 Een spant is in de architectuur een dragende constructie in de vorm van een driehoek. De belasting op de top geeft drukkrachten in de hogere gedeelten en trekkrachten in de lagere gedeelten. Dankzij de relatieve elasticiteit in het lagere element kan er een grote last worden ondersteund.

7.22.1 De mediale voetboog

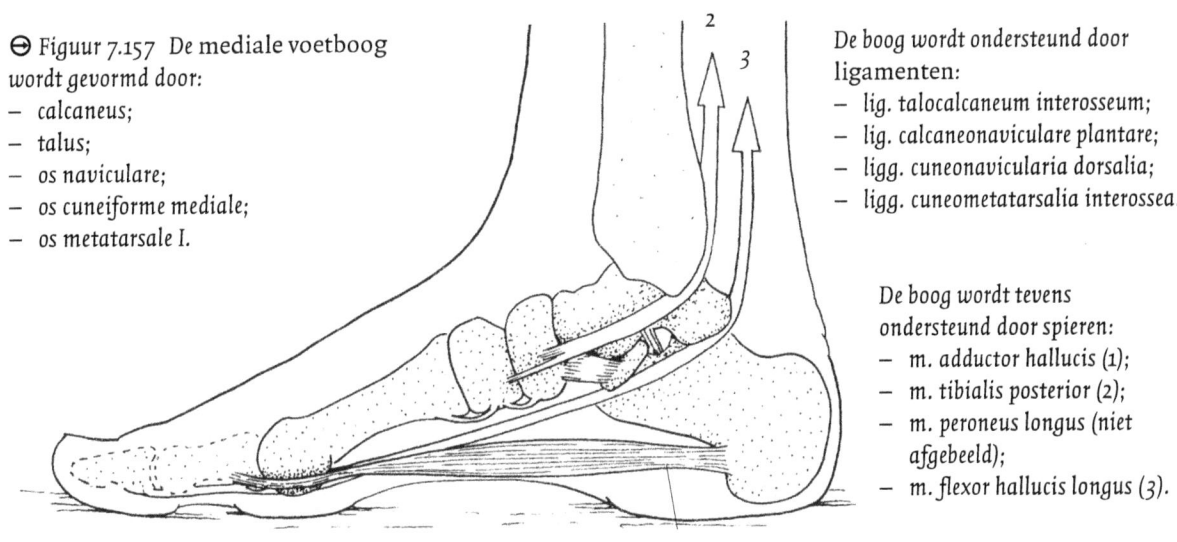

⊖ Figuur 7.157 De mediale voetboog wordt gevormd door:
- calcaneus;
- talus;
- os naviculare;
- os cuneiforme mediale;
- os metatarsale I.

De boog wordt ondersteund door ligamenten:
- lig. talocalcaneum interosseum;
- lig. calcaneonaviculare plantare;
- ligg. cuneonavicularia dorsalia;
- ligg. cuneometatarsalia interossea.

De boog wordt tevens ondersteund door spieren:
- m. adductor hallucis (1);
- m. tibialis posterior (2);
- m. peroneus longus (niet afgebeeld);
- m. flexor hallucis longus (3).

⊖ Figuur 7.158 De m. flexor hallucis longus heeft een drievoudige functie:
- hij spant de boog, zoals de pees van een handboog (1);
- hij ondersteunt de calcaneus doordat hij onder het sustentaculum tali langs loopt (2);
- hij houdt de talus op zijn plek doordat hij via de sulcus tendinis m. flexoris hallucis longi aan de proximale zijde van de talus loopt (3).

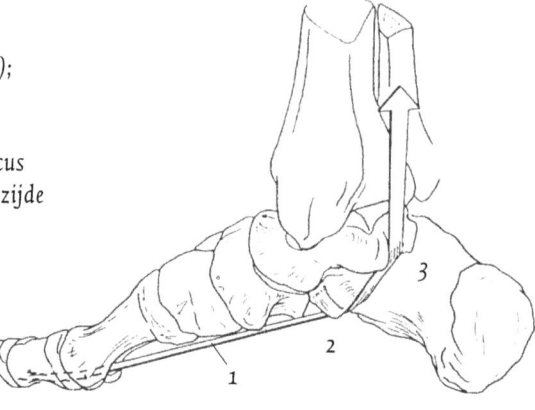

7.22.2 De laterale voetboog

De laterale voetboog is minder hoog dan de mediale voetboog. De boog is wel zichtbaar in het skelet van de voet, maar niet aan de buitenkant van de voet zelf. Dit komt doordat de boog gevuld is met weke delen.

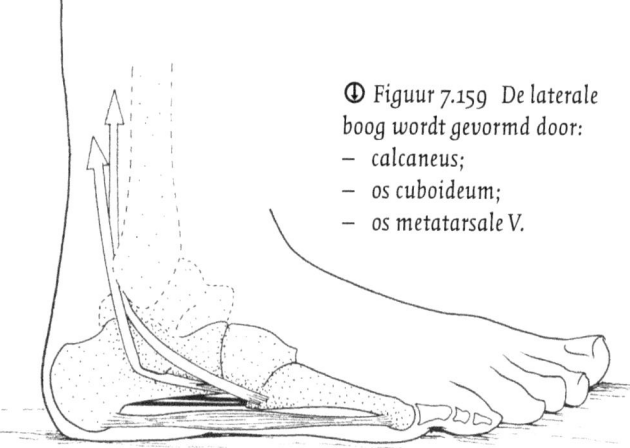

① Figuur 7.159 De laterale boog wordt gevormd door:
- calcaneus;
- os cuboideum;
- os metatarsale V.

De laterale voetboog wordt ondersteund door het lig. calcaneocuboideum plantare en het zeer krachtige lig. plantare longum.
Hij wordt ook ondersteund door de m. peroneus longus en brevis.

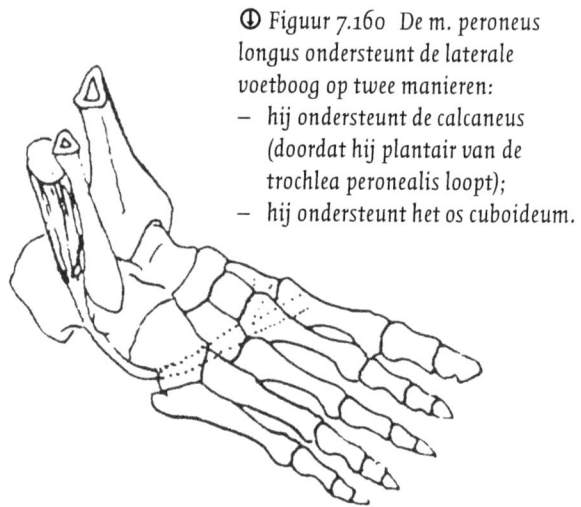

① Figuur 7.160 De m. peroneus longus ondersteunt de laterale voetboog op twee manieren:
- hij ondersteunt de calcaneus (doordat hij plantair van de trochlea peronealis loopt);
- hij ondersteunt het os cuboideum.

7.22.3 De transversale voetboog

De transversale voetboog is het beste zichtbaar halverwege de ossa metatarsalia.

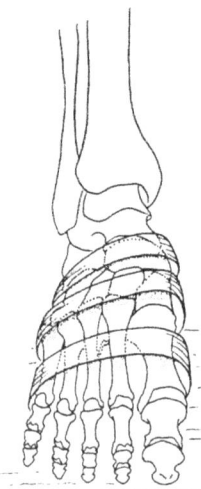

⊖ Figuur 7.161 Hier wordt de transversale voetboog afgebeeld door middel van banden om de voet. Ter hoogte van de middenvoet is de boog aan de mediale zijde (os naviculare) hoger dan aan de laterale zijde (os cuboideum).

① Figuur 7.162 De transversale boog wordt ondersteund door de volgende spieren:

| m. adductor hallucis caput transversum | mm. interossei (die de ruimte tussen de ossa metatarsalia opvullen) | de stijgbeugel (m. peroneus longus en m. tibialis posterior: zie Figuur 7.125) |

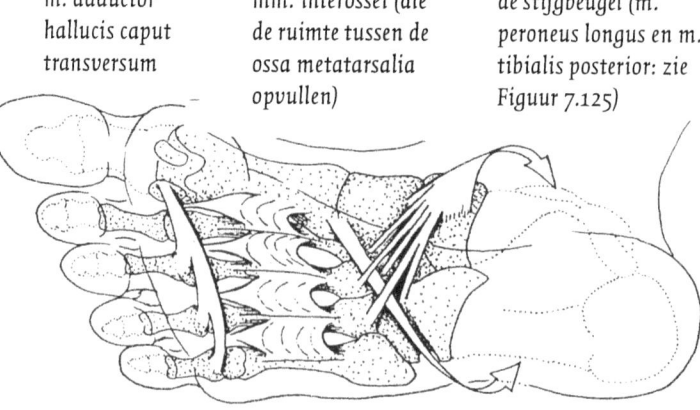

7.23 Spieractiviteit in het onderbeen en de voet bij het gaan

⊕ Figuur 7.163

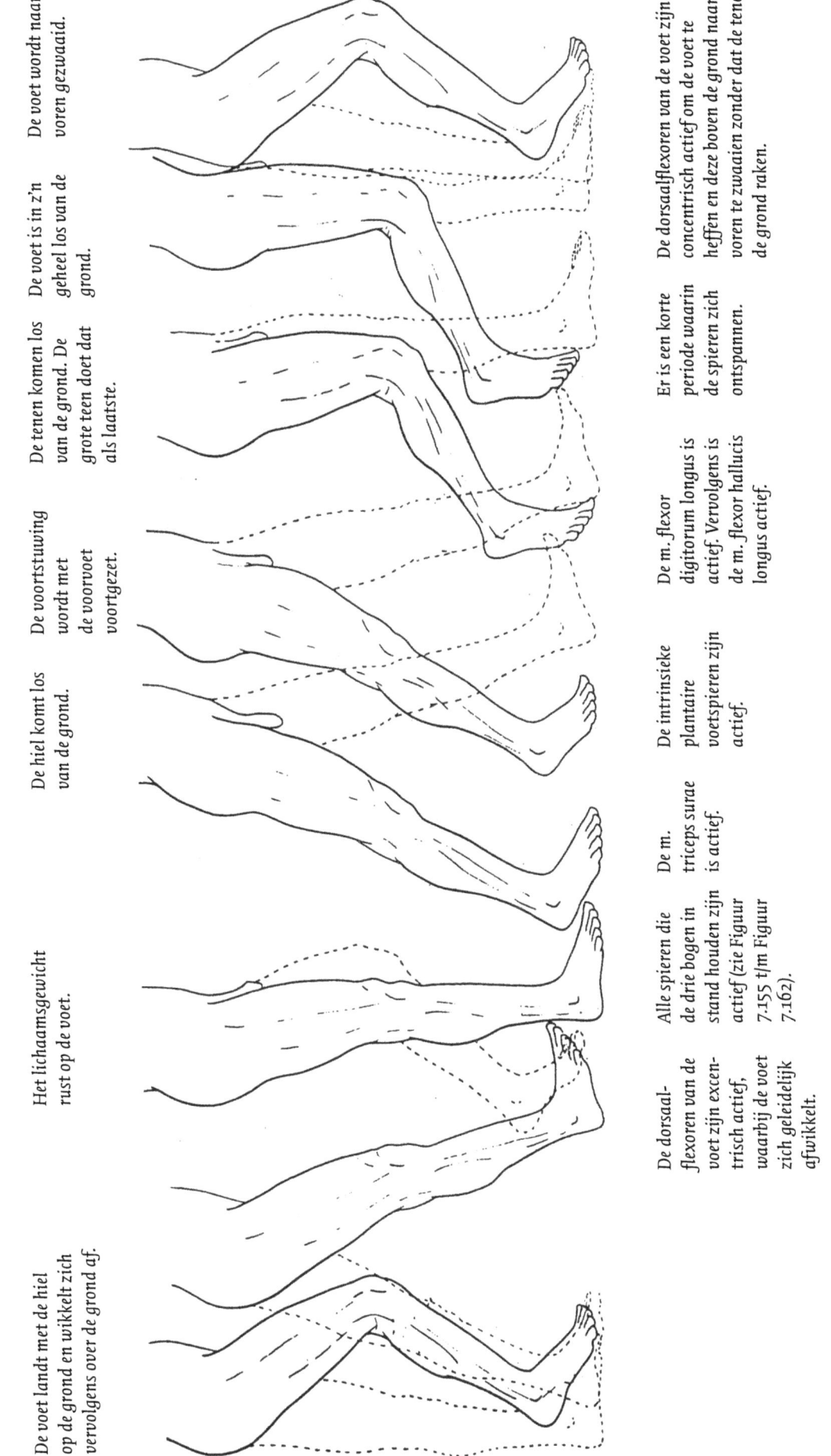

De voet landt met de hiel op de grond en wikkelt zich vervolgens over de grond af.

Het lichaamsgewicht rust op de voet.

De hiel komt los van de grond.

De voortstuwing wordt met de voorvoet voortgezet.

De tenen komen los van de grond. De grote teen doet dat als laatste.

De voet is in z'n geheel los van de grond.

De voet wordt naar voren gezwaaid.

De dorsaalflexoren van de voet zijn excentrisch actief, waarbij de voet zich geleidelijk afwikkelt.

Alle spieren die de drie bogen in stand houden zijn actief (zie Figuur 7.155 t/m Figuur 7.162).

De m. triceps surae is actief.

De intrinsieke plantaire voetspieren zijn actief.

De m. flexor digitorum longus is actief. Vervolgens is de m. flexor hallucis longus actief.

Er is een korte periode waarin de spieren zich ontspannen.

De dorsaalflexoren van de voet zijn concentrisch actief om de voet te heffen en deze boven de grond naar voren te zwaaien zonder dat de tenen de grond raken.

Register

abductie 4, 97
- van de voet 226
abductie-elevatie 104
acetabulum 43, 44, 177
achillespees 255
acromion 102
adductie 4, 97
- van de voet 226
adductoren 213
agonist 23
ala ossis sacri 49
anatomische
- houding 1
- snuifdoos 165
antagonist 23
anteflexie 2, 97
anteflexie-elevatie 104
anteversie 174
- van het heupbeen 174
anteversiehoek 180
anulus fibrosus 35
apertura pelvis
- inferior 43
- superior 43
aponeurose 19, 85
arcus
- anterior 67
- posterior 67
- vertebrae 34
area intercondylaris
- anterior 187
- posterior 187
articulatio(ones) 10
- acromioclavicularis 94, 102
- atlantoaxialis 69
- carpometacarpalis 150
  - pollicis 162
- coxae, zie heupgewricht
- cubiti 122
- genus 183
- humeri 94, 106
- interphalangea(ae) 242
  - distalis 242
  - manus 152
  - proximalis 242
- lumbosacralis 56
- mediocarpalis 146
- metacarpophalangea 151
  - I 164
- metatarsophalangea 242
- radiocarpalis 146
- radioulnaris
  - distalis 134
  - proximalis 134
- sacroiliaca 51
- sternoclavicularis 94, 100
- subtalaris 234
- talocruralis 229
- tarsi tranversa 238
- tarsometatarsalis 241
- zygapophysiales 35
arteria vertebralis 66
as van Henke 235
atlas 65, 67
axis 65, 69

basis ossis sacri 49
beenderen
- onregelmatige 8
- platte 8
beenmerg 10
bekken, zie ook pelvis
- mannelijk 47
- vrouwelijk 47
bekkengordel 42, 48
buigkrachten 9
buikholte 92
buikspieren 88
- ventrolaterale 90
bursa 205

calcaneus 225, 231
canalis
- sacralis 49
- vertebralis 34, 49
capitulum humeri 126
capsula articularis 14
caput
- femoris 176, 177
- fibulae 227

- humeri 105, 106
- ossis
  - metatarsalis I 259
  - metatarsalis V 259
- radii 124
- tali 232
- ulnae 125
carpale tunnel 145
carpus 141, 145
cartilago costalis, zie ribkraakbeen
caudal 6
cavitas glenoidalis 101, 106
centrum tendineum 85
cervicale
- wervel 65
- wervelkolom 65
Chopart, gewrichtslijn van 238
circumferentia articularis 125, 126
- radii 134
- ulnae 135
clavicula 48, 99
CMCI, zie art. carpometacarpalis pollicis
collum
- anatomicum 105
- femoris 176, 178
- radii 124
- tali 232
columna vertebralis, zie wervelkolom
compromis-as 235
concentrische contractie 25
condylus(i)
- femoris 186
- lateralis 186
- medialis 186
- occipitales 67, 68
contra-nutatie 52
contractie
- concentrische 25
- excentrische 26
- isometrische 27
corpus 60
- fibulae 227
- vertebrae 34
costae 60
coxa
- valga 180
- vara 180
craniaal 6
crista
- iliaca 44
- sacralis
  - lateralis 50
  - medialis 50
  - mediana 50
cubitus valgus 128

dens 69
depressie 96, 103

detractie 96, 103
diafragma 85
- pelvis 91
diafyse 9
diepe nekspieren 74
DIP-gewricht, zie articulatio interphalangea distalis
discus 14
- articularis 135
- intervertebralis 35, 40
distaal 6
dorsaal 6
dorsaalflexie 2, 29, 142, 148
- van de voet 225
drukkrachten 9

elevatie 96, 93
ellipsoïde gewricht 11
eminentia intercondylaris 187
endorotatie 5, 98
epicondylus 186
- lateralis 125
- medialis 125
epifyse 9
eversie
- van de voet 227
excentrische contractie 26
exorotatie 5, 98
extensie 124
- in de articulatio cubiti 124

facies
- articulares 34
- articularis sternalis 100
- auricularis 50
- glutea 44
- lunata 177
- malleolaris 228
- patellaris 186
- symphysialis 46
fascia lata 215
femur 176
femurcondylen 186
fibula 227
filamenten 17
flexie 2, 123
- in de articulatio cubiti 123
foramen(ina)
- intervertebralis 34
- magnum 68
- obturatum 44, 46
- sacralia
  - anteriora 49
  - posteriora 50
- transversarium 66
- vertebrale 34
fossa
- coronoidea 125
- iliaca 46

- iliaca 206
- infraspinata 101
- olecrani 125
- poplitea 211
- radialis 125
- supraspinata 101
- trochanterica 202

fovea articularis 126, 134
frontale vlak 3

ganzenvoet 187
genu recurvatum 184
genua
- valga 189
- vara 189

Gerdy, tuberculum van 215
gesloten keten 18
gewrichten 10
- ellipsoïde 11
- kogel- 11
- rol- 11
- scharnier- 11
- synoviale 10
- zadel- 12

gewrichts-
- gevoel 17
- kapsel 14
- kraakbeen 10
- lijn van Chopart 238
- lijn van Lisfranc 241

hallux valgus 248
halswervel 65
halswervelkolom 65
hamstrings 210
hamulus ossis hamati 144
handspieren
- intrinsieke 153
- korte 159

Henke, as van 235, 236
hernia nuclei pulposi 41
heupgewricht 168, 177
- bewegingen 170

hoog-cervicale wervelkolom 65, 67
humerus 94, 105
hyperextensie 124
hyperlaxiteit 184
hypothenar 153, 161

inademen 63
incisura
- ischiadica
  - major 45
  - minor 45
- radialis 126, 134
- trochlearis 126
- ulnaris 124, 135

inclinatiehoek 180

insertie 17, 20
intercostale
- ruimte 63
- spieren 84

intrinsieke
- handspieren 153, 159
- voetspieren 245

inversie
- van de voet 227

IP-gewrichten, *zie* articulationes interphalangeae
ischiocrurale spieren 210
isometrische contractie 27

klauwstand
- van de tenen 251

knieschijf
kogelgewricht 11
kraakbeen 13
kraakbeenaandoening
- van het heupgewricht 204

krommingen 32
kruisbanden 192
kyfose 33

laag-cervicale wervelkolom 65
labrum 14
- acetabuli 178
- glenoidale 106

lamina 34
lange pijpbeenderen 240
lateraal 6
laterale
- rompspieren 86
- voetboog 260

latero-
- flexie 4, 30
- rotatie 96, 104
- versie 174
  - van het heupbeen 174

lendenen 53
ligament 16
ligamentum(a)
- anulare radii 134
- bifurcatum 239
- calcaneocuboideum
  - dorsale 239
  - plantare 239
- calcaneonaviculare plantare 239
- capitis femoris 177
- collaterale(lia) 127, 151, 230, 243
  - fibulare 194
  - laterale 230
  - mediale 230
  - radiale 127
  - tibiale 193
  - ulnare 127
- conoideum 102
- coracoacromiale 107

- coracohumerale 107
- cruciatum(a) 192
    - anterius 192
    - posterius 192
- deltoideum 230
- flavum 37
- glenohumeralia 107
- iliofemorale 181
- interspinale 37
- intertransversaria 37
- longitudinale
    - anterius 36
    - posterius 36
- patellae 192, 198, 208
- plantare 243
    - longum 239
- plantaria 243
- pubofemorale 181
- sacroiliaca dorsalia 53
- supraspinale 36
- talocalcaneum interosseum 237
- talonaviculare 239
- transversum atlantis 67
- trapezoideum 102

linea(ae)
- alba 88
- arcuata 46
- aspera 176
- transversae 49
Lisfranc, gewrichtslijn van 241
longitudinale as 5
lordose 33
lumbale wervelkolom 53
luxatie 12

musculus(i)
- abductor
    - digiti minimi 161, 249
    - hallucis 248
    - pollicis brevis 167
    - pollicis longus 164
- adductor
    - brevis 213
    - hallucis 248
    - longus 213
    - magnus 214
    - pollicis 166
- anconeus 132
- biceps
    - brachii 19, 116, 131, 138
        - caput breve 131
    - caput longum 131
    - femoris caput
        - breve 218
        - longum 210
- brachialis 130
- brachioradialis 130, 137, 138
- coccygeus 92
- coracobrachialis 116
- deltoideus 119
- extensor
    - carpi
        - radialis
            - brevis 155
            - longus 155
        - ulnaris 155
    - digiti minimi 158, 159
    - digitorum 158
        - brevis 245
        - longus 245, 251
    - hallucis
        - brevis 245
        - longus 245, 250
    - indicis 158
    - pollicis
        - brevis 165
        - longus 165
- fibularis
    - brevis, zie m. peroneus brevis
    - longus, zie m. peroneus longus
- flexor
    - carpi
        - radialis 154
        - ulnaris 154
    - digiti minimi brevis 161, 249
    - digitorum
        - brevis 247
        - longus 253
        - profundus 156
        - superficialis 157
    - hallucis 233
        - brevis 248
        - longus 164, 254
    - pollicis
        - brevis 166
        - longus
- gastrocnemius 218, 255
- gemellus
    - inferior 203
    - superior 203
- gluteus
    - maximus 216
    - medius 207
    - minimus 206
- gracilis 214
- iliacus 206
- iliocostalis 76
- iliopsoas 206
- infraspinatus 115
- intercostales
    - externi 84
    - interni 84
- interossei 159, 245
    - dorsales 159, 245
    - palmares 159

- plantares 246
- interspinalis 72
- intertransversarius 72
- latissimus dorsi 79, 118
- levator(es)
  - ani 92
  - costarum 85
  - scapulae 111
- longissimus 76
  - capitis 76
  - cervicis 76
- longus
  - capitis 81
  - colli 73, 81
- lumbricales 160, 247
- obliquus
  - capitis
    - inferior 74
    - superior 74
  - externus abdominis 90
  - internus abdominis 89
- obturatorius
  - externus 204
  - internus 203
- opponens
  - digiti minimi 161, 249
  - pollicis 167
- palmaris longus 154
- pectineus 213
- pectoralis
  - major 117
  - minor 110
- peroneus(i) 252
  - brevis 252
  - longus 252
  - tertius 251
- piriformis 201
- popliteus 218
- pronator
  - quadratus 137
  - teres 137
- psoas 86
  - major 73, 205
  - minor 73
- quadratus
  - femoris 202
  - lumborum 87
  - plantae 247
- quadriceps 208
  - femoris 19
- rectus
  - abdominis 91
  - capitis
    - anterior 81
    - lateralis 81
    - posterior major 74
    - posterior minor 74
- rectus femoris 208
- rhomboideus 79, 111
- sartorius 210
- scalenus 82
  - anterior 82
  - medius 82
  - posterior 82
- semimembranosus 210
- semispinalis capitis 77
- semitendinosus 211
- serratus
  - anterior 109
  - posterior inferior 79
  - posterior superior 79
- soleus 255
- spinalis 77
- splenius 78
  - capitis 78
  - cervicis 78
- sternocleidomastoideus 83, 111
- subclavius 110
- subscapularis 114
- supinator 138
- supraspinatus 114
- tensor fasciae latae 215
- teres
  - major 118
  - minor 115
- tibialis
  - anterior 250
  - posterior 254
- transversospinales 72
- transversus
  - abdominis 88
  - thoracis 85
- trapezius 80, 112
- triceps
  - brachii 19, 132
    - caput
      - laterale 132
      - longum 132
      - mediale 132
  - caput longum 117
  - surae 255
- vastus
  - intermedius 208
  - lateralis 208
  - medialis 208

malleolus
- lateralis 227
- medialis 227

manubrium 60
massa lateralis atlantis 67
mechanische as 189
mediaal 6
mediaan 6
mediale voetboog 259
mediorotatie 96, 104
medulla spinalis 34

membrana
- interossea 228
  - antebrachii 135
- synovialis 15
meniscus 14
- van de knie 190
meniscusruptuur 191
metacarpus 149
middenvoet 240
mono-articulair 21
MTP-gewricht, zie articulatio metatarsophalangea

nekspieren
- diepe 74
nucleus pulposus 35
nutatie 51

o-benen 189
olecranon 125
onderbeenspieren 250
open keten 18
oppositie
- met de duim 162
origo 17, 20
os(ossa)
- capitatum 144
- carpalia 141, 144
- coccygis 32, 42, 51
- coxae 42, 43
- cuboideum 225, 237
- cuneiformia 225, 237
- hamatum 144
- hyoideum 83
- ilium 43
- ischii 43, 44
- lunatum 144
- metacarpale 141, 149
- metacarpalia 141, 149
- metatarsale 225, 240
- naviculare 225, 237
- occipitale 68
- pisiforme 144
- pubis 43, 44
- sacrum 32, 42, 49
- scaphoideum 144
- trapezium 144
- trapezoideum 144
- triquetrum 144
overgang, thoracolumbale 64

palmairflexie 2, 142, 148
panbandje, zie lig. calcaneonaviculare plantare
patella 197
pediculus 34
pees
- naar de vinger 160
pelvis 42
- major 43

- minor 43
periost 10
pes anserinus 187
phalanx(ges) 141, 149, 225
- distalis 149
- media 149
- proximalis 149
pijpbeenderen
- korte 8
- lange 8, 240
pinkmuis 161
PIP-gewricht, zie articulatio interphalangea proximalis
plantairflexie 3
- van de voet 225
poly-articulair 21
processus
- articulares 34
- coracoideus 101
- costalis 54
- coronoideus 125
- spinosus 34
- styloideus radii 124
- styloideus ulnae 125
- transversus 34
- xiphoideus 60
profundus 7
promontorium 49
pronatie 5, 133, 136
- van de voet 226
protractie 96, 103
proximaal 6
punctum
- fixum 18
- mobile 18

radiaalabductie 143, 148
radius 124
ramus ossis ischii/pubis 44
rek
- op - brengen 19
restvolume 93
retinaculum 19
- extensorum 250
- flexorum 145
- patellae 198
retractie 96, 103
retroflexie 3, 97
retroversie 174
- van het heupbeen 174
ribben
- valse 61
- ware 61
- zwevende 61
ribkraakbeen 71
rolgewricht 11
rollen
- van de knie 188
rompspieren

- laterale 86
rotatie 30
rotator cuff 107, 115

sagittale
- as 4
- vlak 2
sarcomeren 17
scapula 48, 94, 101
scharniergewricht 11
schouderblad 94
schoudergordel 48, 94, 99
schuifladebeweging 193
schuiven
- van de knie 188
sesambeentjes 243
sinus tarsi 234
skelet 8
sleutelbeen, zie clavicula
slijmbeurs 205
spieren
- buik- 88
- diepe nek- 74
- intercostale 84
- ischiocrurale 210
- laterale romp- 86
- mono-articulair 21
- poly-articulair 21
- suboccipitale 74
- transversospinale 73
- ventrolaterale buik- 90
spina
- iliaca
  - anterior
    - inferior 44, 208
    - superior 44
  - posterior
    - inferior 45
    - superior 45, 47
- ischiadica 45
- scapulae 101, 102
spongieuze botstructuur 10
sternum 48, 60
straal 141
- teen- 240
suboccipitale spieren 74
sulcus
- calcanei 233
- intertubercularis 105
superficialis 7
supinatie 5, 133
- van de voet 226
sustentaculum tali 233
symfyse 46
symphysis pubica 46
synergisten 23
synovia 190
synoviale gewrichten 10

talus 225, 231
teenstraal 240
tendo 17, 19
- calcaneus, zie achillespees
thenar 153
thoracale wervelkolom 58
thoracolumbale overgang 64
thorax 60
tibia 227
- plateau 187
TMT-gewricht, zie articulatio tarsometatarsalis
tongbeen, zie os hyoideum
torsiekrachten 9
tractus iliotibialis 215
transversale
- as 2
- vlak 5
- voetboog 260
transversospinale spieren 73
trekkrachten 9
trochanter
- major 176
- minor 176
trochlea
- humeri 126
- peronealis 232
- tali 228, 232
tuber
- calcanei 232, 259
- ischiadicum 45
tuberculum
- majus 105
- minus 105
- pubicum 44
- van Gerdy 215
tuberositas tibiae 187

uitademen 63
ulna 125
ulnairabductie 143, 148

valgus 235
valgushoek
- van de knie 189
valse ribben 61
varus 235
ventraal 6
ventraalflexie 2, 29
ventrolaterale buikspieren 90
vertebra(ae)
- lumbalis 32, 53
- thoracica 32, 58
- cervicales 32
voetboog
- laterale 260
- mediale 259
- transversale 260

voetgewelf 259
voetspieren
- intrinsieke 245
voetwortelbeentjes 237
voorvoet 240

ware ribben 61
weerstand 24
weke-delenremming 183
wervel
- cervicale 65
wervelkolom 28, 32, 38
- cervicale 65
- hoog-cervicale 65
- laag-cervicale 65
- lumbale 53
- thoracale 58

x-benen 189

zadelgewricht 12, 100
zwevende ribben 61

Literatuur

Aanbevolen literatuur bij de Nederlandse editie:

Kapandji, I.A., (1980), *Bewegingsleer aan de hand van tekeningen van de werking van de menselijke gewrichten. Deel 1 De bovenste extremiteit.* Houten: Bohn Stafleu Van Loghum.

Kapandji, I.A., (1981), *Bewegingsleer aan de hand van tekeningen van de werking van de menselijke gewrichten. Deel 2 De onderste extremiteit.* Houten: Bohn Stafleu Van Loghum.

Kapandji, I.A., (1984), *Bewegingsleer aan de hand van tekeningen van de werking van de menselijke gewrichten. Deel 3 De romp.* Houten: Bohn Stafleu Van Loghum.

Lohman, A.H.M., (2004), *Vorm en beweging, leerboek van het bewegingsapparaat van de mens.* Houten: Bohn Stafleu Van Loghum.

McMinn, R.M.H. en Hutchings, R.T., (1998), *A colour atlas of human anatomy.* Londen: Wolfe Medical Publications.

Netter, F.H., (1987), *The Ciba collection of medical illustrations, volume 8 musculoskeletal system.* Summit: Ciba-Geigy corporation.

Platzer, W. en Spitzer, G., (1999), *Sesam atlas van de anatomie, bewegingsapparaat.* Stuttgart: Thieme Verlag.

Putz, R. en Pabst, R., (2000), *Sobotta, atlas van de menselijke anatomie. Deel 1, Hoofd, hals, bovenste extremiteit.* Houten: Bohn Stafleu Van Loghum.

Putz, R. en Pabst, R., (2000), *Sobotta, atlas van de menselijke anatomie. Deel 2, Romp, organen, onderste extremiteit.* Houten: Bohn Stafleu Van Loghum.

Tixa, S., (2000), *Een fotoatlas van de anatomie in vivo 1. Hals, romp en bovenste extremiteit.* Houten: Bohn Stafleu Van Loghum.

Tixa, S., (2001), *Een fotoatlas van de anatomie in vivo 2. Onderste extremiteit.* Houten: Bohn Stafleu Van Loghum.

Aanbevolen literatuur bij de Franse editie:

P.V. Basmajian, *Anatomie.* Librairie Maloine.

P. Bellugue, *Introduction à l'étude de la forme humaine, anatomie plastique et mécanique.* Librairie Maloine.

G. Bordier, *Anatomie appliquée à la danse.* Éd. Amphora/sports.

Bouchet/Cuilleret, *Anatomie topographique, descriptive et fonctionelle.* SIMEP éditions.

J. Briend, *La rééducation fonctionnelle musculo-articulaire.* Éd. Vigot.

J. Brizon et J. Castaing, *Les feuillets d'anatomie.* Librairie Maloine.

J. Castaing, *Anatomie fonctionnelle de l'appareil locomoteur. Cahiers sur: le complexe de l'épaule, la hanche, la prono-supination, les doigts 2, 3, 4, 5.* Éd. Vigot.

J. Castaing en Ph. Burdin, *Anatomie fonctionnelle de l'appareil locomoteur: le genou.* Éd. Vigot.

J. Castaing en J.J. Santini, *Anatomie fonctionnelle de l'appareil locomoteur: le rachis.* Éd. Vigot.

Carmine D. Clemente, *Anatomy.* Urban Schwarzenberg.

B. Dolto, *Le corps entre les mains.* Éd. Hermann.

W. Kahle, H. Leonhard, W. Platze, *Anatomie: tome 1 et 2.* Flammarion.

A. Kapandji, *Physiologie articulaire 1, 2, 3.* Librairie Maloine.

Kendall, Wadsworth, *Les muscles.* Éd. Maloine.

M. Lacôte, A.M. Chevalier, A. Miranda, J.P. Bleton, Ph. Stevenin, *Évaluation clinique de la fonction musculaire.* Éd. Maloine.

A. Moreaux, *Anatomie artistique de l'homme.* Lib. Maloine.

Frank H. Netter, *Atlas d'anatomie humaine.* Éd. Maloine.

V. Pauchet, S. Dupret, *L'anatomie en poche.* Éd. Doin.

Sobotta, *Atlas d'anatomie.* Librairie Maloine.

F. Vandervael, *Analyse des mouvements du corps humain.* Librairie Maloine/éd. Desoer.

GPSR Compliance
The European Union's (EU) General Product Safety Regulation (GPSR) is a set of rules that requires consumer products to be safe and our obligations to ensure this.

If you have any concerns about our products, you can contact us on

ProductSafety@springernature.com

In case Publisher is established outside the EU, the EU authorized representative is:

Springer Nature Customer Service Center GmbH
Europaplatz 3
69115 Heidelberg, Germany

www.ingramcontent.com/pod-product-compliance
Ingram Content Group UK Ltd.
Pitfield, Milton Keynes, MK11 3LW, UK
UKHW051525180426
11947UKWH00018B/1577